好発部位でみる
皮膚疾患アトラス

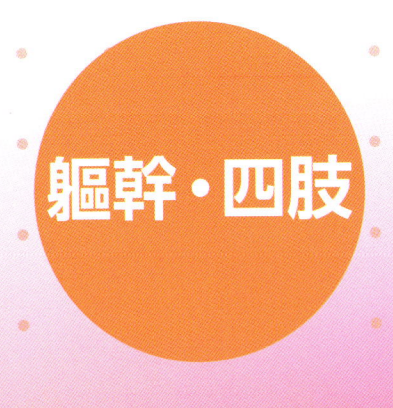

躯幹・四肢

秀潤社

Gakken

序　文

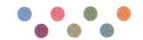

　これが最後の部位別皮膚疾患アトラスになるはずである．事典や全集全盛期に育った筆者の書棚には父が購入したこれらの書物であふれかえっていた．幼少期には誰に言われるともなくこれらの書物をむさぼり読んだものである．時代が変わり，今や必要な情報だけを検索できるツールがあれば，それらの書籍は無縁のものになりつつある．しかし現在のところ病変だけを画像入力すれば診断してくれる AI はまだない．それは，どの部位にできたかにより，皮疹の性状や色調が大いに異なってくるからである．

　例えば手足口病（頭部・顔：p.139，軀幹・四肢：p.117，234，351 参照）は分布のみで診断できるが，個疹の写真だけではそれが典型疹でなければなかなか正確な診断に至らない．われわれ皮膚科医はまず患者さんの体の一部位にできた皮疹を診て，診断の見当をつけ，その後確認のため他の部位を診ていくことになる．ところが教科書やほとんどのアトラスは，皮膚疾患の分類に基づいて疾患が列記されている．一瞥で診断できる医師ならそのような教科書は確認のために使えるが，それができない医師には，従来型のアトラスは宝の持ち腐れとなる．

　本書はまず部位別の疾患の写真が出てくる．これで皮膚疾患を見慣れていない医師でもこの部位にできた皮疹の中から似た臨床症状を呈する疾患を探せばよいことになる．つまり，診察する順番に沿ってアトラスを見ていけば，自然に最終診断にたどり着くことになるのである．このようなアトラスはこれまでなかったわけではないが，本書ほど多くの疾患が網羅されているアトラスは皆無であった．ある部位にできうるあらゆる皮膚疾患を網羅するには，多くの医師の協力のもと，できうる限り多くの写真を集めるという気の遠くなるような作業が必要になる．この企画が完成するまで，何と十数年が経過してしまったのはいかに大変な作業だったかを物語っている．まるで古代エジプトのピラミッドの建設に相当する大変な難事業だったのである．

　極言すれば，本書を診察室に備えておくだけで，一人の有能なベテラン皮膚科医を傍に置いておくようなものなのである．この先はこの画像を AI に読み込ませれば，世界に稀な AI による皮膚疾患診断ツールが完成するはずである．この企画をした責任をとってこの巻頭言を書いているが，改めてできあがった本書を手に取って予想を上回る出来映えに感嘆の念を禁じ得なかった．それは古代エジプトのピラミッドを見上げた王たちが感じた思いに匹敵するように思えた．

Visual Dermatology 編集顧問

塩原　哲夫

編集・執筆　Visual Dermatology 編集委員会

編集顧問

大原 國章	赤坂虎の門クリニック院長
塩原 哲夫	杏林大学名誉教授
松永 佳世子	藤田医科大学名誉教授／ 医療法人大朋会刈谷整形外科病院副院長
江藤 隆史	あたご皮膚科副院長
大槻 マミ太郎	自治医科大学 副学長／特別教授

編集委員

門野 岳史	聖マリアンナ医科大学医学部皮膚科教授
椛島 健治	京都大学大学院医学研究科・医学部皮膚科学教授
安部 正敏	医療法人社団廣仁会 札幌皮膚科クリニック院長
多田 弥生	帝京大学医学部皮膚科学講座教授
室田 浩之	長崎大学大学院医歯薬学総合研究科皮膚病態学教授

執筆者（五十音順）

青笹 尚彦	佼成病院皮膚科（現 小川赤十字病院皮膚科）
青山 裕美	川崎医科大学皮膚科学教室
上松 藍	帝京大学医学部皮膚科学講座
芦田 美輪	長崎大学大学院医歯薬学総合研究科皮膚病態学
東 さおり	帝京大学医学部皮膚科学講座
新井 達	聖路加国際病院皮膚科
荒川 七恵	山王病院皮膚科（現 なないろ皮膚科）
安藤 貴代	自治医科大学医学部皮膚科学講座
石河 晃	東邦大学医療センター大森病院皮膚科
石川 武子	帝京大学医学部皮膚科学講座
伊東 慶悟	東京慈恵会医科大学皮膚科学講座 （現 日本医科大学武蔵小杉病院皮膚科）
井上 義彦	福岡山王病院皮膚科（現 井上皮ふ科形成外科）
今山 修平	今山修平クリニック＆ラボ
井本 滋	杏林大学医学部乳腺外科
岩永 聰	長崎大学大学院医歯薬学総合研究科皮膚病態学
上田 由紀子	ニュー上田クリニック
牛込 悠紀子	杏林大学医学部皮膚科（現 にしあらい駅前皮膚科）
内田 秀昭	帝京大学医学部皮膚科学講座
内田 理美	慶應義塾大学医学部皮膚科（現 内田クリニック）
梅垣 知子	慶應義塾大学医学部皮膚科 （現 東京女子医科大学附属足立医療センター皮膚科）
梅澤 慶紀	東京慈恵会医科大学皮膚科学講座
江川 昌太	帝京大学医学部皮膚科学講座
太田 多美	東海大学医学部付属病院皮膚科（現 太田皮フ科クリニック）
大西 誉光	帝京大学医学部皮膚科学講座
大野 優	東京慈恵会医科大学皮膚科学講座 （現 白金高輪駅前ゆう皮膚科クリニック）
大畑 恵之	稲城市立病院皮膚科（現 本厚木在宅クリニック）
小原 芙美子	東邦大学医療センター大森病院皮膚科 （現 池上総合病院皮膚科）
加世田 千夏	帝京大学医学部皮膚科学講座
加藤 和夏	帝京大学医学部皮膚科学講座
加藤 峰幸	杏林大学医学部皮膚科学教室 （現 東京都立多摩総合医療センター皮膚科）

鎌田 昌洋　　　　帝京大学医学部皮膚科学講座
軽部 大希　　　　自治医科大学医学部皮膚科学講座
川﨑 ゆりか　　　帝京大学医学部皮膚科学講座（現 きぬ皮フ科クリニック）
日下 理絵　　　　帝京大学医学部皮膚科学講座
鍬塚 さやか　　　長崎大学大学院医歯薬学総合研究科皮膚病態学
鍬塚 大　　　　　長崎大学大学院医歯薬学総合研究科皮膚病態学
小池 雄太　　　　長崎大学大学院医歯薬学総合研究科皮膚病態学
五味 博子　　　　帝京大学ちば総合医療センター皮膚科
佐伯 葉子　　　　山王病院皮膚科（現 新宿つるかめクリニック）
佐藤 篤子　　　　自治医科大学医学部皮膚科学講座
佐藤 佐由里　　　山王病院皮膚科
佐藤 典子　　　　公立阿伎留医療センター皮膚科
清水 香　　　　　東京慈恵会医科大学皮膚科学講座（現 清水皮膚科医院）
杉原 夏子　　　　自治医科大学医学部皮膚科学講座
竹内 周子　　　　帝京大学医学部皮膚科学講座
竹中 基　　　　　長崎大学大学院医歯薬学総合研究科皮膚病態学
田中 隆光　　　　帝京大学医学部皮膚科学講座
田中 勝　　　　　東京女子医科大学附属足立医療センター皮膚科
　　　　　　　　（現 杏林大学医学部皮膚科学教室客員教授）
田宮 紫穂　　　　東海大学医学部附属病院皮膚科（現 渋沢の田宮皮膚科）
千葉 知宏　　　　杏林大学医学部病理学教室（現 がん研有明病院病理部）
繼 渉　　　　　　埼玉医科大学総合医療センター形成外科・美容外科
　　　　　　　　（現 さいたま市立病院形成外科）
外山 雄一　　　　済生会宇都宮病院皮膚科
中川 秀己　　　　東京慈恵会医科大学皮膚科学講座（現 あたご皮フ科）
長田 麻友美　　　帝京大学医学部皮膚科学講座
中野 尚美　　　　自治医科大学医学部皮膚科学講座
中村 仁美　　　　聖路加国際病院皮膚科（現 ナカデンビルクリニック）
並木 かほる　　　帝京大学医学部皮膚科学講座
成田 陽子　　　　杏林大学医学部皮膚科
　　　　　　　　（現 東京都立多摩南部地域病院皮膚科）
西村 千尋　　　　高島平平井皮膚科
早川 和人　　　　帝京大学ちば総合医療センター皮膚科
　　　　　　　　（現 なおこ皮膚科クリニック）
林 耕太郎　　　　帝京大学医学部皮膚科学講座
深谷 早希　　　　帝京大学医学部皮膚科学講座
福田 知雄　　　　独立行政法人国立病院機構東京医療センター皮膚科
　　　　　　　　（現 埼玉医科大学総合医療センター皮膚科）
福安 厚子　　　　帝京大学医学部皮膚科学講座
舩越 建　　　　　慶應義塾大学医学部皮膚科
堀川 弘登　　　　慶應義塾大学医学部皮膚科
前川 武雄　　　　自治医科大学附属さいたま医療センター皮膚科
馬渕 智生　　　　東海大学医学部医学部専門診療学系皮膚科学
水川 伊津美　　　帝京大学医学部皮膚科学講座
　　　　　　　　（現 帝京大学医学部附属溝口病院皮膚科）
三鍋 俊春　　　　埼玉医科大学総合医療センター形成外科・美容外科
向井 慶　　　　　帝京大学医学部皮膚科学講座
薮内 由季菜　　　帝京大学医学部皮膚科学講座
山口 祐子　　　　帝京大学医学部皮膚科学講座
横倉 英人　　　　済生会宇都宮病院皮膚科（現 横倉皮膚科）
鷲崎 久美子　　　大森町皮ふ科
渡辺 愛友　　　　帝京大学医学部皮膚科学講座

好発部位でみる皮膚疾患アトラス【軀幹・四肢 編】

編集　Visual Dermatology 編集委員会

第3章　爪

第4章　陰部

第5章 臀部・肛囲

第6章　足

第7章　今山 修平コレクション

※「比べてみよう！部位別の臨床像」と索引は『好発部位でみる皮膚疾患アトラス 頭部・顔』の関連ページを掲載しています．ぜひ併せてお読みください．

※本書は，『Visual Dermatology』誌に 2015 年〜2022 年の間に掲載した特集を再構成し，一部加筆・修正したうえで再掲載しています．各章の掲載号は下記の通りです．
　　第 1 章：Visual Dermatology Vol. 14 No. 12. 2015
　　第 2 章：Visual Dermatology Vol. 17 No. 11-12. 2018,
　　第 3 章，第 7 章 01：Visual Dermatology Vol. 21 No. 7. 2022
　　第 4 章，第 7 章 02：Visual Dermatology Vol. 19 No. 7. 2020
　　第 5 章，第 7 章 03：Visual Dermatology Vol. 21 No. 12. 2022
　　第 6 章，第 7 章 04：Visual Dermatology Vol. 20 No. 10. 2021

第1章 乳頭・乳輪

総説1. 皮膚科で扱う乳頭，乳輪疾患の種類と注意点

福田知雄

日本人の乳頭，乳輪（乳暈）の形態

これまで乳頭と乳輪に関して，それほど深く考えたことはなかった．どのくらいの大きさで，どのような形であれば正常といえるのか．今回，この企画に際し，乳頭，乳輪の形態を調査したものがないか調べてみた．

哺乳瓶で有名なピジョン株式会社中央研究所が，日本とシンガポールにおける授乳期の女性206人（日本人71人，中華系50人，マレー系50人，インド系35人）の乳房を計測し，その際，同時に乳頭径，乳頭高，乳輪径（図1）を調べていた[1]．結果は，アジアのなかで，日本人の乳頭径は14.0 ± 2.0 mmとやや小さめ，乳頭高は9.4±2.1 mmとやや高め，乳輪径は44.4 ± 9.2 mmとやや小さめであった．

それ以前にも同様の調査が，亀田メディカルセンター，静岡がんセンターで日本人200人に対して行われており，乳頭径13 ± 3 mm，乳頭高9 ± 3 mm，乳輪径40 ± 10 mmと，ほぼ同様の結果が報告されていた．左右については有意差がなく，経産婦は未産婦に比べ乳輪径が5 mmほど大きいという結果であった．

また，乳頭の形状を乳頭高が乳頭径より長いものをⅠ型，乳頭高が乳頭径より短い扁平なものをⅡ型，陥没乳頭をⅢ型，多乳頭症，分裂乳頭など特殊なものをⅣ型に分類したところ，日本人400人ではⅡ型が85.5％と大多数を占めていた（図2）[2]．しかし，いずれの調査でも，乳頭，乳輪の形態は実に多彩であり，個人差があることが指摘されていた．

乳頭，乳輪部の皮膚疾患

乳頭，乳輪部の疾患として，患者数の多い乳腺の疾患は，先天性異常，循環障害，炎症性疾

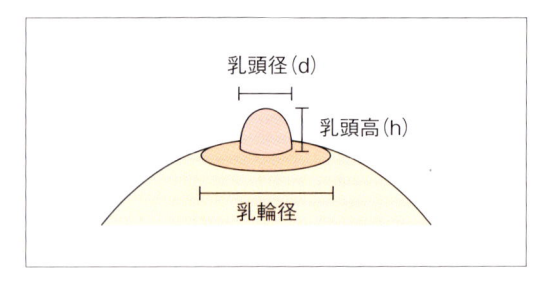

図1 乳頭，乳輪の計測

患，退行性疾患，非腫瘍性増殖性疾患，腫瘍性増殖性疾患に大別される（表1）．

しかし，この分類は皮膚疾患の分類にはそぐわない．この分類では，皮膚疾患として重要な湿疹・皮膚炎が欠けている．また，乳腺の炎症性疾患が細菌感染を念頭に置いているのに対し，皮膚疾患では細菌だけでなくウイルス感染，真菌感染も同等に重要であり，また時に尖圭コンジローマ，梅毒などの性病をみることもある．

乳頭，乳輪部の皮膚疾患を分類するには，非増殖性疾患と増殖性疾患に大別し，非増殖性疾患を先天性異常，湿疹・皮膚炎，感染症に，増殖性疾患を非腫瘍性増殖性疾患，腫瘍性増殖性疾患に分けて考えると理解しやすい（表2）．

湿疹・皮膚炎の発症には，女性の場合，男性と異なる因子として，下着による刺激，産褥期における性ホルモンの影響による乳頭，乳輪の形状変化などがある．男女共通の湿疹・皮膚炎発症に関わる因子としてアトピー性皮膚炎が指摘されている[3]．細菌感染は他部位と同様に生じるが，皮膚科の日常診療で乳頭，乳輪部の細菌感染症を経験することは稀である．ウイルス感染では単純ヘルペス，Kaposi水痘様発疹症（図3）に，時に遭遇する．真菌で重要なのはカンジダで，乳頭部のカンジダ感染の放置は授乳している母親の乳頭痛や亀裂の原因になる

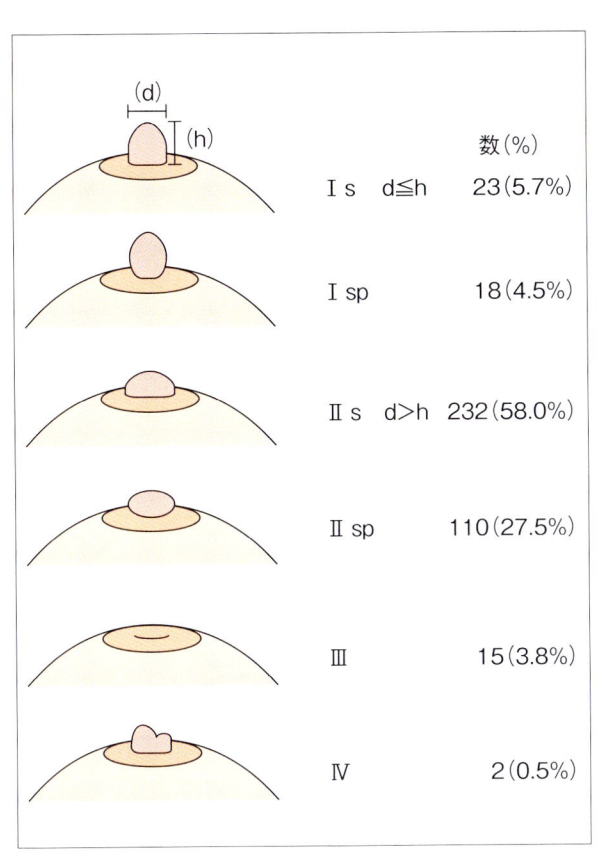

図2　乳頭形態の分類（文献2より転載，一部改変）
s：乳頭にくびれのないもの.
sp：乳頭にくびれのあるもの.

			数（%）
Ⅰs	d≦h		23（5.7%）
Ⅰsp			18（4.5%）
Ⅱs	d＞h		232（58.0%）
Ⅱsp			110（27.5%）
Ⅲ			15（3.8%）
Ⅳ			2（0.5%）

表1　乳腺の疾患

先天性異常	多乳頭症，多乳腺症，無乳腺症
循環障害	血栓性静脈炎（Mondor病）
炎症性疾患	乳頭炎，乳輪炎，急性（化膿性）乳腺炎，慢性乳腺炎
退行性疾患	乳腺症
非腫瘍性増殖性疾患	乳腺症，女性化乳房，乳腺肥大症
腫瘍性増殖性疾患	乳管内乳頭腫，線維腺腫，葉状腫瘍，乳管癌，小葉癌

表2　乳頭，乳輪部の皮膚疾患の分類

分類		疾患（名）	男性（例）	女性（例）
非増殖性疾患	先天性異常	乳輪内多乳頭症	−	−
	湿疹・皮膚炎		−	−
	感染症	細菌感染，ウイルス感染，真菌感染ほか	−	−
増殖性疾患	非腫瘍性増殖性疾患	hyperkeratosis of the nipple and areola	6	11
		黒色表皮腫	1	0
	腫瘍性増殖性疾患（良性）	adenoma	0	20
		erosive adenomatosis of the nipple	0	3
		線維腺腫	0	1
		papillary eccrine adenoma	1	0
		平滑筋腫	4	0
		血管線維腫	0	1
		血管粘液腫	0	1
	腫瘍性増殖性疾患（悪性）	乳癌	0	1
		乳房 Paget 病	2	2
		Bowen 病	1	1
		基底細胞癌	1	2
		悪性黒色腫	0	2

医中誌で "nipple" "皮膚科" で検索し，会議録を除く約70件（61例）をもとに筆者作成.

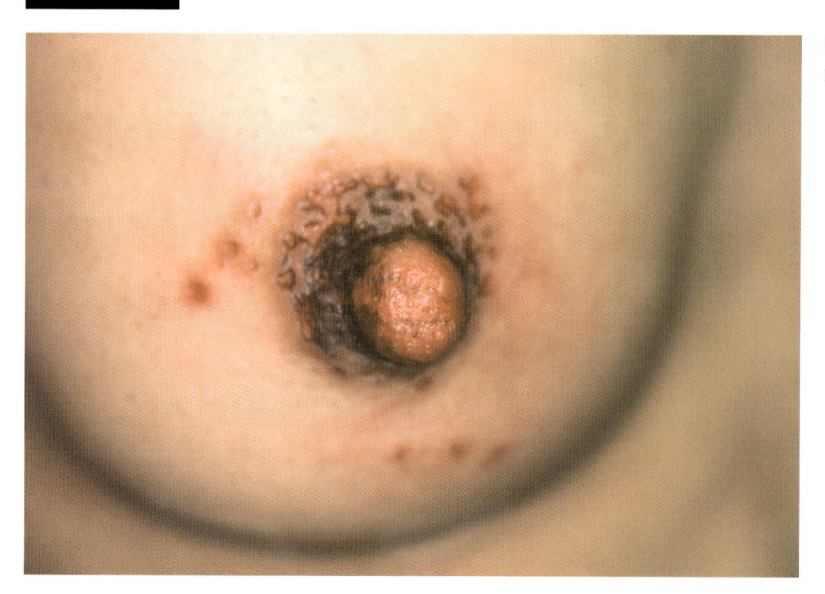

図3　22歳，女性．Kaposi水痘様発疹症

だけではなく，新生児の口腔内，臀部の感染につながる可能性が指摘されている[4]．

　今回総説を書くにあたり，医中誌で皮膚科領域からの報告を調べたところ（nippleと皮膚科で検索），会議録を除き70弱の報告がみつかった．その大多数は増殖性疾患に関するもので，非腫瘍性増殖性疾患では圧倒的にhyperkeratosis of the nipple and areola（HNA）の報告数が多かった．腫瘍性増殖性疾患は，良性ではadenomaの報告数が多く，悪性では乳癌，乳房Paget病，Bowen病，基底細胞癌，悪性黒色腫の症例が報告されていた（表2）．

性ホルモンの皮膚への作用（表3）

　皮膚は，さまざまな性ホルモンの影響を受けることが知られている[5]．毛に関しては，アンドロゲンが頭髪には抑制的に，体毛には促進的に働く．他方，エストロゲンは頭髪には促進的に，体毛には抑制的に働く．エストロゲンは血管を拡張させ，血管内皮細胞の増殖を促進するが，血管平滑筋細胞の増殖は抑制する．皮脂の分泌はアンドロゲンにより促進され，エストロゲンにより抑制される．

　脂腺，汗腺は思春期にアンドロゲンの影響を受けて増大，発達する．腋窩，乳輪，外陰部に

はアポクリン汗腺が存在し，思春期になると分泌が活発になる．Fox-Fordyce病はアポクリン汗腺の汗管が閉塞することにより生じるため，13〜35歳までの女性の腋窩，乳輪，外陰部に発症する[6]．

　ケラチノサイトにはアンドロゲンがラメラ構造形成に抑制的に働き，エストロゲンが促進的に働く．また，エストロゲンはケラチノサイトのケモカイン産生を低下させる．メラノサイトに対してはエストロゲンがメラニン産生を促進する．真皮に対してはエストロゲンが膠原線維や細胞外マトリックス合成を増やし，さらに膠原線維の分解を防ぐことで皮膚の厚さの維持に働いていると考えられている．

　免疫に対しては，エストロゲンはB細胞における免疫グロブリン産生を増強し，アンドロゲンが抑制的に働く．T細胞には，エストロゲンはヘルパーT活性の促進，サプレッサーT活性の抑制に働き，プロゲステロンがIL-4，IL-5などのTh2サイトカイン産生を刺激することが知られている．また，エストロゲンは樹状細胞のIL-12，TNF-αの産生，抗原提示能を抑制する．

　乳頭，乳輪の皮膚疾患に対し，性ホルモンの影響がどの程度あるかについては判明していな

表 3　性ホルモンの皮膚への作用

作用	アンドロゲン	エストロゲン	プロゲステロン
頭髪に対する作用	↓	↑	
体毛に対する作用	↑	↓	
血管に対する作用		血管拡張↑ 血管内皮細胞↑ 血管平滑筋細胞↓	
皮脂に対する作用	↑	↓	
脂腺に対する作用	↑	↓	↑
アポクリン汗腺に対する作用	↑		
ケラチノサイトに対する作用	ラメラ構造形成↓	ラメラ構造形成↑ ケモカイン産生↓	
メラノサイトに対する作用		メラニン産生↑	
真皮に対する作用		膠原線維合成↑ 細胞外マトリックス↑ 膠原線維の分解↓	
B 細胞に対する作用	免疫グロブリン↓	免疫グロブリン↑	
T 細胞に対する作用		ヘルパー T 活性↑ サプレッサー T 活性↓	Th2 サイトカイン↑
樹状細胞に対する作用		IL-12，TNF-αの産生↓ 抗原提示能↓	

いものが多いが，いくつかの疾患ではその関与が指摘されている．既報告の多い HNA もその一つであり，女性，そのなかでも妊娠可能女性に多く，男性例では女性化乳房合併例，前立腺癌に対するエストロゲン治療例での報告があるなど，女性ホルモンの関与の可能性が強く推定されている．逆に乳頭に生じた平滑筋腫の症例は 4 例全例が男性と，疾患により男女比に偏りがみられた（表2）．

皮膚疾患をみる際の注意点

　乳頭，乳輪の疾患といえば，通常女性が連想される．実際，調べてみると圧倒的に女性の報告例が多い（表2）．国立がん研究センターの2015 年における癌患者の罹患数予測では，男性が前立腺癌，胃癌，肺癌，大腸癌，肝臓癌の順に多いのに対し，女性は乳癌，大腸癌，肺癌，胃癌，子宮癌の順である．女性に圧倒的に多い乳癌は，男性では部位別の項目にすらあがらず，全乳癌患者数の 1% 未満にすぎないが，男性例の報告は少数ながらある[7,8]．乳癌に限らず，乳頭，乳輪部の疾患は総じて女性に多いが，時

に男性にも生じるため，その可能性があることを忘れてはならない．

　そして，より大事な注意点は，皮膚科医が乳頭，乳輪部の疾患の診察に慣れていないことを認識することである．とくに腫瘍性増殖性疾患での良性，悪性の鑑別は難しい（図4，5）．腫瘍性増殖性疾患の診察で誤診を防ぐために，少しでも悪性の可能性を疑った場合は，臨床だけで判断せず，積極的に皮膚生検を行うことが重要である．

おわりに

　皮膚疾患における部位別の特集号はときどき目にするが，nipple に注目して皮膚疾患を集めた特集号は目にしたことがない．報告された症例数も少ないため，この企画では症例を集めるのに苦労し，大勢の先生方にご協力をいただいた．どこまでまとめられたか自信はないが，できるだけ幅広い皮膚疾患を網羅するように心がけたつもりである．本企画が明日からの日常診療に役立ち，診断の補助になってくれれば幸いである．

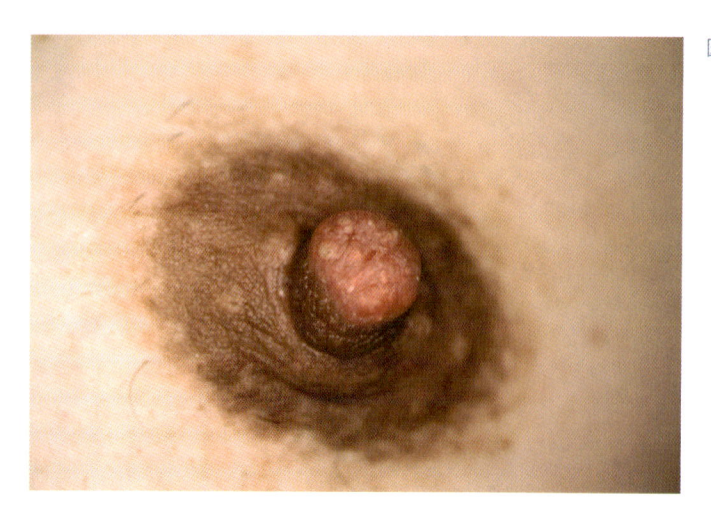

図4　39歳，女性．adenoma

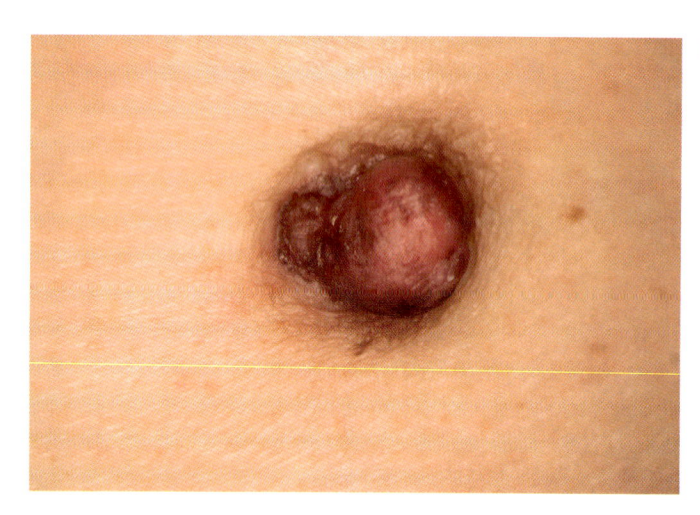

図5　78歳，女性．乳房Paget病

文献

1) 平田尚子：ペリネイタルケア 32: 696, 2013
2) 佐貫潤一ほか：乳癌の臨床 20: 301, 2005
3) Song HS et al: Am J Dermatopathol 37: 284, 2015
4) 氷見知子：助産雑誌 61: 380, 2007
5) 今門純久：J Visual Dermatol 5: 642, 2006
6) 嵯峨賢次，鎌田麻子：J Visual Dermatol 5: 676, 2006
7) 佐藤純子，深澤まみ，松浦裕貴子：臨皮 67: 981, 2013
8) 馬場千晶，金蔵拓郎，實操二：西日皮 71: 278, 2009

総説2. nipple の解剖・生理, nipple の疾患と診断の注意点

井本 滋, 千葉知宏

はじめに

乳房は体表臓器の一つであり, 成長期ならびに妊娠・授乳期のホルモン環境に影響を受けて変化する. 乳房は女性らしさの象徴であると同時に, 妊娠・出産時に乳汁を産生し分泌する乳腺組織からなる.

乳腺組織は, 乳汁を産生する小葉, 乳汁を集める乳管, 構造を支える Cooper 靭帯と脂肪組織から構成される (図1). 乳頭 (nipple) は, 小葉からの乳管が合流して, 最終的に 10〜20 本の乳管が外界へ開口する皮膚の組織である (図2).

nipple の基部は Montgomery 腺とよばれる皮脂腺を伴う乳輪 (areola) で囲まれている. 乳腺疾患の大半は乳管から小葉にわたる腺葉系から発生するが, nipple の疾患も稀ではない.

本項では nipple の解剖・生理, nipple の疾患と診断の注意点について, 乳腺外科医の立場から考察する. なお, 本項での図はホルマリン固定標本から作成したものであることをお断りしておく.

nipple の解剖・生理

nipple の割面を示す (図3a). 乳管が膨隆した乳管洞を経て乳頭皮膚へ至る (図3b). 乳頭乳輪部は, nipple-areolar complex とよばれている. 女性 200 名：400 乳房の MRI による計測から, nipple の長径と高さの平均値 (範囲) は, 1.3 cm (0.6〜2.3 cm) と 0.9 cm (0〜1.7 cm) であった [1]. 同様に, 乳輪の長径は 4.0 cm (2.0〜7.0 cm) であった.

生理的な変化として, 排卵期, 月経前期にエストロゲンの影響によって乳頭乳輪部に疼痛を認めることがある. また, 妊娠期のホルモン環境の変化からメラトニンが産生され, 乳頭乳輪部の色素沈着や乳輪部の拡大を認めることがある. 乳頭乳輪部には, 乳管以外に小葉構造も存在する. 乳癌は TDLU (terminal duct lobular unit, 終末乳管小葉単位) から発生する (図3b).

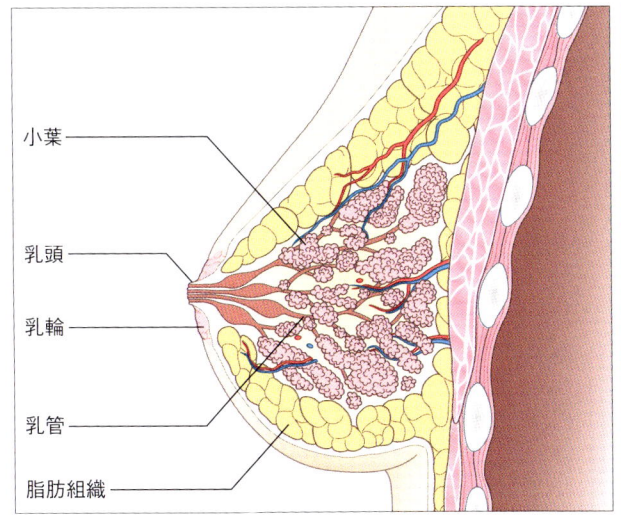

小葉

乳頭

乳輪

乳管

脂肪組織

図1 乳腺の解剖図

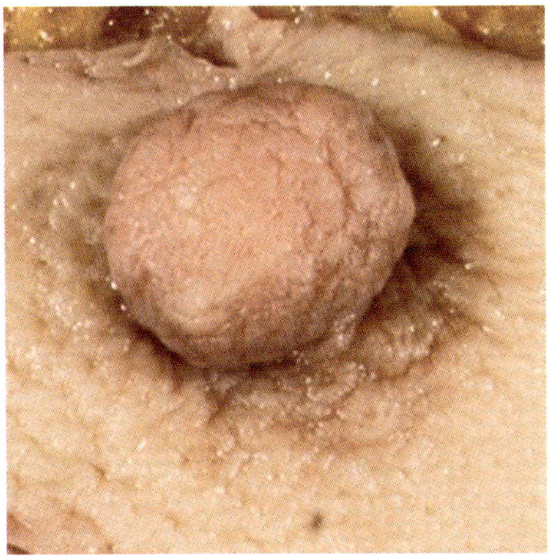

図2 正常な乳頭

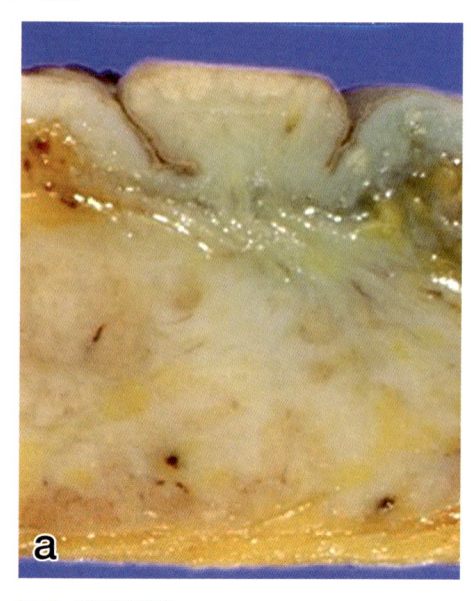
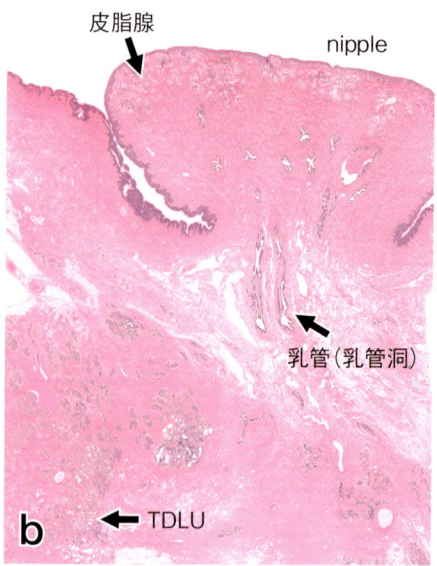

図3　乳頭の構造
（a）割面.
（b）病理組織像. 乳管は膨隆した乳管洞を経て乳頭皮膚へ至る. 乳癌は TDLU（terminal duct lobular unit, 終末乳管小葉単位）から発生する（弱拡大, HE 染色）.

表1　nipple の異常をみるポイント

分類	チェックポイント
乳頭の形	形成不全の有無, 陥没乳頭の有無
乳頭の皮膚	湿疹の有無, びらんの有無
乳頭からの分泌物	乳管の数, 乳管の位置, 分泌物の性状, 圧迫点の有無
乳頭の腫瘍	腫瘤の有無, 硬結の有無, 乳頭乳輪の部位

表2　nipple の疾患と診断の注意点

原因	疾患	診断の注意点
炎症	湿疹 乳管周囲乳腺炎 乳輪下膿瘍	乳房 Paget 病との鑑別診断 炎症の有無 排膿の有無
腫瘍	乳頭部腺腫	乳癌, 乳房 Paget 病との鑑別診断
	乳房 Paget 病	びらんの有無
	乳癌の乳頭浸潤	組織診断と乳房の画像診断
	白血病／リンパ腫	組織診断と全身の精査
	乳頭線維上皮ポリープ	病理診断
	乳頭神経線維腫	病理診断
その他	乳管拡張症	乳房の画像診断
	乳頭上皮性嚢胞	病理診断
	乳頭形成不全	視触診
	陥没乳頭	乳癌との鑑別診断

したがって, 乳腺疾患を疑って乳房の画像診断をする際には, 乳頭乳輪部を含む乳房全体に病変がないか注視する必要がある.

nipple の疾患と診断の注意点

nipple の異常をみるポイントを**表1**に示す. 乳頭の形, 皮膚の状態, 乳頭からの分泌物の有無, 乳頭乳輪部のしこりの有無に注意して診察する. 乳頭分泌の原因は, 乳管拡張症, 乳管内乳頭腫, 浸潤性あるいは非浸潤性の乳癌, 乳輪下膿瘍, 下垂体腫瘍, 薬剤性などさまざまであるが, 血性乳頭分泌は腫瘍が疑われるので注意を要する.

nipple の疾患と診断の注意点を**表2**に示す.

稀な疾患もあるが, ここでは腫瘍性疾患について概説する.

◆ 乳頭部腺腫

乳頭乳輪部に発生する良性上皮性の腫瘍である. 乳頭の腫大, 腫瘤, 硬結などの症状を示す.

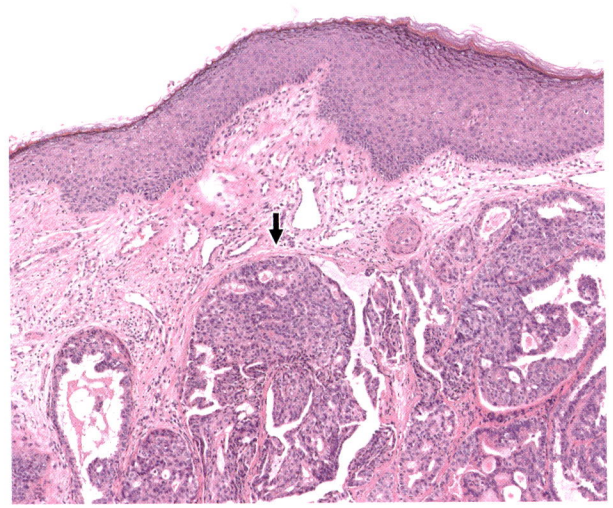

図4 乳頭部腺腫の病理組織像
拡張した乳管内に乳頭状に増殖した有茎性の腫瘍を認める（➡）（弱拡大，HE 染色）.

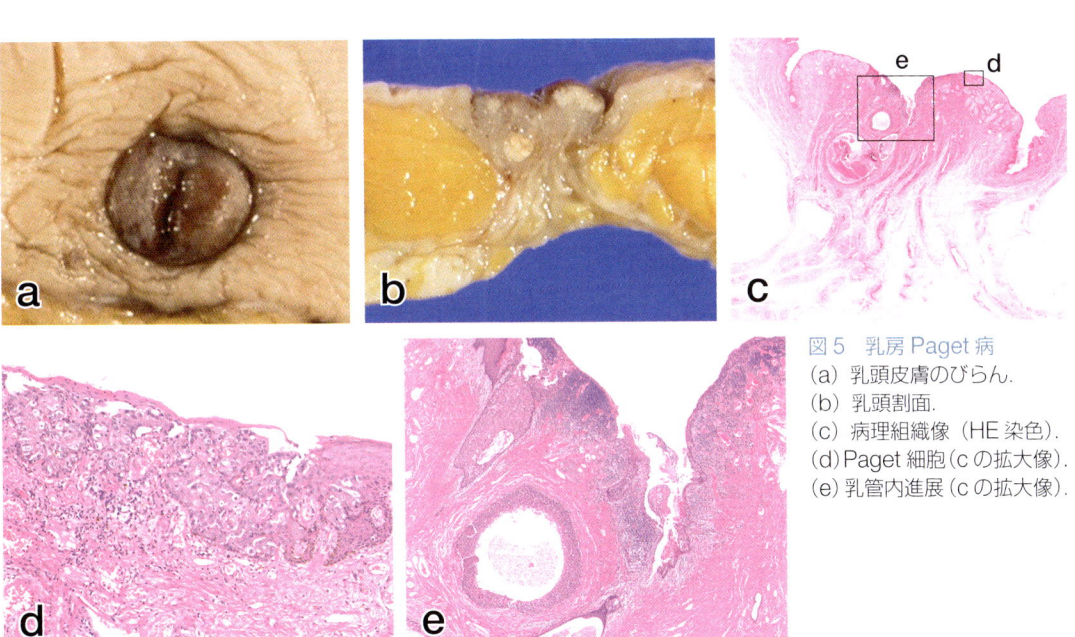

図5 乳房 Paget 病
(a) 乳頭皮膚のびらん.
(b) 乳頭割面.
(c) 病理組織像（HE 染色）.
(d) Paget 細胞（c の拡大像）.
(e) 乳管内進展（c の拡大像）.

乳頭から腺上皮の過形成を認め，乳頭部の発赤やびらんを伴うため，乳癌，乳房 Paget 病との鑑別を要する.

乳頭部腺腫の割面像では，拡張した乳管内に乳頭状に増殖した有茎性の腫瘍を認める（図4）. 確定診断には切除生検を行う.

◆ 乳房 Paget 病

乳房の Paget 病は1874年，Paget によって記された疾患である[2]. Paget 病は大型の明るい泡沫状の細胞質と大きな核を有する卵円形の Paget 細胞が表皮内に進展する疾患であるが，その細胞の起原については明確ではない.

特徴は乳頭乳輪部の皮膚のびらんである（図5a）. 腫瘍細胞は乳頭から乳輪，さらに周囲の表皮を置換する形で増殖し（図5b），時に乳頭部乳管内へ進展する（図5c〜e）.

乳房 MRI 画像では Paget 細胞が進展する範囲に造影効果を認める. 確定診断には，捺印細胞診あるいは皮膚生検（パンチバイオプシー）を行う. 治療は，乳頭乳輪部に限局していれば乳頭乳輪を含む乳房部分切除を，乳管内進展を認める場合は単純乳房切除を行う.

図6 乳癌の皮膚浸潤
（a）乳頭の陥凹と乳輪部周囲皮膚が褐色調の変化を呈している。
（b）割面：腫瘍細胞の皮膚浸潤による肥厚がみられる（➡）。
（c，d）病理組織像．腫瘍細胞が散在性に浸潤している（▶）（c：弱拡大，d：強拡大，HE染色）。

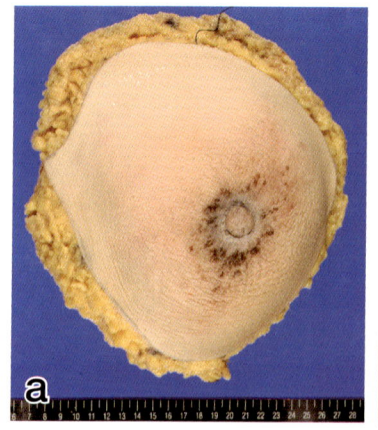
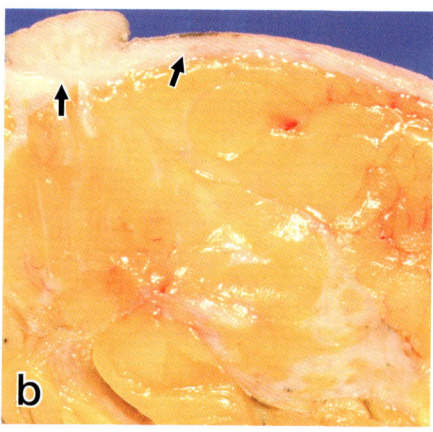
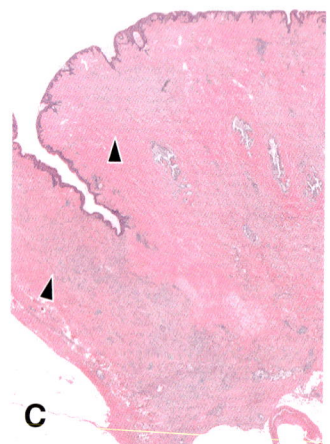
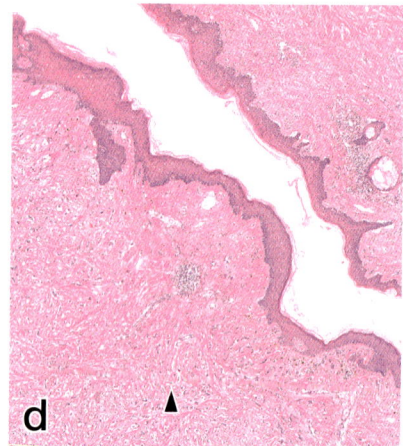

◆ 乳頭部皮膚への乳癌浸潤

　日本乳癌学会の『臨床・病理　乳癌取扱い規約第18版』では，皮膚浸潤はT4bと表記され，腫瘍の大きさやリンパ節転移の有無にかかわらず，ⅢB期以上の進行癌に分類される．その理由として，真皮内に癌細胞が浸潤し脈管侵襲を多く認め，リンパ節転移あるいは血行性転移がみられるためである．

　ホルマリン固定標本では，乳頭の陥凹と乳輪部周囲皮膚が褐色調の変化を呈し，割面では乳頭乳輪部皮膚は腫瘍細胞の浸潤による肥厚を認める（図6a，b）．病理所見では皮膚ならびに皮下組織に浸潤する腫瘍細胞を認める（図6c，d）．約半数の症例でリンパ節転移を認めることから，リンパ節郭清を伴う乳房切除術が標準治療である．

◆ 白血病/リンパ腫

　乳頭乳輪部の白血病/リンパ腫はきわめて稀である．図7はB細胞性急性リンパ性白血病としての治療歴がある19歳の男性で，化学療法後一時完全寛解したが，右乳頭に腫瘤を認め，切除生検にて再燃と診断された．切除された乳頭乳輪部は単一な色調の白血病細胞に置換されていた．

おわりに

　nippleの解剖・生理と，腫瘍を中心とした疾患について概説した．乳腺外科領域の話題としては，日本でもようやく乳房再建術が保険診療として行われるようになり，変形を伴うような乳房部分切除術（乳房温存術）にかわって乳房を切除し再建する術式が日常臨床となった．乳頭乳輪部を除く乳房皮膚を温存するskin-

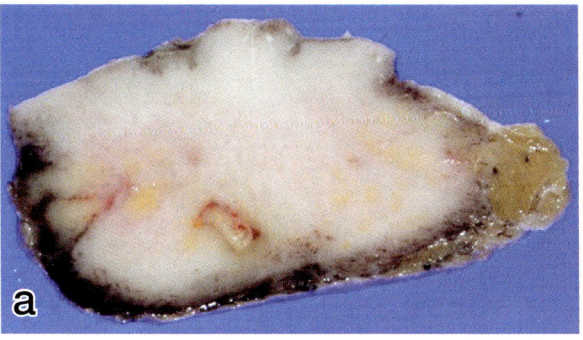

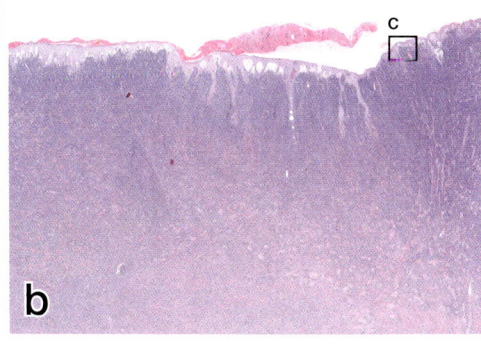

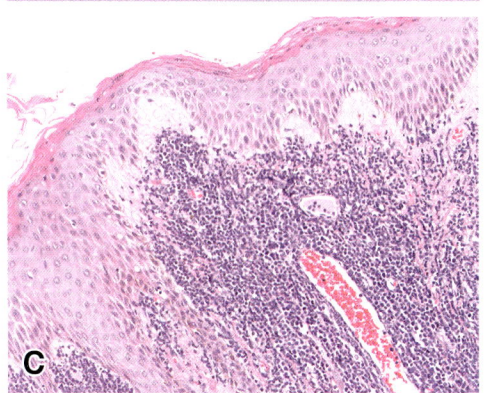

図7　19歳，男性．乳頭乳輪部の白血病
(a) 白血病細胞が浸潤している.
(b) 病理組織像（HE 染色）.
(c) (b) の拡大像.

sparing mastectomy と，乳頭乳輪部も温存する nipple-sparing mastectomy が行われている．後者の術式では，乳管内あるいは TDLU の癌遺残に伴う乳頭乳輪部再発や血流障害に伴う壊死が課題である．乳癌の根治性を損なわずに，整容性を保持する術式の選択が重要である.

文献

1) 佐貫潤一ほか：第 10 回臨床解剖研究会記録 7: 16, 2007
2) Lloyd J, Flanagan AM: J Clin Pathol 53: 742, 2000

総説3. 形成外科からみたnippleの正常・異常

繼 渉, 三鍋俊春

はじめに

nippleの異常は，とくに女性にとって大きな精神的苦痛となるばかりでなく，授乳機能への影響や，乳輪下膿瘍など感染症の原因にもなりうる．

形成外科では，低形成，陥没／扁平乳頭，乳輪内重複乳頭（分裂乳頭），乳輪外重複乳頭（副乳）などといった先天性の形態異常，あるいは乳房再建を含めた乳腺・乳房術後，肥大／下垂乳頭，その他腫瘍や感染症に伴う変形など，後天性の形態異常に対して外科手術による形態再建を行う．

本項では，形成外科で扱うnippleの疾患，治療について紹介する．

正常の乳頭・乳輪の位置，大きさ

左右対となる構造物において，対称性は整容的な美しさの重要なポイントである．乳房再建術の仕上げである乳頭・乳輪再建では，胸骨切痕・鎖骨中点・正中線それぞれから健側乳頭までの距離を基準として，左右対象となるような位置で再建を行う（図1）．また，乳頭の大きさ（直径，高さ）や乳輪の大きさ（直径）に関しても健側の測定値と，術式を考慮し決定する．

両側乳房再建術の場合は，基準となる健側乳頭が存在しないため，表[1,2]のような指標をもとに，患者本人と相談して乳頭・乳輪の位置と大きさを決定する．

以下に，先天性，後天性のnippleの疾患と，

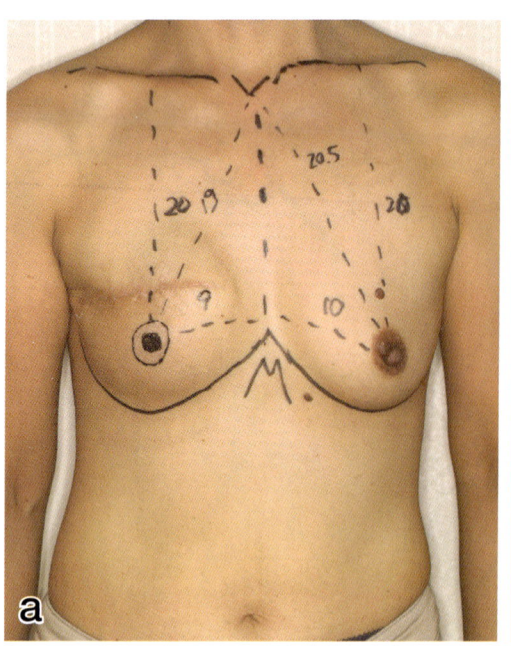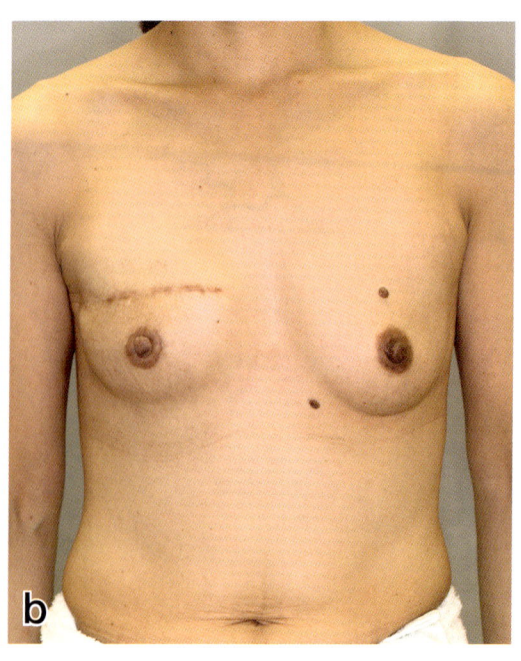

図1 右乳房再建術における乳頭・乳輪再建
（a）乳頭・乳輪再建術前の再建位置のデザイン．
（b）対側乳頭部分移植による乳頭再建（composite graft法）と大腿基部からの植皮による乳輪再建術後3年．

表　日本人の平均的な乳頭，乳輪サイズ
（文献 1，2 を参考に作成）

乳頭		直径	8〜10 mm
		高さ	5〜10 mm
	位置	上胸骨切痕〜乳頭	19〜21 cm
		鎖骨中点〜乳頭	19〜21 cm
		正中〜乳頭距離	9〜11 cm
乳輪		直径	35〜45 mm

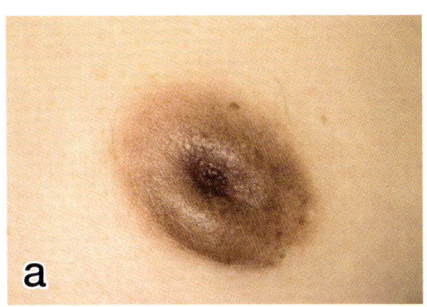
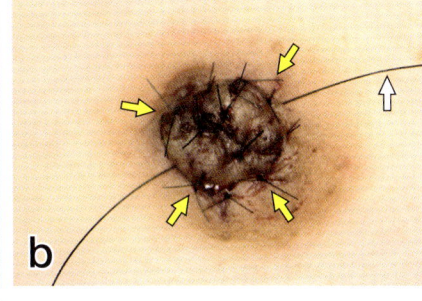
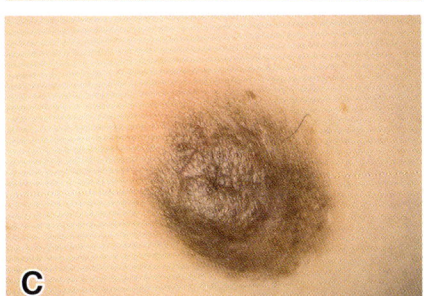

図2　陥没乳頭修正術
（a）術前.
（b）術後：中央陥没部の短縮乳管の切除と，基部4カ所のZ形成（⇨）によるくびれの作成を行った．中央には牽引糸を貫通している（⇨）.
（c）術後1年.

形成外科的治療について紹介する.

乳頭形態異常

◆ 陥没乳頭・扁平乳頭

　乳頭が乳輪より陥凹している状態を陥没乳頭，乳輪と同じ高さのものを扁平乳頭という．先天性，あるいは手術や腫瘍の影響で，乳管短縮，周囲組織の拘縮，乳頭下組織の減少等がおこることが原因とされる．とくに女性においては形態的な問題から精神的苦痛を伴い，授乳困難や乳管閉塞による乳腺炎，さらには乳輪下膿瘍の原因にもなるため治療が必要となる．乳頭陥没の程度としては，乳輪周囲の圧迫や乳頭皮膚の牽引で簡単に突出形態を維持できるGrade Ⅰから，用手的に突出位をとれないGrade Ⅲまで分類される.

　治療はマッサージや乳頭吸引器による保存療法に加え，陥没部の短縮乳管の切除による拘縮解除と基部のくびれ作成による外科的治療が行われる（図2）．Gradeが上がるほど保存療法に対する治療抵抗性が強く，根治の手段は手術が主となる.

◆ 重複乳頭

　片側で2個以上の乳頭が存在する病態を重複乳頭といい，乳輪外（副乳）と乳輪内（分裂乳頭）に区別される.

　乳輪外重複乳頭は乳腺堤への分化抑制異常により多乳頭，多乳房を呈し，異所性乳頭の下には乳腺組織を伴うことが多い.

　乳輪内重複乳頭は乳頭の多分裂が原因となり，神経線維腫症1型（von Recklinghausen病）やその他の腎，尿路系の異常と合併する報

告がみられる[3].

　一般的に乳汁分泌機能は保たれるが，形態的な授乳困難も伴うため，手術による治療が必要となる.

◆ その他の乳頭・乳輪の形態異常

　乳頭の肥大や下垂は，比較的頻度の高い形態変化であり，年齢や授乳に伴い出現する場合が多い.

　また，思春期の結合組織・乳管組織の増殖に伴うドーム状（釣鐘状）乳輪は，左右非対象な形態や片側乳房発育不全の原因となる場合もある．これらもほかの形態異常同様，整容面での精神的苦痛を伴うことが多い．程度が強い場合は衣類との擦過で疼痛を伴うケースもあり，乳頭縮小術や，乳輪修正術といった手術が適応となる.

　その他，性同一性障害の胸部形成における乳頭縮小術なども，形成外科が取り扱う外科治療の一つである.

腫瘍・感染症

◆ 乳輪下膿瘍

　急性化膿性乳腺炎が進行して膿瘍を形成した状態である．治療は，ほかの膿瘍形成疾患と同様に抗菌薬治療と切開排膿による外科処置となる.

　また，陥没乳頭などの形態的異常が背景にある場合，乳輪下の膿瘍が難治化し，慢性乳輪下膿瘍となり瘻孔形成を伴うため，根治手術として瘻孔皮膚を含め膿瘍および病巣乳管の完全切除を行う.

◆ 乳頭腫瘍

　乳頭に頻発する皮膚腫瘍に関する記述は，各論に譲る.

　良性腫瘍，悪性腫瘍ともに外科的切除の場合，術後の形態再建も含め形成外科で取り扱う疾患となる.

治療適応の判断基準

　nipple 形態異常に対する外科治療は，機能面と整容面から適応を決定する.

　機能面としては，乳腺下膿瘍のリスクとなる場合（陥没乳頭など）や，授乳困難の原因となる場合（陥没乳頭や重複乳頭など），擦過に伴う疼痛や出血などの症状を伴う場合（肥大乳頭や下垂乳頭など）で手術適応となる.

　整容面で手術適応となるのは，性同一性障害や乳癌を含む術後や，外傷，感染などに伴う変形や欠損などがある．前述した正常の nipple 位置，大きさの平均値は一つの基準となるが（表参照），nipple は個人差の大きい構造物である．また，形態の捉え方は患者自身の主観によるものも大きく，平均値から明らかに逸脱した形態でも異常と捉えない患者，逆に平均値におさまる形態でもそれを異常と捉えて精神的苦痛を抱える患者とさまざまである．あくまで数値は平均の参考値であり，絶対的な数値ではないことを念頭に置く．機能面とあわせて総合的な判断を行うが，整容面のみで平均値から大きく逸脱しない場合の形態異常は，外科的手術適応となることは少ない.

症　例

　乳頭の再建には，健側乳頭組織を半切して患側に移植する composite graft 法（図1b，図4参照）と，患側乳頭相当部の皮膚，皮下組織を用いる局所皮弁法の2つの方法が用いられる.

　乳輪の再建には，健側乳輪組織の移植，大腿基部や外陰部等色素沈着の強い部位からの皮膚移植，医療用刺青の3つの方法が用いられる.

　以下に，乳房再建術での乳頭・乳輪再建術の症例を提示する.

◆ 症例1：purse-string 法による局所皮弁法（図3）

　局所皮弁法は，健側乳頭が小さい場合や，両側性乳癌での両側 nipple 再建の際に用いられることが多い．さまざまな術式が考案されているが，本項では巾着縫合（purse-string suture）によって乳頭・乳輪複合組織の突出構造を再現した purse-string 法の症例を提示した.

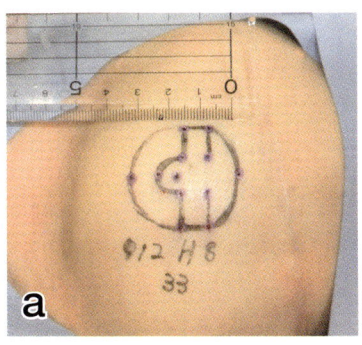 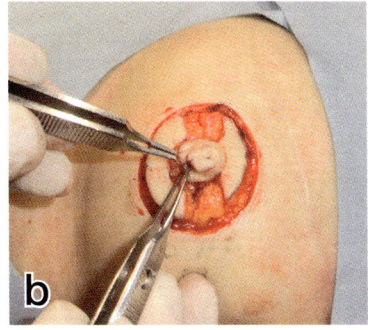 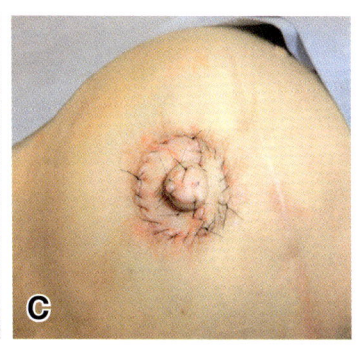

図 3　症例 1：局所皮弁法（purse-string 法）による乳頭・乳輪の同時再建
（a）皮弁デザイン（中央点が乳頭の中心）.
（b）皮弁を展開・移行し，立体的構造を構築.
（c）周囲皮膚を巾着縫合することで，乳頭・乳輪複合組織の突出構造を再現する（術後に医療用刺青で乳頭・乳輪色調を仕上げる）.

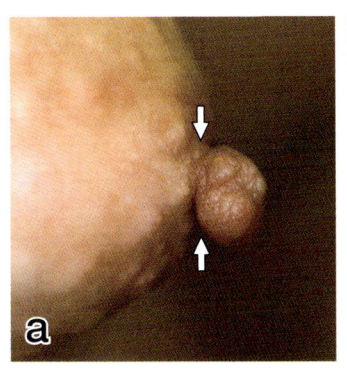 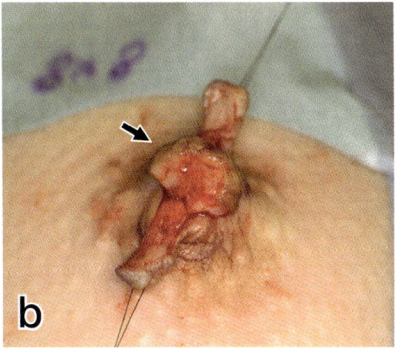 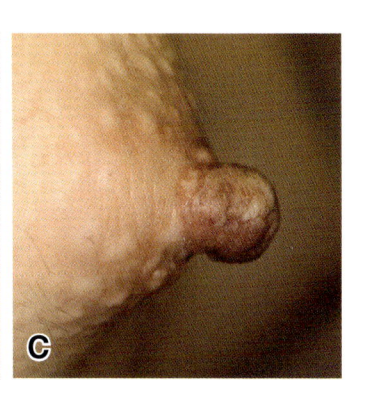

図 4　症例 2：composite graft 法による乳頭増大術
（a）術前：細茎ポリープ状の低形成乳頭（⇨）.
（b）健側乳頭を部分採取し（➜），composite graft とした.
（c）術後 1 年.

◆ 症例 2：composite graft 法による乳頭増大術（図 4）

　健側の乳頭にある程度の大きさがある場合，健側乳頭組織を部分移植して患側の再建に用いるのがもっとも自然な仕上がりとなる．本症例では，右側乳房低形成に伴う乳輪低形成と茎の細いポリープ状乳頭を呈しており，健側からのcomposite graft 法による乳頭増大術を行った．

おわりに

　形成外科で扱う nipple の疾患と治療法を紹介した．nipple の形態異常は，とくに女性にとっては精神的苦痛の大きい疾患である．左右の対称性とともに整容を重視した再建が望まれる．

文献

1）矢永博子：乳房・乳頭の再建と整容 最近の進歩，克誠堂出版，東京，p.152, 2010
2）Bostwick J III: Plastic and Reconstructive Breast Surgery 2nd ed., Quality Medical Publishing, St. Louis, p.130, 2000
3）Sakai S, Sakai Y, Izawa H: Aesthetic Plast Surg 23: 139, 1999

1. 乳頭・乳輪の Darier 病

加藤峰幸

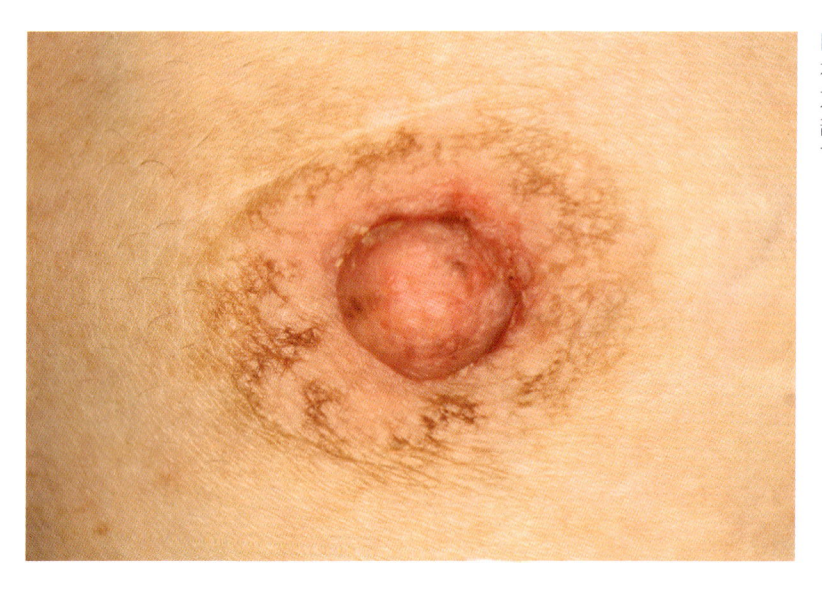

図1 65歳，女性．Darier 病
右乳頭周囲に紅斑があり，2時方向にびらんを認める．乳輪部に脱色素斑と紅斑が混在している．

症 例

65歳，女性．約20年前より Darier 病で外来通院中．4カ月前から左乳房に皮下硬結が出現したため乳腺外科を受診し，乳癌の診断でホルモン療法を開始した．その8カ月後に右乳頭部にびらんが出現し，擦過細胞診を施行し，少数の異型細胞がみられたため Paget 病疑いで当科を紹介受診した．

受診時，右乳頭周囲に紅斑があり，2時方向にわずかにびらんがあり，乳輪部に脱色素斑と紅斑が混在していた（図1）．

鑑別疾患と臨床診断

紅斑と脱色素斑が混在し，Darier 病以外に Paget 病を鑑別に考え，乳頭部〜乳輪部の紅斑から皮膚生検を施行した．その結果，棘融解細胞が表皮内裂隙に散在しており，Darier 病と診断した．

治療と経過

左乳癌との関連性はなく，びらんも自然治癒したため，とくに治療は行わなかった．

両下腿に多発する Darier 病による角化性丘疹には，strong クラスのステロイド軟膏外用を継続している．

病理組織学的所見

表皮には不全角化を伴う過角化がみられる．また基底層直上には裂隙を形成し，裂隙内に棘融解細胞が散在している（図2）．

本症例のポイント

Darier 病は常染色体優性遺伝の角化異常性疾患で，角化細胞の細胞質内カルシウム濃度調整を行うカルシウムポンプをコードする遺伝子である *ATP2A2* 遺伝子の変異が原因である[1]．このポンプ機能の異常によって細胞内シグナル伝達が障害され，細胞間接着や角化細胞の分化

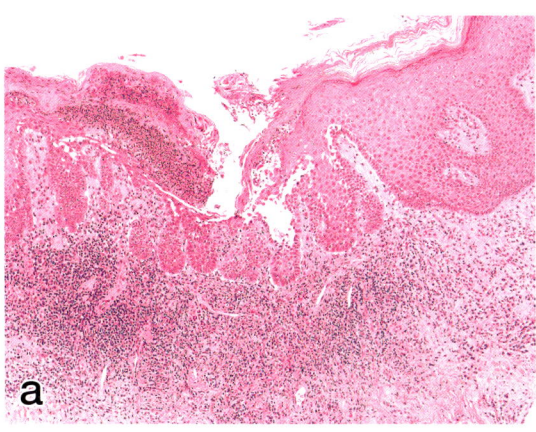
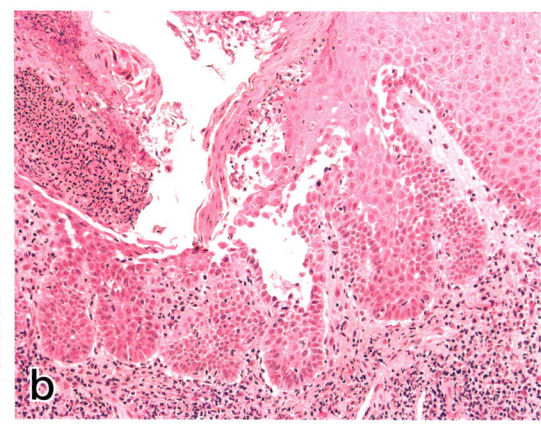

図2　病理組織学的所見（乳頭部～乳輪部）
（a）表皮には不全角化を伴う過角化と表皮内裂隙を認め，真皮上層の著明なリンパ球浸潤がみられる（弱拡大，HE 染色）．
（b）基底層直上に裂隙を認め，裂隙内に棘融解細胞が散見される（強拡大，HE 染色）．

に異常がおこり，皮膚病変を生じる．

　皮疹は体幹正中，前額髪際部，頸部，頭部，耳介などの脂漏部位に好発する褐色～暗褐色の角化性丘疹で，爪甲の変形や粘膜疹，精神・神経症状を伴うことがある．夏季に増悪し，冬季に軽快する傾向があり，時に集簇して局面を形成する．二次的な細菌・ウイルス感染に伴い浸軟・びらんとなり，急性に皮疹が拡大・増悪する場合がある[2]．

　治療はレチノイド，シクロスポリン，ステロイドなどの内服やステロイド，ビタミン D_3 の外用が有効である．二次感染を合併した場合は抗菌薬や抗真菌薬を併用することもある．

　自験例では左乳癌後に右乳輪の Darier 病の皮疹を生じたため，擦過細胞診を行い，当初は Paget 病と診断された．Darier 病にみられる棘融解細胞は，細胞診では Paget 細胞と混同しやすい．鑑別のために細胞診ではなく皮膚生検を行い，表皮の構築を確認する必要がある．

文献

1）Sakuntabhai A et al: Nat Genet 21: 271, 1999
2）常深祐一郎ほか：皮膚臨床 48: 1579, 2006

2. Fordyce 状態

大原國章

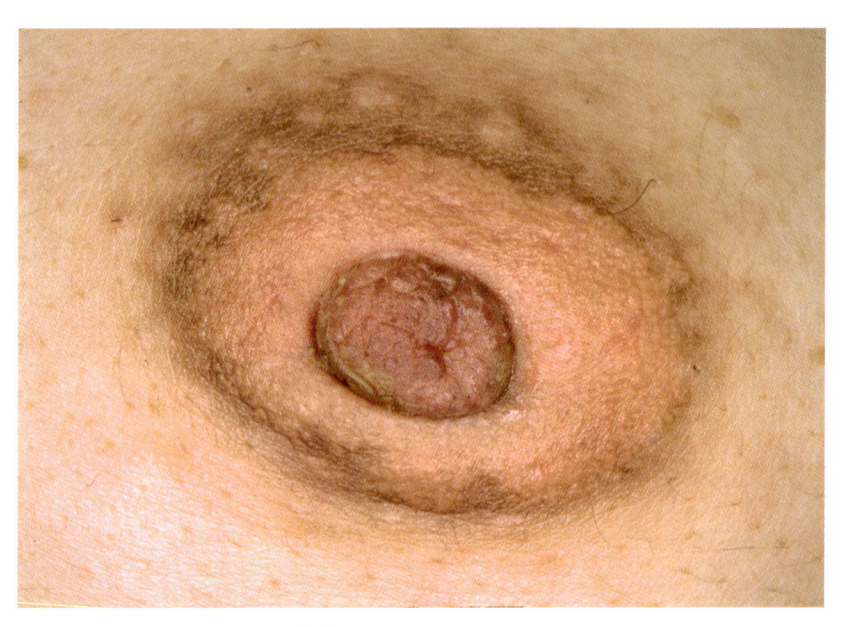

図1　37歳, 女性. Foydyce 状態
中学生のころから, 皮がむけたり, ひりひりするとの主訴. 両側乳暈に病変あり.

症　例

　37歳, 女性. 両側の乳暈がやや隆起していて, 黄色いことを主訴に受診（図1）. 乳暈は全体が橙黄色で, 表面は平滑である.

　ダーモスコピーで観察すると, 黄白色で細かい均一な構造が敷石状にびまん性に分布している. 周辺皮膚は生理的な pigment network で取り囲まれている（図2）.

病理組織学的所見

　病理所見では, 成熟した脂腺胞巣が表皮と直接に連続して増殖し, 排出管につながっている（図3a）. 拡大像では, この排出管は漏斗類似の構造をしており, 直接皮膚表面に開孔している（図3b）.

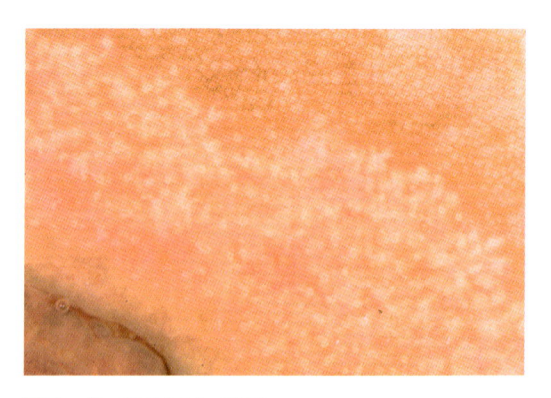

図2　ダーモスコピー所見
黄白色で細かい均一な構造が敷石状にびまん性に分布している. 周辺皮膚は生理的な pigment network で取り囲まれている.

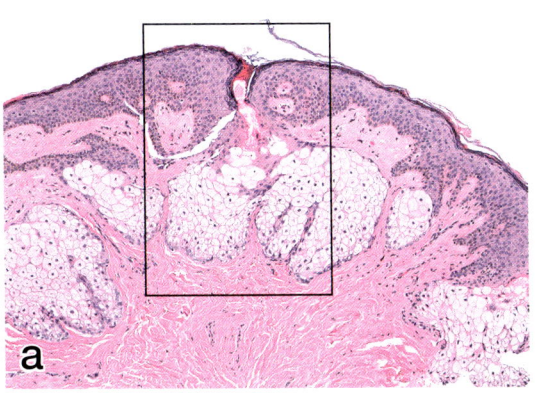

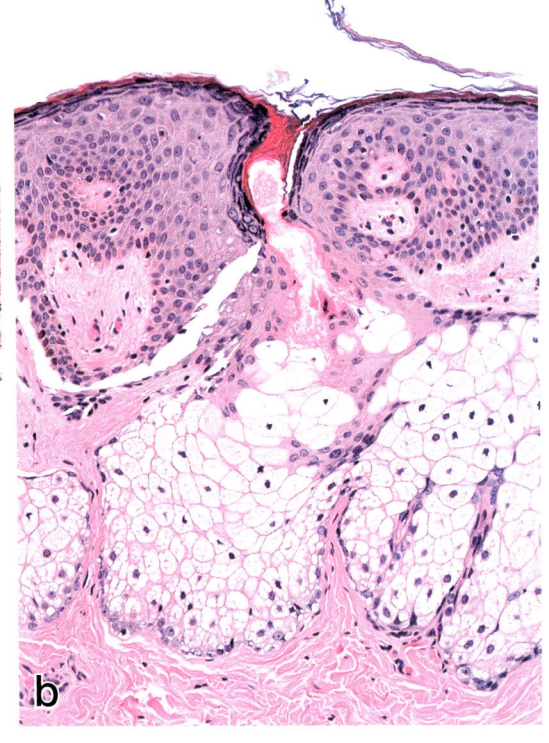

図3　病理組織学的所見
（a）成熟脂腺が表皮に連続して増生している（弱拡大，HE 染色）．
（b）脂腺は排出管につながり，そこから表面に直接開孔している（強拡大，HE 染色）．

本症例のポイント

　本症例は，乳暈に生じた臨床，病理ともに典型的な Fordyce 状態である．

　Fordyce 状態とは，毛包とは無関係に増生した皮脂腺が直接皮膚表面に開孔する病態のことで，口唇（赤唇），口腔，陰茎，陰唇，あるいは乳暈などに白黄色の結節が多発・集簇する局面を指す．乳暈以外は本来皮脂腺の存在部位ではないので，異所性脂腺である．病的な意味はなく，とくに口腔では中年以降の80％にみられるという．したがって，積極的な治療の対象とはならないが，本人の希望があれば炭酸ガスレーザーでの浅い焼灼を行うこともある．

　なお，成書によっては本症例のように病変が乳頭を取り巻くように分布する状態を，Montgomery 結節とよぶとの記載もある．

　なお，本症例は文献1に掲載したものと同一症例である．

文献

1）大原國章：大原アトラス1 ダーモスコピー，学研メディカル秀潤社，東京，p.35, 2014

3. 乳輪周囲にみられた固定薬疹

牛込悠紀子

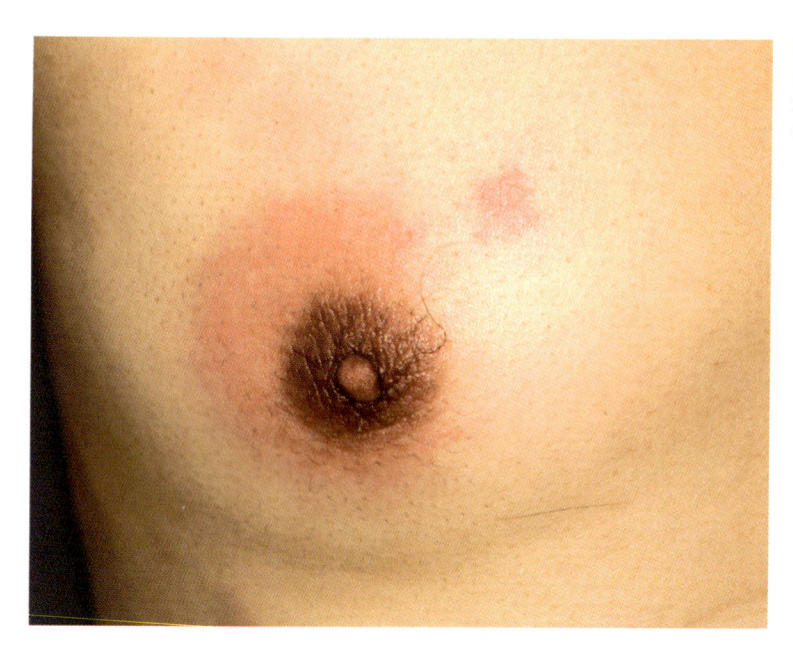

図1 54歳，男性．初診時臨床像
右乳輪に境界明瞭な紫紅色斑と，その周囲に紅斑を認めた．

症　例

54歳，男性．高尿酸血症・尿路結石の既往あり．15年前から陰部を中心に水疱とびらん形成をくり返すようになり，他院皮膚科で陰部ヘルペスとして加療されたが，その後も症状は何度も再発していた．今回，ボルタレン®を内服した約1時間後に軀幹の紫紅色斑が出現したため，当科を受診した．右乳輪に境界明瞭な紫紅色斑と，その周囲に紅斑を認めた（図1）．また，陰茎包皮に発赤がみられた．

鑑別疾患

ボルタレンの内服後に生じている経過と，皮疹の性状から固定薬疹（fixed drug eruption：FDE）を疑い，鑑別として，多形紅斑やStevens-Johnson症候群（SJS）を考えた．

皮膚生検では，表皮角化細胞と好酸性壊死，基底層の液状変性を呈していた（図2）．

ボルタレン®による固定薬疹と診断し，詳しく病歴を聴取したところ，以前からくり返していた陰部のびらんは，毎回，尿路結石の痛みに対してボルタレン®を内服した30分～1時間後に生じていたことがわかった．

治療と経過

ボルタレン®のパッチテスト，微量内服誘発テストを予定していたが，本人の拒否により施行できず，皮疹誘発薬の確認はできなかった．ボルタレン®のDLST（drug-induced lymphocyte stimulation test）も本人が希望せず，今後はボルタレン®の内服を避けることとし，治療終了となった．その後，胸部と陰部の紅斑は色素沈着を残して消退した．

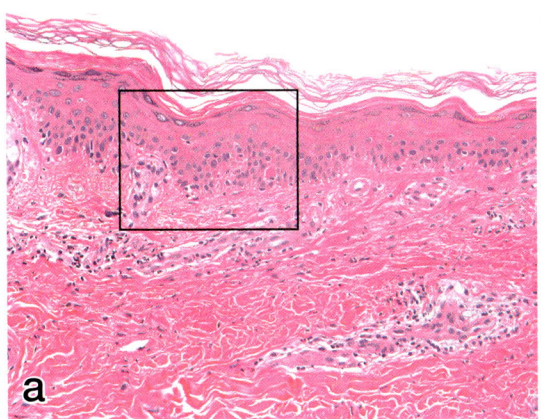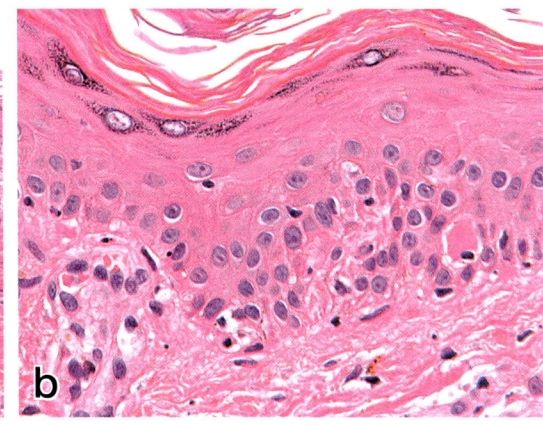

図2　病理組織学的所見
（a）表皮角化細胞と好酸性壊死，基底層の液状変性を呈していた（弱拡大，HE染色）．
（b）（a）の拡大像．

本症例のポイント

　自験例は以前から陰部や口唇にびらん形成をくり返していたが，薬剤との関連を指摘されないまま症状が再発していた．

　FDEの原因薬は多岐にわたるが，非ステロイド性抗炎症薬（総合感冒薬を含む）や抗菌薬が大多数を占める．原因薬内服30分〜数時間以内に局所の灼熱感・刺激感や瘙痒を伴う境界明瞭な類円形の紅斑が生じ，水疱・びらんの形成に至る．粘膜疹を伴う場合はSJSとの鑑別を要する．四肢や皮膚粘膜移行部が好発部位であるが，自験例のように軀幹に生じることもあり，当教室でも，自験例以外に乳輪にFDEが生じた症例を2例経験している．

　FDEは，皮疹の出現時期と薬剤の内服期間がはっきりしていれば比較的容易に診断できるが，患者自身が薬剤内服後の症状に注意を払っていないことや，誘発後1週間〜数カ月の期間，薬剤投与に反応しない不応期が生じることなどにより，薬剤の関与に気づかずに内服をくり返してしまう場合が多い．通常，皮疹は誘発を重ねるごとに拡大，多発型へと移行するため，早い段階で原因薬を特定することが重要である．

参考文献

1）水川良子：最新皮膚科学大系5，中山書店，東京，p.72，2004

4. アトピー性皮膚炎に伴う nipple dermatitis

大槻マミ太郎, 荒川七恵, 佐藤佐由里

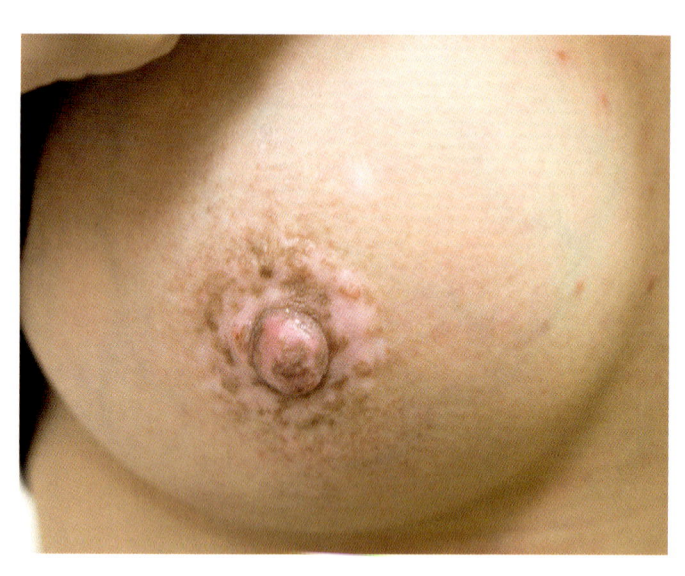

図1 症例1：23歳, 女性（妊婦）
乳頭〜乳輪の色素脱失と血痂を伴う局面.
very strong クラスのステロイド外用薬と亜鉛華軟膏を用いて治療中.

症 例

◆ 症例1

23歳, 女性（妊婦）. 乳頭〜乳輪の色素脱失と血痂を伴う局面. アトピー性皮膚炎（以下AD）, アレルギー性鼻炎あり. 小学生のときは関節窩などに症状が限局していたが, 中学生になり湿潤病変が生じるようになった. 乳頭〜乳輪部にも瘙痒が出現し, 激しく搔破することがあった. 軽快増悪をくり返し, 妊娠を機に症状が再燃. 図1に very strong クラスのステロイド外用薬と亜鉛華軟膏を用いて治療中の, 慢性に経過している臨床像を示す.

◆ 症例2

18歳, 女性. 乳頭にびらんを伴い, 乳輪全体に及ぶ湿潤苔癬化局面がある（図2）.

◆ 症例3

20歳代, 女性. 乳輪周囲に多数の漿液性丘疹を伴い, 色素沈着も顕著な病変. 接触原の存在は明らかではないが, 自家感作性皮膚炎を来

している状態である（図3）.

nipple dermatitis の文献的考察

nipple dermatitis は, Hanifin & Rajka の AD 診断基準[1]に記載があり, 10歳代から20歳代の思春期女性 AD 患者に特徴的にみられる症状の一つとされている. 日本皮膚科学会アトピー性皮膚炎診療ガイドライン[2]でも Hanifin & Rajka の記載を引用しているが, nipple dermatitis に関する文献報告となると, 国内よりも海外の方がずっと多い.

古い報告ではあるが, 国内での284例（男性136例, 女性148例）を対象とした臨床データの解析によると, nipple dermatitis は男性より女性, 軽症よりも重症例に生じやすく, かつ血清 IgE 値が高い症例が多い[3]. 一方, 海外における学童期49例, 思春期36例を含む小児 AD 131例を対象とした集積研究では, nipple dermatitis は思春期に多く, 眼瞼皮膚炎と同様に年齢とともに増加し, 外陰部の皮膚炎とは逆

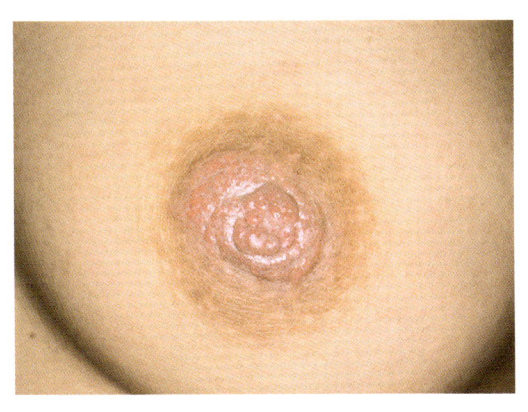

図2　症例2：18歳，女性
乳頭にびらんを伴い，乳輪全体に及ぶ湿潤苔癬化局面がある．

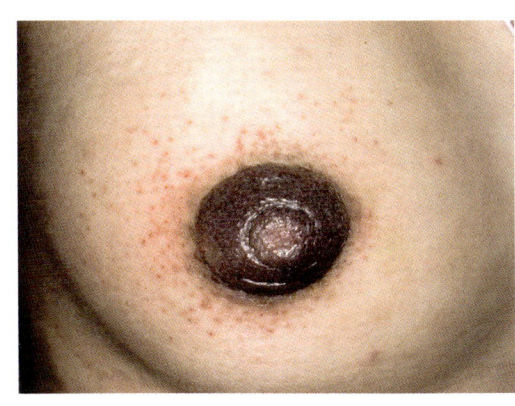

図3　症例3：20歳代，女性
乳輪周囲に多数の漿液性丘疹を伴い，色素沈着も顕著な病変．接触原の存在は明らかではないが，自家感作性皮膚炎を来している状態である．

に反比例することを示している[4]．また，別の報告では nipple dermatitis 43 例のなかで背景に AD があった患者は 12 例で，皮膚生検を施行して IL-4，IL-13，CD4，CD8 などの免疫組織化学所見を比較検討したところ，AD の有無による差異は検出できなかったとしている[5]．

nipple dermatitis 診察のポイント

nipple dermatitis の診察にはデリカシーが求められる．若年女性が，AD によると考えられる皮疹や，瘙痒を主訴として初診した際，患者の訴えに含まれない乳房部の診察を，とくに男性医師がルーチンに行うのは，必ずしも得策といえない場合もある．ただし，貨幣状湿疹型のような湿潤病変，あるいは苔癬化病変を多数伴っているような場合は，患者から訴えがなくとも，nipple dermatitis が隠れていないか，とにかく問診することが重要である．10 歳代から 20 歳代の AD 患者では，乳頭や乳輪に難治性の病変を抱えて悩んでいる例が少なからず存在することを，皮膚科医は念頭に置かねばならない．症状が全身に及ぶ重症例でなければ，初診時ではなく，患者との疎通がよくなる 2～3 回目の診察時に，確認の問いかけをしてみる

のもよいかもしれない．

鑑別すべき疾患として，**接触皮膚炎，伝染性膿痂疹，カンジダ症，Kaposi 水痘様発疹症，乳房 Paget 病**などがあげられ，日本皮膚科学会『アトピー性皮膚炎診療ガイドライン』[2]に記載されている一般的な AD の鑑別疾患が，nipple dermatitis においても重要と考えられる．

病変が毎回片側に生じる場合は，一般に AD 以外の疾患を考えるべきであるが，AD でも片側性の病変は生じうる[6]．また，稀な症例として，乳頭と乳輪のみに AD の湿疹病変が限局した 11 歳，女児の報告があり，AD における同部の病変の重要性を強調している[7]．

文献

1) Hanifin JM, Rajka G: Acta Derm Venereol 92: 44, 1980
2) 古江増隆 ほか：日皮会誌 119: 1515, 2009
3) 藤澤重樹 ほか：日皮会誌 98: 1211, 1988
4) Julián-Gónzalez RE et al: Pediatr Dermatol 29: 580, 2012
5) Song HS et al: Am J Dermatopathol 37: 284, 2015
6) Jenkins D et al: Pediatr Dermatol 32: 718, 2015
7) Amato L et al: Pediatr Dermatol 22: 64, 2005

5. メトロニダゾールゲルによる 接触皮膚炎症候群

太田多美, 田宮紫穂, 馬渕智生

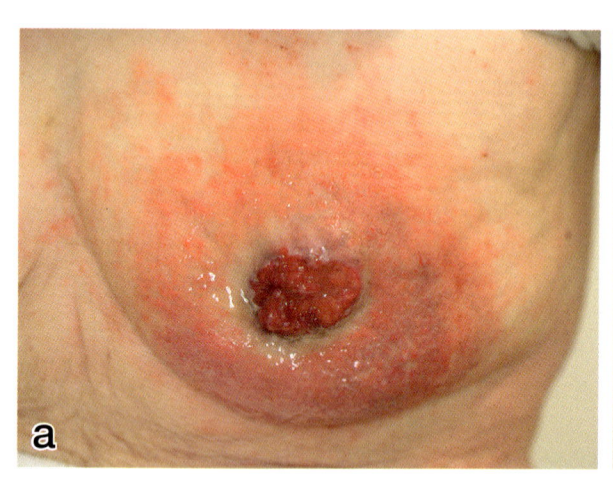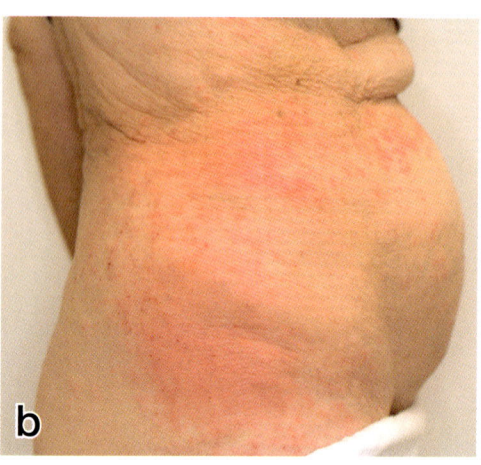

図1 79歳, 女性. 当院初診時（文献1より転載）
（a）左乳房中央に表面潰瘍を呈する乳癌を認めた. それを取り囲むように紅斑, 丘疹, びらんを呈した湿疹病変を認めた.
（b）体幹, 上腕および大腿に搔破痕を伴う2〜10 mm 大の浮腫性紅斑が散在し, 一部は軽度浸潤を触れ, 融合していた.

© 鈴村多美 ほか：臨床皮膚科 66（6）：394-398, 2012

症例

79歳, 女性. 2008年, 当院乳腺内分泌外科にて左乳頭部直下型乳癌（$T_{4b}N_2M_0$）と診断された. 同年12月初旬より同部の癌性悪臭に対し, 院内製剤であるメトロニダゾールゲル外用治療が開始された. 2009年1月初旬より外用部位に皮疹が出現した. その後も外用続行し, 皮疹の拡大を認めたため2009年1月中旬に当科受診となった.

初診時の臨床所見は, 左乳房中央に潰瘍を伴う紅色の腫瘤として乳癌を認め, その周囲には紅斑, 漿液性丘疹, びらんを認めた（図1a）[1]. また, 体幹, 上腕および大腿に搔破痕を伴う浮腫性紅斑が散在していた（図1b）[1].

鑑別疾患

左乳房のメトロニダゾールゲル外用部位を主体に皮疹を認め, 体幹, 四肢に散布疹を伴って

いた. 全身に皮疹が出現しており, **中毒疹（湿疹型）**が鑑別にあがったが, 抗癌剤などの治療薬に変更がないこと, 感染症状がないことから否定した.

臨床診断

メトロニダゾールゲル外用部位に一致して紅斑, 丘疹を認め, 外用部位以外にも皮疹が出現していたため, 同薬のパッチテストを施行した. メトロニダゾールゲル *as is* に対し, 7日後にICDRG（International Contact Dermatitis Research Group）基準に基づく陽性反応を示した（図2）[1]. その後, メトロニダゾール, プロピレングリコール, 1％カーボポール® 液, 10％水酸化ナトリウム液で成分パッチテストを施行した. 7日後, 10％, 20％メトロニダゾールで＋？, 50％で＋を示した（図3）[1].

以上より, メトロニダゾールゲルによる接触皮膚炎症候群と診断した.

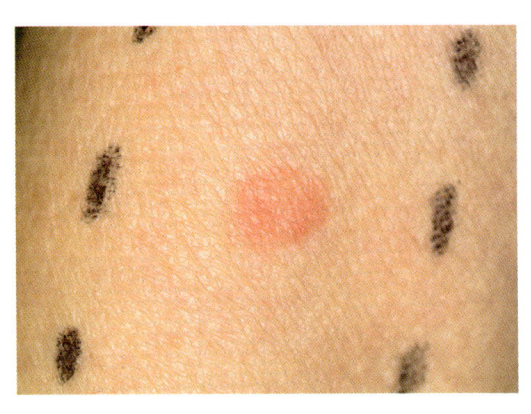

図2　パッチテスト（文献1より転載）
メトロニダゾールゲル *as is* に対し，7日後に ICDRG
基準に基づく陽性反応を示した.

© 鈴村多美 ほか：臨床皮膚科 66（6）：394-398, 2012

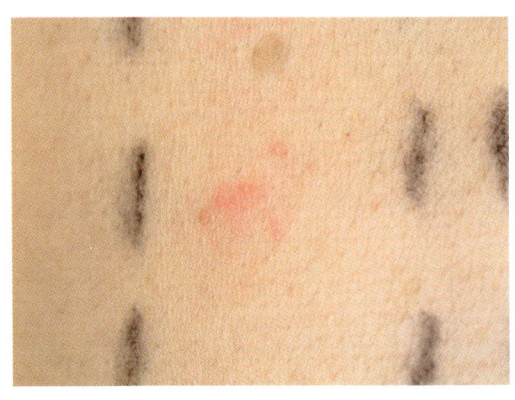

図3　成分パッチテスト（文献1より転載）
メトロニダゾール（50％ pet.）に対し，7日後に
ICDRG 基準に基づく陽性反応を示した.

© 鈴村多美 ほか：臨床皮膚科 66（6）：394-398, 2012

治療と経過

　メトロニダゾールゲルの外用を中止し，プロ
ピオン酸クロベタゾール軟膏の外用およびプレ
ドニゾロン 20 mg/日を4日間内服し，皮疹は
軽快した．その後，再燃を認めていない.

本症例のポイント

　接触皮膚炎症候群は，遅延型アレルギー成立
以後，アレルゲンとの接触を続けているうちに
局所の遅延型アレルギー性接触皮膚炎だけでな
く，パッチテスト部の再燃現象や汎発性の散布
疹，貨幣状湿疹，多形紅斑，アレルギー性血管
炎などをひきおこす症状を一括する疾患概念で
ある[2]．原因としてはヘアダイ，ゴム製品に続
いて外用薬などがある．自験例は外用部位に潰
瘍を認めたため経皮吸収を容易にし，皮疹出現
以後も引き続き外用を続行したことで，全身に
皮疹が拡大したと考えた.
　癌性悪臭の原因は，癌病巣の壊死組織が
Bacteroides 属や *Peptostreptococcus* 属などの
嫌気性菌に感染し，腐敗したことによるものと
考えられている．メトロニダゾール外用薬は，

腫瘍潰瘍部の悪臭の改善を目的とするが，当時
は本邦では販売されていなかったため各施設で
院内製剤を作製していた．しかし，調製に時間
がかかること，保険請求ができない原料を使用
すると施設の持ち出しになってしまう等の理由
により[3]，乳癌に限っては使用率が約30％と
少なかった[4]．その後，2015年5月にロゼッ
クス® ゲル 0.75％の販売が開始され，保険診
療となったため以前より使用しやすくなった.
これにより，今後メトロニダゾールゲルの使用
頻度が高くなると予想される.
　メトロニダゾールゲルによる接触皮膚炎の頻
度は少ないが[1]，自験例のように経皮吸収によ
る接触皮膚炎症候群をおこす可能性があり，注
意が必要であると考えた.

なお，本症例は文献1にて既報である.

文献

1）鈴村多美ほか：臨皮 66: 394, 2012
2）須貝哲郎：綜合臨牀 52: 477, 2003
3）渡部一宏ほか：乳癌の臨床 23: 105, 2008
4）芦埜和幸ほか：日病薬誌 45: 945, 2009

6. Kaposi 水痘様発疹症

佐藤典子

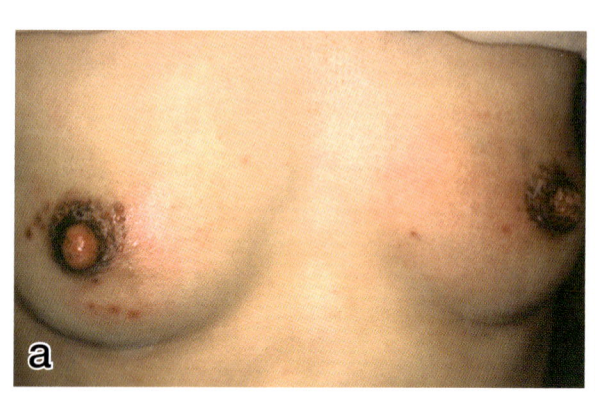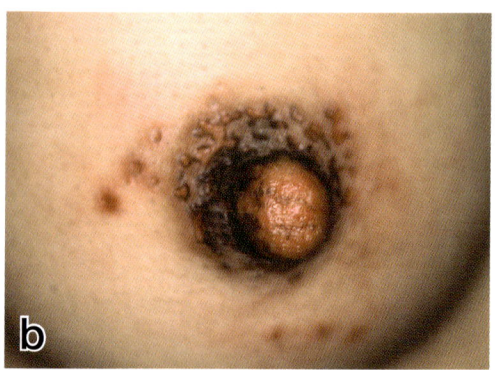

図1　22 歳，女性．Kaposi 水疱様発疹症．初診時臨床像
体温 37.2℃．両側乳頭部，乳輪部に粟粒大のびらんが散在する．両側頸部リンパ節腫脹，右腋窩リンパ節腫脹を認める（a：両乳房，b：右乳房の拡大像）．

症　例

　22 歳，女性．初診の約 2 カ月前より両側乳頭部に瘙痒を伴う皮疹を認め，搔破していた．10 日前より右腋窩リンパ節の疼痛を自覚した．その後，右乳頭部に滲出液を認め，右環指の爪囲と下口唇には小水疱が出現した．同時に 37℃台後半の発熱もみられた．近医皮膚科にて処方されたクラリスロマイシンの内服とフシジン酸ナトリウムの外用をするも軽快しないため，当科を受診した．

　初診時，体温 37.2℃．両側乳頭部，乳輪部に粟粒大のびらんが散在した．両側頸部リンパ節腫脹，右腋窩リンパ節腫脹を認めた（図1）．左下口唇には粟粒大の水疱がみられた．既往歴として 5 歳時よりアトピー性皮膚炎がある．

鑑別疾患と臨床診断

　伝染性膿痂疹，水痘，帯状疱疹が鑑別疾患としてあげられる．水疱の存在，その性状や分布，検査所見から鑑別する．

　伝染性膿痂疹は，弛緩性水疱や黄色の痂皮形

成がみられないことから否定的と考えた．水痘は，皮疹の分布が乳房部と口唇，手指に限局していたことから否定的と考えた．帯状疱疹に関しては，当初疑ったものの，皮疹が両側乳房部に認められたこと（図1），口唇と手指の水疱が単純ヘルペス（herpes simplex virus：HSV）によるものを思わせたことから否定的と考えた．これまでに Kaposi 水痘様発疹症（Kaposi's varicelliform eruption：KVE）の既往はなく，HSV の初感染による KVE を第一に考えた．

治療と経過

　入院のうえアシクロビル 750 mg/ 日の点滴投与を開始したところ皮疹は徐々に乾固し，痂皮化した．アシクロビルを 7 日間投与した後，退院した．血清学的には抗 HSV-IgM 抗体（HSV-IgM）および抗 HSV-IgG 抗体（HSV-IgG）の有意な上昇が確認できた（表）．

振り返って考えたこと

　KVE は HSV の初感染，あるいは再感染による広範囲な皮膚感染症である．KVE の皮疹

表　本症例におけるヘルペスウイルス抗体価，抗原検査結果

ヘルペスウイルス	抗体価（入院時）	抗体価（治療後）
HSV-IgM	1.87	5.88
HSV-IgG	2.4	13.5
VZV-IgM	0.47	未検
VZV-IgG	42.4	45.6

抗原検査	入院時
右乳頭部 HSV 抗原	陰性
右乳頭部 VZV 抗原	陽性
口唇　　 HSV 抗原	陽性（HSV-1）

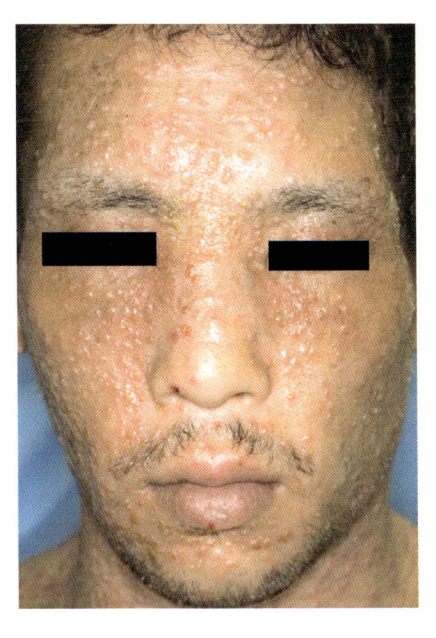

図2　コントロールの不良な成人のアトピー性皮膚炎に合併した KVE
皮疹部の HSV-1 抗原が陽性であり，また黄色ブドウ球菌と溶連菌がともに検出された．治療はアシクロビルの投与のみで軽快した．

は紅暈を有する小水疱で，集簇性に多発する．小水疱は中心臍窩を有するものが多く，やがて膿疱化し不規則なびらん面を作る．所属リンパ節は有痛性に腫脹し，皮疹の出現とともに発熱や全身倦怠感を伴うことも多い．コントロールの不良なアトピー性皮膚炎患者に発症しやすく，顔面や頸部，前胸部に好発する[1, 2]．皮疹部には黄色ブドウ球菌や溶連菌などの細菌感染を合併することも多い（図2）．

　本症例は幼少時よりアトピー性皮膚炎を認めていたものの，コントロールが不良な状態ではなく落ち着いていた．さらに KVE の好発部位である顔面や頸部，前胸部にはほとんど皮疹がないという非典型的な臨床を呈しており，初診時は診断に苦慮した．当初は右側の乳頭部，乳輪部により多くの皮疹がみられ，また同側の腋窩リンパ節に有痛性の腫脹があったことから，帯状疱疹との鑑別が問題となった．しかし左側の乳頭部，乳輪部にも皮疹が存在することや，口唇や手指に水疱を認め，口唇より採取した HSV-1 抗原が陽性であったこと，HSV 抗体価が有意に上昇したことより（表），KVE の診断とした．これまでに KVE の既往はなく，検査

結果からも HSV の初感染によるものと考えた．しかし，経過中に水痘・帯状疱疹ウイルス（varicella zoster virus：VZV）抗体価の有意な上昇はみられなかったものの，右乳頭部より採取した VZV 抗原が陽性であった事実があり（表），本症例における VZV の関与は無視できない．

　過去の報告では，KVE 患者におけるヘルペスウイルス抗体価の解析を行ったところ抗VZV-IgG 抗体（VZV-IgG）が HSV-IgG に先行して増加しており，これらのウイルスが連動して活性化している可能性が示唆されている[3]．自験例においても，VZV の活性化が HSV に先立っておこっていた可能性がある．非典型的な臨床像を示す KVE では，単に HSV だけでなく VZV の関与を考慮したうえで，皮疹の視診や検査を進めていくことが重要であると考えた．

文献

1）浅田秀夫：最新皮膚科学大系 15，中山書店，東京，p.20, 2003
2）安元慎一郎：日皮会誌 120: 987, 2010
3）稲岡峰幸ほか：皮膚臨床 54: 67, 2012

7. 乳頭の梅毒

大原國章

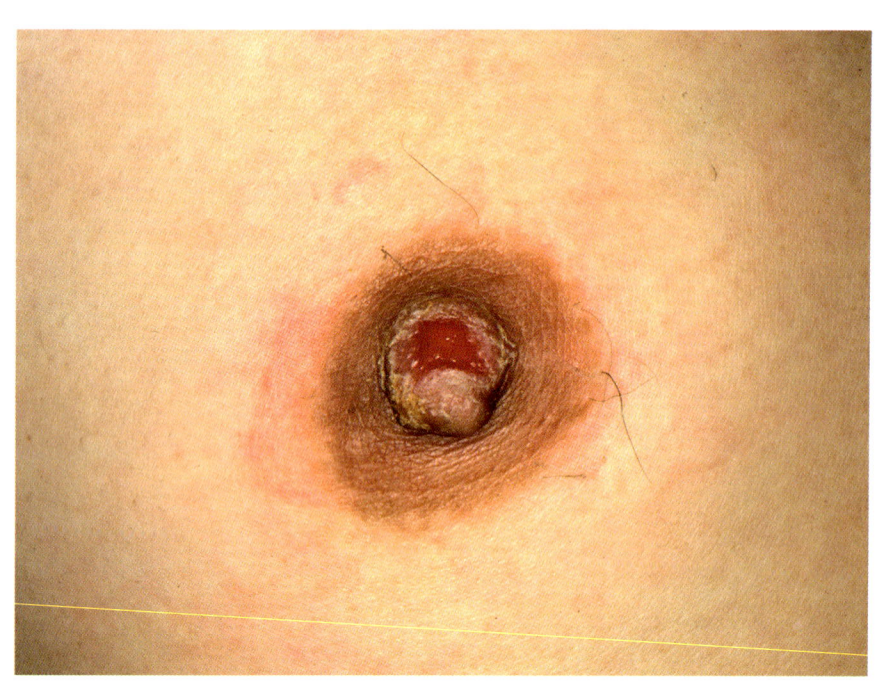

図1　47歳，男性．乳頭の梅毒．初診時臨床像
乳頭に境界鮮明な鮮紅色の潰瘍局面がある．

　本症例は，筆者が約40年前に東京大学附属病院で経験したものであり，細かな検査所見の記録は手元に残っていないので，記憶に頼るしかないことをお断りしておく．

症　例

　47歳，男性で，乳頭のびらん・潰瘍を主訴に受診してきた．境界鮮明な鮮紅色の潰瘍局面を呈していた（図1）．

　当時は（今でも？）当日の新来患者のうちでdemonstrableあるいは診断の難しい症例や入院適応の症例などを，あらためて午後から教授以下，全医局員で診察する習わしであった（"教授廻し"と称していた）．

　この症例に関しては，乳房Paget病，plas-macytosis，adenoma of the nippleなどが鑑別にあげられ，生検予定となった．当時はすべての新来患者に梅毒血清反応の検査をすることになっており，この患者も例外ではなかった．この検査は，新人医師にとっては採血の訓練の場であったし，また検査部にとっては各種データのサンプル集めの意味があったのであろう．生検が同日に行われたかどうか，記憶が定かではないが，約1週間後の再来の時点でカルテには梅毒反応陽性の赤紙が貼られていた．

　そこであらためて問診したところ，約1カ月前に某温泉地で芸者に乳首を咬まれたことを吐露し，それが感染機会であったことが判明した．咬まれるに至った経緯についてはここでは記さず，想像にお任せする．その後は，性感染

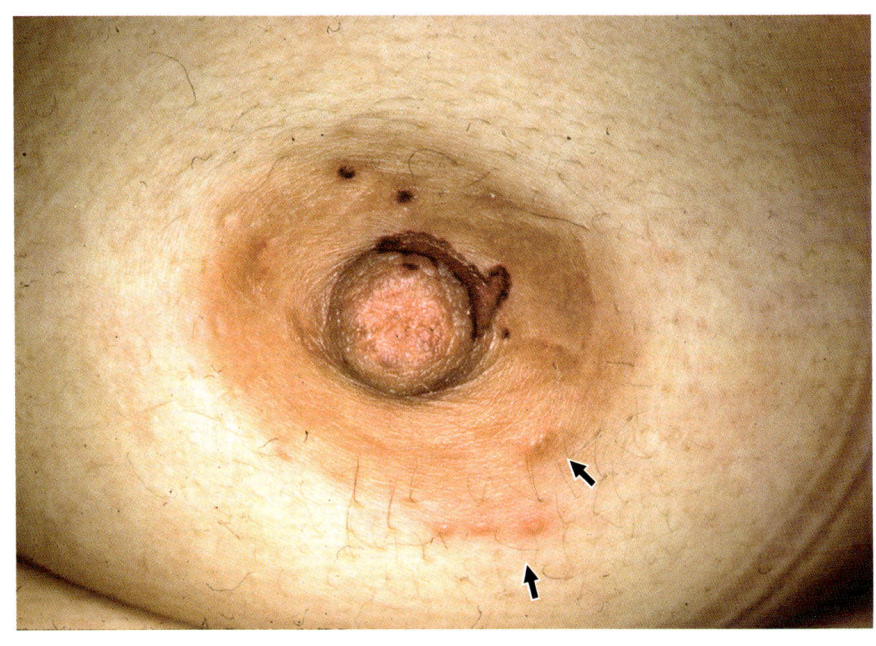

図2 〔参考症例〕25歳，女性．単純ヘルペス
乳暈の11時，12時方向と乳頭基部には痂皮，びらんがあり，乳暈の5時から6時方向（➡）
には小水疱が散在している．

症外来（M先生外来）で治療されたはずである．
今となっては当時の病理標本を探し出せないの
で，病理所見については供覧できない．

本症例のポイント

　本症例の皮疹を振り返ってみると，無自覚性
の鮮紅色の潰瘍であり，ある意味では非特異的
な症状といえる．しかし，片側性に，しかも乳
頭という"特殊"な部位に"誘因なく"生じている
点は，後から思えば診断のヒントだったはずで
ある．成書を読めば，第1期梅毒の症状であ
る硬性下疳は陰部以外にも口唇や乳頭にも生
じ，それらを陰部外下疳と称するとの記載があ

る．診断がついてから写真を見直せば，典型的
症状といえるであろう．

　問診する側に手落ちがあったとのそしりは免
れないが，患者にしてみても"思い当たるふし"
ではなく，さりとて大勢の医師に囲まれた状況
で"秘めごと"を自白はできなかったであろう．
一杯食わされた，としばらくの間医局の話題に
なった症例であった．

　　　　　＊　　　　　＊　　　　　＊

　参考までに，25歳，女性の単純ヘルペスの
写真（図2）を提示しておく．おそらく類似の
機序による発症ではないかと想像される．

8. 尖圭コンジローマ

佐藤佐由里，佐伯葉子，大槻マミ太郎

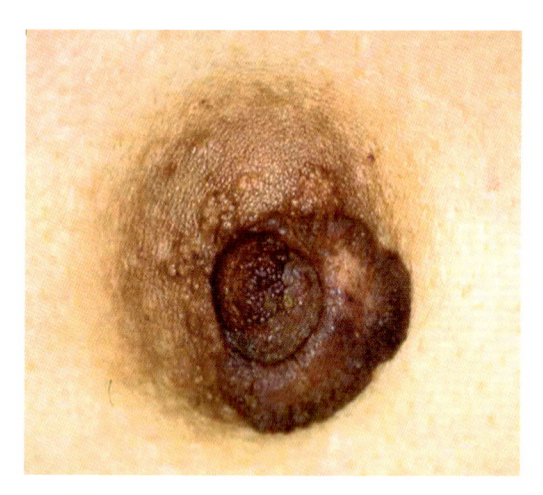

図1　33歳　女性. 尖圭コンジローマ. 初診時臨床像（文献1より転載）
乳頭と乳輪の赤褐色調，乳頭状を呈する 30 × 20 mm の結節がみられた.

症　例

　33歳，女性. 10年以上前より徐々に拡大し，痒みを伴う乳頭と乳輪の結節. 近医でのステロイド軟膏外用や冷凍凝固にても難治であったため，当科を受診した. 乳頭と乳輪の赤褐色調，軽度の角化と乳頭状を呈する 30 × 20 mm の結節を認めた（図1）[1].

　外陰部や肛門周囲は異常なし. 既往歴・家族歴も特記すべきことはない. パートナー（夫）と家族にも皮膚症状なし.

鑑別疾患

　乳頭と乳輪に生じた，角化を伴う乳頭状の結節ということから，①脂漏性角化症，② hyperkeratosis of the nipple and areola（HNA），③尖圭コンジローマが考えられた. 脂漏性角化症は加齢とともに生じる良性腫瘍で，露光部に多い傾向はあるが，非露光部にも生じ得る. HNAは乳頭・乳輪に生じる角化性

皮膚良性腫瘍で，原因不明の原発性のものと，Darier病・ウイルス感染などにより生じる続発性がある. 外陰部や肛門周囲に皮疹を認めなかったことから，当初は尖圭コンジローマでなく脂漏性角化症あるいはHNAをより考えていた. 臨床像のみでは確定診断は困難で，皮膚生検が必要と判断した.

臨床診断

　皮膚生検にて，過角化，乳頭状の表皮の増生，表皮肥厚がみられた（図2a）[1]. 真皮には異常なし. 肥厚した表皮内に空胞化した表皮細胞が散見されたため（図2b）[1]，HPVに関する *in situ* hybridization を東京慈恵医科大学皮膚科にて追加，施行していただいた. その結果，表皮上層の表皮細胞および角質細胞，空胞化した細胞にHPV6/11のDNAが陽性であった（図2c，d）[1]. HPV16は陰性だった.

　以上より，乳頭および乳輪の尖圭コンジローマと診断した.

治療と経過

　局所麻酔下に炭酸ガスレーザーで主要病変を焼灼した（図3）[1]. 2年目に一部再発し，冷凍凝固にて治療を継続している.

本症例のポイント

　尖圭コンジローマはヒト乳頭腫ウイルス（human papillomavirus：HPV）の感染症で，主にHPV6あるいは11が関与する. 通常は陰部や肛門およびその周囲に生じることが多い[2]. 乳頭・乳輪の尖圭コンジローマは稀で，これまで本症例を含め4例が報告されているのみである[1, 3〜5].

　本症例については，外陰部や肛門周囲に尖圭

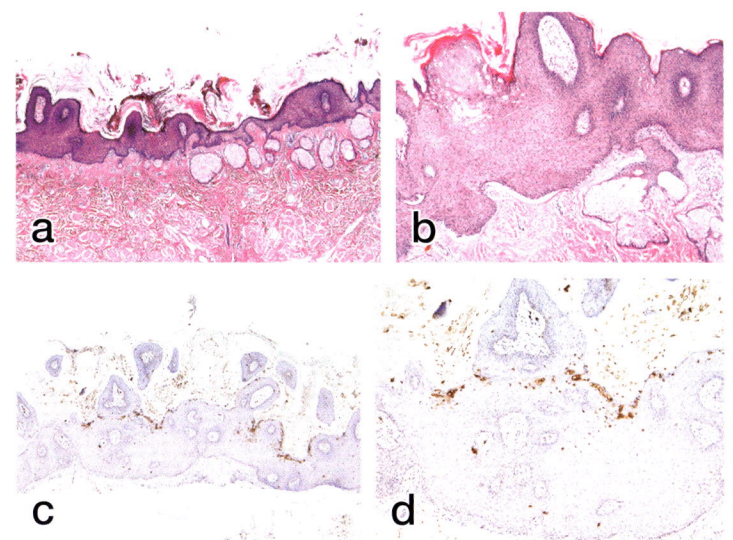

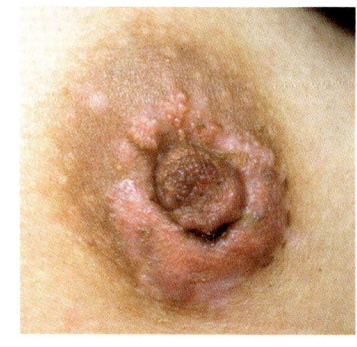

図3　治療後（文献1より転載）
炭酸ガスレーザーで主要病変を焼灼した．

図2　病理組織学的所見（文献1より転載）
（a）過角化，乳頭状の表皮の増生，表皮肥厚がみられる．真皮は脂腺と筋線維に富み，正常の乳輪の所見である（×40，HE染色）．
（b）肥厚した表皮内に空胞化した表皮細胞が散見される（×100，HE染色）．
（c）表皮上層の表皮細胞および角質層の表皮細胞内に，HPV6/11のDNAが多数陽性であった（×40，HPV6/11 ISH）．
（d）顆粒層の空胞化した細胞にHPV6/11のDNAが陽性を示した（×100，HPV6/11 ISH）．
（写真は元 東京慈恵会医科大学・現 日本医科大学 佐伯秀久先生のご厚意による）

コンジローマを思わせる皮疹がなかったため，当初は脂漏性角化症あるいはHNAを第一に考えた．しかし，病理組織学的所見にて，顆粒層に空胞化した細胞が散見されたことが，HPVの *in situ* hybridization を行うきっかけとなった．実際に検査を行った結果，空胞化した細胞のみならず，表皮上層の細胞内にも陽性所見がみられた．

　過去の報告例をみると，本症例，20歳男性例，14歳女性例はHPV6（6/11）陽性．44歳男性例はHPV41が陽性であった．HPV6陽性の症例では，いずれも病理組織学的所見で空胞化した細胞が認められている．これは同型HPVによる陰部の尖圭コンジローマの組織所見としても特徴的であり[6]，乳頭においても同様の特徴がみられた点に注目すべきであろう．

　本症例をとおして考えたことは，近年，HPVの *in situ* hybridization が普及してきたが，検査の機会が少なかった以前は，乳頭・乳輪の脂漏性角化症やHNAと臨床診断されたもののな

かには，尖圭コンジローマが含まれていたのではないかということである．尖圭コンジローマが感染症であることを考えると，本症例ではパートナーを含めて感染経路を同定できなかったが，診断の確定は今後の感染拡大の防止にもつながる．角化および乳頭腫様の臨床像を呈する乳頭部の病変は，皮膚生検時に空胞化した表皮細胞を確認した場合，積極的にHPV関連の検査を行うことが診断の確定に重要と考えた．

なお，本症例は文献1にて既報である．

文献

1）Saeki Y et al: Int J Dermatol 53: e171, 2014
2）Wood C: J cutan Pathol 5: 88, 1978
3）Kulke R, Gross GE, Pfister H: Virology 173: 284, 1989
4）Kowalzick L et al: Br J Dermatol 122: 757, 1990
5）Mehregan AH, Rahbari H: Arch Derlmatol 113: 1691, 1977
6）江川清文: J Visual Dermatol 9: 222, 2010

9. hyperkeratosis of nipple and areola

西村千尋, 五味博子, 早川和人

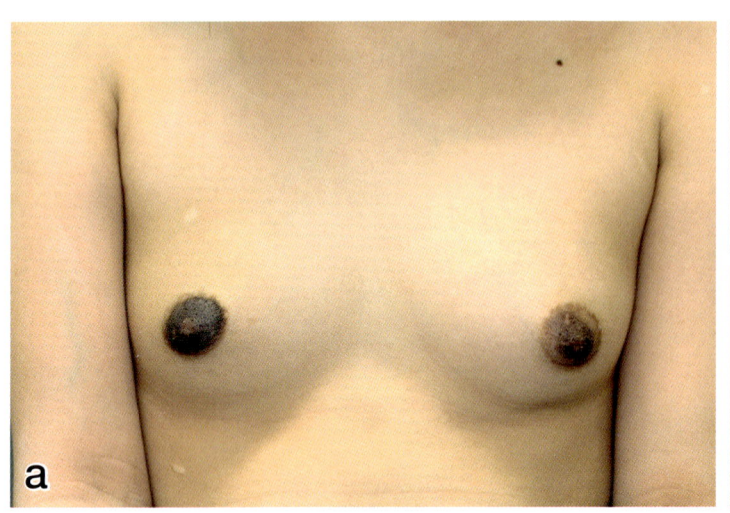
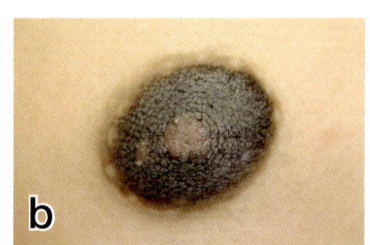
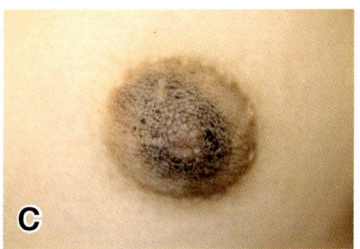

図1 16歳, 女性. hyperkeratosis of nipple and areola. 初診時臨床像（文献1より転載）
（a）両乳輪に瘙痒を伴わない疣状の黒色局面を認める. 表面は粗糙に触れる.
（b）右側の乳輪. ほぼ乳輪全体にわたって病変を認める.
（c）左側の乳輪. 湿疹の既往はないが, 疣状黒色局面は若干みられる.

© 西村（平井）千尋 ほか：臨床皮膚科 68（2）：137-140, 2014

症 例

16歳, 女性. 12歳時より右乳輪に瘙痒を伴う湿疹を認め, 軽快と増悪をくり返していた. 13歳時より両乳輪上の疣状黒色局面を自覚した. 症状が改善せず, 201X年1月（16歳時）に受診した（図1）[1]. 既往は幼少時よりアトピー性皮膚炎がある.

鑑別疾患

鑑別として, 乳輪部湿疹における二次的変化や黒色表皮腫, 表皮母斑, 脂漏性角化症などがあげられる. しかし, 湿疹の既往のない左乳輪にも病変が及んでいたこと, 腋窩・項部・外陰部などに黒色表皮腫はみられなかったこと, そして発症年齢や乳輪部のみに限局していたことが, いずれも自験例に合致しなかった.

初診2カ月後, 右乳輪の疣状黒色局面より皮膚生検を施行した（図2）[1].

臨床診断

特徴的な臨床所見と病理組織学的所見より, hyperkeratosis of nipple and areola （HNA）と診断した.

治療と経過

両乳輪の黒色局面に活性型D_3軟膏（カルシポトリオール軟膏）を外用したが, 明らかな改善はなかった. なお, 右側乳頭から乳輪では, 経過中にときどきびらんを伴う湿疹性病変を認めたため, その都度ステロイド含有軟膏を外用し, 症状は軽快した.

図2　病理組織学的所見（右乳輪の黒色局面を生検）（文献1より転載）
角栓を伴う角質の肥厚と，表皮突起の不規則な延長を認めた．基底層ではメラニンが増加し，真皮浅層ではメラノファージがみられた（⇨）（弱拡大，HE染色）．

© 西村（平井）千尋 ほか：臨床皮膚科 68（2）：137-140，2014

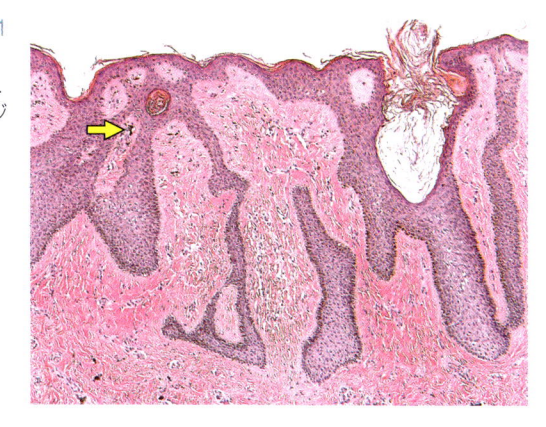

本症例のポイント

　HNAは両側性または片側性に乳頭および乳輪の乳頭腫様の肥厚や角質の増殖を来す疾患で，①表皮母斑が拡大したもので通常片側性，②魚鱗癬のような全身的な皮膚疾患の経過中に生じるもので通常両側性，③女性に多い特発性に生じるもので通常両側性，の3型に分類される[2]．

　別の分類では，本疾患を①二次性と，②母斑性ないし特発性とするものもあり，②の母斑性ないし特発性がHNAの8割を占め，さらにその8割が女性であるといわれている[3]．二次性に生じるものの原疾患としては黒色表皮腫，表皮母斑，脂漏性角化症などの限局性皮膚疾患に伴うものや，魚鱗癬，悪性リンパ腫，Darier病，慢性湿疹などの汎発性皮膚疾患に伴うもの，さらに薬剤誘発例も含まれている．一方，②の母斑性ないし特発性は10〜20歳代の女性に多く，初潮や妊娠後に発症するとされる．また，男性例でも女性化乳房合併例[4, 5]や，前立腺に対する合成エストロゲン薬投与後の発症例[6]があることより，発症に女性ホルモンや性ホルモンの不均衡が関与している可能性が指摘されている．

　自験例では，表皮母斑や魚鱗癬などの皮膚疾患を思わせる部位はなく，特発性であると考えた．しかし，右乳輪に関して湿疹性病変が先行していることや，初診時右側優位に疣状黒色局面を認めたことより，慢性に経過する湿疹に基づく二次的な皮膚変化も加わっているのかもしれない．

　治療はステロイド含有軟膏や活性型ビタミンD3軟膏外用，レチノイド内服，液体窒素による凍結療法，外科的切除などがあるが，確立した治療法はない．また，経過は慢性であり，基本的に無治療で自然消褪することはないとされている[7]．自験例では，年齢を考慮するとレチノイド内服は困難であり，液体窒素による凍結療法や外科的切除は患者本人が希望しなかったため，カルシポトリオール軟膏を外用した．また，経過中に認めた右側乳頭および乳輪の湿疹性病変には，ステロイド軟膏を併用した．

　HNAは発症機序も含め，その病態はいまだ不明な点が多い．また，特徴的な臨床像を呈するが，疾患の認知度が低いため，診断がつかず未報告例も少なからずあると思われる．今後，同様の症例において診断の一助になればと思い，本症例を提示した．

　なお，本症例は文献1にて既報である．

文献

1）西村（平井）千尋ほか：臨皮 68: 137, 2014
2）Levy-Frankel A: Paris Med 28: 63, 1938
3）Pérez-Izquierdo JM et al: Arch Dermatol 126: 687, 1990
4）磯山勝男，西脇宗一，野坂謙二：皮膚臨床 21: 449, 1979
5）今泉牧子ほか：皮膚病診療 22: 983, 2000
6）Mold DE, Jegasothy BV: Cutis 26: 95, 1980
7）Fenniche S, Badri T: N Engl J Med 362: 1618, 2010

10. erosive adenomatosis of the nipple

小原芙美子, 石河 晃, 鷲崎久美子

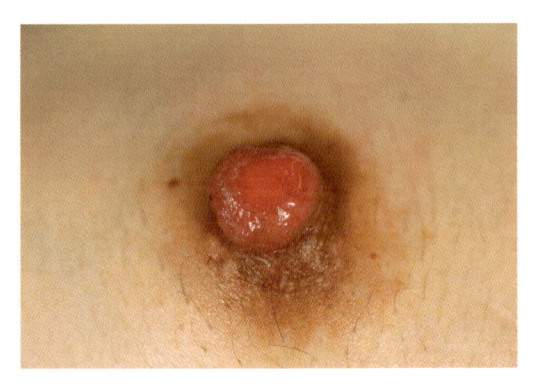

図1 45歳, 女性. erosive adenomatosis of the nipple. 初診時臨床像 (文献1より転載)
右乳頭部に, 中央にびらんを伴う硬結を認める.

© 小原芙美子 ほか：臨床皮膚科 67 (7)：511-514, 2013

症 例

45歳, 女性. 初診の2年前より右乳頭部からの出血を自覚. 自宅にあった吉草酸ベタメタゾン・ゲンタマイシン軟膏を外用するも改善せず, 近医皮膚科を受診後, 精査・加療目的で当院を紹介受診した.

鑑別疾患と臨床診断

初診時, 右乳頭は13 × 13 × 18 mmに硬く腫大して発赤を伴い, 中央には10 × 5 mmのびらんを呈していた (図1)[1]. 左乳頭部には異常所見を認めなかった. 臨床像から**乳房Paget病**, 乳癌などの**悪性腫瘍**, **慢性湿疹**などを考え, 右乳頭の硬結部から生検した.

病理組織学的には, 表皮内に異型細胞はなく, 真皮内に好塩基性に染色される密な腺管構造の増生がみられた. 腺管の壁細胞はおおむね2層の細胞層から構築されており, 一部断頭分泌像を伴っていた. 異型細胞や分裂像は認めなかった. 免疫組織化学染色で, 腺管の外側を構築す

る筋上皮細胞が α-SMAに染色を示し, 筋上皮細胞の核はP63に陽性であり, 乳管上皮細胞との2層構造を確認した (図2)[1].

以上のことより, erosive adenomatosis of the nipple と診断した.

治療と経過

乳頭全摘および形成外科的乳頭再建術を勧めたが, 患者は保存的治療を希望されたため, 右乳頭びらん部に亜鉛華軟膏を外用して経過観察している. 硬結の拡大はないが, びらんは消退・再発をくり返している.

本症例のポイント

erosive adenomatosis of the nipple (別名 adenoma of the nipple, 第1章11 p.50参照) は乳頭部にみられる良性腫瘍であり, 乳頭内・乳輪直下乳管内に生ずる乳頭状または充実性の腺腫である[2]. 報告例の多くは女性で, 10〜70歳代まで幅広い年齢層で発症するとされているが, 40歳代にやや多い傾向がある. 片側性であることが多く, 乳頭部腫大や乳頭内または下床に結節を触知するが, 圧痛や自発痛を伴わないため, びらんや潰瘍・出血・滲出液などの臨床症状で気づかれることが多い[3].

鑑別疾患としてあげられる乳房Paget病は, 40〜60歳代の中高年の女性の乳房にみられることが多く, 大部分が片側性である. 通常は痛みを伴い, 乳頭を中心に境界明瞭な紅斑・びらん・湿潤を伴う局面を認め, 病変部はやや硬く浸潤を触れ, 進行すると乳房内に腫瘤を触れるようになる[4] (図3).

病理組織学的には, erosive adenomatosis of the nipple は, 明瞭な断頭分泌を示す. 異型性のない円形ないし立方状上皮細胞からなる管

図2　病理組織学的所見（文献1より転載）
(a) 真皮内に密な腺管構造の増生を認める（弱拡大，HE 染色）.
(b) 腺管は1層の立方上皮を扁平な筋上皮が取り囲む2層構造を呈し，一部断頭分泌像を伴う．核異型や分裂像は認められない（強拡大，HE 染色）.
(c) α-SMA 染色：腺管の外側を構築する筋上皮細胞が染色されている（強拡大）.
(d) P63 染色：筋上皮細胞の核に陽性（強拡大）.

© 小原芙美子 ほか：臨床皮膚科 67（7）：511-514, 2013

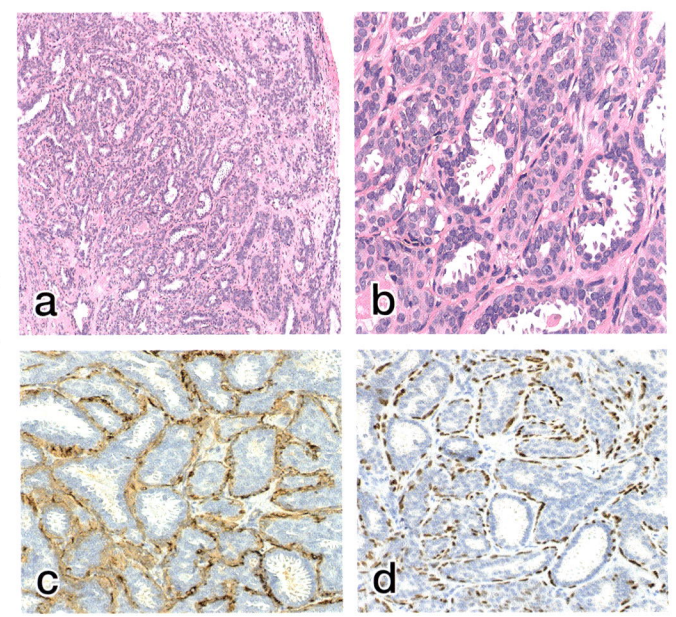

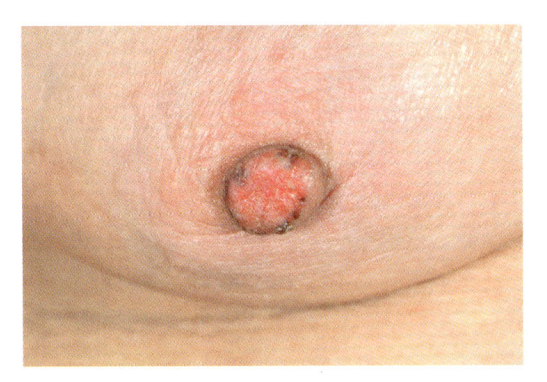

図3　〔参考症例〕81歳，女性．乳房 Paget 病

腔構造の真皮増殖が主体である[3]．上皮細胞の増生が強く，核異型に富む細胞が出現し，乳頭構造の変形（疑浸潤）を伴うことで，一見癌との判別が難しい像を示すことがあるが[5]，管腔を構成する細胞において，内側では立方形ないし長方形の乳管上皮細胞，外側では扁平な筋上皮組織により2層構造が保たれていることで診断される．乳房 Paget 病とは，特徴的な Paget 病細胞が乳管上皮内に孤立性あるいは胞巣を形成して増殖している点で鑑別される．また，病理組織学的には，乳頭状汗管囊胞腺腫，乳頭状腺腫との鑑別も必要となるが，前者は囊腫様陥凹構造，後者は囊胞性病変の存在から鑑

別可能である[3]．

　治療は，腫瘍全切除といった外科的治療法であるが，乳頭が一部あるいは全部欠損することになるため，再建法を十分考慮する必要がある．一方で，全摘を躊躇する患者に対しては，本疾患が良性腫瘍であることを考慮したうえで，注意深く観察し，必要に応じて生検で確認することを前提に，保存的加療にて経過観察するのも一手段と思われる[1]．

　臨床上，乳頭・乳輪部を中心に難治性のびらんを認めた場合，湿疹の二次感染や乳管炎のほか，乳房 Paget 病や乳癌との鑑別が重要となるため，病理組織を検討することが最重要と考える．

なお，本症例は文献1にて既報である．

文献

1)　小原芙美子ほか：臨皮 67: 511, 2013
2)　日本乳癌学会 編：臨床・病理 乳癌取扱い規約第15版，金原出版，東京，p.20, 2004
3)　清原隆宏：最新皮膚科学大系 12，中山書店，東京，p.208, 2002
4)　川端康浩：最新皮膚科学大系 12，中山書店，東京，p.225, 2002
5)　樋口勝美ほか：日臨外会誌 65: 2083, 2004

11. adenoma of the nipple

加藤峰幸

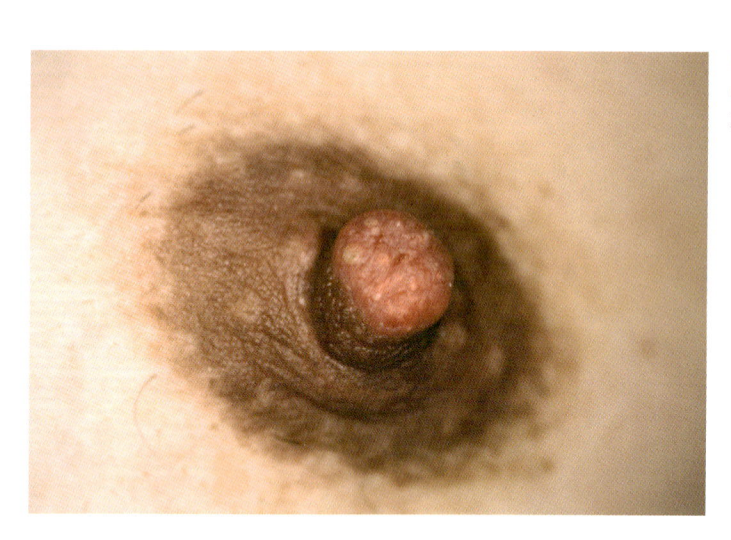

図1 39歳，女性．adenoma of the nipple．初診時臨床像
左乳頭部が腫脹し，びらんを伴っていた．

症 例

　39歳，女性．受診1カ月半前より左乳頭部から出血し，びらんに気づいた．乳癌疑いで当院の婦人科を受診し，2 mmパンチで乳頭部より生検施行したが，悪性所見はみられず，当科を紹介受診した．

　受診時，左乳頭部先端にびらんを認め，乳頭は軽度腫脹していた（図1）．

鑑別疾患と臨床診断

　浸潤性乳管癌や乳房Paget病を疑い，乳頭部〜乳輪部にかけて再度皮膚生検を施行した．

　病理組織像では，真皮内に拡張した管腔を伴う腫瘍細胞が増生していた．管腔壁は立方形の乳管上皮細胞が配列し，その外層に扁平な核をもつ筋上皮細胞が配列していた．一部は腫瘍細胞が充実性に増生していた（図2）．

　以上の所見より，adenoma of the nippleと診断した．

治療と経過

　乳腺外科での乳頭切除術を考慮したが，切除の希望はなく，経過観察とした．以後，他院に転院となった．

本症例のポイント

　adenoma of the nippleは乳頭直下の乳管を発生起源とする良性腫瘍で，皮膚科からの報告は比較的稀である．1955年にJones[1]が乳輪下乳頭腫（subareolar duct papillomatosis）の名称で報告して以来，erosive adenomatosis of the nipple（第1章10 p.48参照），乳頭状腺腫（papillary adenoma of the nipple），開花型乳頭腺腫（florid papillomatosis of the nipple）など，多数の名称で報告されている．

　年齢層は10〜80歳代までと幅広く，40歳代に好発し，女性に多い[2]．

　臨床症状は乳頭部のびらん・潰瘍で始まり，乳頭部から漿液性または血性の分泌がみられることが多く，自験例も乳頭部の出血で自覚した．

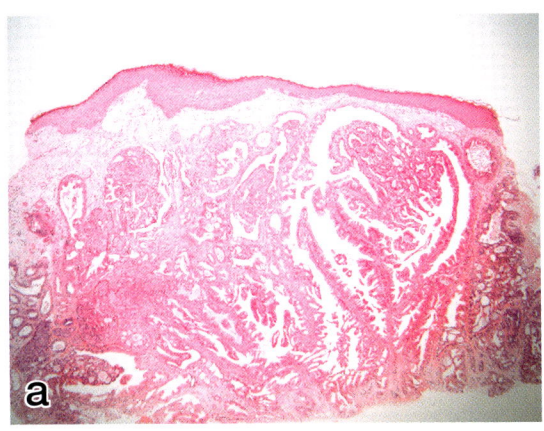
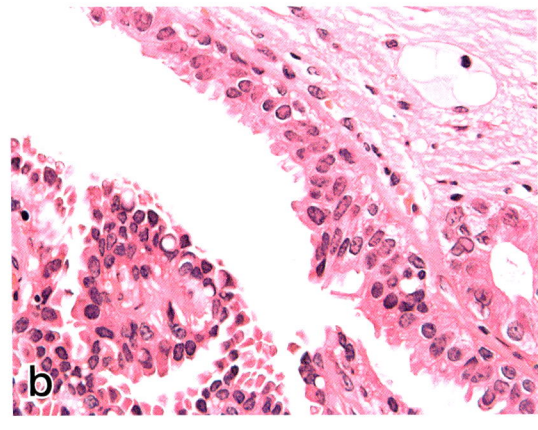

図2　病理組織学的所見（乳頭～乳輪部）
(a) 真皮内に拡張した管腔を伴う腫瘍細胞が増生し，一部は腫瘍細胞が充実性に増生していた（弱拡大，HE 染色）.
(b) 管腔壁は立方形の乳管上皮細胞が配列し，その外層に扁平な核をもつ筋上皮細胞が配列していた．断頭分泌もみられた（強拡大，HE 染色）.

浸潤性乳管癌や乳房 Paget 病との鑑別がもっとも重要である．とくに乳頭直下に発生した腫瘍は，マンモグラフィーや超音波検査では腫瘍像が得られにくく，針細胞診の針先確認が困難である[3]．乳頭直下の病変では針生検やパンチ生検ではなく，切除生検を行うことが望ましい.

病理組織学的には，乳頭下にみられる比較的境界明瞭な乳管上皮細胞が増殖する腫瘍で，管腔を構成する細胞は立方形～長方形の乳管上皮細胞，外側に扁平な筋上皮細胞で 2 層構造を呈する．壊死巣を伴わず，浸潤像が一定の方向であり，腺管の配列性に統一性がみられることが浸潤性乳管癌との鑑別点となる.

自験例では，Paget 細胞を思わせる胞体の明るい腫瘍細胞は検出されなかった.

治療は，良性腫瘍であることから経過観察，または腫瘍摘出術や乳頭部分切除術が施行されることが多い．しかし，乳管癌を併発した症例も報告されており，定期的な経過観察を必要とする.

稀な疾患ではあるが，悪性腫瘍との鑑別を要する疾患として，認識しておくべきである.

文献

1) Jones DB: Cancer 8: 315, 1955
2) 竹中祐子, 石黒直子, 川島 眞: 皮膚臨床 53: 385, 2011
3) 中川剛士ほか: 外科 67: 840, 2005

12．乳頭部の軟性線維腫および皮膚線維腫

成田陽子

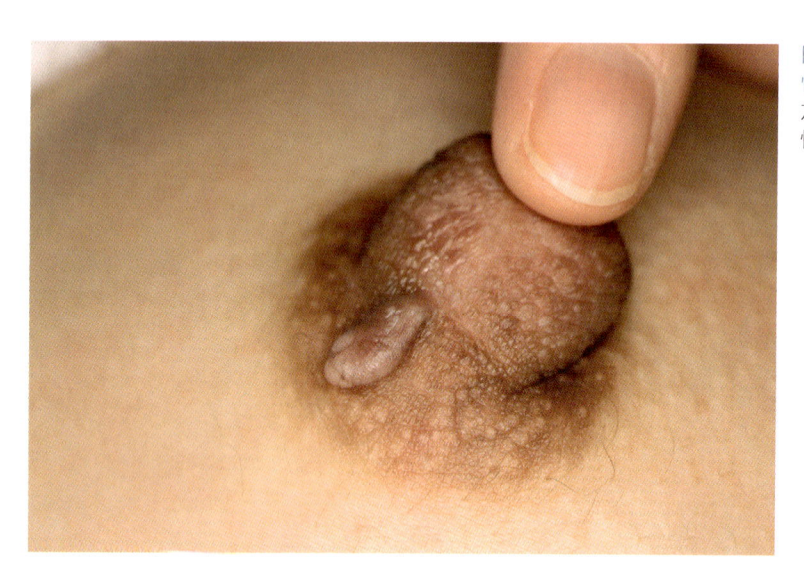

図1　症例1：34歳，女性．軟性線維腫．初診時臨床像
左乳頭部に 10×5 mm の有茎性の軟らかい褐色腫瘤を認めた．

症　例

◆ 症例1

34歳，女性．10年以上前より左乳頭部に小結節を認めていた．妊娠中は増大傾向にあったが，出産後，縮小傾向となった．初診時，左乳頭部に 10×5 mm の有茎性の軟らかい褐色腫瘤がみられた（図1）．

◆ 症例2

84歳，女性．数日前，右乳頭部の腫瘤に気がついた．とくに増大傾向はなかった．初診時，右乳頭部に 3 mm 大の有茎性の軟らかい褐色腫瘤がみられた（図2）．

臨床診断と治療

症例1，2ともに軟性線維腫と診断し，局所麻酔下で切除した．

鑑別疾患と診断のポイント

乳頭，乳輪部に発生する腫瘍には，線維腺腫，軟性線維腫，皮膚線維腫，神経線維腫，乳頭部腺腫，基底細胞癌，乳癌皮膚転移，乳房 Paget 病，汗腺系腫瘍，悪性黒色腫などが報告されている[1,2]．この部位は皮膚から乳管，乳腺に移行する部位であるため，あらゆる皮膚疾患が発症する可能性があることに加え，乳管，乳腺由来の疾患も念頭に置かなければならない．

◆ 軟性線維腫について

軟性線維腫は2つの臨床型からなり，1つは頸部，腋窩部に好発する軟らかい2〜数 mm の小丘疹で，皮膚の加齢変化である．もう1つは鼠径部，腹部，背部などの体幹に好発する病型で，数 mm〜数 cm に及ぶものもある[3]．臨床症状から比較的診断しやすい腫瘍だが，線維腺腫や神経線維腫との鑑別も必要である．

◆ 皮膚線維腫について

皮膚線維腫は，臨床的には茶褐色ないし黒褐色を呈する硬い小結節で，直径は 1〜3 cm ほどのものが多い．皮表からやや盛り上がることが多いが，盛り上がりが小さく皮内の結節とし

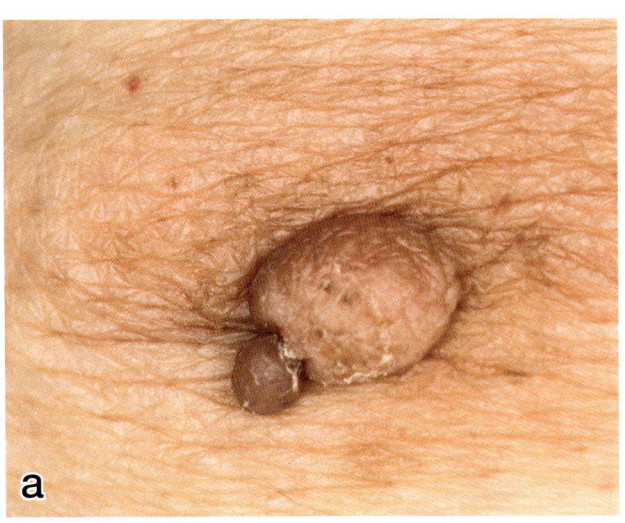

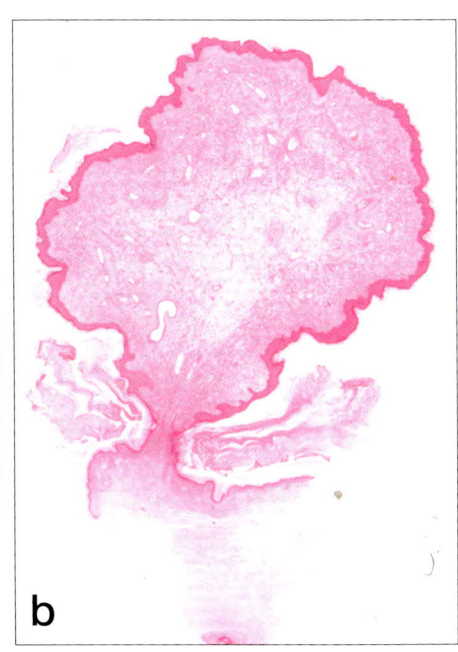

1
乳頭・乳輪

図2　症例2：84歳，女性．軟性線維腫．初診時臨床像
（a）右乳頭部に3mm大の有茎性の軟らかい褐色腫瘤を認めた．
（b）病理組織学的所見：表皮はやや肥厚し，真皮の膠原線維は疎でやや浮腫状になっている．小血管の増生が若干みられる（弱拡大，HE染色）．

て認めることもある．時に懸垂性，疣贅状のこともある[3]．

このように皮膚線維腫は多彩な臨床像を示すため，上記に報告されるような，汗腺系腫瘍，基底細胞癌，乳癌皮膚転移，乳房Paget病，悪性黒色腫などとの鑑別が必要になることもある．

軟性線維腫，皮膚線維腫は良性の疾患である

が，上記悪性疾患が疑われるようであれば，速やかな病理検査，加療が勧められる．

文献

1）秦由美，伊藤恵子：臨皮 64: 779, 2010
2）横田美樹ほか：皮膚科の臨床 52: 2055, 2010
3）玉置邦彦ほか：最新皮膚科学大系 13, 中山書店, 東京, p.40, 2002

13. 乳暈に生じた皮膚平滑筋腫

清水 香, 梅澤慶紀, 大野 優, 伊東慶悟, 中川秀己

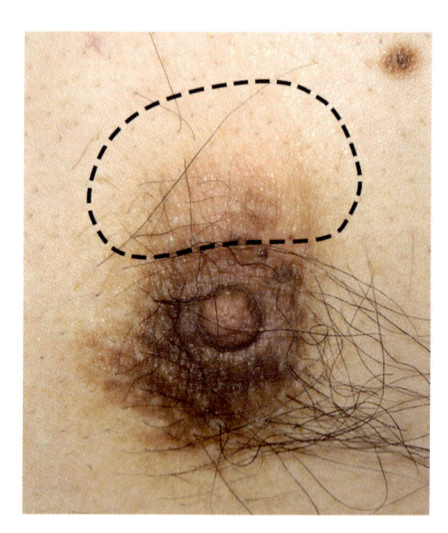

図1 58歳, 男性. 皮膚平滑筋腫 初診時臨床像
右乳暈部に褐色調で表面に凹凸を伴う弾性やや硬で, 下床との可動性不良な 14×20 mm 大の結節がみられる.

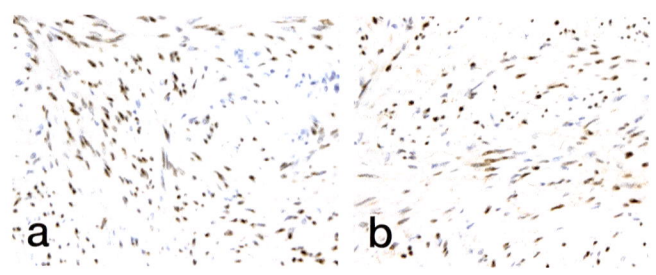

図2 免疫組織化学染色
(a) エストロゲンレセプター染色, (b) プロゲステロンレセプター染色. ともに腫瘍細胞の核が陽性となった.

症 例

患 者：58歳, 男性.

家族歴・既往歴：特記すべきことなし.

主 訴：右乳暈部の皮下結節.

現病歴：初診の半年前から右乳暈部に皮下結節を認めていた. その後, 結節は増大傾向を示し, 疼痛も伴うようになったため, 近医を受診した後, 当科紹介となった.

初診時現症：右乳暈部に, 褐色調で表面に凹凸を伴う弾性やや硬で, 下床との可動性不良な 14 × 20 mm 大の結節を認めた（図1）.

病理組織学的所見：HE 染色では真皮浅層～皮下組織にかけて腫瘍細胞の浸潤があり, 腫瘍部分の細胞は紡錘状で, 両端が葉巻状の核を有する好酸性の細胞の束状増生で構成されていた. Masson 染色では細胞質が好酸性に染まり, 免疫組織化学染色では desmin, α-smooth muscle actin（α-SMA）, vimentin は陽性を示し, CD34, S100 は陰性であった.

以上の所見より, 平滑筋腫と診断した. また, エストロゲンレセプター（estrogen receptor：ER）, プロゲステロンレセプター（progesterone receptor：PgR）染色では, 腫瘍細胞の核が陽性を示した（図2）.

治療と経過：局所麻酔下で, 皮下脂肪織を含めた腫瘍を単純摘出した. 術後の経過観察で再発を認めていない.

本症例のポイント

◆ 皮膚平滑筋腫の分類と頻度

皮膚平滑筋腫は Lever の教本によると, ①多発性立毛筋平滑筋腫, ②単発性立毛筋平滑筋腫, ③単発性陰部平滑筋腫, ④単発性血管平滑筋腫, ⑤leiomyomas with additional mesenchymal elements, の5型に分類されている[1]. ③の単発性陰部平滑筋腫には陰嚢部, 乳頭部, 乳暈部に発生するものが含まれ, 同部位に存在する肉様膜, 乳管周囲に存在する平滑筋由来とされている. 陰部平滑筋腫の発生頻度は皮膚平滑筋腫のなかでもっとも低く, さらに乳頭, 乳暈に生じる症例は稀であるとされる[1].

◆ 陰部平滑筋腫の病理組織学的所見と鑑別ポイント

陰部平滑筋腫の HE 染色像では, 一般的な平

滑筋腫と同様に，被膜を有しない紡錘形細胞が不規則に束状に錯綜し，腫瘍細胞巣の間に種々の量の膠原線維が存在することを特徴とする．

　鑑別すべき疾患は，紡錘形の腫瘍細胞が増殖する疾患として，皮膚線維腫，隆起性皮膚線維肉腫（dermatofibrosarcoma protuberans：DFSP），神経鞘腫，悪性末梢神経鞘腫（malignant peripheral nerve sheath tumor：MPNST），solitary fibrous tumor，平滑筋肉腫，有棘細胞癌の spindle cell type などがあげられる．これらの腫瘍との鑑別には，免疫組織化学染色が有用であり，平滑筋腫であればa-SMA，desmin，vimentin などが陽性，S100，CD34 染色は陰性となり，これらの免疫組織化学所見と HE 染色所見をあわせて平滑筋腫と診断される[2]．

　さらに発生起源について検討すべく，自験例と過去に当科で経験した血管平滑筋腫1例，立毛筋平滑筋腫1例の ER，PgR について免疫組織化学的に検討した．その結果，自験例では両染色とも陽性であったが，立毛筋平滑筋腫，血管平滑筋腫はともに陰性であった．したがって，ER，PgR 染色が陰部平滑筋腫とほかの平滑筋腫とを鑑別するための選択肢の一つになると思われた．

◆ 本邦での乳頭・乳暈部平滑筋腫の報告まとめ

　本邦では，乳頭・乳暈部の平滑筋腫は，1974 年，岡林らの報告[3]を嚆矢とし，これまで自験例を含めて 35 例の報告を認めている．その内訳は，年齢は 20〜81 歳（平均：48.8 歳），男女比は（17：18），発生部位は，乳頭部 20 例，乳暈部 15 例，大きさは 5〜20 mm 大，自覚症状として，疼痛や痒みを訴えることが多かった．左右比は（13：21）であった．従来，左右差はないとされていたが，集計結果では左側が多い結果となった．

　また自験例と同様に ER，PgR 染色を検討した報告は 6 例あった（1974〜2013 年）．結果を表に示す．

◆ 陰部平滑筋腫の起原

　乳暈部平滑筋腫について，Chaudhary らは

表　ER, PgR 染色を検討した 6 症例（1974〜2013 年）

報告者	年代	エストロゲンレセプター（ER）	プロゲステロンレセプター（PgR）
加茂ほか	2005	−	−
桜井ほか	2005	＋	−
中村ほか	2009	−	未検
小林ほか	2011	＋	＋
安田ほか	2011	＋	＋
自験例	2013	＋	＋

2 例の平滑筋腫と 10 例の正常乳管周囲の平滑筋細胞で ER，PgR について検討しており，両者ともに陽性であったと報告している[4]．また，Suárez-Peñaranda らは，陰部平滑筋腫では，ER，PgR の発現は陰性であったと報告している[5]．これらのことから，乳頭・乳暈部の平滑筋腫と陰部に発生する平滑筋腫は，同じ陰部平滑筋腫であっても起源が異なっていることが示唆されている[6]．

おわりに

　今回，過去の平滑筋腫の症例を集計したことにより，乳頭・乳暈部平滑筋腫には左右差があることが示唆された．また，乳頭・乳暈部に発生する平滑筋腫は陰部平滑筋腫に分類されてきたが，乳頭・乳暈部平滑筋腫はエストロゲンレセプター，プロゲステロンレセプターが陽性となることに対し，陰部平滑筋腫は両者ともに陰性であった報告例があることより，陰部平滑筋腫とは起源が異なるといえるかもしれない．

文献

1) Elder D et al: Lever's Histopathology of the Skin 10th ed, Wolters Kluwer/Lippincott Williams & Wilkins, Philadelphia, p.1076, 2008
2) 小林照子，佐々木哲雄，北村 創：臨皮 65: 419, 2011
3) 岡林孝弘ほか：高知県中央病院医学雑誌 1: 271, 1974
4) Chaudhary KS, Shousha S: Histopathology 44: 626, 2004
5) Suárez-Peñaranda JM et al: J Cutan Pathol 34: 946, 2007
6) 安田文世ほか：臨皮 65: 39, 2011

14. 乳房原発の横紋筋肉腫

内田理美, 舩越 建

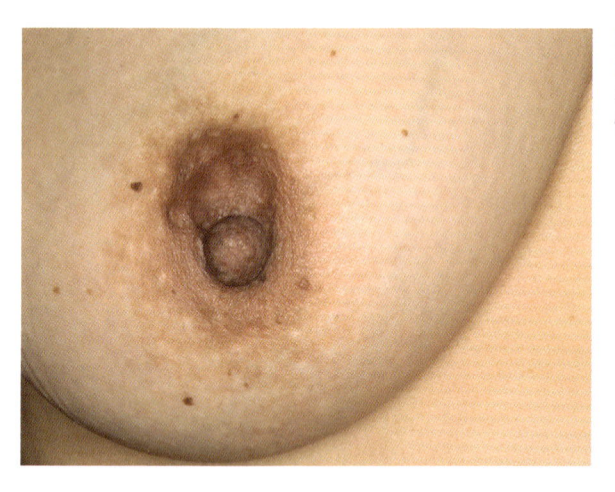

図1　41歳，女性，胞巣型横紋筋肉腫，初診時臨床像
右乳輪に接して径 18 × 16 mm 大の弾性硬で多房性の境界明瞭な常色皮下腫瘤を認めた.

症 例

201X 年8月ごろより右乳輪部に米粒大の結節を自覚し，徐々に増大した．前医を受診し 201X 年 12 月下旬に乳腺穿刺を行ったが，乳腺組織由来の細胞を認めず診断には至らなかった．そのため1カ月後に当院紹介受診となった.

初診時現症

右乳輪に接して，径 18 × 16 mm 大の弾性硬で多房性の境界明瞭な常色皮下腫瘤を認めた（図1）．外側に向かって一部索状に伸長しており，下床との可動性はあった．乳房組織や乳管との連続性は明らかではなかった.

初診1週間後に行った超音波検査では，右乳頭直上皮下に境界明瞭な腫瘤性病変を認め，筋層より低エコー像を示していた．積極的に悪性を疑う所見ではなかった.

初診約1カ月後に撮影した PET-CT 検査では，右乳頭部周囲を含め異常集積は認めなかった.

鑑別疾患

以上の所見から，脂肪腫，平滑筋腫，皮膚線維腫，神経線維腫，乳腺線維腺腫などの良性疾患を，悪性疾患では乳癌，隆起性皮膚線維肉腫を考えた.

臨床診断・治療

病理所見では，真皮浅層を中心に N/C 比の高い腫瘍細胞が充実性胞巣や索状胞巣を形成して増殖しており，一部に紡錘形異型細胞が認められた．乳管内病変はみられなかった（図2）.

免疫染色では，MyoD1，Desmin，Myogenin，Bcl-2，pan-keratin（類円形細胞に陽性）が陽性，CD99，TLE-1 が一部陽性であった（図3）．ER，PgR，HER2，GCDFP-15，SMA，CD34，S100 は陰性であった.

以上より，胞巣型横紋筋肉腫（alveolar rhab-domyosarcoma）と診断した.

診断確定後に他院に紹介，転院し，追加手術として乳房切除術，腋窩リンパ節郭清術を行い，化学療法を継続している.

また，本症例は FISH 法にて 2;13 転座による PAX3/FKHR 転座陽性細胞が認められた.

図2　病理組織学的所見
（a，b）真皮浅層を中心に N/C 比の高い腫瘍細胞が充実性胞巣や索状胞巣を形成して増殖しており，一部に紡錘形異型細胞が認められた．乳管内病変はみられなかった（HE 染色）．

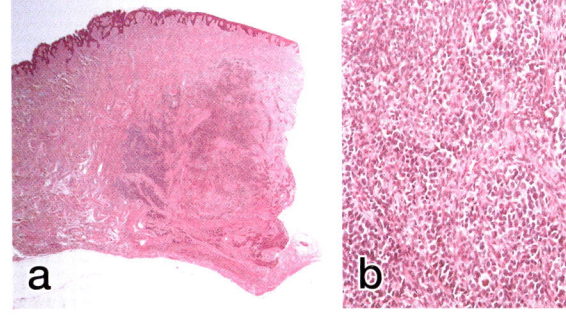

図3　免疫染色所見
（a，b）MyoD1 では腫瘍の全体に陽性所見を認めた．

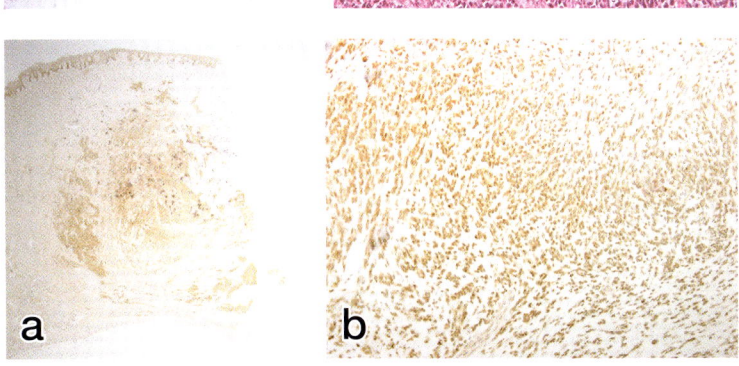

本症例のポイント

　横紋筋肉腫（rhabdomyosarcoma：RMS）は骨格筋へ分化を示す未分化間葉系腫瘍の一つで，小児ではもっとも頻度の高い軟部腫瘍であるが，成人の横紋筋肉腫の発生率は 3％以下と稀である．成人発症の横紋筋肉腫は小児より予後不良である．

　Intergroup Rhabdomyosarcoma Sarcoma（IRS）によると，発症部位は頭頸部（35％），泌尿生殖器（26％），四肢（19％）が中心であり，乳房原発は 0.2％ときわめて稀である[1]．羽田野らの報告では乳房原発の横紋筋肉腫の報告例は 2013 年まで全 23 例であった[2]．

　また皮膚原発の横紋筋肉腫は，臨床所見的には淡紅色や赤褐色，赤色を示すことが多く，皮膚ないし皮下の結節としてみられることが知られている．

　本症は組織学的に，胎児型，胞巣型，多形型に分類されるが，そのうち胞巣型横紋筋肉腫は約 30％を占め，発生率の性別による差はない．また，小型円形で未熟な腫瘍細胞が，線維血管性間質によって胞巣状に区画されながら増殖しているという病理組織学的な特徴をもつ．ほと

んどの細胞は裸核状であるが，好酸性の強い細胞質をもつ横紋筋芽細胞を少数認めることがある[3]．

　免疫組織化学的特徴として，Children's Oncology Group（COG）の Soft Tissue Sarcoma Committee（STS）では，横紋筋肉腫の診断に Desmin，MyoD1，Myogenin の発現を診断上重要視している[4]．

　本症例は，臨床所見では常色の皮下結節であることより，鑑別に横紋筋肉腫をあげることは非常に難しいと思われる．また，画像検査結果からは悪性腫瘍を疑う所見はなく，良性腫瘍が考えられたが，病理所見から横紋筋肉腫と診断された．

　所見から良性と思われても，常に悪性を疑う目をもって日々診療を行う必要があることを痛感させられた 1 例であった．

文献

1）　野木裕子ほか：乳癌の臨床 21: 56, 2006
2）　羽田野直人ほか：日臨外会誌 74: 3258, 2013
3）　安齋眞一ほか：皮膚軟部腫瘍アトラス，学研メディカル秀潤社，東京，2009
4）　長谷川匡ほか：腫瘍病理鑑別診断アトラス 軟部腫瘍，文光堂，東京，2011

15. 乳暈部の clear cell acanthoma

大原國章，上田由紀子

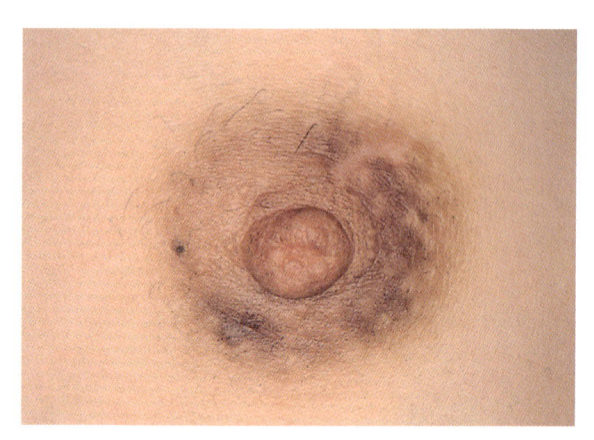

図1 37歳，女性．clear cell acanthoma．初診時臨床像
左乳暈の 2/3 が褐色調を呈し，浸潤を触れる．

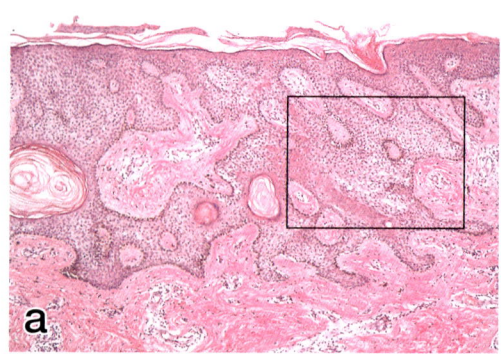

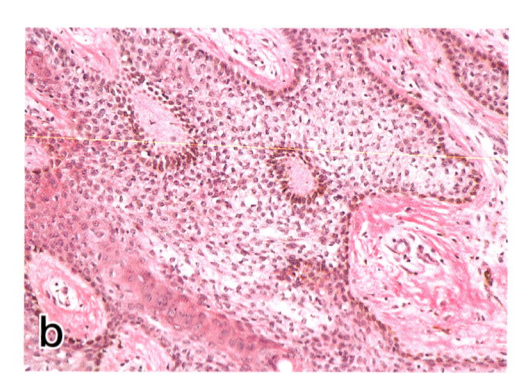

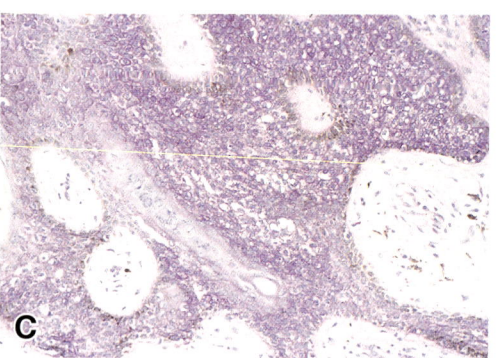

図2 病理組織学的所見
(a) 角層に薄い落屑を付し，表皮は肥厚して網目状に吻合している（HE 染色）．
(b)明るい胞体の細胞が表皮内で増殖している．基底層の細胞には目立った変化はなくて1層が保たれており，付属器上皮も正常構造を示す（HE 染色）．
(c) PAS 染色で陽性を示した．

症 例

症例は37歳の女性で，6カ月前から左乳房の腫脹と乳暈部の瘙痒感を自覚していた．しだいに当該部が茶褐色となり，落屑を伴うようになり，東京大学附属病院の皮膚科を受診した．初診時は，左乳暈の 2/3 が褐色調を呈し，浸潤を触れた（図1）．乳房 Paget 病，慢性湿疹などを疑い生検し，診断確定後に病変を全摘出・縫縮した．

病理組織学的所見と診断

病理所見では，角層に薄い落屑を付し，表皮は肥厚して網目状に吻合している（図2a）．一見して，明るい細胞で表皮が構成されていることがわかり，この症例の特徴と考えられる．基底層の細胞には目立った変化はなくて1層が保たれており，付属器上皮も正常構造を示す（図2b）．この明るい細胞は PAS 染色が陽性で（図2c），diastase 消化性であった．

図3 5年後の反対側乳暈の臨床像
右側の乳暈にも類似の皮疹を生じた.

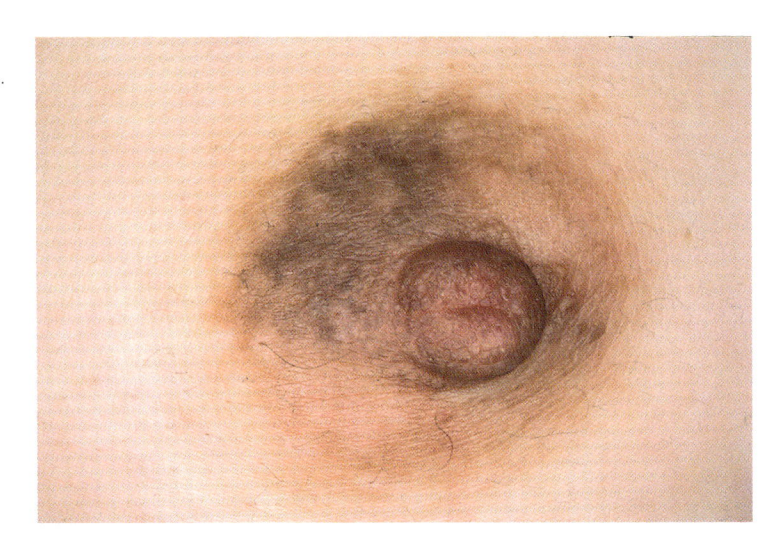

以上の病理所見から，本症例を clear cell acanthoma と診断した.

本症例のポイント

　本症例は，5年後に反対側の乳暈にも類似の皮疹を生じて（図3），病理も同様の所見であった．本症例については日本皮膚科学会東京地方会第585回例会で clear cell acanthoma として報告しているが，通常の症例とはかなり様相を異にしている．一般的には中高年者の下腿に好発する結節性病変であるのに対し，本症例は若い年齢の女性の乳暈に生じている点，しかも時期をおいて反対側の乳暈にも続発している点である.

　本疾患については，当初は表皮原生の良性腫瘍と考えられていたが，反応性・炎症性の病態も想定されてきた．近年では，レクチン結合の所見や cytokeratin，involucrin，filaggrin の発現から，炎症性病変の説が有力視されているようである．また，乾癬と同様に，keratinocyte growth factor の up-regulation が本症の細胞増殖に関与している可能性も示唆されている.

　本症例における局面的な臨床像や，多発性という点も，炎症性病変説を支持すると思われる.

文献

1）井上由紀子，大原國章ほか：日皮会誌 92, 62, 1982

16. 乳頭の apocrine poroma

井上義彦, 大原國章

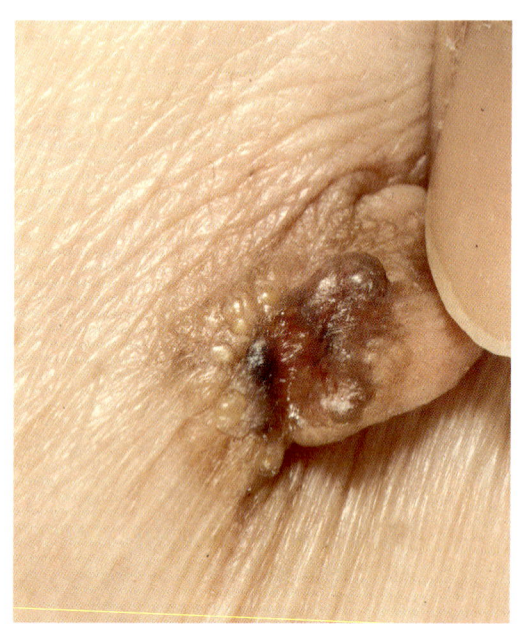

図1　69歳, 女性. apocrine poroma（文献1より転載）
右側の乳頭下方から乳輪にかけて, 10 × 9 mm の境界明瞭で光沢を帯びた局面があり, 中央のびらんを複数の結節が取り巻いている.

症　例

　69歳, 女性. 初診の1年前から右乳頭部の下方に赤みが生じ, 当科を受診. 時折瘙痒を伴うので, 湿疹としてステロイド外用薬を処方し, 一時軽快したため様子観察としていた. しかし, 初診の2年後より全体が隆起するようになった. 現症：乳頭から乳暈にかけて複数の半球状・堤防状の結節が集簇し, 中央部は紅色のびらんとなっている. 個々の結節は暗紅色で, 黒色を帯びるものもある（図1）[1].

鑑別疾患

　乳房 Paget 病, 基底細胞癌, 乳頭部腺腫（adenoma of the nipple）などが考えられる.

病理診断

　poroid cell が表皮と連続してシート状に増殖し, 腫瘍内には細長い管腔構造や拡張した囊腫構造が存在する. また, 脂腺細胞の増殖巣を伴うことや, 腫瘍胞巣と毛包漏斗部との連続性があること, 断頭分泌がみられることより apocrine 分化が推測され, apocrine poroma と診断した（図2）[1].

治療と経過

　全摘出を行い, その後再発していない.

振り返って考えたこと

　従来 poroma は eccrine poroma と通称され, エクリン汗管系の腫瘍と考えられてきた. その一方, 毛包, 脂腺, アポクリン腺への分化を示す poroma が知られ始め, エクリン系のみならずアポクリン系の病変の存在が認識されるようになった.

　apocrine poroma の病理組織所見として, ①既存の毛包漏斗部への腫瘍細胞塊の連続性があること, ②多角形ないし円柱状の cuticular cell に裏打ちされた細長い管腔があり, 時折管腔内に好酸性の無構造物質を含む, いわゆるアポクリン分泌像を示すこと, ③腫瘍胞巣内に孤立性もしくは小さく集簇した脂腺細胞がみられること, ④毛芽腫や毛包漏斗部の腫瘍のような毛包への分化を示すこと, の主に4点があげられる[2].

　発生学的にアポクリン腺は毛芽とよばれる幹細胞に起源があり, 毛包や脂腺も同様に毛芽から発生するので, アポクリン腺, 毛包, 脂腺を発生学的観点から同一の単位として folliculo-sebaceous-apocrine unit とよぶようになった.

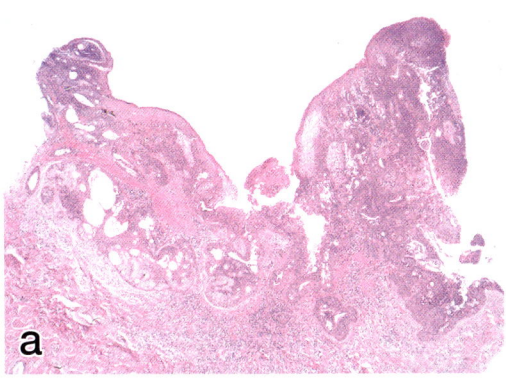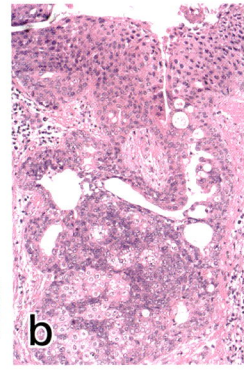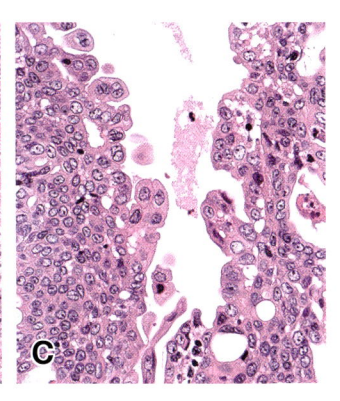

図2　病理組織学的所見（文献1より転載）
（a）表皮内に，好塩基性で胞体の乏しい細胞が索状・島嶼状に増殖している．管腔・嚢腫を思わせる空隙が内部に散在している（弱拡大，HE 染色）．
（b）腫瘍胞巣内には，スリット状の裂隙や拡張した管腔がみられ，内腔側は cuticular cell で裏打ちされ，その周囲は N/C 比の高い poroid cell によって取り囲まれている．泡沫細胞の集簇巣もあり，脂腺への分化と考えられる（中拡大，HE 染色）．
（c）断頭分泌，apocrine snout もみられる（強拡大，HE 染色）．

したがって poroma を含む汗腺系腫瘍において，毛包ないし脂腺への分化を認める場合には，アポクリン腺への分化を示すという考えが定着しつつある．

　apocrine poroma と診断する際に注意すべきことは，同一（単一）症例の組織像においてアポクリン腺，毛包，脂腺の三者がすべて揃っているとは限らないことである．過去の報告例のなかには，poroma の基本構築をもってはいるがアポクリン分化や毛包分化はなくて脂腺分化だけを伴うもの，脂腺と毛包への分化を伴うがアポクリン分化がみられないもの，脂腺とアポクリン腺分化を伴うが毛包分化がないものが呈示され，これらの poroma をいずれもアポクリン系腫瘍と結論づけられている[3]．

apocrine poroma の臨床症状

　apocrine poroma は，顔面，体幹，四肢とまんべんなく発生し，通常は自覚症状はない．臨床像に関しては，apocrine poroma も eccrine poroma と同様にさまざまな形態を示し，時には角化性局面であったり，また血管性増殖や色素性病変であったりもする．尋常性疣贅，脂漏性角化症，毛細血管拡張性肉芽腫，皮膚線維腫，基底細胞癌，有棘細胞癌，悪性黒色腫などが臨床的な鑑別にあげられ，多様な臨床像をとることを反映している．

なお，本症例は文献1にて既報である．

文献

1）井上義彦，岸 晶子，大原國章：皮膚臨床 51: 397, 2009
2）Requena L et al: Neoplasms with Apocrine Differentiation, Lippincott-Raven, Philadelphia, p.545, 1998
3）Zaim MT: Am J Dermatopathol 10: 311, 1988

17. 乳頭の母斑細胞母斑

大原國章

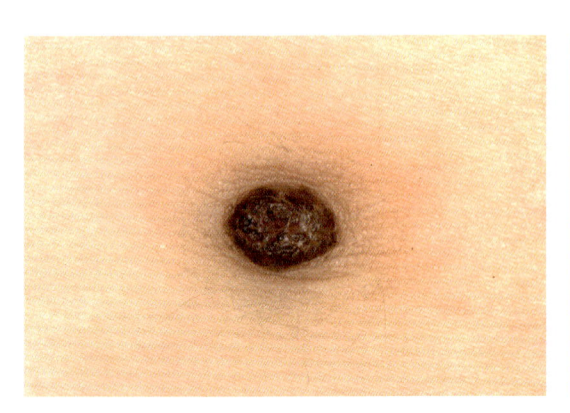

図1 症例1：8歳, 女児. 左乳頭の母斑細胞母斑
全体的に濃褐色だが, 皮膚の肥厚や形態の変化はない.

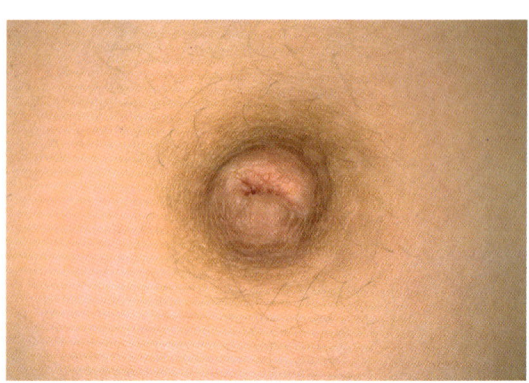

図2 症例1：13歳時の臨床像
Q-Alex で6J, 10回治療して5年後の状態. 色は消褪
している.

　乳頭に限局する母斑の2例を供覧する. 1例は臨床的に色が薄く, 母斑細胞の局在が表在性であろうと想像し, レーザー治療でよい結果が得られた. もう1例は色も濃く, 母斑細胞が深在性と思われたので, 切除・植皮を行った.

症例1

　初診時8歳の女児. 生来, 左乳頭に色素沈着があり治療を希望して来院した. 左右の乳頭の大きさや形態に差はなく, 皮膚表面の性状もそれなりであった. 色調はほぼ均一な濃褐色で, 皮膚の陥凹部では褐色調は目立たずに, むしろ赤みを帯びていた（図1）.

　皮膚生検は行っていないが, このような臨床所見から, 母斑細胞は表在性でメラニン色素も多くはないと推測した. そこで, 観血的な治療よりはレーザー治療のほうが適していると考えて, Qスイッチアレキサンドライトレーザーで治療を開始した. 6Jの条件で3年7カ月の間で10回治療したところ, 順調に色は薄くなり, 5年後には図2のような結果が得られた.

症例2

　初診時7歳の女児. 生来, 左乳頭が黒かったが, しだいに色が濃くなり, 健側に比べて肥大・隆起してきた. 色調は光沢性の漆黒色で, 乳暈にもわずかに拡がっている. 皮膚表面の凹凸・皺は粗大である（図3）.

　ダーモスコピーでは灰青色を混じたびまん性の黒色病変で, 周辺部の乳暈皮膚には pigment network がみられる（図4）.

　色の濃さや乳頭全体の肥大から判断して, 症例1に比べて母斑細胞の量が多くて深いと予想され, 外科的治療の適応であると考えた. 乳頭の形態を可及的に温存しつつ真皮深層レベルで皮膚を剥離し, 薄めの分層植皮で被覆した. 病理組織学的所見では予想どおり先天性の複合母斑であり, 母斑細胞は真皮深層に達していた（図5, 6）.

　植皮の生着は良好で, 乳頭の形態は保たれている. ごく小さい点状の再発があるが, 炭酸ガスレーザーで焼灼後は拡大していない（図7, 8）.

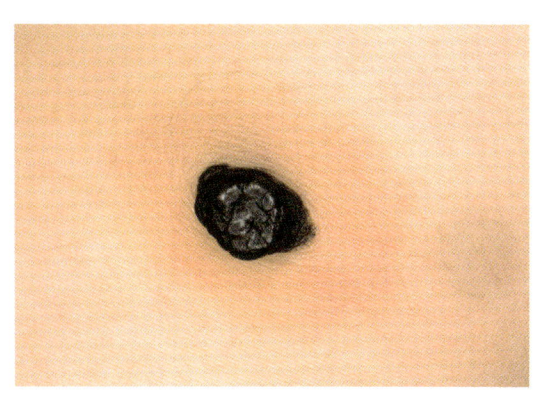

図3　症例2：7歳，女児．左乳頭の母斑細胞母斑．初診時臨床像
健側に比べて肥大・隆起している．色調は光沢性の漆黒色で，乳暈にもわずかに拡がっている．

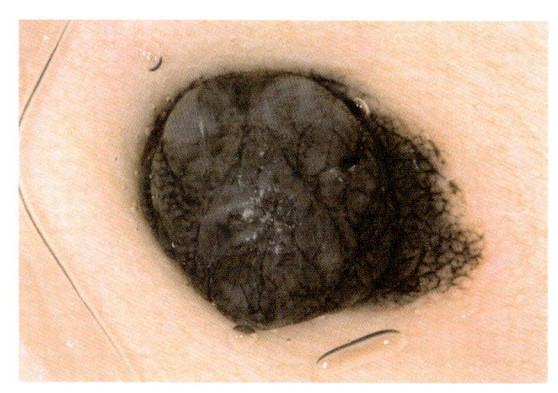

図4　症例2：ダーモスコピー所見
灰青色を混じたびまん性の黒色病変で，周辺部の乳暈皮膚には生理的な pigment network がみられる．

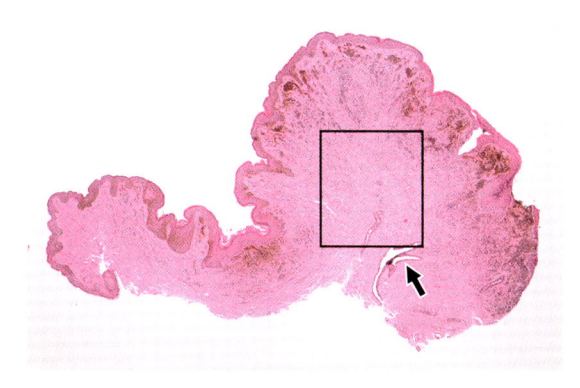

図5　症例2：切除した乳頭皮膚の病理組織像
複合母斑であり，真皮上層にメラニン色素が濃い．➡は乳管（HE 染色）．

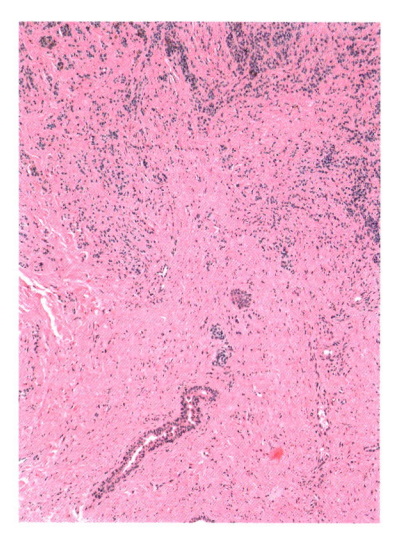

図6　症例2：図5の囲み部分の拡大
乳管のレベルまで個別性の母斑細胞が増生している．

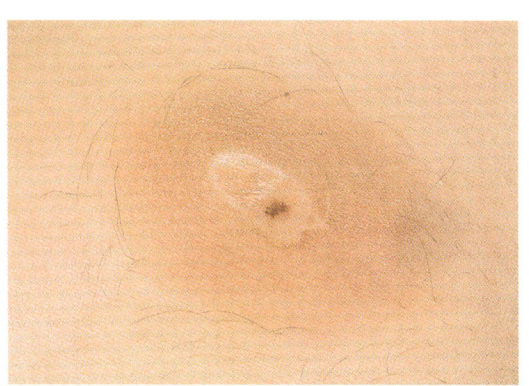

図7　症例2：術後2年半の状態
植皮の生着は良好で，乳頭の形態は保たれている．

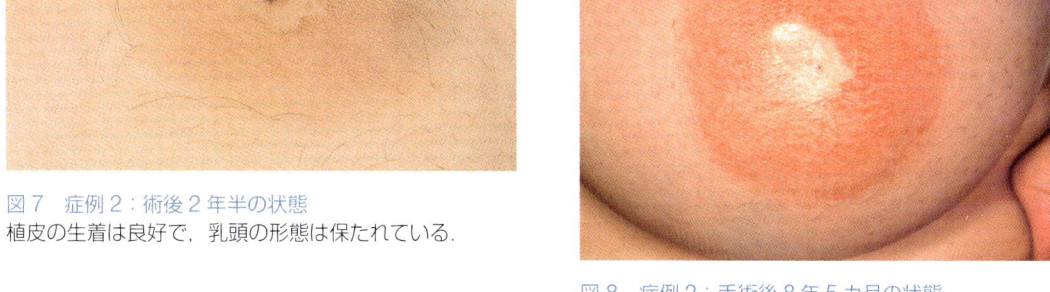

図8　症例2：手術後8年5カ月の状態
点状の再発はあるが拡大はない．乳頭は扁平となっている．

　本症例では，将来的な出産・授乳が懸念されるが，薄い植皮なので乳管は表面に開孔しているものと考えている．

18. 右乳頭部に生じた Bowen 病

中村仁美, 大畑惠之

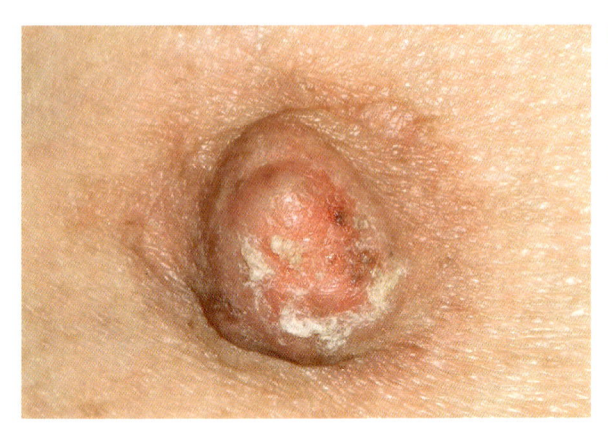

図 1　63 歳, 女性. Bowen 病. 初診時臨床像（文献 1 より転載）
右乳頭部に限局して厚い白色の鱗屑を伴う, 比較的境界明瞭な紅色の紅斑局面あり. 局面上には点状のびらんも混じる. 同部位皮下には硬結もなく, 紅斑局面は下床との連続性もなし.

症　例

症　例：63 歳, 女性.

初　診：201X 年 1 月.

主　訴：右乳頭のびらん.

既往歴：特記すべきことなし（明らかな砒素, 放射線の曝露歴なし）.

現病歴：生来健康. 10 歳代のころより, 趣味でテニスをしていた. その際に衣類と乳頭がすれることがたびたびあり, 自己処置で対処していた.

　201X-3 年より右乳頭部のびらんが改善しないため, 201X-2 年 1 月, 他院にて生検が施行され, "良性"の診断であった. 吉草酸ベタメタゾンの外用により加療されるも改善せず, 201X-1 年 12 月に前医で再び生検され, Bowen 病の診断で当科を受診した.

現　症：右乳頭部に白色の鱗屑を付し, 不規則なびらんを有する類円形の紅色局面あり（図1）[1]. また, 触診上は明らかな連続的構造物は下床には触れず, 乳房にも明らかな腫瘤性病変は触知しない. ステロイドの外用は奏効せず.

臨床検査所見：血算, 一般生化学に異常値なし. マンモグラフィーでは両側乳房に腫瘤影および石灰化なし. また, 胸腹部 CT 上も有意なリンパ節腫大はなく, 右乳頭部に軽度の肥厚を認めるのみであった.

病理組織学的所見：角層に錯角化および過角化があり, 表皮は肥厚し, 幅広い表皮突起の延長を伴っていた（図 2a）[1]. 一部には clumping cell, 細胞分裂像や異常角化細胞などもみられた（図 2b, c）[1].

鑑別疾患

　臨床所見および臨床経過より Bowen 病を第一に考え, 鑑別診断として乳房 Paget 病, 乳癌を考えた. 鑑別点を以下に述べる.

Bowen 病：円形から楕円形の, 比較的境界明瞭な湿疹様局面を形成する. 色調は褐色から紅褐色のことが多い. 表面は鱗屑あるいは痂皮に覆われている. 病理組織学的に表皮内に個細胞角化や異常角化細胞などを認める.

乳房 Paget 病：乳頭周囲に紅色の湿疹様皮疹として出現し, 病理組織では表皮内に大型で明るい細胞質と大きな核小体を有する Paget 細胞がみられる. 自験例では, 病理組織で表皮内に Paget 細胞はみられず, 否定した.

乳癌：皮下腫瘤を初発として, 乳頭のほか乳輪

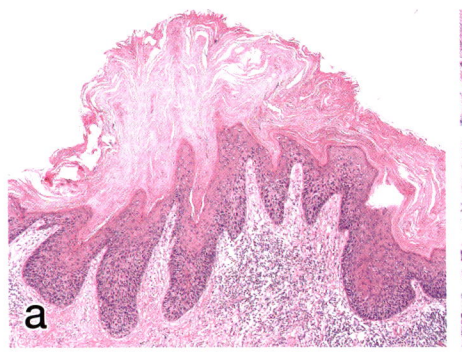
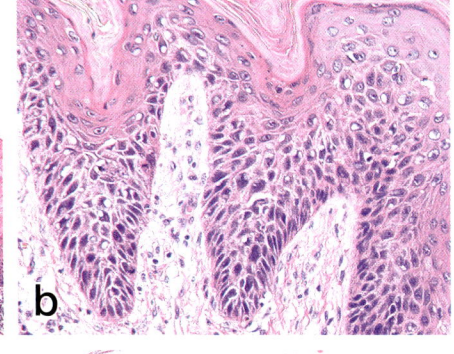
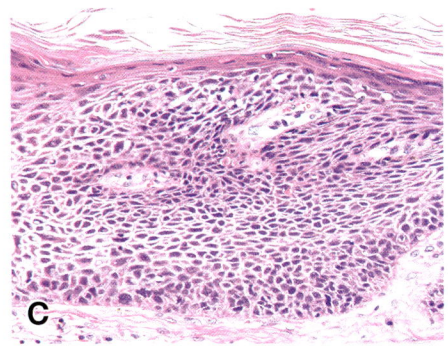

図2　病理組織学的所見（文献1より転載）
(a) 角層は著明な過角化を伴う錯角化あり．表皮は肥厚しており，表皮内はほぼ全層にわたり異型ケラチノサイトの増殖を認める．真皮上層にはリンパ球を主体とする炎症細胞浸潤あり（弱拡大，HE 染色）．
(b) 表皮内に増殖する異型ケラチノサイトは核分裂像が目立ち，clumping cell も散見される（強拡大，HE 染色）．
(c) 表皮内には異常角化細胞も散見される（強拡大，HE 染色）．

や乳房に紅斑を認めるようになる．病理組織学的に表皮内には腫瘍細胞はなく，間質や乳管内に腫瘍細胞が増殖することが多い．自験例ではマンモグラフィーを含む画像検査にて腫瘍性病変は指摘されず，真皮および皮下脂肪織に腫瘍細胞も認めなかったことより否定した．

臨床診断

　乳頭部に鱗屑を伴う比較的境界明瞭な紅斑局面を認め，病理組織学的所見では表皮のほぼ全層が大小不同で核分裂像や異型な核を有する異型細胞で占められており（図2b）[1]，乳頭部の Bowen 病と診断した．真皮への浸潤像はなく，腫瘍細胞の HPV（human papillomavirus）染色は陰性であった．

治療と経過

　局所麻酔下に，腫瘍縁より 10 mm 以上の距離をおいて右側乳頭乳輪切除術を行った後に単純縫縮した．術後は再発なく経過している．

本症例のポイント

　今回筆者らは乳頭乳輪部 Bowen 病に対し，

外科的に切除術を施行した1例を経験した．HPV 染色は陰性であり，発症因子として数十年来にわたるテニスによる乳頭部と衣服の摩擦による外的刺激が一因であったという可能性もある．

　乳頭および乳輪部に本症例のような皮疹をみた場合，まずは乳房 Paget 病，乳癌を疑う必要があるが，頻度としては比較的稀（過去35年間で自験例を含め本邦報告 10 例[1~10]）であるものの，Bowen 病も鑑別疾患として考える必要がある．

なお，本症例は文献1にて既報である．

文献

1) 中村仁美ほか：皮膚臨床 55: 1043, 2013
2) 田中正史ほか：日臨外会誌 61: 1984, 2000
3) 岡田 理，佐藤典子，富田 靖：皮膚臨床 38: 228, 1996
4) 米山 啓ほか：皮膚臨床 44: 323, 2002
5) 松山麻子ほか：青県病誌 43: 154, 1998
6) 石井暁彦ほか：皮膚臨床 37: 520, 1995
7) 北原東一ほか：日皮会誌 103: 696, 1993
8) 棚橋善郎，野口知子：日皮会誌 94: 886, 1984
9) 栗原雄一ほか：西日皮 75: 381, 2013
10) 嘉山智子ほか：臨皮 67: 261, 2013

19. 乳頭部に生じた基底細胞癌

青笹尚彦, 門野岳史

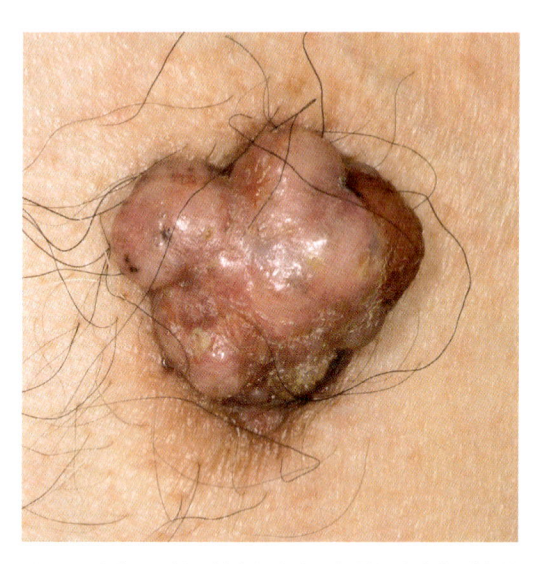

図1 74歳, 男性. 基底細胞癌. 初診時臨床像（文献1より転載）
左乳頭部に, 25 × 20 × 13 mm 大, 広基有茎性で, 乳頭状を呈する境界明瞭な硬い淡紅色腫瘤を認めた. 黒色を呈する部分も一部にみられた. 表面にはびらんと痂皮を伴っていた.

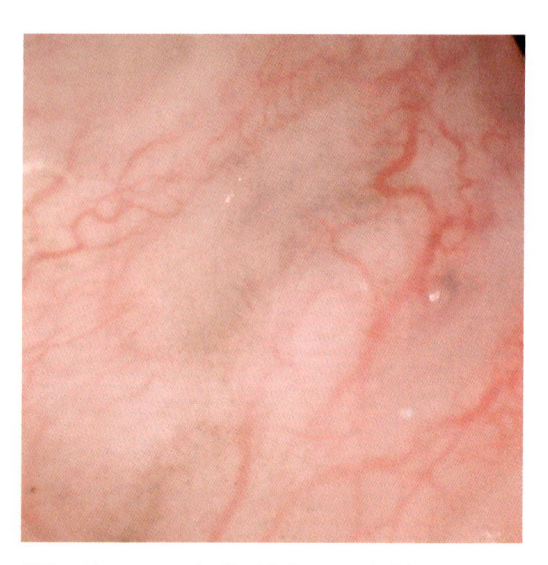

図2 ダーモスコピー像（文献1より転載）
樹枝状の毛細血管拡張が著明にみられる.

症 例

74歳, 男性. 初診の7年前より左乳頭・乳輪が変形した. 5年前より乳頭に連続して腫瘤が出現した. 徐々に増大し, 表面から出血を伴ってきたため, 当科を紹介受診した.

鑑別疾患と臨床診断

左乳頭部に, 広基有茎性で境界明瞭な 25 × 20 × 13 mm 大の硬い淡紅色腫瘤があり, 表面にはびらんと痂皮を伴っていた（図1）[1]. 腋窩リンパ節は触知しなかった. ダーモスコピーにて, 樹枝状の毛細血管拡張と（図2）[1] ごく少数の青灰色小球がみられた.

以上より, 基底細胞癌（basal cell carcinoma：BCC）を第一に考えた. そのほかに, **毛芽腫**,

石灰化上皮腫などの毛包系腫瘍, 汗孔腫, 混合腫瘍, 汗孔癌などの汗腺系腫瘍, 乳癌, さらに, 化膿性肉芽腫, 脂漏性角化症, 線維腫, clear cell acanthoma なども鑑別に加えた.

自験例は黒色調に乏しいこともあり, 臨床像のみから BCC を鑑別診断の第一に考えることは難しいかもしれない. しかしながら, 形状と色調が均一ではないため, 鑑別疾患には必ず加えなくてはならないだろう.

皮膚生検にて BCC と確定診断し, 切除した. 病理組織では, 大小さまざまで左右非対称な胞巣が, 一部では表皮と連続し, 真皮内で増殖していた（図3a）[1]. 胞巣は柵状に配列した基底細胞様細胞で縁取られ, 内部はシート状に細胞が増殖していた. 構成する細胞は軽度の核異型を伴い, 毛包への分化を示唆する所見はなかっ

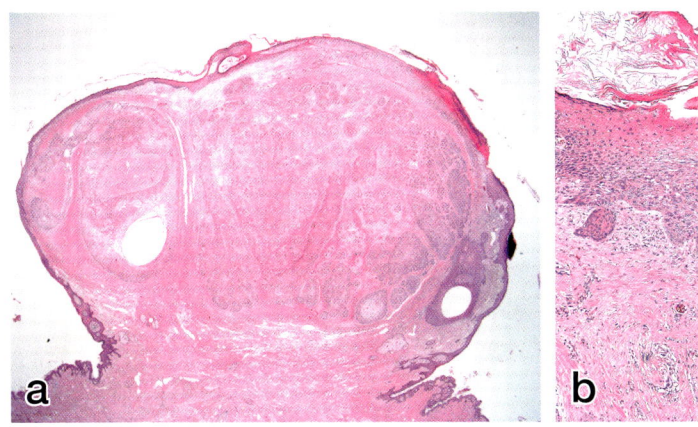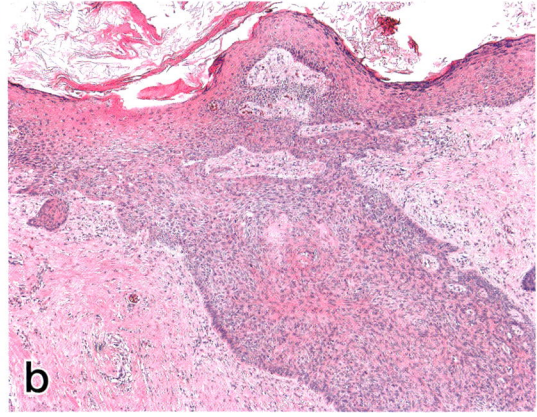

図3　病理組織学的所見（文献 1 より転載）
（a）大小さまざまで左右非対称な胞巣が，一部では表皮と連続し，真皮内で増殖している（弱拡大，HE 染色）．
（b）腫瘍胞巣は表皮と連続している．腫瘍最外層は基底細胞様細胞が柵状配列をなす．周囲には間質の増生を伴う（中拡大，HE 染色）．

た．周囲には間質の増生を伴った（図 3b）[1]．

以上より，BCC（全切除検体にて結節型と診断）と診断した．

治療と経過

左乳頭を含めて周囲の浸潤を触れる部位より水平方向に 5 mm 離し，脂肪織下層のレベルで腫瘍を切除した．乳管，リンパ管への浸潤はみられず，切除断端は陰性であった．その後は，再発なく経過している．

本症例のポイント

BCC は高齢者に多く，約 80％が顔面に生じる[2]．乳頭部に生じる BCC は稀であり，BCC の 0.2％とする報告がある[3]．そのため，乳頭部に生じうるほかの腫瘍性病変と鑑別する必要がある．自験例の臨床は結節性病変であり，前述の鑑別疾患を考えた．しかしながら，ほかの乳頭・乳輪部に生じた BCC の報告では，斑や局面を呈している例も多い．このような臨床症状を呈した場合は，Paget 病，Bowen 病，adenoma of the nipple，慢性湿疹を鑑別診断の上位として考える必要があるだろう．

BCC の鑑別にはダーモスコピーがきわめて有用である．その所見としては，ulceration（潰瘍化），large blue-gray ovoid nests（灰青色類円形大型胞巣），multiple blue-gray globules（多発青灰色小球），multiple leaf-like areas（葉状領域），spoke wheel areas（車軸状領域），arborizing vessels（樹枝状血管）の 6 項目が陽性所見としてあげられ，pigment network（色素ネットワーク）が陰性所見である[4]．自験例では色素ネットワークがみられず，樹枝状血管と青灰色小球がみられたことより，初診時に BCC と臨床診断することができた．また，自験例は通常の BCC と比較して低色素性であった．無色素性・乏色素性の BCC では，ダーモスコピーにおける樹枝状血管の所見を頼りに診断することになり[5]，自験例でもこの所見が際立っていた．

なお，本症例は文献 1 にて既報である．

文献

1) 青笹尚彦ほか：皮膚臨床 52: 1913, 2010
2) 石原和之：Skin Cancer 9: 78, 1994
3) Betti R et al: Int J Dermatol 36: 503, 1997
4) 大原國章：J Visual Dermatol 7: 82, 2008
5) 大原國章：J Visual Dermatol 7: 80, 2008

20. 乳房 Paget 病

牛込悠紀子

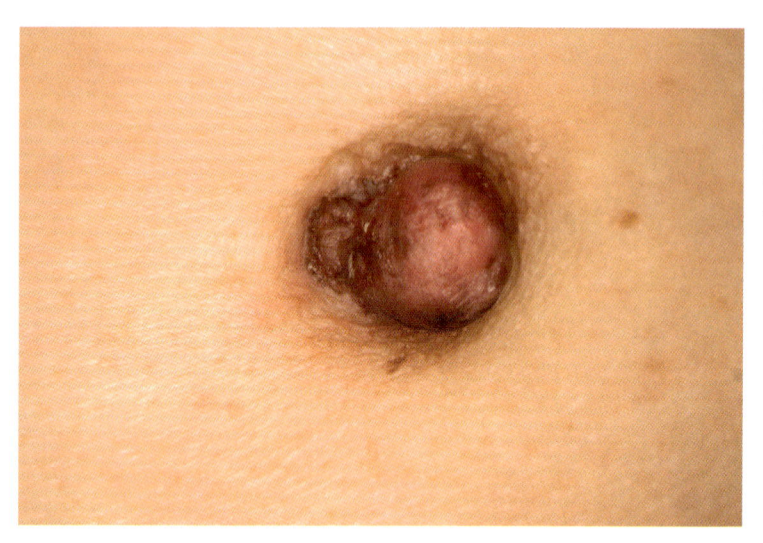

図1　78歳, 女性. 乳房 Paget 病. 初診時臨床像
左乳頭に隣接して 12 × 13 mm の, 浸潤をふれ軽度隆起し, 痂皮を付す褐色の隆起性病変を認めた. また, 乳頭基部に全周性に淡褐色斑がみられた.

症　例

78歳, 女性. C 型肝炎, 認知症あり. 左乳頭部のびらんと出血を主訴に乳腺外科を受診したが, マンモグラフィー, 乳腺エコーで明らかな異常を認めず, 経過観察となった. 半年後, 出血をくり返すため再度乳腺外科を受診し, 当科へコンサルトされた. 左乳頭に隣接して 12 mm 大の浸潤をふれる褐色の痂皮を付す隆起性病変があり, 表面がやや浸軟していた. 乳頭基部には全周性に淡褐色斑がみられた(図1). 娘に乳癌の既往あり.

鑑別疾患

痂皮やびらんが数カ月持続していることから, 慢性湿疹などの炎症, さらに脂漏性角化症, Bowen 病, 乳頭部腺腫, 基底細胞癌, 悪性黒色腫といった腫瘍性疾患を考えた. また, 乳房 Paget 病は二次的なメラニン色素の増加をおこし, 病変部に色素沈着を伴うことがあるため, 鑑別疾患にあげた.

自験例では痂皮や浸潤をふれる部分が限局していた点が慢性湿疹とは異なっており, また, 乳頭部腺腫では深部に結節様の硬結を触れることがあるが[1], 自験例では認めなかった.

また, ダーモスコピー上, pigment network や irregular streaks, arborizing vessels はなかった.

診断・治療と経過

皮膚生検では, 大型の明るい胞体の細胞質と大型の核をもつ Paget 細胞が, 表皮内に増殖していた. 真皮上層には, リンパ球主体の炎症細胞浸潤を認めた(図2).

以上より, 乳房 Paget 病と診断した. 病理組織学的所見上, Paget 細胞の乳管外浸潤は明らかではなかった. 左乳房全摘術と腋窩センチネルリンパ節生検を施行し, 現在まで再発はない.

本症例のポイント

乳房 Paget 病は, 日本乳腺学会により乳頭・乳輪の表皮内進展を特徴とする癌で乳管内進展

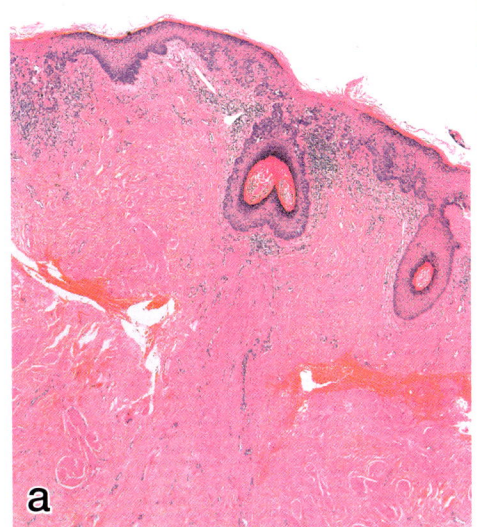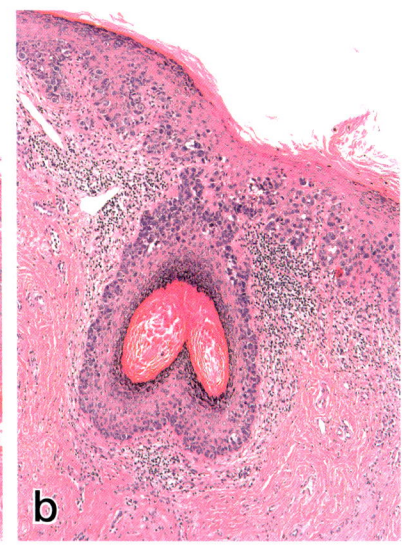

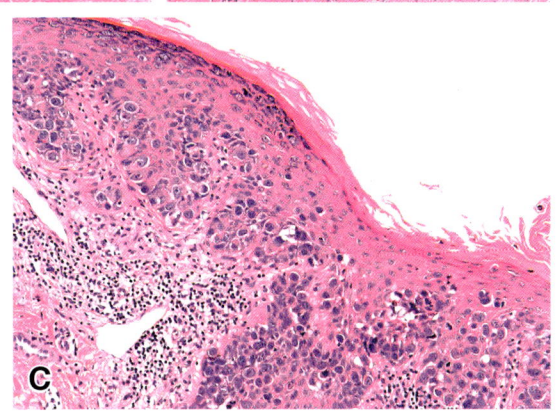

図2　病理組織学的所見
大型の明るい胞体の細胞質と大
型の核をもつ Paget 細胞が表皮
内に増殖していた．真皮上層に
はリンパ球主体の炎症細胞浸潤
を認めた（a：弱拡大，b：中拡大，
c：強拡大，HE 染色）．

がみられ，間質浸潤が存在しても軽微なものと
定義されている[2]．通常，乳輪に滲出液を伴う
びらん・紅斑として生じ，慢性湿疹や乳頭部腺
腫などと鑑別を要する．

　本症例は，典型的な臨床像であったものの，
皮疹出現時から約半年の間，マンモグラフィー
と乳腺エコーで異常を認めなかったため，確定
診断まで時間を要した．

　通常，乳房 Paget 病は乳頭部の擦過細胞診や
マンモグラフィー・乳腺エコー・MRI などが
有用であるといわれ，とくにマンモグラフィー
での石灰化が特徴的である．しかしながら，そ
の頻度は浸潤癌の乳頭表皮内進展症例を含めた
報告でも 17.2〜80.4％までと幅があり[3]，とく
に初期はマンモグラフィーで所見を呈しないこ
とも多い．これは，初期の病変が主乳管近くに
できるか，末梢側の乳管にできるかで見え方が

大きく変わることや，乳管内での癌の進展速度
が必ずしも一定ではないことなどが原因と推測
されている[3]．同様に，乳腺エコーでの低エコー
像や，MRI での乳管内進展像が描出されない
場合もあり，有所見例は必ずしも多くない．

　乳房 Paget 病では画像所見の異常が認めら
れない場合もあることを念頭に置き，乳輪や乳
頭の視触診上の異常所見を見逃さないことが重
要である．

文献

1）　山本　滋，園尾博司，三上芳喜：外科治療 85: 162,
　　2001
2）　日本乳癌学会 編：臨床・病理 乳癌取扱い規約 第 16
　　版，金原出版，東京，p.25, 2008
3）　飯野佑一，鯉淵幸生，長岡りん：外科治療（増）96:
　　701, 2007

21. 乳輪部の黒褐色局面を呈した乳癌

堀川弘登, 梅垣知子, 舩越 建, 田中 勝

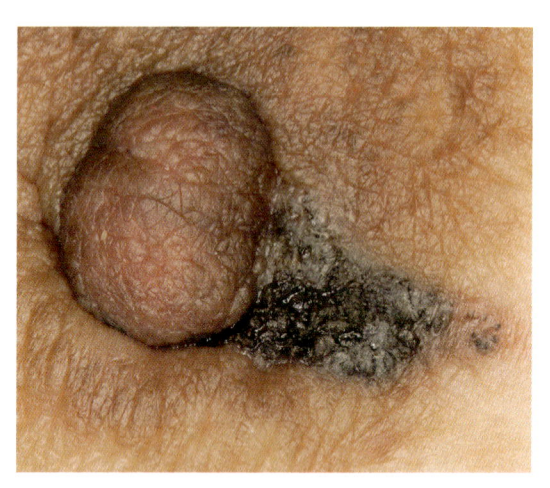

図1 53歳, 女性. 乳癌. 初診時臨床像
左乳頭外側の3時から4時方向にかけて, 軽度隆起する弾性硬, 境界明瞭な黒褐色局面を認めた.

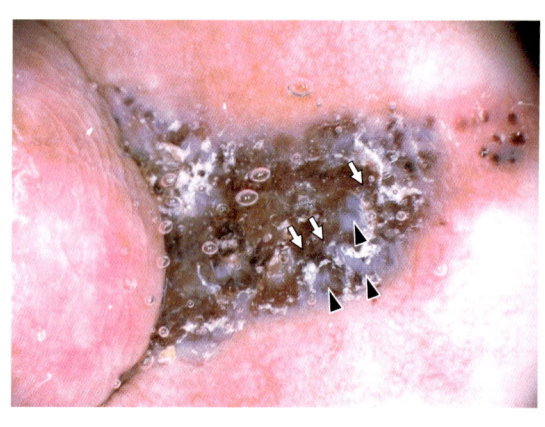

図2 ダーモスコピー像
blue-white (►) から blue-gray (⇨) area が大部分を占め, 部分的には brown area も認められる.

症 例

症 例：53歳, 女性.

主 訴：左乳輪の黒褐色腫瘍.

現病歴：201X年5月, 左乳輪部のしこりに気づき乳腺外科を受診した. 臨床所見やマンモグラフィー, 超音波検査で悪性所見は認められず, 経過観察となった. 11月の再診時, 左乳輪に爪甲大の黒褐色局面が認められた. 再度乳腺外科にて画像検査を行うも悪性所見は指摘されなかったため, 皮膚疾患が疑われ12月に当科を受診した.

初診時現症：受診時, 左乳頭外側の3時から4時方向にかけて, 軽度隆起する弾性硬, 境界明瞭な黒褐色局面を認めた (図1). 病変に潰瘍や出血は認めず, 疼痛や瘙痒も伴わなかった. ダーモスコピーでは, blue-white から blue-gray area が大部分を占め, 部分的に brown area も認められた. papillomatous な所見や milia-like cysts は認められず, pigment network や血管も明らかでない. また, black pigmentation は乏しい (図2).

鑑別疾患と臨床診断

脂漏性角化症, 基底細胞癌, 色素性汗孔腫, 悪性黒色腫, 色素性乳房 Paget 病などが考えられた.

初診時, 臨床所見より脂漏性角化症を疑ったが, 硬結を触れたことと, ダーモスコピー所見から, 悪性腫瘍である可能性も考慮し, 皮膚生検を行ったところ, 表皮接合部から真皮内にかけて, 胞体の明るく類円形の核を有する異型細胞が胞巣状に増殖していた (図3a). 異型細胞からなる胞巣内と真皮乳頭層にはメラノファージを認めた (図3b). 増殖している異型細胞はHER2 が陽性 (図4), S-100 および HMB-45 は陰性で, MIB-1 は約50％が陽性であった. 以上より, 浸潤性の乳癌と考えられた.

また乳腺外科にてマンモグラフィーを行ったところ, 病変部に石灰化が認められ, 乳癌とし

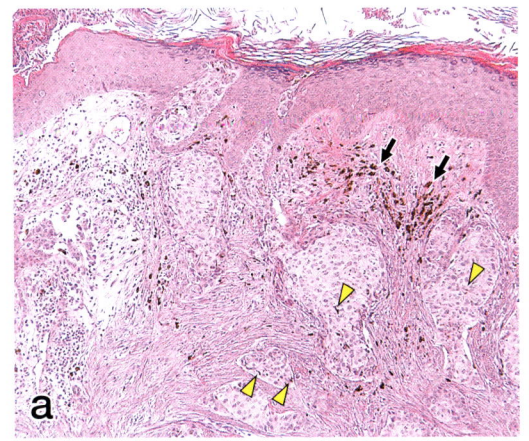
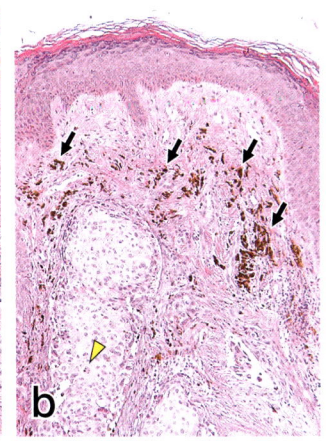

図3　病理組織学的所見
（a）表皮接合部から真皮内にかけて，胞体の明るく類円形の核を有する異型細胞が胞巣状に増殖している（HE 染色）．
（b）異型細胞からなる胞巣内と真皮乳頭層にはメラノファージ（➡）を認める．▷は真皮内の腫瘍胞巣内のメラニン（HE 染色）．

て矛盾しない所見を得た．

治　療

　左乳癌に対して，左胸筋温存乳房切除術＋センチネルリンパ節生検を行った．センチネルリンパ節は陽性であり，かつ，ほかにも明らかに硬く腫大したリンパ節を複数個認めたため，腋窩リンパ節郭清を行った．

　術後，追加治療として左鎖骨上窩と左胸壁に放射線照射を行った．今後，トラスツズマブ（HER2 阻害薬）による追加治療を行う予定である．

振り返って考えたこと

　本症例は，表皮が保たれていたため過角化しているようにみえたこと，乳癌の画像検査で悪性が疑われなかったという病歴から，脂漏性角化症が考えられた．しかし非対称で境界が不明瞭な部分もあり，ダーモスコピーでは papillomatous な所見や milia-like cysts を認めず，脂漏性角化症の所見としては非典型的であった．真皮メラニンを反映する blue-white structures があり悪性黒色腫も鑑別にあがったが，pigment network を認めなかった．黒色病変では血管などの構造物がみえにくくなる可能性があったため，基底細胞癌も鑑別に考え皮膚生検を行った．

　組織学的に HER2 陽性異型細胞の胞巣状増殖を認め，乳癌と診断した．ダーモスコピー所

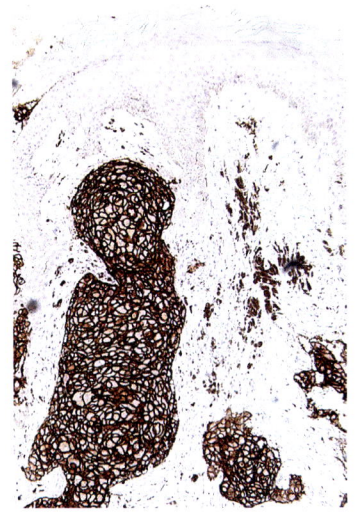

図4　免疫染色所見（HER2）
増殖している異型細胞は HER2 に強陽性であった．

見からは，色素性病変の鑑別を要したが，真皮乳頭層のメラノファージと真皮内の腫瘍胞巣内のメラニンが，おのおの blue-gray area（⇨）と blue-white area（►）に対応すると考えられた（図2）．表皮内や表皮内の腫瘍胞巣内にもメラニンが増加している部分がある一方で角層内にはなく，brown areaを有するが black pigmentation に乏しいダーモスコピー所見に合致する．

　乳癌はしばしば画像検査で発見されにくい．そのため，乳房付近の病変を診察する際は，常に乳癌の可能性を考え，ダーモスコピー所見を丁寧に考察し，積極的に生検を行う必要がある．

22. 男性乳癌

舩越 建

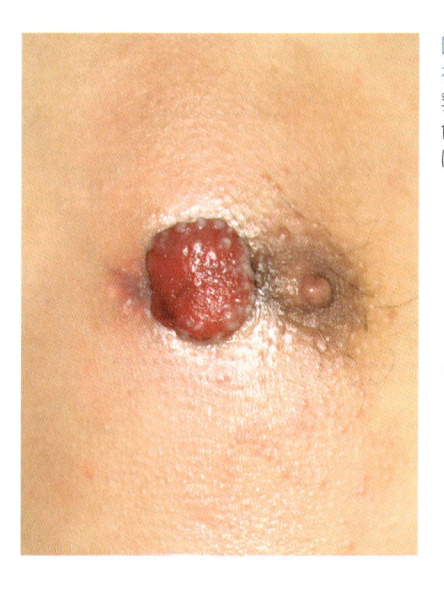

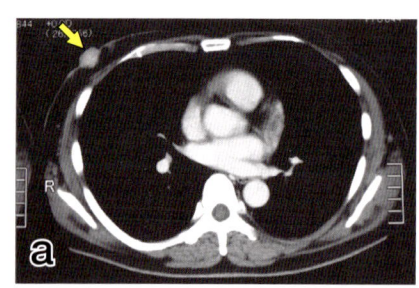

図1 57歳，男性. 乳癌.
初診時臨床像
乳輪右側に2cm大の赤
色の腫瘤を認める. 表層
はびらんを呈している.

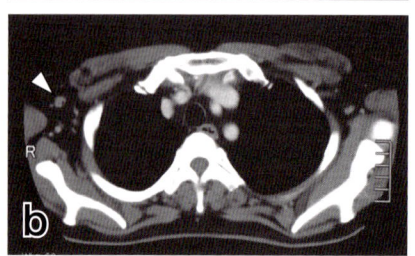

図2 胸部CT像
（a）右胸部皮膚〜皮下
織に12×10mm大の
腫瘍がみられる（⇨）.
（b）右腋窩に12mm
大のリンパ節腫脹を認め
る（▷）.

症 例

患 者：57歳，男性.

主 訴：右胸部の腫瘤.

既往歴：2型糖尿病.

家族歴：特記すべきことなし.

現病歴：約1年前から右乳房部に自覚症状の
ない丘疹が出現し，徐々に増大した. 他院にて
処方されたサリチル酸ワセリンを塗布していた
ところ，周囲に紅斑を生じ拡大したため当科を
受診した.

現 症：右乳輪外側に直径2cm大の有茎性紅
色腫瘤を認めた（図1）. 表面はびらんを呈して
いた.

CT所見：右胸部皮膚の乳頭外側に12 × 10
mm大の腫瘍を認める（図2a）. また，右腋窩
に12mm大のリンパ節腫脹があり（図2b），
転移が疑われる.

病理組織学的所見：腫瘍は有茎性増殖を呈し，
皮表から突出している（図3）. 表皮との連続性
があり，皮下織に向かって充実性・浸潤性に増
殖している. 強拡大像では核小体が明瞭かつ大
小不同な核を有する腫瘍細胞が増殖し，管腔構
造が認められる（図4a）. 免疫組織化学染色では
エストロゲンレセプター（ER）陽性（図4b），
プロゲステロンレセプター（PgR）陽性（図4c），
CEA陽性，HER2陰性（図4d），GCDFP-15は
一部で陽性であった. 右腋窩リンパ節にも腫瘍
細胞が充実性胞巣を形成し増殖していた.

鑑別疾患

臨床的鑑別疾患として，毛細血管拡張性肉芽
腫，エクリン汗孔腫，汗腺癌，有棘細胞癌，ア
ポクリン腺癌，他臓器癌の皮膚転移をあげた.

臨床診断

乳暈部に腫瘍を生じ，生検での組織検査で腺
癌の所見が得られたこと，ホルモンレセプター
が陽性であることから乳癌と診断した. 原発巣
の大きさおよびリンパ節転移の所見から，病期
ⅡAと診断した.

図3　病理組織ルーペ像
腫瘍は有茎性増殖を呈し，皮表から突出している．
表皮との連続性があり，皮下織に向かって充実性・
浸潤性に増殖している（HE 染色）．

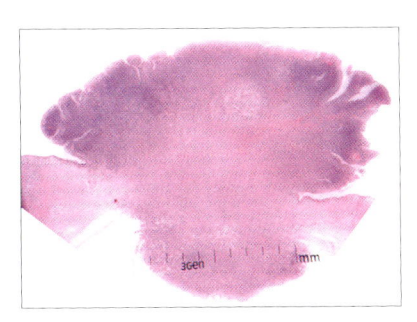

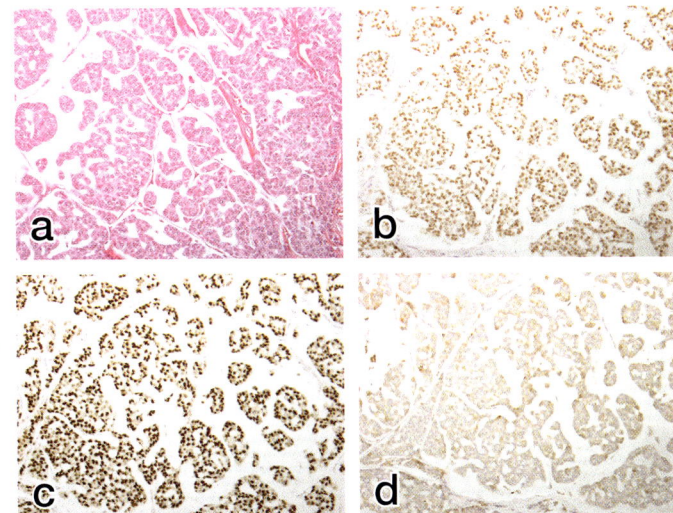

図4　病理組織学的所見
(a) 腫瘍細胞は充実性の胞巣を形成している．核小体が明瞭かつ大小不同な核を有する腫瘍細胞が増殖し，管腔構造がある（HE 染色）．
(b) ER 陽性（免疫染色）．
(c) PgR 陽性（免疫染色）．
(d) HER2 陰性（免疫染色）．

治療と経過

　腫瘍の拡大切除術と右腋窩リンパ節郭清術を実施した．リンパ節転移は 21 個中 1 個に認めた．後療法として放射線療法を行い，またタモキシフェン内服を併用し，現在も経過観察中である．術後 9 年の現在，再発・転移を認めない．

本症例のポイント

　乳癌は年間約 5 万人が発症し，ほかの癌種に比べて罹患率がもっとも高い（人口 10 万人対 110.5 人）[1]．一方で男性乳癌は全乳癌の約 0.6％，すなわち年間約 300 人が発症する．女性に比べて乳腺が発達していないことや，脂肪織が多くないことから，表層の皮膚や深部の筋膜へ浸潤しやすく，発見されたときには進行していることが多い．自覚症状に乏しく，男性で多くみられる女性化乳房と異なり，偏心性に病変を認めることが一つのポイントである．

　自験例の鑑別としてはアポクリン腺癌があがるが，乳癌とアポクリン腺癌は，明確な区別が難しいことがしばしばある[2]．乳暈部という発生部位や染色パターンは乳癌に合致するものの，通常は皮下に生じる乳癌が，皮膚と連続性に病変を認める点は非典型である．そのため，自験例でもアポクリン腺癌の可能性は残ったが，発生部位と染色態度をあわせて乳癌と診断し，またそれに準じた治療を行った．

　一般的に，病期 II の乳癌の 10 年生存率は 7 割以上であり，自験例はあと 1 年で 10 年に到達する．しかしながら，乳癌はしばしば長期間を経て再発することがあり，皮膚科で取り扱うほかの癌種と比べて，長期の経過観察を要することを念頭に置いている．

文献

1)　国立研究開発法人国立がん研究センターがん対策情報センター：http://ganjoho.jp/reg_stat/index.html（がん登録・統計 2015）
2)　守屋美佳子，古田淳一，梅林芳弘：臨皮 58: 671, 2004

汗孔腫

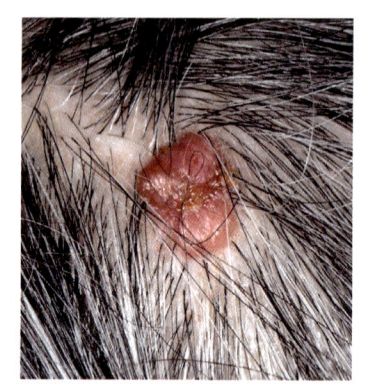

【頭部・顔】
第5章 頭部（p.236）

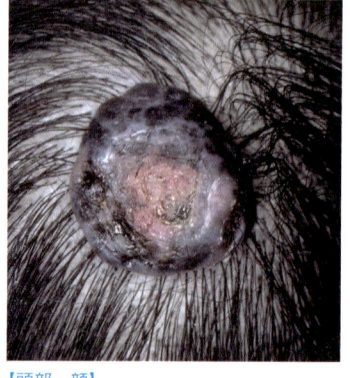

【頭部・顔】
第5章 頭部（p.236）

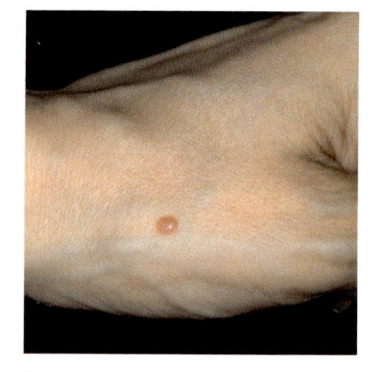

【軀幹・四肢】
第2章 手（p.148）

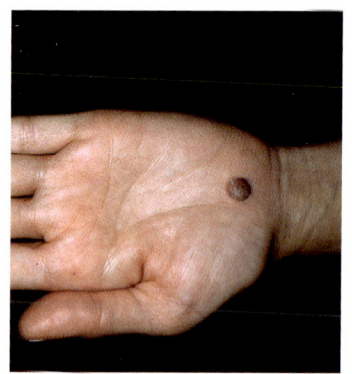

【軀幹・四肢】
第2章 手（p.148）

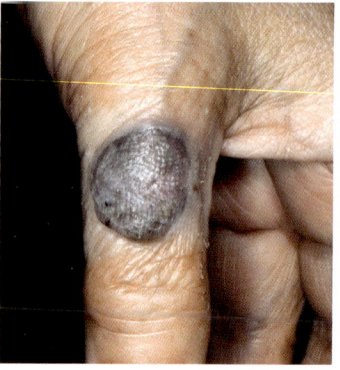

【軀幹・四肢】
第2章 手（p.149）

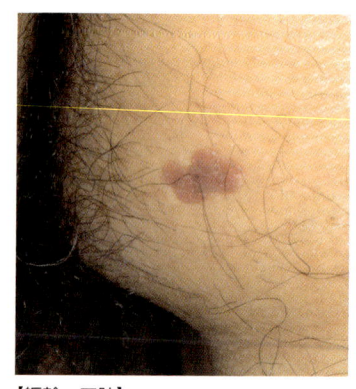

【軀幹・四肢】
第5章 臀部・肛囲（p.291）

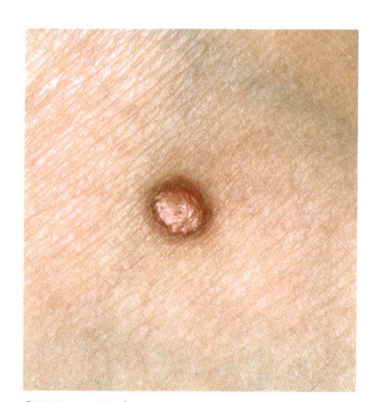

【軀幹・四肢】
第6章 足（p.353）

※青字は『好発部位でみる皮膚疾患アトラス 頭部・顔』の章・ページ番号

第2章 手

1．手湿疹（主婦湿疹）

江藤隆史

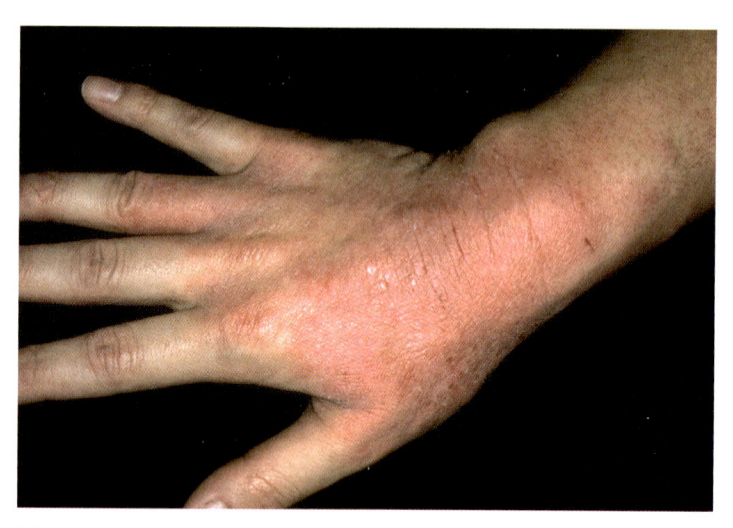

図1　アトピー性皮膚炎の湿疹病変

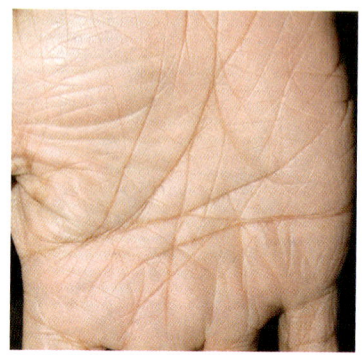

図2　アトピー性皮膚炎にみられる手掌の皺の増強（写真提供：浜松医科大学皮膚科 戸倉新樹先生）（文献1より転載）

臨床像の特徴（図1，2）

　手湿疹（主婦湿疹，hand eczema）は，家事に従事する主婦（夫）や，手作業の多い職業の人の手，とくに指背・手背に発赤・腫脹・漿液性丘疹・丘疹・亀裂・鱗屑・瘙痒などを来すもの．局面を呈すると貨幣状湿疹様になる．手は日常さまざまなものに接触する部位のため安静が保ちにくく，一度発症すると，きわめて難治である．

鑑別疾患

① **アトピー性皮膚炎**……手湿疹の患者の多くはアトピー素因があり，区別しにくい場合も多い．さまざまな外来刺激が，バリア機能低下のもとで激しい皮膚炎をおこす．
② **接触皮膚炎**……ある特定の物質を原因として同定できれば，この診断になるため，初診時の問診がきわめて重要．
③ **進行性指掌角皮症**
④ **異汗性湿疹・汗疱状湿疹**

注意点

　アトピー性皮膚炎患者の手掌の皺は増強する（図2）．アトピー性皮膚炎寛解前に手掌に激しい瘙痒を伴う汗疱様皮疹が出現する．

文献

1）戸倉新樹：J Visual Dermatol 10: 1270, 2011

2. 進行性指掌角皮症

横倉英人, 大槻マミ太郎

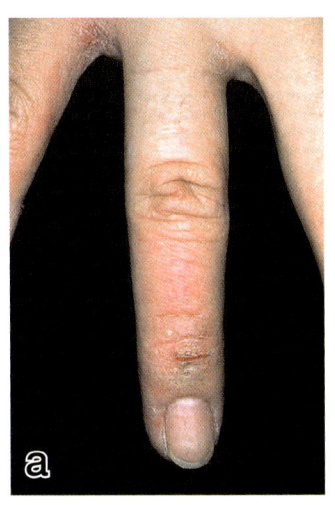
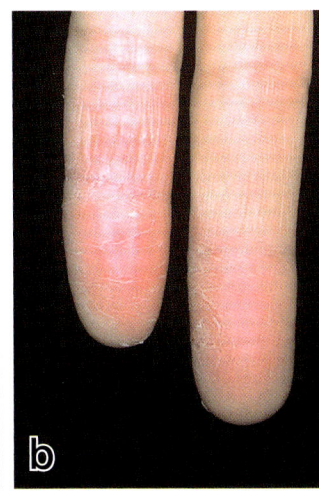
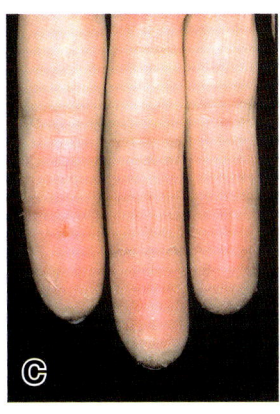

図　進行性指掌角皮症

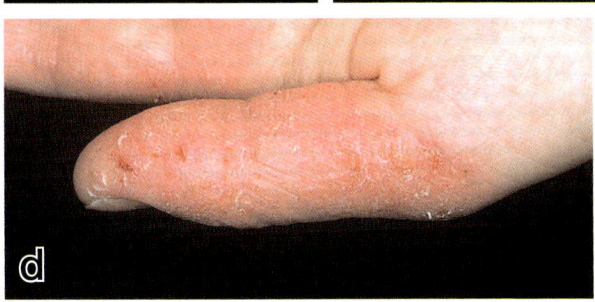

臨床像の特徴

　進行性指掌角皮症（keratodermia tylodes palmaris progressiva：KTPP）は土肥，三宅が胼胝性湿疹，亀裂性湿疹に似ているものの，瘙痒を欠くことから独立疾患として記載したものであるが，海外にはこれに相当するものの報告はない．現在でも手湿疹の一型と分類されることもある．

　典型的には利き手の指腹の角化から始まり，亀裂を生じながら病変が手掌に拡大する（図）．主婦やピアニストに多く，また冬に悪化しやすいとされるが，瘙痒を欠くことが手湿疹との鑑別点になる．

　臨床症状の主体をなす角化については，寒冷刺激や圧迫による血行障害に加え，洗剤や運動負荷などの外因が加わることによりひきおこされると推測されている．また，KTPP患者では指腹の皮膚温の低下を伴うことが指摘されており，凍瘡の既往も多いとされている．

治療

　KTPP患者の治療としては循環不全の改善，誘因の除去が重要である．対症的には保湿剤の外用が行われることが多いが，重症例では末梢循環改善薬の内服も併用される．

3. 汗疱・異汗性湿疹

江藤隆史

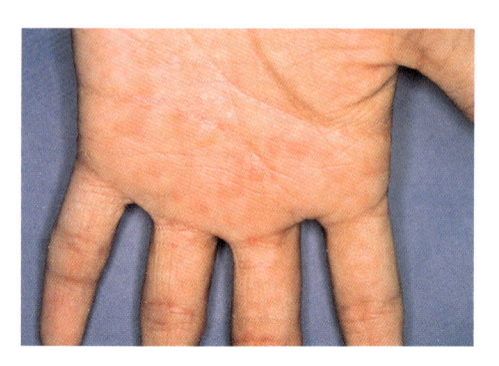

図1　アトピー性皮膚炎寛解期に生じる汗疱①（文献1より転載）

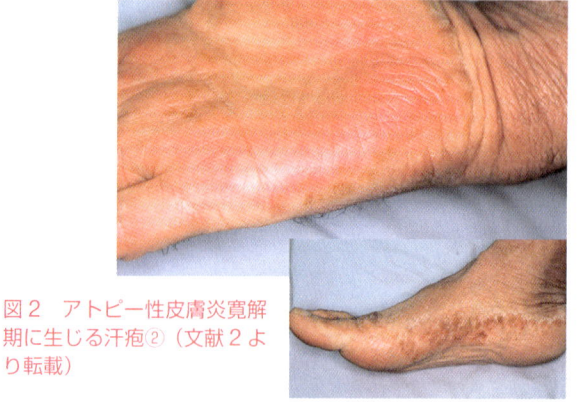

図2　アトピー性皮膚炎寛解期に生じる汗疱②（文献2より転載）

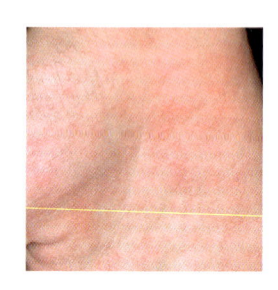

図3　IVIG後の汗疱（写真提供：北海道大学医学部皮膚科 氏家英之先生）（文献3より転載）

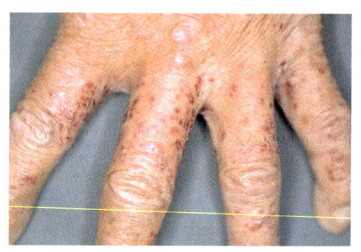

図4　〔参考症例〕ATLLの特異疹（汗疱様皮疹）（写真提供：宮崎大学名誉教授 瀬戸山 充先生）（文献4より転載）

臨床像の特徴

　汗疱（pompholyx）・異汗性湿疹（dyshidrotic eczema）は指趾側面，掌蹠，足縁の多発する小水疱で発症し，進行すると次第に癒合する．多くは，激しい痒みを伴うが，軽症では痒みも少なく汗疱とも呼ばれ，悪化した状態を汗疱状（性）湿疹とも呼ぶ．アトピー性皮膚炎悪化後の軽快傾向のときに出現するもの（図1[1]，2[2]），イムノグロブリン療法（intravenous immunoglobulin，IVIG）後に生ずるもの（図3[3]），多汗に伴うもの，金属（Ni, Co, Cr）などが原因のものなどがあり，多彩である．ATLLにおいても，特異疹として汗疱様の皮疹を生ずることがある（図4[4]）．

鑑別疾患

① 足（手）白癬……鑑別疾患の第一にあがる，真菌検査を忘れてはならない．

② 接触皮膚炎……手背のほうに症状が強く出る傾向がある．

注意点

　原因を除去できれば改善する接触皮膚炎を見逃さないこと，皮膚筋炎などのよく似た臨床像を呈する疾患の爪の変化などを見逃さないことが重要である．

　治療においての注意点は，手の安静とスキンケアがきわめて重要といえる．重症の場合は最強クラスのステロイド外用薬の外用が必須．亜鉛華軟膏の貼付なども活用すべきといえる．

文献

1) 江藤隆史：J Visual Dermatol 7: 1365, 2008
2) 江藤隆史：J Visual Dermatol 7: 972, 2008
3) 氏家英之，澤村大輔，清水 宏：最新皮膚科学大系2006-2007，中山書店，東京，p.170, 2006（氏家英之ほか：J Visual Dermatol 7: 974, 2008 も参照）
4) 瀬戸山 充：J Visual Dermatol 1: 134, 2002

4. 扁平苔癬

塩原哲夫

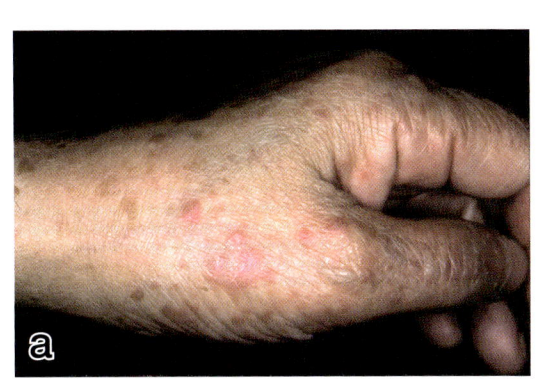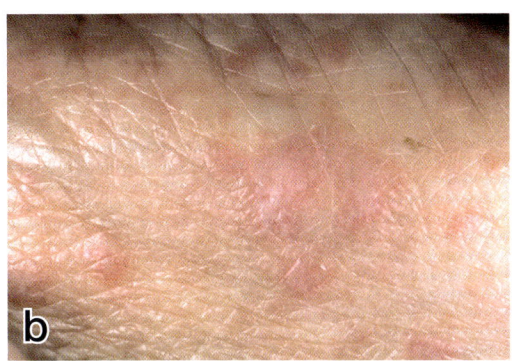

図1　薬剤（ヒダントール）誘発性扁平苔癬
（a）手背の露光部優位に紅斑を認める．（b）（a）の拡大像．

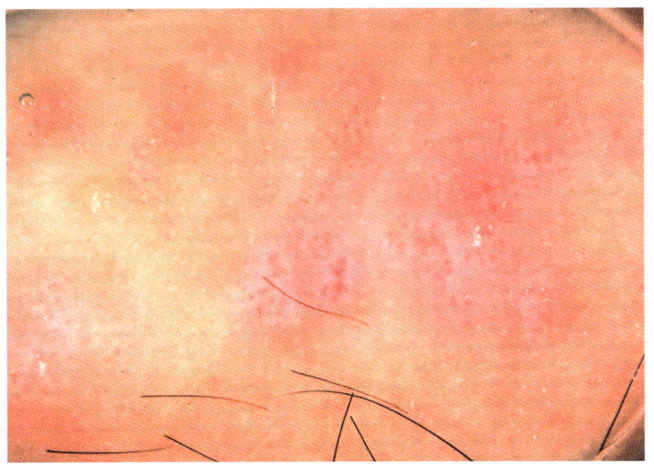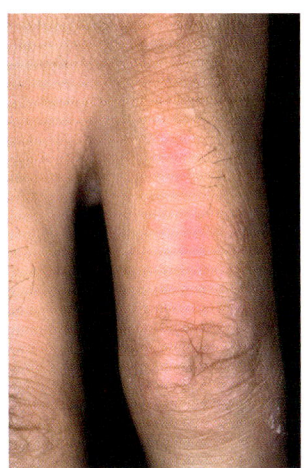

図2　手指の扁平苔癬のダーモスコピー像（Wickham 線条）と臨床像

臨床像の特徴

　扁平苔癬（lichen planus）の個疹は米粒大から豌豆大の扁平に隆起する淡紅色から紫紅色の丘疹（図1）で，集簇性あるいは融合して局面状を呈する．四肢屈側・体幹・陰部・口腔粘膜などに好発する．ダーモスコピーで網目状の灰白色の細かい線がみられるのが特徴（Wickham 線条，図2）である．口唇に白色レース状局面をびらんとともに認める場合もある．

　手においては手背（外傷を受けやすい関節部）に好発する（図1，3，5）が，手掌にも生じる．手に生じた場合，組織学的に紅斑性狼瘡（LE）と鑑別が難しい．手掌に生ずることは珍しいが，汗疱に引き続き生ずることがある（図4）．乾癬と同様，Köbner 現象を認めることが多いが，両者の好発部位は異なる．皮疹に紫紅色調が強いことと，白色の線条の存在が診断に有用である．

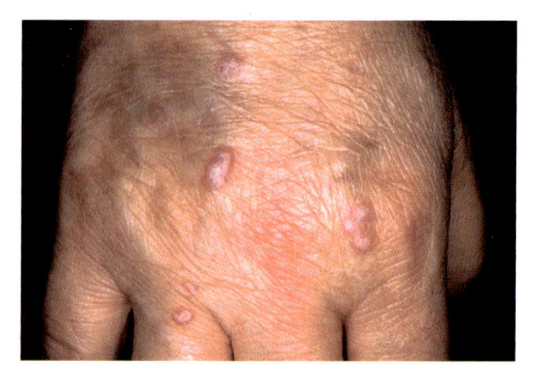

図3　手背，とくに関節背に生じやすい

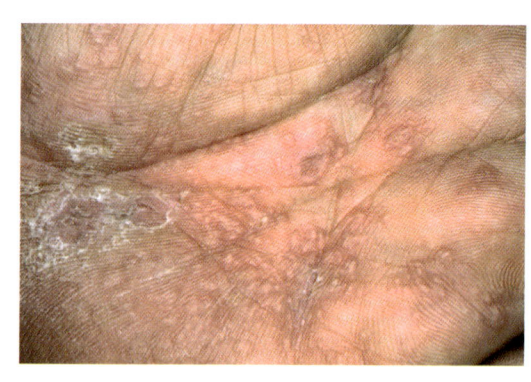

図4　手掌の扁平苔癬

図5　手背の扁平苔癬
(a) 臨床像.
(b) ダーモスコピー像.

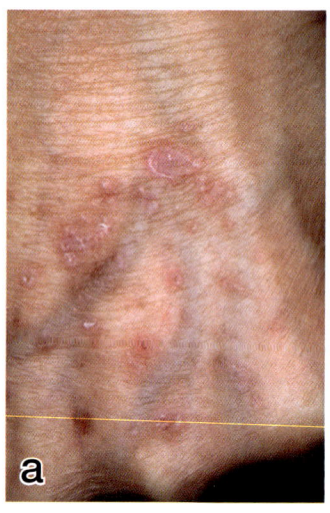

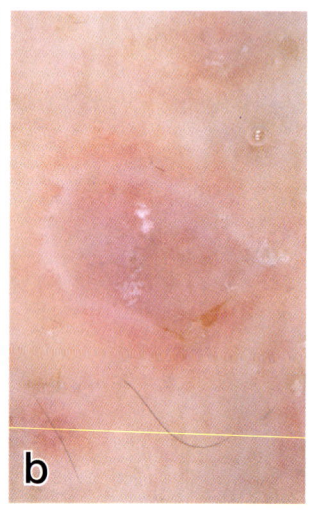

鑑別疾患

① 光沢苔癬……小児に好発し，粟粒大の光沢ある丘疹で，融合する傾向は少ない.

② 紅斑性狼瘡(LE)……手に生じた場合には臨床的に鑑別が難しく，顔面など他の部位の皮疹の存在や蛍光抗体法の所見が鑑別点になる.

③ 線状苔癬……小児に好発し線状に分布する. 線状扁平苔癬は類症である. 扁平苔癬の典型的な組織所見である顆粒層の肥厚，鋸歯状の表皮突起の延長は著明でないことが多い.

④ 萎縮性硬化性苔癬……比較的高齢の女性の陰部に好発しやすい.

治療・経過

　強力なステロイド外用薬か ODT が行われる. ステロイドのテープ剤は手指の治療に有用

である. 本症は薬剤性で生じることがあり，その場合は慢性的に内服する薬剤が原因となることが多く，中止しても軽快までに時間を要する.

注意点

　病理組織学的所見が診断の決め手になる. 本症は薬剤・ウイルス感染・腫瘍などの対する免疫反応により生じる病態[1] であり，GVHD などの免疫抑制薬投与中の患者にも生じやすい. 免疫チェックポイント阻害薬によっても生じることが知られている.

文献

1) Shiohara T, Mizukawa Y: Lichen planus and lichenoid dermatoses. In Dermatology 5th ed. (Bolognia JL eds.), p.189-209, 2024

5. 乾癬

江藤隆史

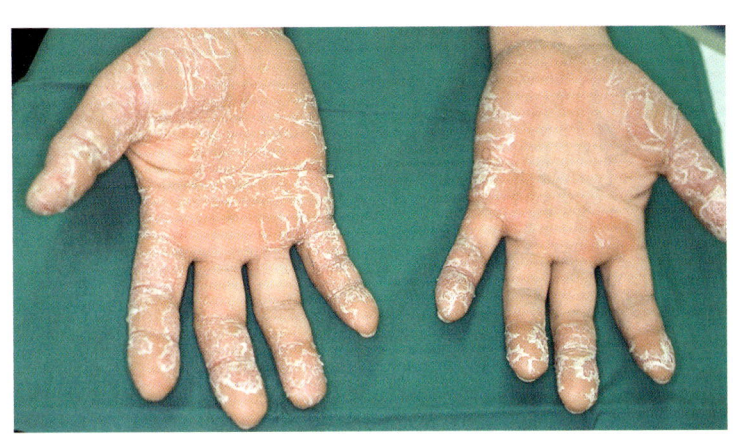
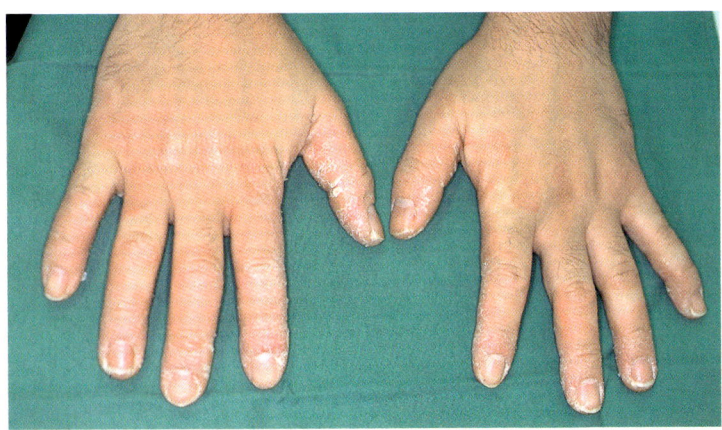

図1 手掌の乾癬（写真提供：松永佳世子先生）（文献1より転載）

臨床像の特徴（図1〜5）

　乾癬（psoriasis）は，全身に境界明瞭な浸潤のある落屑性紅斑局面が，慢性の経過で出没する（図1）[1]．5つの病型に分類され，90％が尋常性乾癬（局面型乾癬），残りの10％が，細かな皮疹のみの滴状乾癬，膿疱を多発する膿疱性乾癬，ほぼ全身を侵す乾癬性紅皮症，全身の関節を侵す乾癬性関節炎（図2，3）[2]である．

　20歳代，40歳代に好発し，四肢伸側（膝蓋・肘頭），頭皮，体幹（背・腰）などを主として侵す．手の症状も少なからず認め，爪の変形などは，患者QOL低下の要因となる（図4）．爪周囲や指背の皮膚症状がある場合は乾癬性関節炎に移行するリスクも高い．

鑑別疾患

① 手湿疹……手以外に典型的な乾癬局面を認めるかどうかがポイントとなる．角化傾向の強いタイプは鑑別が難しい．

② 掌蹠膿疱症……海外では乾癬の仲間とされ，治療も同じである．

③ 梅毒……梅毒2期疹で有名な手掌足蹠の落屑性扁平丘疹は，梅毒性乾癬とよばれ診断に重要である．

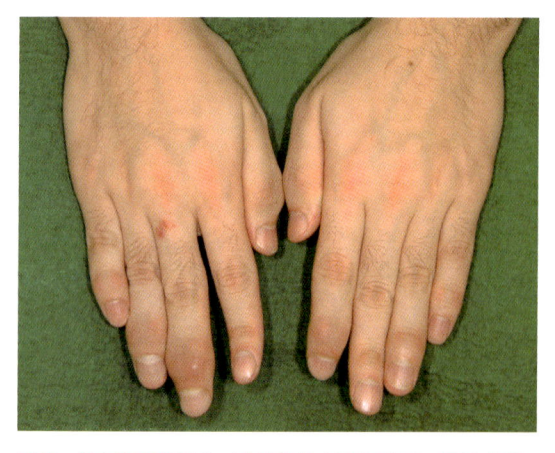

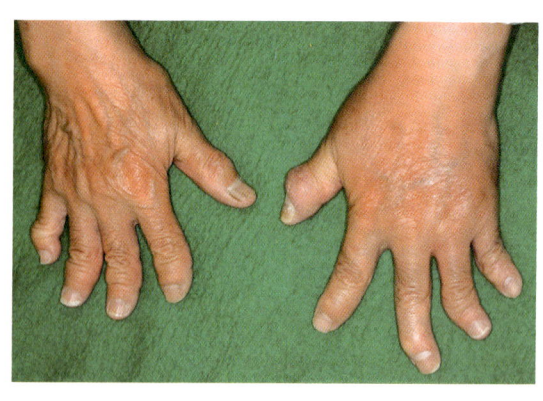

図3　乾癬性関節炎②（ムチランス型）（写真提供：聖路加国際病院皮膚科 衛藤 光先生）（文献2より転載）

図2　乾癬性関節炎①（非対称性少関節炎型）（写真提供：聖路加国際病院皮膚科 衛藤 光先生）（文献2より転載）

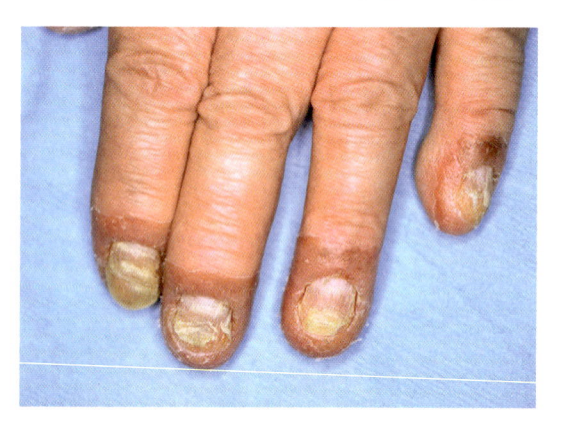

図4　〔参考症例〕爪乾癬

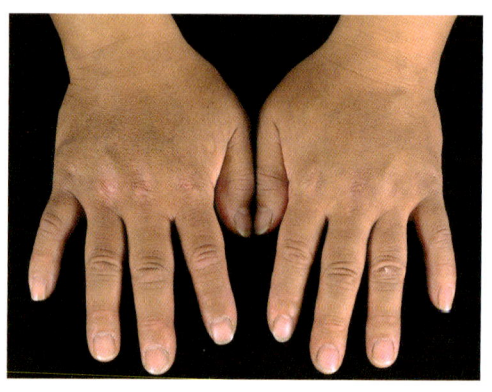

図5　手背に皮疹を認める比較的珍しい皮膚筋炎様の乾癬（写真提供：松浦皮膚科医院 松浦浩徳先生）（文献3より転載）

④ **皮膚筋炎**……指関節伸側の角化性紅色丘疹は乾癬に似ており，Gottron 徴候とよばれる．

治療

ステロイド・ビタミン D_3 外用薬，光線療法，シクロスポリンやアプレミラスト・エトレチナート内服．

文献

1）加藤正俊，松永佳世子：J Visual Dermatol 1: 490, 2002
2）衛藤 光：J Visual Dermatol 15: 450, 2016
3）松浦浩徳，内田治仁，岩月啓氏：J Visual Dermatol 1: 528, 2002

6．掌蹠膿疱症（PPP）

江藤隆史

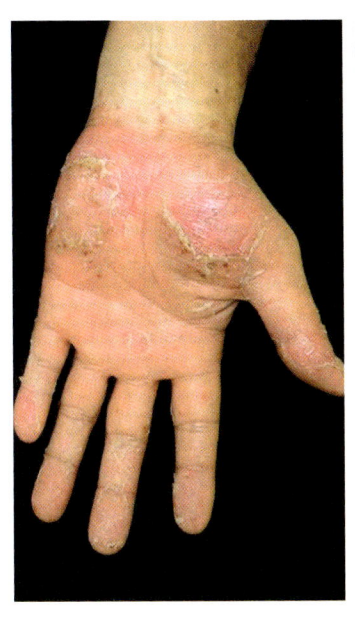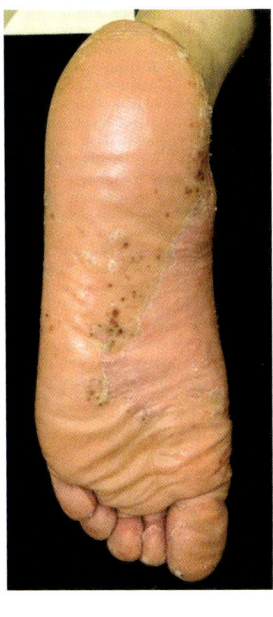

図　掌蹠膿疱症（写真提供：松永佳世子先生）（文献1より転載）

臨床像の特徴（図）[1]

　掌蹠膿疱症（palmoplantar pustulosis：PPP）は，手掌足蹠に紅斑・角化とともに無菌性膿疱が多発する慢性の疾患．喫煙や扁桃腺炎などの感染症あるいは金属アレルギーが発症に関与すると言われている．胸骨の関節の炎症から胸痛を合併することもある．

　掌蹠膿疱症の個疹は直径数ミリのほぼ均一な大きさの小水疱あるいは膿疱であり，ダーモスコピーでpustulo-vesicleが認められるのが特徴である[2]．疼痛を伴い，手を使う行動や歩行に支障を来すため，QOLを大きく阻害する．

鑑別疾患

① 膿疱性乾癬……世界的には同一の疾患とされる．

② 手足口病……掌蹠に小水疱が多発するエンテロウイルス感染症で，季節，個疹の形状から見分ける．

③ 汗疱状湿疹……水疱内容が混濁してくると膿疱類似の臨床を呈することもあり，鑑別がときに難しい．臨床経過などから判断する．

④ その他……手白癬，好酸球性膿疱性毛包炎など．

注意点

　病巣感染の除去により軽快した報告は扁桃腺摘出で60.9〜100％，歯性病巣治療で65〜78％と有効率が高いとする報告もある[3]．ただし，確定的ではない．PPPはいまだ謎の多い疾患で，現在グローバルに疾患の整理が試みられ始めている[2]．

参考文献

1) 田中 紅，岩田洋平，松永佳世子：J Visual Dermatol 14: 152, 2015
2) 小林里実：J Visual Dermatol 10: 1036, 2012
3) 松永佳世子ほか：Visual Dermatology 2018年臨時増刊号，p.78, 2018
4) 照井 正 編：特集・掌蹠膿疱症の治療 あの手この手，J Visual Dermatol 11: 1086-1099, 2012

7．好酸球性膿疱性毛包炎（EPF）

椛島健治

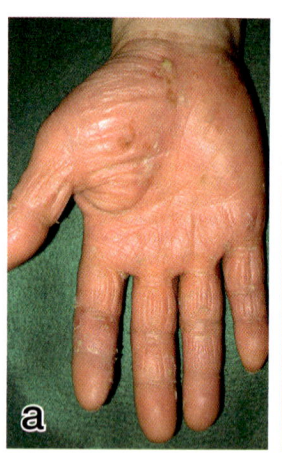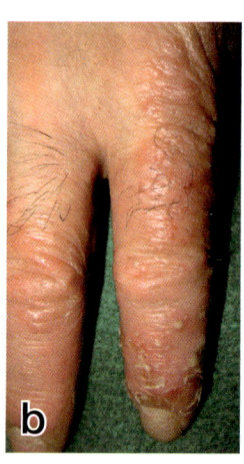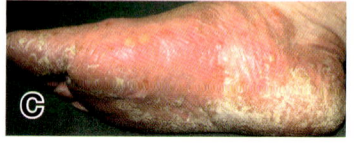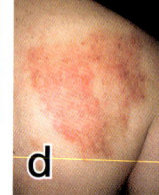

図1　掌蹠に発症したEPFと掌蹠外皮疹（写真提供：東京警察病院皮膚科 梶井崇行先生）（文献1より転載）

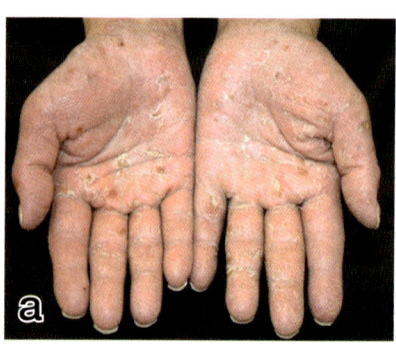

図2　当科で経験した掌蹠初発のEPF（文献2より転載）

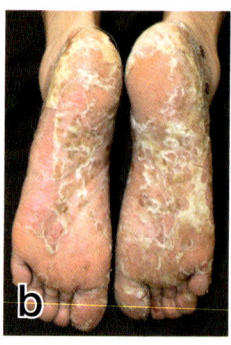

臨床像の特徴

好酸球性膿疱性毛包炎（eosinophilic pustular folliculitis：EPF）は，主に顔面に好発し，毛包・脂腺に一致した無菌性の小膿疱を形成する疾患である（図1[1]，2[2]）．膿疱の内容は好酸球が占め，瘙痒を伴い，再発をくり返す．顔面・軀幹に生じるときは遠心性に拡大する環状紅斑を呈することが多い．稀ではあるが毛包が存在しない掌蹠が初発のこともある．

鑑別疾患

① 掌蹠膿疱症……掌蹠外の皮疹や好中球の浸潤が中心であることより鑑別する．
② 白癬……真菌陰性を確認して除外する．
③ 汗疱……手掌，足底に限局して，急激な経過で小水疱が散在する刺激性接触皮膚炎などを合併する場合もある．慢性に経過する場合があ

り，治療はステロイド外用が主であるが，EPFではステロイド外用に抵抗性のことが多い．

注意点

掌蹠が初発の場合，診断は困難である．掌蹠には毛包と関係なく膿疱を認めるのみであるため，掌蹠外の生検や血中の好酸球上昇などが手がかりとなる．また，EPFはインドメタシン内服が著効するため診断的治療としての価値が高い．

一方，HIV感染に伴うEPFが近年増加しており，HIV検査も視野に入れる必要がある．

文献
1）梶井崇行，中川秀己：J Visual Dermatol 11: 1092, 2012
2）佐々木洋香 ほか：皮膚病診療37: 1069, 2015

8. 慢性放射線皮膚炎

江藤隆史

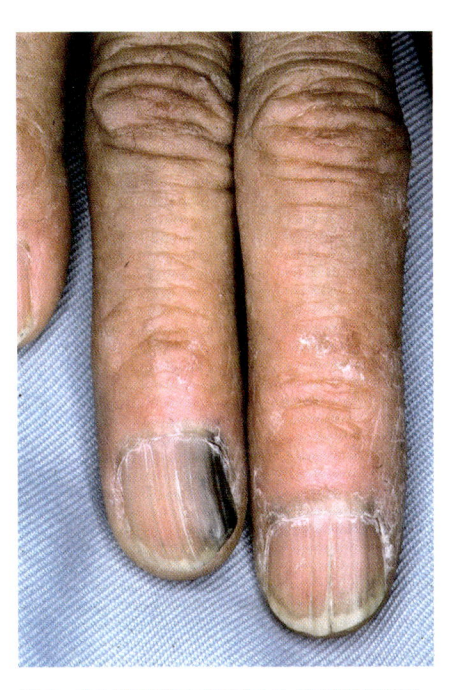

図1　放射線技師の爪に生じた放射線皮膚炎

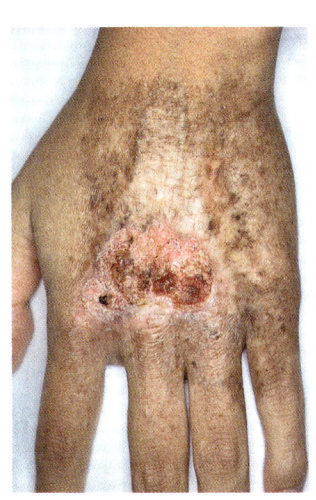

図2　〔参考症例①〕色素性母斑に対して表在照射された放射線皮膚炎から生じた SCC

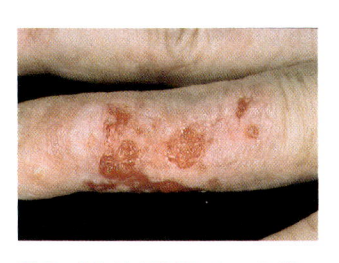

図3　〔参考症例②〕レントゲンでの胃透視を素手で行っていた経緯のある外科医の放射線皮膚炎から生じた SCC

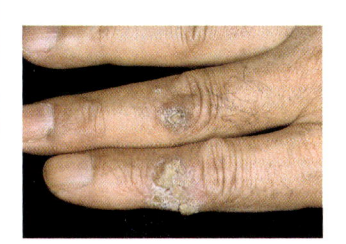

図4　〔参考症例③〕放射線技師の放射線皮膚炎から生じた放射線角化症

臨床像の特徴（図1〜4）

　慢性放射線皮膚炎（chronic radiation dermatitis）は，放射線治療を受ける患者に多くみられる皮膚の硬化性局面で，表面が粗糙でしばしば鱗屑を伴う．指掌に限局したものはほぼ医療従事者に限られる．

　光沢を伴う硬化性局面を形成する．その後しだいに萎縮性局面となり，色素沈着や色素脱失を残す[1]．

鑑別疾患

　外傷，熱傷，ポイキロデルマなどがあるが，年余にわたって存在していることがこれらの疾患とは矛盾する．

注意点

　直接の外傷ではないため，患者が外傷の既往として記憶していることがないこともある．高確率で悪性腫瘍の母地となるため，常に注意が必要である．また，大原國章先生は「褥瘡と放射線皮膚炎は，術後に合併症を生じる頻度に関して双璧である」と述べている[2]．

文献

1）　村田 哲：J Visual Dermatol 7: 1148, 2008
2）　大原國章：J Visual Dermatol 2: 854, 2003

9．ゴム手袋による接触皮膚炎

松永佳世子

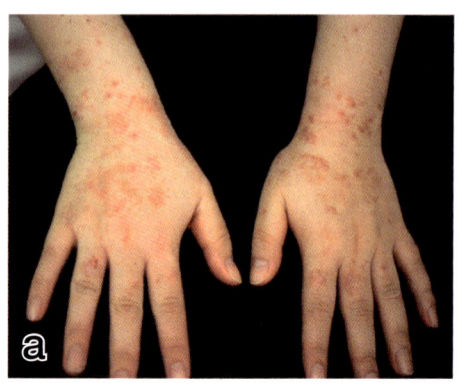

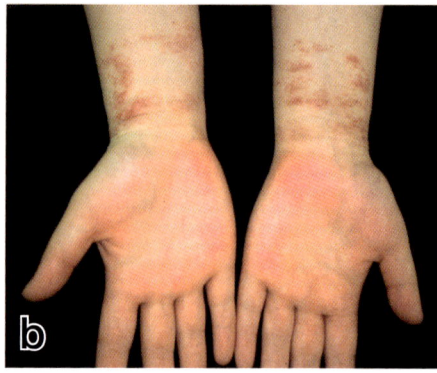

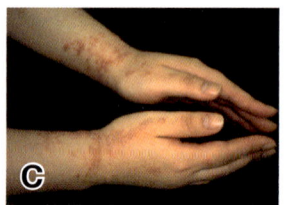

図1 19歳，女性．ゴム手袋による接触皮膚炎
天然ゴムラテックス手袋およびゴム硬化剤にパッチテスト陽性であった．

臨床像の特徴（図1，2）

ゴム加硫促進剤による遅延型反応の場合，ゴム手袋の装着部位，とくに擦れる手首，指背，手背に紅斑・漿液性丘疹・びらんなどが現れる．瘙痒が強い．

診断

ゴム手袋の装着部位，とくに摩擦を受ける部分と皮疹が一致することから診断は容易である．職業性かどうかなど，どのような場面で用いているかの問診も重要である．

注意点

清掃業や食品加工業，医療従事者をはじめ，ゴム手袋を使う職業は数多くあり，ゴム手袋皮膚炎は職業性皮膚炎として非常に重要である．

天然ゴム製および合成ゴム製手袋の製造段階で使われる各種の化学物質が原因物質の遅延型反応であることが多く，パッチテストパネル®

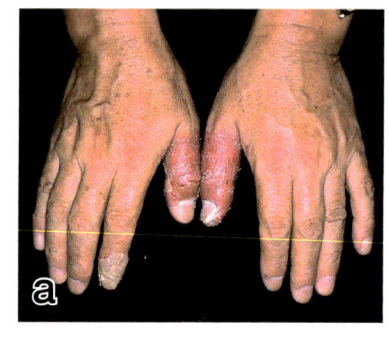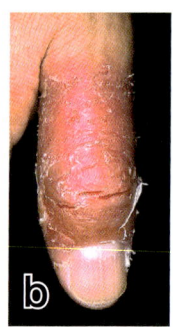

図2 指サックによる皮膚炎

（S）のカルバミックス，黒色ゴムミックス，メルカプロベンゾチアゾール／メルカプトミックス，チウラムミックスがこれらに相応する[1]．原因物質を特定したら，代替製品の使用など，それらに対応した生活指導を行う[1]．

また，天然ゴム由来のラテックスを用いた手袋は，そのタンパク質が即時型反応を起こすことが知られており（ラテックスアレルギー），アナフィラキシーショックをおこすおそれもあるため，注意を要する[2]．

文献

1) 松永佳世子 編：医師と患者のためのパッチテスト・アレルゲン解説書，学研メディカル秀潤社，東京，2017
2) 松永佳世子 編：ラテックスアレルギーのすべて，秀潤社，東京，2007

10．酸化染毛剤（ヘアカラー）とパーマ液による接触皮膚炎

松永佳世子

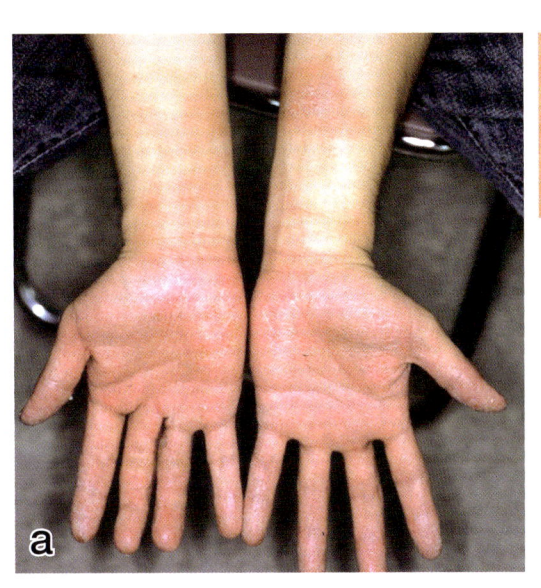

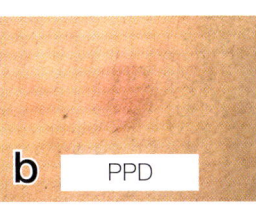

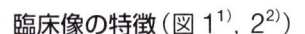

図1　19歳，男性．染毛剤・パーマ液によるアレルギー性接触皮膚炎①（文献1より転載）
理美容師．既往にアトピー性皮膚炎．パッチテストにてパラフェニレンジアミン（PPD）陽性であった．

臨床像の特徴（図1[1]，2[2]）

　理美容師の接触皮膚炎には，刺激性接触皮膚炎（手荒れ）とアレルギー性接触皮膚炎がある．

　シャンプーを頻回にするようになり，手が荒れたあとにヘアカラーで感作され，その後，パーマ液にも感作されるようになる．

　ヘアカラーを行う場合，ゴム手袋を装着するが，手の湿疹が続いているとゴム手袋の化学物質にも感作される．

　ヘアカラーの場合は，手首に紅斑，漿液性丘疹がある．ゴム手袋による接触皮膚炎は，別稿で示すように，手首，指背，手背に紅斑・漿液性丘疹ができる．

　パーマ液の場合は，素手で薬液を付けながらカーラーを巻くために，指先に漿液性丘疹が多く分布する．

診断

　問診，皮疹の分布・性状（本症例ではシャンプーの際，手袋と境する前腕屈側に頭髪が直接

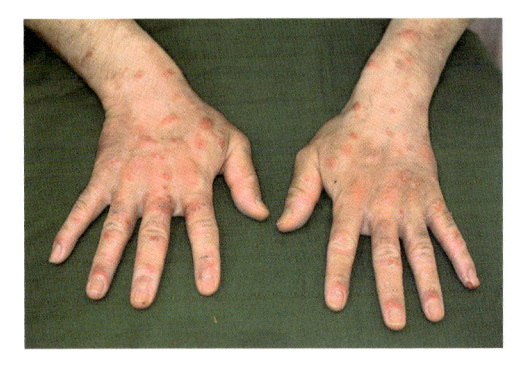

図2　20歳代，男性．染毛剤・パーマ液によるアレルギー性接触皮膚炎②（写真提供：ジョイ皮ふ科クリニック 西岡和恵先生）（文献2より転載）
3年前より理美容師．2年前より発症．

付着していた．そのため，同部位に強い湿疹病変が認められたこと）．

検査・治療

　パッチテストで染毛剤1液とパーマ液に陽性．治療はステロイド外用薬．生活指導に際しては手袋の使用により抗原との接触を回避する．回避が困難な場合には，職場の配置転換などの指導も必要となる．手袋も感作がないか検査し，加硫促進剤の含まれない手袋をすすめる．

文献

1)　山北高志，中川真実子，松永佳世子：J Visual Dermatol 6: 655, 2008
2)　西岡和恵，小泉明子，瀧田祐子：J Visual Dermatol 17: 456, 2018

11．ケトプロフェン貼付剤による光接触皮膚炎

江藤隆史, 松永佳世子

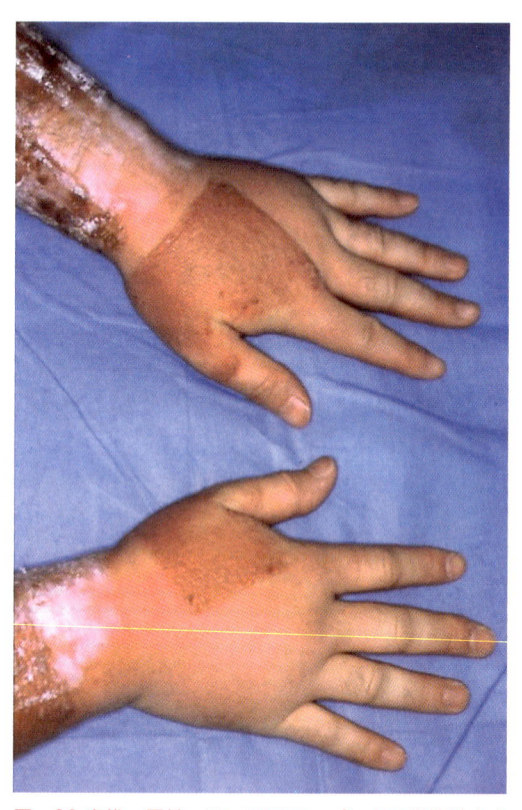

図　30歳代，男性．モーラステープによる光接触皮膚炎
ジャーナリスト．両上肢の筋肉痛に対して，友人からもらった湿布薬を貼付した．1週間後に炎天下で取材を行い，その夜，激しい痒みと矩形の浮腫性紅斑が出現した．

臨床像の特徴

　ケトプロフェン（モーラス®テープなど）は非ステロイド系消炎鎮痛薬として湿布剤・テープ剤で頻用されている薬剤である．光感作性があり，感作が成立すると光線曝露により貼付剤の形に一致した境界明瞭の浮腫性紅斑や漿液性丘疹を生じる（photocontact dermatitis from ketoprofen，図）．激痒を伴う．

鑑別疾患[1]

① 他の外用剤・貼付剤による接触皮膚炎……問診にて鑑別できるが，ケトプロフェンは剥がしてからも数カ月～半年は反応が残るため，患者が記憶していない可能性もある（後述）．
② 蜂窩織炎・熱傷……これらの特徴である局所的な熱感・疼痛を伴わず，激しい瘙痒を伴うことから鑑別できる．湿布剤による場合は，特徴的な皮疹の形からも診断可能である．

注意点

　ケトプロフェンは光線過敏をおこすことはよく知られているが，原因薬剤を除去しても数カ月～半年間（塩原哲夫先生によると，最長で1年間[2]）は皮膚に残存することはあまり知られていない．そのため，受診時に患者が薬歴を記憶していない場合があり，問診の際には常に注意しておく必要がある．また皮疹軽快後も，半年間は長袖・手袋着用等の遮光指導を行う必要がある．確定診断は光パッチテストで行う．

　なお，ケトプロフェンはベンゾフェノン骨格を持つので，紫外線吸収剤のベンゾフェノン，オクトクリレンと交差反応をする場合があり，注意が必要である．

文献

1）鈴木加奈子：J Visual Dermatol 1: 392, 2002
2）塩原哲夫：私信

12．サクラソウ皮膚炎

江藤隆史

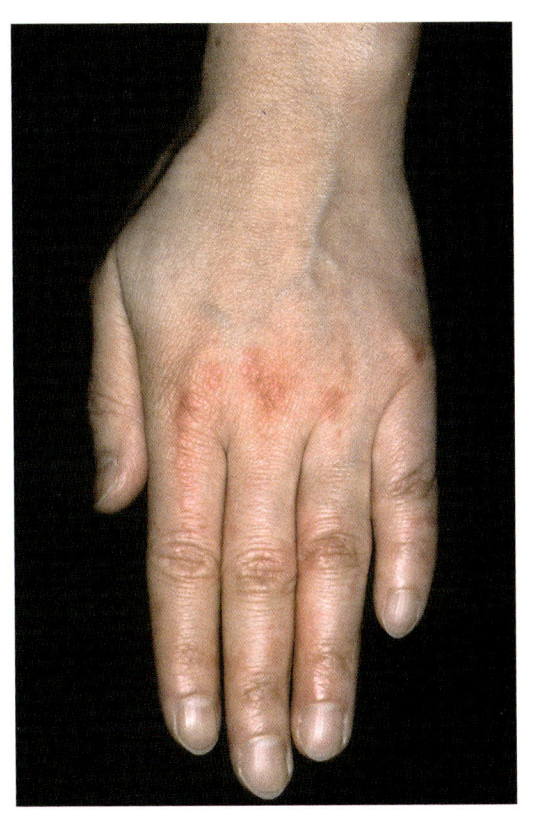

図1　サクラソウ皮膚炎①

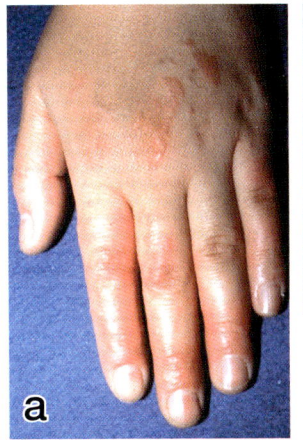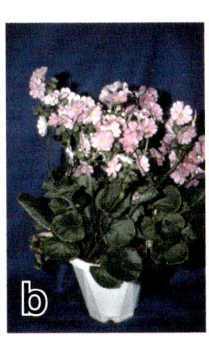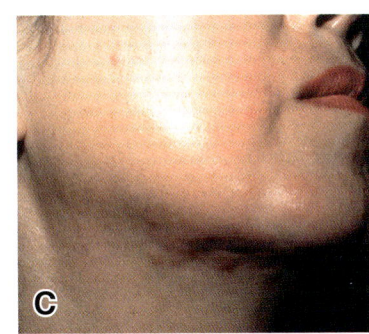

図2　サクラソウ皮膚炎②

臨床像の特徴（図1，2）

　サクラソウ皮膚炎（contact dermatitis from Primula species）は園芸を趣味とする者に発症する．顔や手に瘙痒のある漿液性丘疹・小水疱が多発する．

鑑別疾患

　第2章11．「ケトプロフェン貼付剤による光接触皮膚炎」（p.88）を参照.

注意点

　サクラソウ皮膚炎は接触皮膚炎の中でもポピュラーなものであるが，患者は原因がわからない手荒れとして受診することが多く，「まさか毎日触っている植物が原因とは思わなかった」として，問診で医師が聞かないかぎりは植物名は出てこない．また，「毎日触っていたのに，なぜ今出てくるのか」と患者が疑問を抱くことも多い．遅発性アレルギーについて丁寧に説明して，パッチテストで確定診断することが大切である．

13. 多形滲出性紅斑（EEM）

江藤隆史

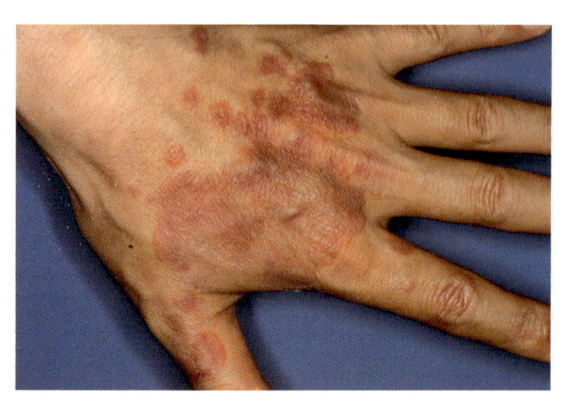

図1　口唇ヘルペスとの関連が疑われた多形滲出性紅斑（写真提供：村田 哲先生，大槻マミ太郎先生）（文献1より転載）

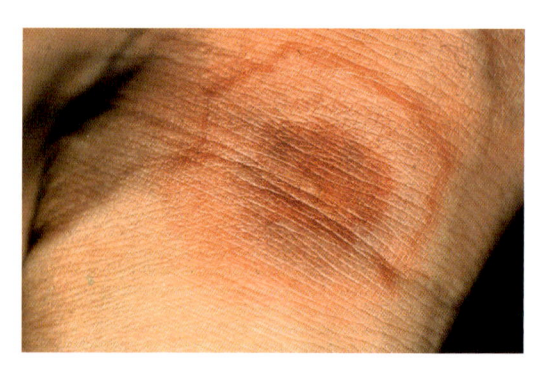

図2　〔参考症例〕標的状皮疹（文献2より転載）

臨床像の特徴

多形紅斑（erythema multifome：EM），多形滲出性紅斑（erythema exsudativum multiforme：EEM）は，手足背・肘頭・膝蓋などの四肢伸側に好発する．紅斑は徐々に滲出傾向を伴い浮腫性となり（図1）[1]，水疱も生じる．二重・三重の紅斑が特徴とされ，それぞれ虹彩状皮疹（iris lesion）・標的状皮疹（target lesion，図2）[2]と呼ばれ，重症薬疹〔Stevens-Johnson症候群や中毒性表皮壊死症（TEN）〕の可能性を示唆する所見として重要である．

原因

① 薬剤アレルギー……EEM型薬疹と呼ばれる．
② 感染アレルギー……溶連菌感染・マイコプラズマ感染症・クラミジア・リケッチア・ヒストプラスマなど．
③ ウイルス感染症……単純ヘルペスウイルスによるものが多い．
④ その他……膠原病（SLEなど），内臓悪性腫瘍（造血系など）など．

治療

原因に合わせた対策とともに，抗ヒスタミン薬内服，ステロイド薬の外用を行う．重症ではステロイド内服を行う．

文献

1) 村田 哲，大槻マミ太郎：Visual Dermatology 2016年臨時増刊号，p.39, 2016
2) 江藤隆史：Visual Dermatology 2016年臨時増刊号，p.164, 2016

14．播種状紅斑丘疹型薬疹・光線過敏型薬疹

塩原哲夫

図1　播種状紅斑丘疹型薬疹
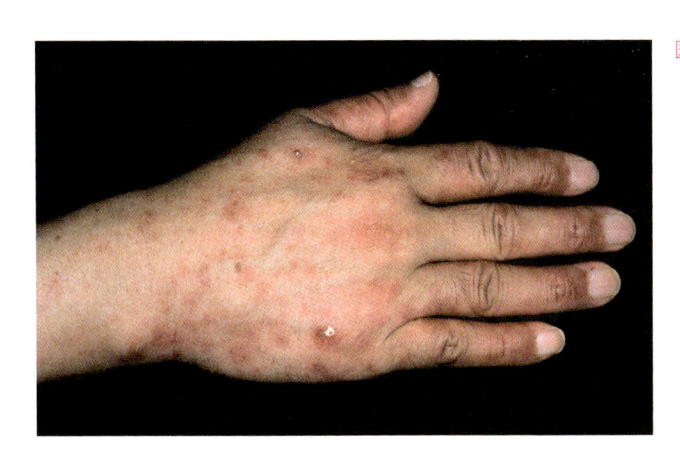

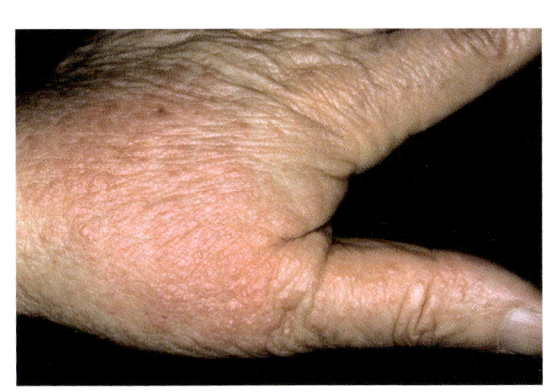
図2　光線過敏型薬疹①

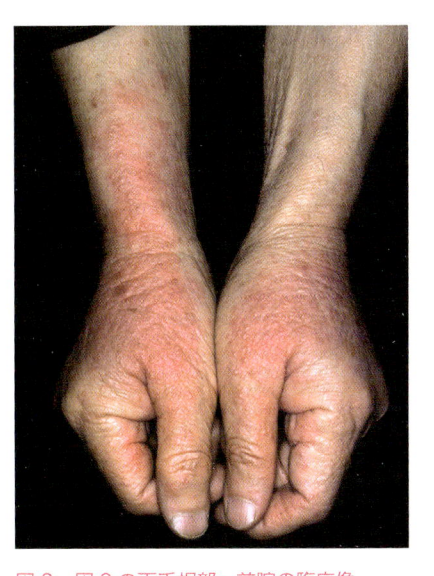
図3　図2の両手根部〜前腕の臨床像
露光部に紅斑・丘疹を認める.

臨床像の特徴

薬疹が手だけに生じることは，固定薬疹や光線過敏型薬疹（drug-induced photosensitivity）以外ではほとんどない．多くの場合，汎発性に生じた薬疹の部分症状として手に発疹が拡大しているに過ぎない．薬疹の中でもっとも頻度の多い播種状紅斑丘疹型［exanthematous（maculopapular）drug eruption］の場合にも，腕から手に拡大した際にみる程度である（図1）.

手に優先的に生じやすい薬疹は光線過敏型薬疹である（図2〜4）．これは分布が重要で，手背とくに橈側から前腕伸側優位に，紅斑・丘疹が分布する．この際には，V-neck部にも紅斑があるかを確認する必要がある.

鑑別疾患

手・足・口に水疱を認める場合には，手足口病を考える．症例によってはかなり大型の水疱となり，類天疱瘡やSJSと誤診されることもある．手や足など末梢優位に紅斑を認めるのは多形紅斑やウイルス感染のことが多く，むしろ薬疹ではない可能性が高い．しかし，薬剤性過敏症症候群では全身の紅斑に加え，手関節に水疱をみることがある.

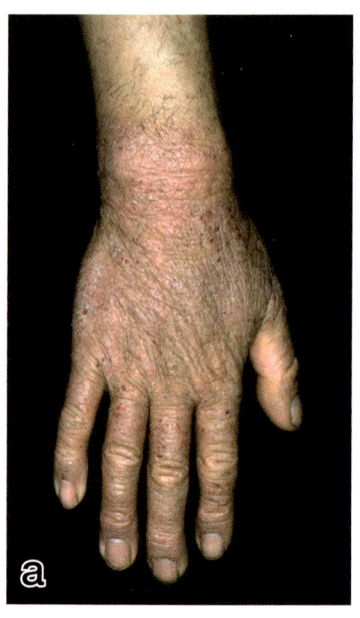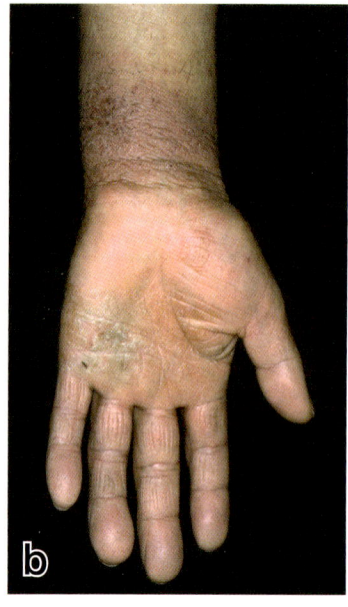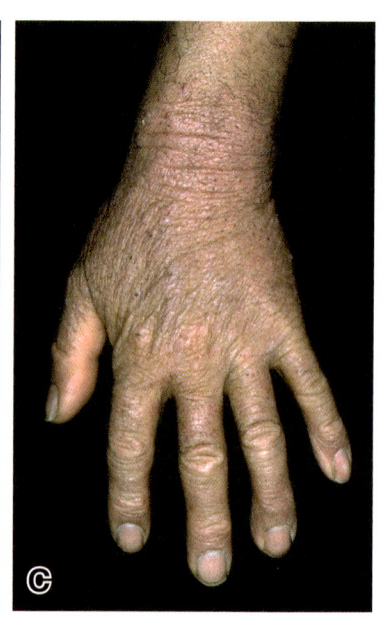

図 4　光線過敏型薬疹②
露光部に優先的に紅斑・苔癬化局面を認める．手掌にも拡大している．

検査・治療

　薬疹を疑った場合にはステロイド内服を開始後でも（PSL 40 mg/ 日以内なら），原因薬確定のために積極的に DLST を行うべきである．

　好酸球増多は薬疹以外でもウイルス感染に際してよくみられる所見であり，これのみで薬疹の根拠にはなり得ない．

注意点

　初期の紅斑の分布が末梢優位か中枢優位かは，ウイルス性か薬剤性かを初期に見当を付けるのに有用であるが，絶対的なものではない．

15. 固定薬疹

江藤隆史

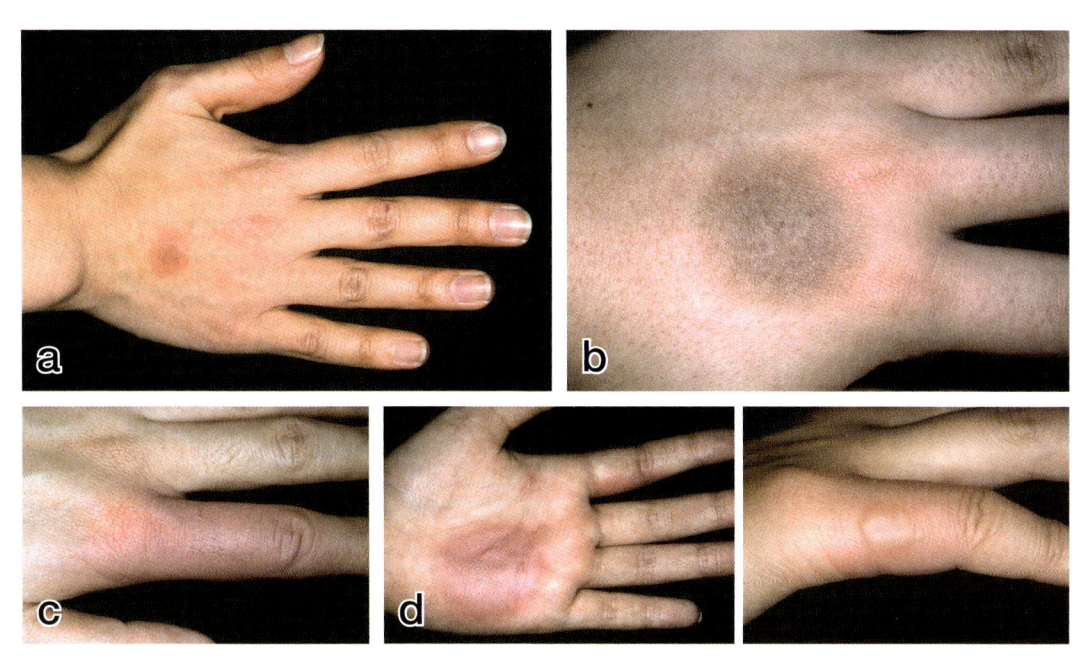

図　それぞれ手背・手掌・指に生じた固定薬疹の4例

臨床像の特徴（図）

　固定薬疹（fixed drug eruption：FDE）は、皮膚粘膜移行部（口囲・外陰部）、四肢（手足・関節部）に好発する境界明瞭な類円形の紅斑. 時に水疱・びらんを形成する. 痒みやピリピリした痛みを伴う. 原因薬剤摂取のたびに同一部位に皮疹をくり返し（摂取後数分から数時間）、数週で色素沈着を残して治癒する. 原因薬は消炎鎮痛薬や抗菌薬などの頓服する薬剤が多いので、軽微な紅斑の場合無視され、再発のたびに色素沈着が増強する.

鑑別疾患

① 扁平母斑……茶褐色の色素斑でよく似ているが、紅斑は伴わない.

② 接触皮膚炎……紅斑・水疱の時期では、区別が困難.

③ その他……虐待などの紫斑など.

検査・治療・経過

　皮疹部位でのパッチテストの実施か、内服テストを行う. 原因薬を同定し、中止することで再発は防止できるが、残った色素沈着はなかなか薄くならない. レーザー照射などが有効[1].

注意点

　多くの症例は、色素斑を主訴に来院する. 問診にて時々同部位が赤く腫れるか聴取し、頭痛や生理痛で頓用する薬はないか問診するのがコツである.

文献

1）　轟 葉子, 江藤隆史：J Visual Dermatol 3: 1042, 2004

16. 菌状息肉症

江藤隆史

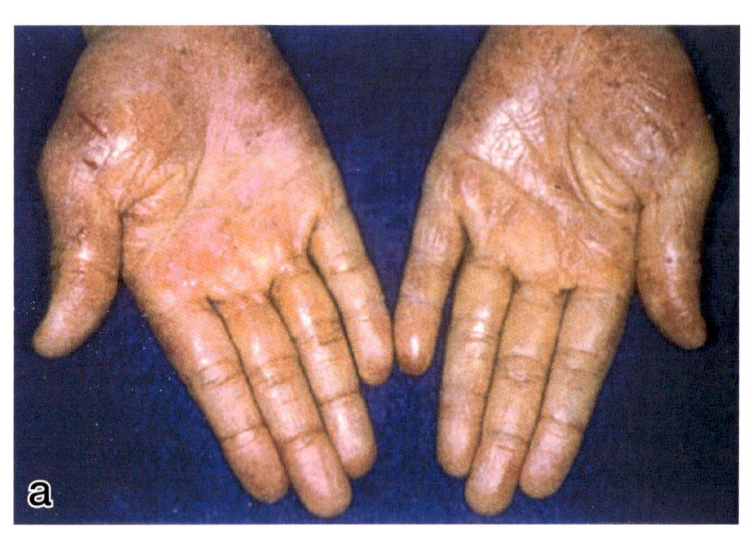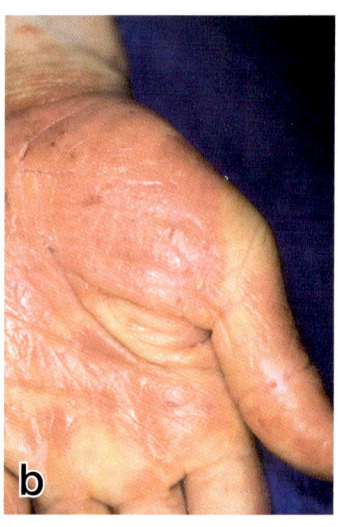

図　両手掌の紅斑・湿疹様の菌状息肉症（写真提供：大槻マミ太郎 先生）（文献 1 より転載）

臨床像の特徴（図）[1]

　菌状息肉症（mycosis fungoides）は，皮膚 T 細胞リンパ腫の約半数を占める[2]，代表的な悪性リンパ腫である．紅斑期 − 局面期 − 腫瘍期の病期に分かれる．病理所見にて表皮内の異常リンパ球浸潤（Pautrier 微小膿瘍）を認める．

鑑別疾患

① アトピー性皮膚炎……アトピー性皮膚炎と鑑別を要するのが紅斑期の菌状息肉症である．アトピー性皮膚炎と合併することもある．
② 尋常性乾癬
③ その他……菌状息肉症は紅斑，肉芽腫，紫斑などのさまざまな皮疹を生じる．とくに多型皮膚萎縮，毛包性ムチン沈着症，丘疹 − 紅皮症は鑑別として覚えておく必要がある．

注意点

　菅谷 誠氏は，リンパ腫の可能性を捨てきれないままアトピー性皮膚炎をフォローしていく症例を経験することはたまにあるが，その時に大切なのはあえて白黒つけず，リンパ腫を悪化させる可能性のある免疫抑制薬を使用せず，両疾患ともに有効な紫外線治療を主体にフォローしていけばよいと述べている[3]．

文献

1)　河瀬ゆり子，大槻マミ太郎：J Visual Dermatol 12: 1067, 2013
2)　Hamada T, Iwatsuki K: J Dermatol 41: 3, 2014
3)　菅谷 誠：J Visual Dermatol 11: 906, 2012

17．成人T細胞白血病/リンパ腫（ATLL）

江藤隆史

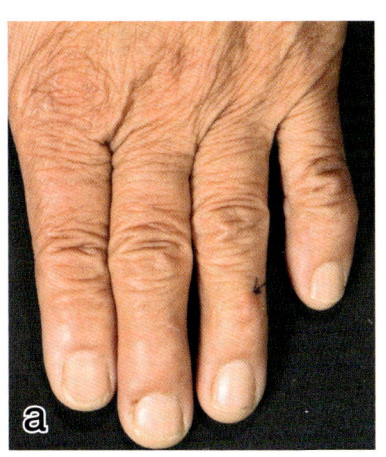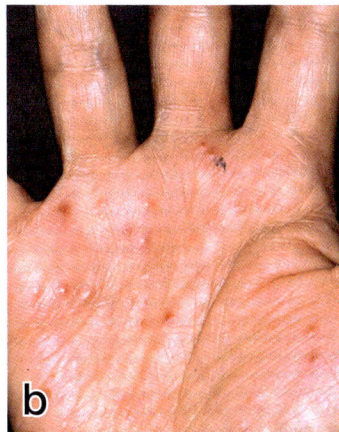

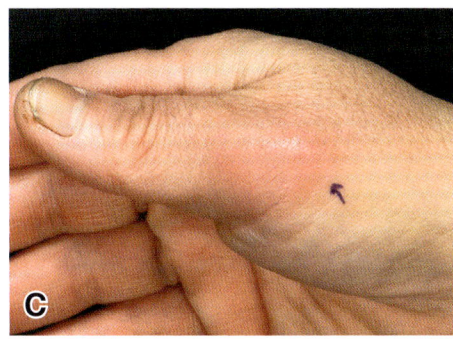

図　手に生じたATLLの特異疹の3例（写真提供：宮崎大学医学部皮膚科 天野正宏 先生）（文献1より転載）汗疱様皮疹も参照．

臨床像の特徴

　成人T細胞白血病/リンパ腫（adult T - cell leukemia/lymphoma：ATLL）は，レトロウイルスのHTLV1によって発症する末梢T細胞系悪性腫瘍で，さまざまな皮膚症状を呈する．腫瘍細胞が皮膚に浸潤して形成される皮疹を特異疹と呼び，紅色丘疹ないし小結節として認められることが多いが（図a, b），紅斑や浸潤性紅斑（図c），結節，腫瘤などのこともある．組織学的には，真皮の血管周囲に異型リンパ球の浸潤を認め，Pautrier微小膿瘍を認めることもある．非特異疹は，反応性の皮膚症状であり，湿疹様，乾癬様であったり，魚鱗癬や掌蹠角化症として現れる．

手の場合の鑑別疾患

　以下のものがあげられ，いずれも皮膚生検が決め手になる．
① 慢性湿疹，アトピー性皮膚炎
② 掌蹠角化症
③ 掌蹠膿疱症
④ 多形滲出性紅斑

注意点

　瀬戸山 充氏によると「特異疹を有するくすぶり型ATLは，伴わないものに比べて予後が不良」とされている[2]．軽微な皮膚症状からも本症を疑って検査する姿勢が重要といえる．

文献

1）　天野正宏, 瀬戸山 充：J Visual Dermatol 6: 138, 2007
2）　瀬戸山 充：J Visual Dermatol 1: 134, 2002

18．全身性エリテマトーデス（SLE）

新井 達

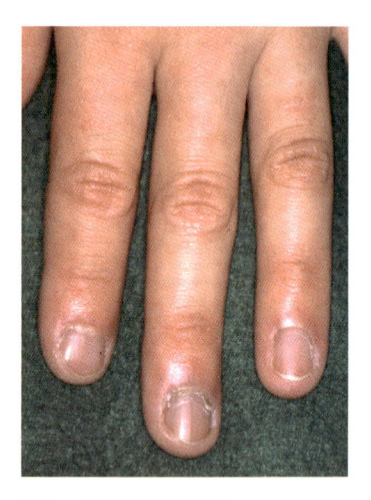

図1　SLEの爪囲紅斑

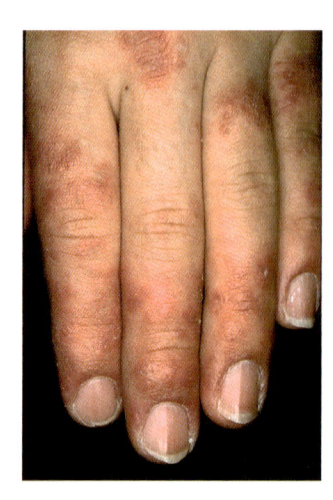

図2　SLEの凍瘡様紅斑

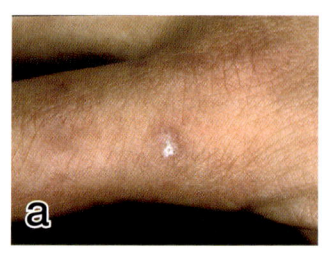
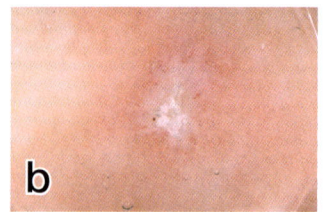

図3　SLEの石灰沈着症（b：ダーモスコピー所見）

臨床像の特徴

　全身性エリテマトーデス（systemic lupus erythematosus：SLE）は，蝶形紅斑，円板状エリテマトーデス型紅斑などの皮疹に加えて，ループス腎炎など，多彩な全身症状を呈する膠原病の代表格である．手の皮疹としては，爪囲紅斑（近位爪郭を縁取る紅斑：図1）や凍瘡様紅斑（図2）がとくに初発疹として重要である．また，時に石灰沈着症（図3）や，冬季になると円板状エリテマトーデス型皮疹の特殊型であるチルブレインループス（図4）の増悪がみられる．合併疾患としての抗リン脂質抗体症候群やクリオグロブリン血症に伴うリベドや皮膚潰瘍がみられることがある．

鑑別疾患

　凍瘡が鑑別点となる．凍瘡は真冬ではなく，初冬や初春などの寒暖差の激しい時期に好発する手指の暗赤色の滲出性紅斑である．SLEの凍瘡様紅斑では手指をこえて手掌などの広範囲に暗赤色紅斑がみられること，春から夏などの

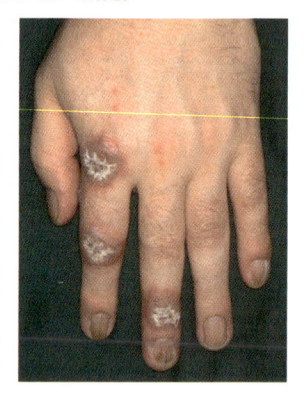

図4　チルブレインループス

暖かい時期にもかかわらず紅斑がみられることから鑑別できる．

治療

　凍瘡様紅斑にはトコフェロールニコチン酸エステル300 mg/日，0.3％ヘパリン類似物質クリーム外用を行う．

　チルブレインループスでは strongest class の外用ステロイド剤塗布を行う．

注意点

　凍瘡で初発する SLE に注意する．

19．全身性強皮症（SSc）

新井 達

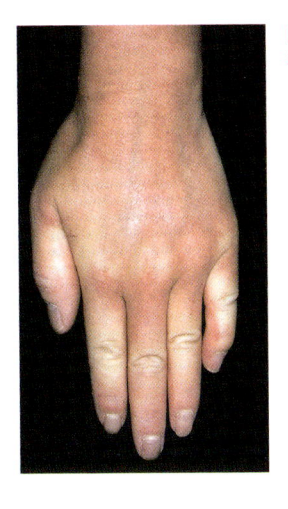

図1　全身性強皮症の手指皮膚硬化

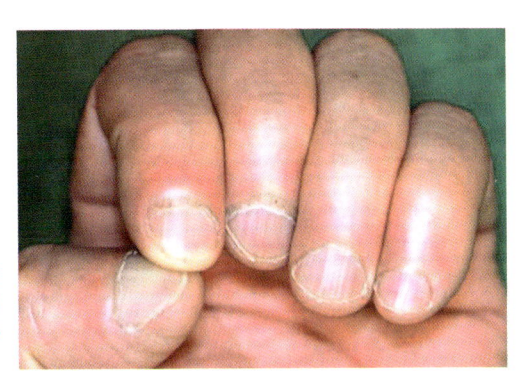

図2　全身性強皮症の2mm以上の爪上皮延長と爪上皮出血点（NFB）

図3　全身性強皮症の指尖潰瘍

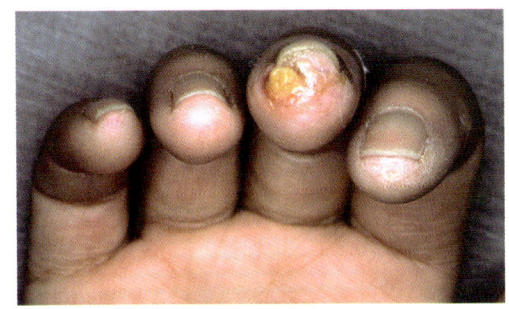

臨床像の特徴

　全身性強皮症（systemic sclerosis：SSc）は，皮膚硬化・Raynaud現象を主な症状として，全身の諸器官に線維化をおこす自己免疫疾患であり，四肢末端に早い時期から皮膚症状が現れる．手指の皮膚硬化（sclerodactylia：図1），爪上皮延長（2mm以上）と爪上皮出血点（nail fold bleeding：NFB，図2）は強皮症を見出す初期のサインとして重要である．また，進行すると，指尖陥凹性瘢痕（digital pitted scar）や指の屈曲位強直などがみられる．

鑑別疾患

① Crow-Fukase症候群……POEMS症候群と同義語で，四肢のしびれ，多発性の血管腫，皮膚硬化，多毛などを呈する．皮膚硬化以外に多彩な所見があることから鑑別できる．
② 好酸球性筋膜炎……外傷や激しい運動後に生じる筋膜炎である．急激に発症する例が多いこと，強皮症とは異なり，爪郭の点状出血はないことから鑑別できる．
③ 腎性全身性線維症（nephrogenic systemic fibrosis）……腎不全患者に対してガドリニウム造影剤を使用した例に発症する皮膚硬化である．透析患者の経過中に発症した皮膚硬化を見た場合に考える．

治療・経過

　抗Scl-70抗体陽性例では皮膚硬化が全身に拡大する可能性がある．抗セントロメア抗体陽性例では皮膚硬化が肘までに限局することが多い．抗RNAポリメラーゼⅢ抗体陽性例では悪性腫瘍合併の可能性があり，注意を要する．多発性の指尖潰瘍（図3）にはボセンタン（トラクリア®）投与が有効であり，積極的に使用することを考慮する．

注意点

　NFBは，SScや他の膠原病の早期診断に有用である．

20．皮膚筋炎（DM）

新井 達

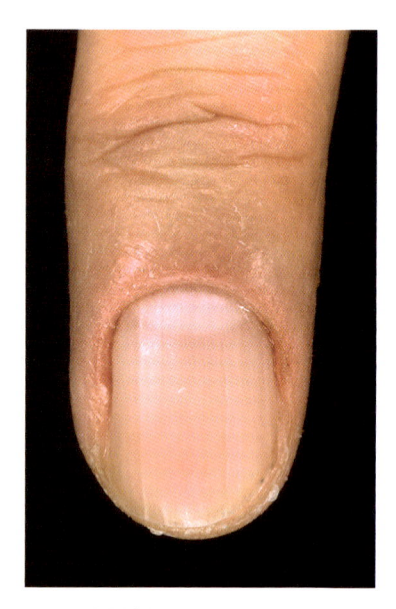

図1　皮膚筋炎の爪囲紅斑

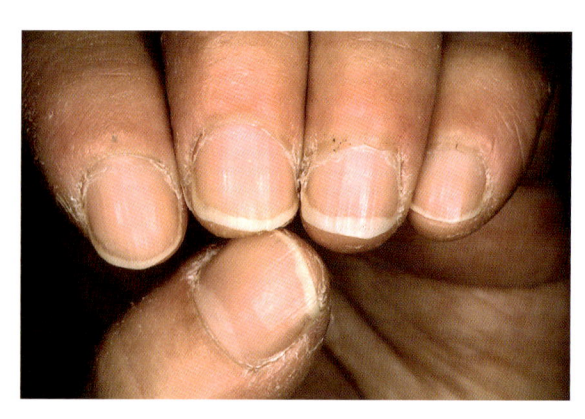

図2　皮膚筋炎の爪上皮延長と爪郭の点状出血

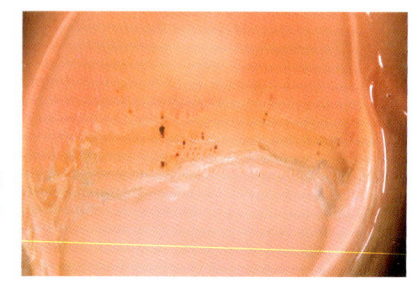

図3　図2の第4指爪郭の点状出血のダーモスコピー像
点状出血の観察はダーモスコピーが有用である．

臨床像の特徴

　皮膚筋炎（dermatomyositis：DM）は，痒みを伴う皮膚症状と筋症状を特徴とするが，皮膚症状の先行する例が多い．Heliotrope 紅斑（顔面）や Gottron 徴候が代表的な皮膚症状であるが，爪囲紅斑（近位爪郭部の紅斑：図1），爪上皮延長と爪郭の点状出血（図2，3）は強皮症と同様に皮膚筋炎を見出す診断価値の高い有用な皮膚所見である．紅斑が広範囲にみられ，顔面の浮腫が顕著な例では悪性腫瘍合併の可能性が高く，mechanic's hand や逆 Gottron 徴候がみられる例では間質性肺炎の頻度が高いので注意を要する．

鑑別疾患

① 手湿疹……とくに mechanic's hand は手指側縁に限局した乾燥，粗糙な局面がみられるので鑑別を要する．手湿疹では痒み，点状びらんを伴う紅斑や丘疹，そして小型の亀裂を伴う点で鑑別できる．

② 多中心性細網組織球症……指関節背面や爪郭部に皮疹がみられることが多いが，本症では近位爪郭部の赤色小丘疹（coral beads サイン）が特徴であり，大きな鑑別点となる．

検査・経過

　抗 TIF1-γ 抗体（悪性腫瘍合併率約70%），抗 MDA5 抗体（急性型間質性肺炎合併高率）測定，KL-6，SP-D 測定（間質性肺炎病勢評価）．

注意点

　抗核抗体陰性，CPK 正常は皮膚筋炎を否定する根拠にならない．KL-6 は悪性腫瘍の病勢と相関することがある．

21. Raynaud 現象

新井 達

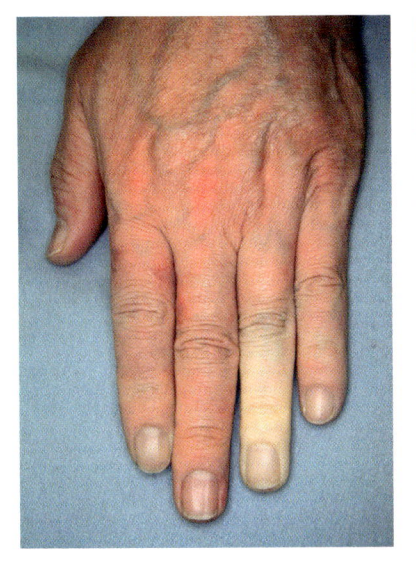

図1　SLE の Raynaud 現象

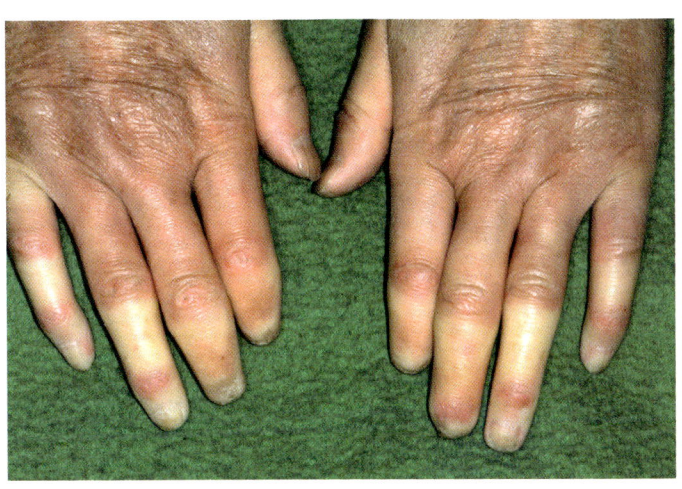

図2　強皮症の Raynaud 現象

臨床像の特徴

　Raynaud 現象（Raynaud's phenomenon）は，低温曝露や情動ストレスの結果生じる一過性の血管攣縮による手指の虚血である．膠原病，とくに強皮症が代表的疾患であるが，Bürger 病などの動脈疾患や薬剤性，振動器具を使用する職業（チェーンソーなど）でもみられる．指は虚血により白色→青色（血流回復遅延のため）→赤色へと変化する（図1，2）．通常拇指にRaynaud 現象はおこらない．

鑑別疾患

　一過性に生じる血管の攣縮のため，診断は容易である．しかし，診療経験がないと，凍瘡やアクロチアノーゼを Raynaud 現象と誤診することがある．凍瘡やアクロチアノーゼでは症状が一過性ではなく持続することが鑑別点であり，Raynaud 現象では上記のごとく色調が変化することが特徴である．

　また，稀ではあるが，Raynaud 現象が重度で持続する症例ではチアノーゼや壊疽を呈する例もある．

注意点

　一過性の指の色調変化をみたら Raynaud 現象を考える．壊疽に至る例も稀にみられるので注意が必要である．

22. Mechanic's hand

新井 達

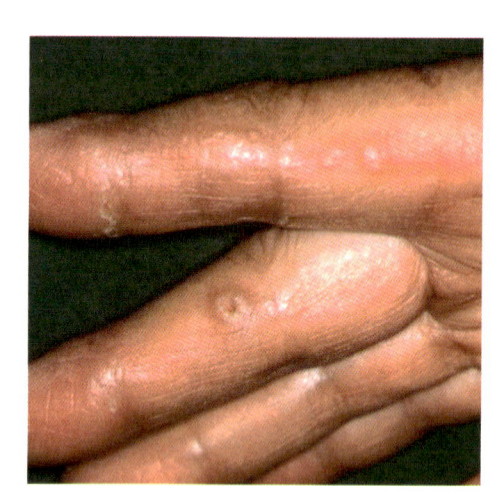

図1 皮膚筋炎の mechanic's hand ①

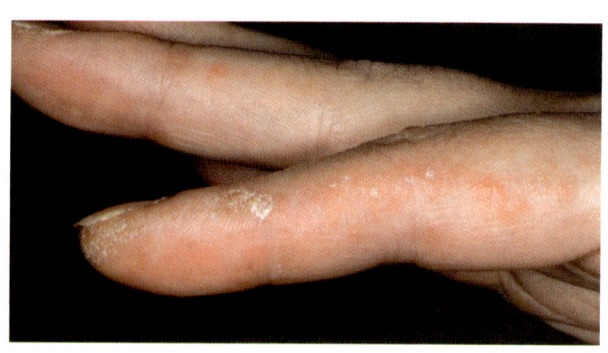

図2 皮膚筋炎の mechanic's hand ②

臨床像の特徴

Mechanic's hand（メカニックハンド，"機械工の手"）は，機械工にみられる手の皮疹に類似することから命名された皮膚症状である．手指側縁（とくに拇指と示指）にみられる鉄棒豆様の胼胝状角化と指腹に限局してみられる手荒れ様の乾燥，粗糙な局面を特徴とする（図1，2）．皮膚筋炎のなかでとくに抗ARS抗体陽性例にみられる頻度が高く，関節痛や間質性肺炎の合併頻度が高い皮膚症状である．

鑑別疾患

手指側縁の角化性局面は胼胝に類似するが，通常荷重部位ではない部位に胼胝状角化を生じるため，その鑑別は容易である．

また，指腹の乾燥，粗糙な局面は手湿疹との鑑別を要する．しかし，手湿疹では指腹に皮疹が限局することは通常なく，手指や手掌にも皮疹を認めること，そして手湿疹であれば汗疱状水疱や点状びらんを認めることから鑑別可能である．

注意点

Mechanic's hand をみたら皮膚筋炎に伴う間質性肺炎，とくに抗ARS抗体症候群を疑う．

23. Gottron 徴候（丘疹）

新井 達

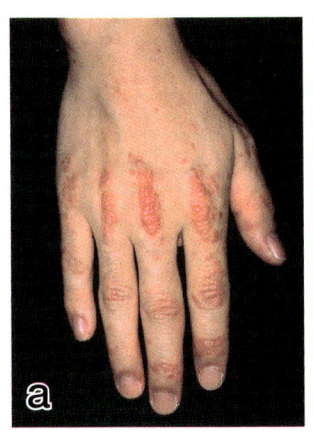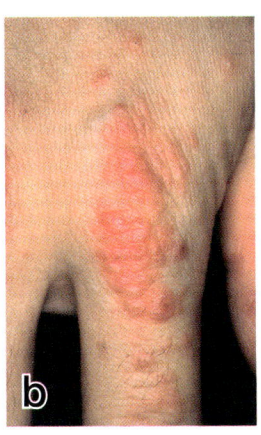

図1 皮膚筋炎の Gottron 徴候と拡大像（b）

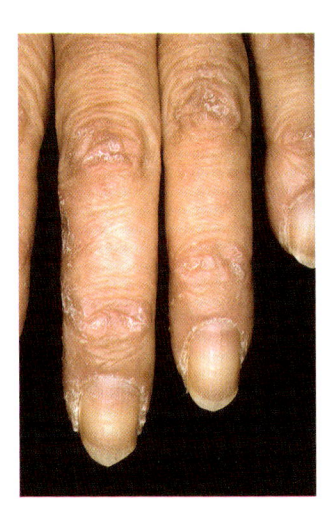

図2 皮膚筋炎の Gottron 丘疹

臨床像の特徴

Gottron 徴候とは皮膚筋炎にみられる指関節背面（図1），肘，膝関節伸側の角化性紅斑の総称であり，指関節背面に，半米粒大角化性丘疹が集簇した局面を Gottron 丘疹という（図2）．典型例では個々の丘疹の頂部が軽度に陥凹してクレーター状を呈し，わずかに鱗屑を伴っている（図2）．成人の悪性腫瘍合併例では丘疹は目立たず，指背に連なるような紅斑を呈する傾向がある．一方，小児では成人よりも角化性丘疹が明瞭な例が多い（図3）．Gottron 徴候は Köbner 現象が関与するため，皮膚筋炎の全身治療が奏効している例でも，Gottron 徴候は残存することが多い．よって，このような症例では，病勢がコントロールされていないと判断しない方が良い．

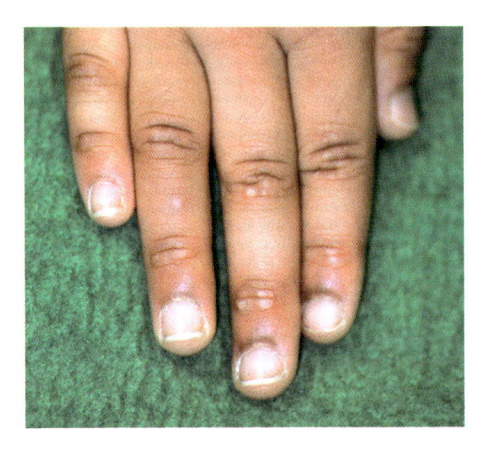

図3 小児の Gottron 丘疹

鑑別疾患

手湿疹，ナックルパッドなどが鑑別診断となる．頻度は少ないが，指関節背面に角化性紅斑を呈する手湿疹があるが，爪囲紅斑や爪郭の点状出血の有無などから鑑別可能である．

ナックルパッドは機械的刺激が誘因になる関節背面の胼胝状角化である．丘疹が多発することはなく，紅斑の色調も異なる点で鑑別できる．

注意点

小児皮膚筋炎で筋症状の乏しい例ではアトピー性皮膚炎として加療されている症例が多く，Gottron 徴候の有無を確認することはきわめて重要である．

24. 逆 Gottron 徴候

新井 達

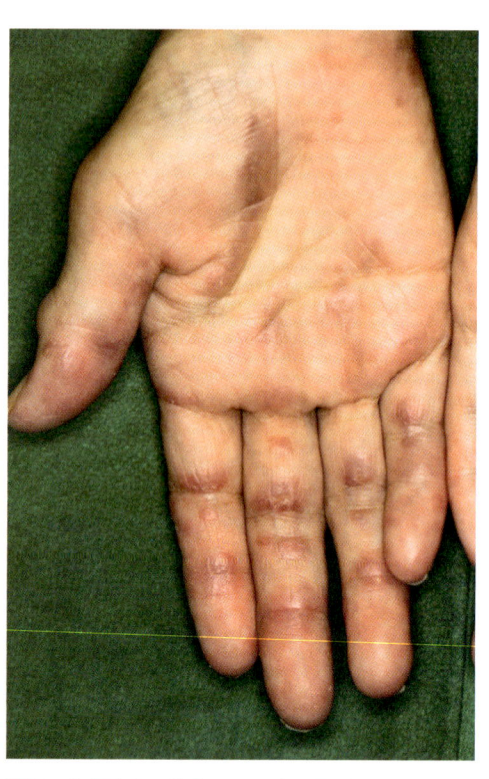

図1　皮膚筋炎の逆 Gottron 徴候①（急性型間質性肺炎合併例）

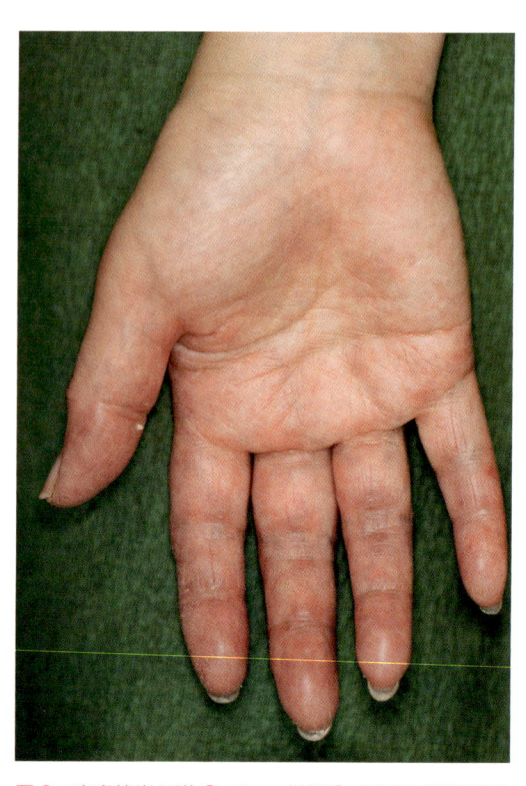

図2　皮膚筋炎の逆 Gottron 徴候②（急性型間質性肺炎合併例）

臨床像の特徴

　逆 Gottron 徴候（inverse Gottron's sign）は，Gottron 徴候の反対側，すなわち指関節屈曲部に生じる軽度に角化を伴う浸潤のある紅斑である（図1，2）．指を屈曲したときに皮膚が重なる部位の皺襞に沿って暗赤色紅斑がみられることから，Köbner 現象の関与を示唆する．間質性肺炎合併，とくに抗 MDA-5 抗体陽性の急性型間質性肺炎合併皮膚筋炎に多くみられるため，要注意である．

　逆 Gottoron 徴候は mechanic's hand と同時にみられる症例が多く，間質性肺炎が改善すると，皮疹も相関して消失する．

鑑別疾患

　手湿疹や胼胝が鑑別診断となる．逆 Gottron 徴候は紅斑であり，炎症の有無で胼胝とは鑑別可能である．また，逆 Gottron 徴候は関節屈曲部位に一致して紅斑を認めるため，手湿疹との鑑別点になる．

注意点

　逆 Gottron 徴候は治らない手湿疹を主訴に皮膚科を受診することがあるため，皮疹だけであっても間質性肺炎の可能性を疑う必要がある．痰が絡まない咳（乾性咳嗽）の有無を問診で確認することが重要である．

　小児皮膚筋炎では間質性肺炎非合併例もある．

25．環状肉芽腫

江藤隆史

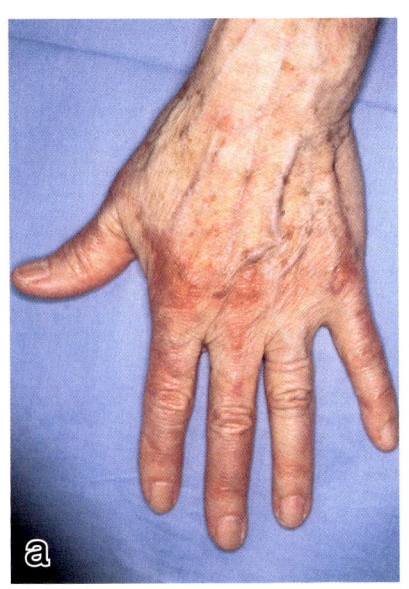

図1　手背に生じた環状肉芽腫①（文献1より転載）
実際には顔面・軀幹・前腕にも皮疹がみられ，汎発性環状肉芽腫であった．

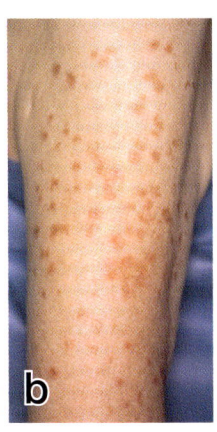

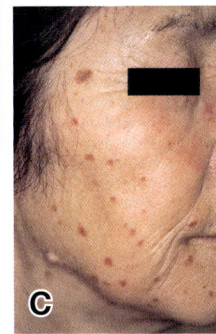

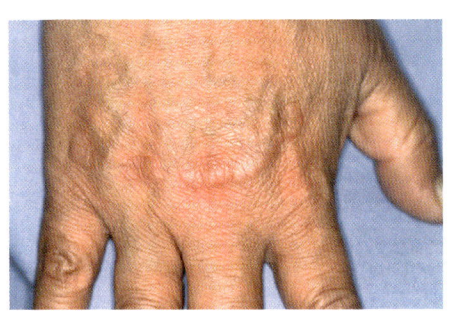

図2　手背に生じた環状肉芽腫②（写真提供：埼玉医科大学総合医療センター皮膚科 寺木祐一先生）（文献2より転載）
本例も前腕，下腿伸側にも皮疹がみられた汎発性環状肉芽腫であったが，手背の臨床像は典型的であった．糖尿病あり．

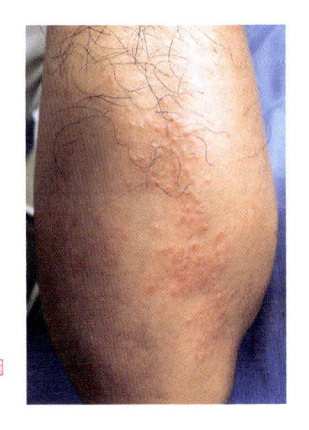

図3　〔参考症例〕環状を呈さない環状肉芽腫（前腕の例）

臨床像の特徴

　環状肉芽腫（granuloma annulare）は，膠原線維の変性と肉芽腫性変化を特徴とする原因不明の疾患であり，手背（図1[1]，2[2]，4〜6）・上肢（図3）・顔面（図1）に好発するが，非露光部の軀幹にもみられる．皮下型，穿孔型，局面型，巨大型，環状を呈さない型が報告されている．女性に多い．

　自覚症状のない淡紅色の丘疹が，環状あるいは半弓状に並ぶ．個疹は典型例では正常皮膚色ないし淡紅色で，光沢のある，鱗屑を付着しな

い，比較的硬い丘疹ないし結節で環状に配列した像をとる．

　環状という名称のわりに，しっかり環状とならないものもある（図3）．糖尿病を基礎疾患に発症するものが知られている．

鑑別疾患

　サルコイドーシス，汗孔角化症，リウマトイド結節，菌状息肉症などがあげられる．病理組織学的には，リポイド類壊死症が鑑別困難である．

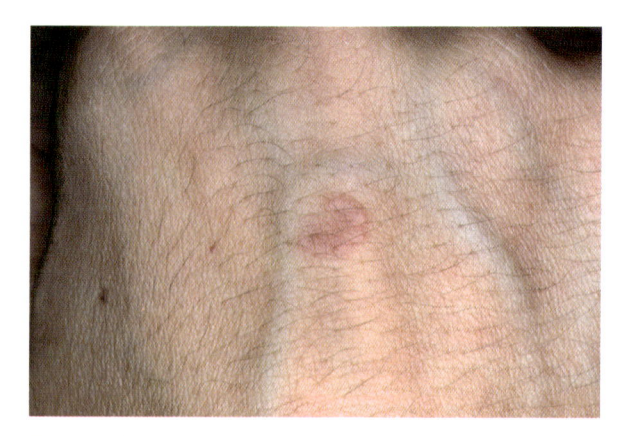

図4　手背に生じた環状肉芽腫③

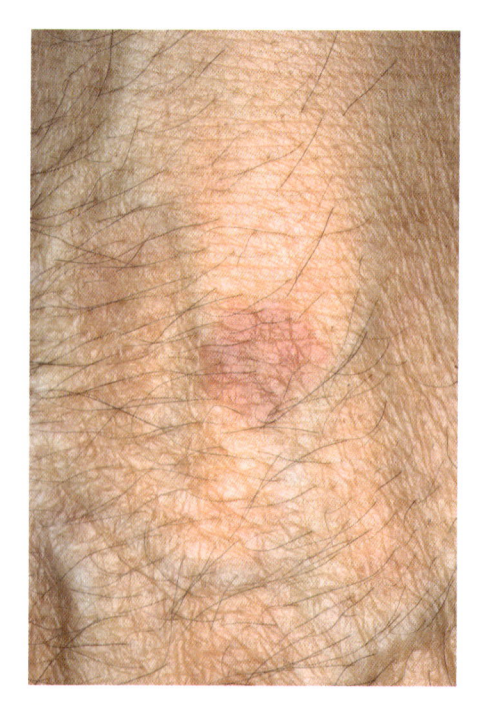

図5　手背に生じた環状肉芽腫④

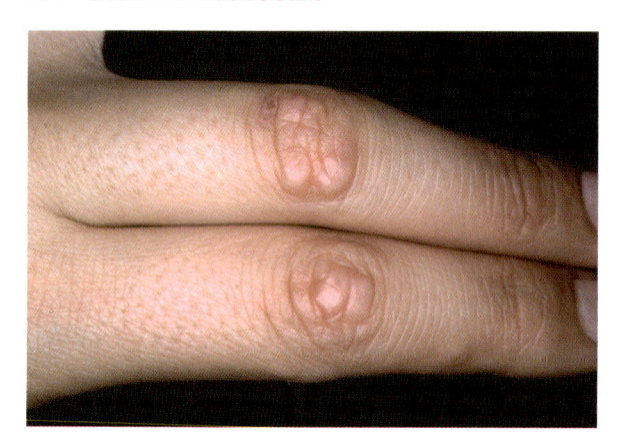

図6　手指に生じた環状肉芽腫

治療

ステロイド薬の外用を行う．

注意点

汎発型では，糖尿病の合併に留意する．限局型では，生検後自然消褪することもある．

文献

1）角 大治朗，江藤隆史，伊藤慶悟：J Visual Dermatol 10: 182, 2011
2）寺木祐一：J Visual Dermatol 6: 134, 2007

参考文献

1）佐藤良博，寺木祐一，伊崎誠一：J Visual Dermatol 10: 1062, 2011
2）宮本正光：J Visual Dermatol 10: 236, 2011

26. サルコイドーシス

江藤隆史

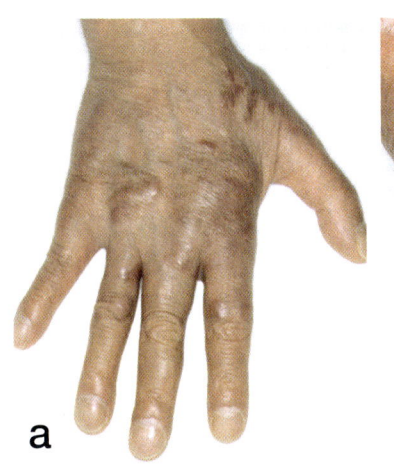

a

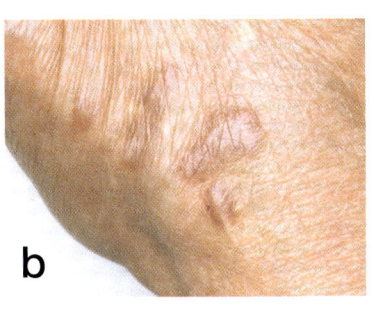

b

図1 手背に生じた瘢痕浸潤型サルコイドーシス典型例（写真提供：ひだかクリニック 森 如 先生）（文献1より転載）

両腕，手背（a），大腿に胡桃大の弾性硬，境界明瞭な皮下結節が多発していた．

手背拡大図（b）では数十年前の外傷による瘢痕部に，拇指頭大の扁平隆起する褐色結節と線状の褐色結節を認めた．

図3 手指に生じたサルコイドーシス

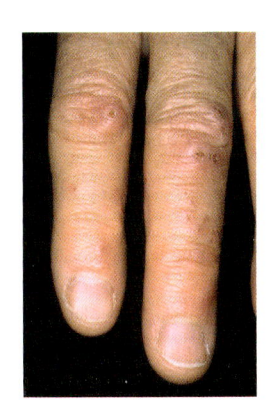

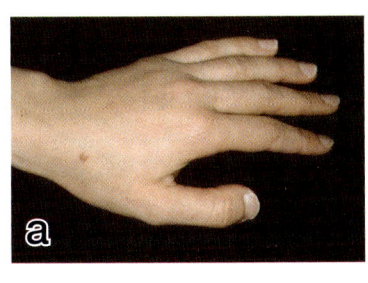

a

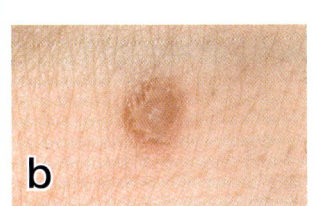

b

図2 手背に生じたサルコイドーシスの初期病変
小さな結節であるが，中心が陥凹して環状を呈している．

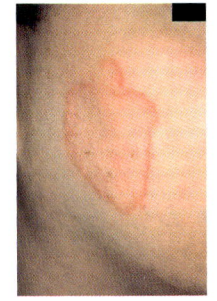

図4 〔参考症例〕頬部に生じた局面型サルコイドーシスの皮疹（文献2より転載）

臨床像の特徴

サルコイドーシス（sarcoidosis）は，多臓器に肉芽腫を形成する原因不明の疾患で，約30％に皮膚症状を呈する（図1[1]〜4）．皮膚症状は，結節型，局面型，びまん浸潤型，皮下型，瘢痕浸潤型に分類される．結節型がもっとも多く，紅色の丘疹・結節が四肢・顔面などに生ずる．局面型（図4）は，辺縁が堤防状に隆起し環状を呈し顔面に好発する[2]．

鑑別疾患

異物肉芽腫，環状肉芽腫，非結核性好酸菌感染症，悪性リンパ腫などがあげられ，確定診断には皮膚生検が必要になる．

治療

皮膚症状には，ステロイド薬の外用が用いられるが，多臓器の症状にはステロイド薬の内服が必要となる．

文献

1) 森 如 ほか：J Visual Dermatol 6: 162, 2007
2) 轟 葉子，江藤隆史：J Visual Dermatol 1: 554, 2002

27. 類天疱瘡

江藤隆史, 新井 達

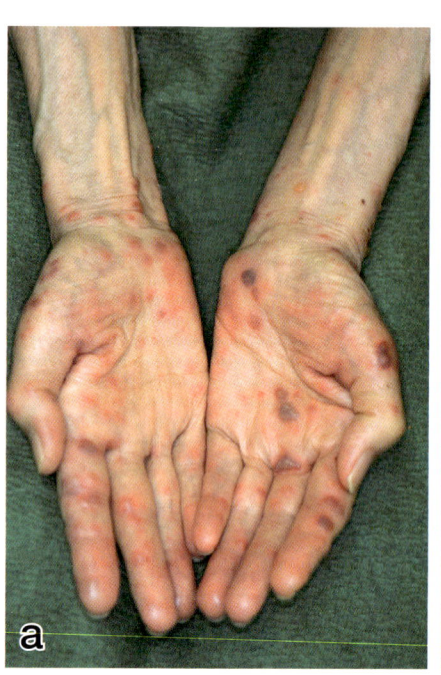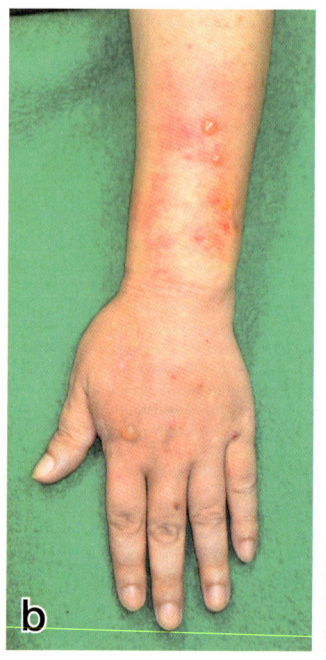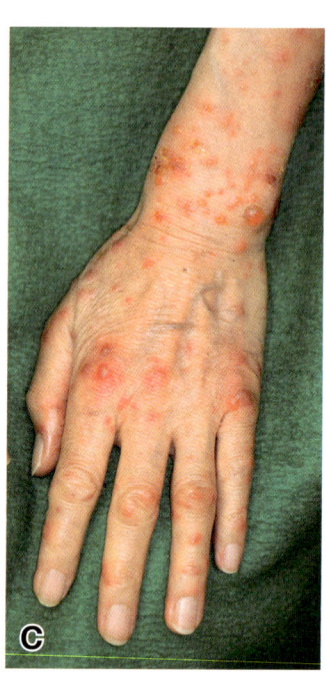

図　類天疱瘡の 3 例

臨床像の特徴

　類天疱瘡（bullous pemphigoid）は，浮腫性の紅斑で始まり，緊満性の水疱が生じ，破疱してびらんを呈する．基底膜の BP180 などに対する自己抗体による自己免疫性水疱性疾患．高齢者に多く，悪性腫瘍を合併することもあるので注意を要する．

　上腕，大腿，臍周囲，胸背部に好発し，手背にもよく認められ（図），接触皮膚炎などと似る．

鑑別疾患

　接触皮膚炎，皮膚筋炎，多形滲出性紅斑，その他の水疱性疾患．

治療・注意点

　症状の程度にもよるが，原則はステロイド内服である．高齢者の場合が多いので，悪性腫瘍の検索も含め，合併症に注意が必要である．

28. 汗孔角化症

江藤隆史, 安部正敏

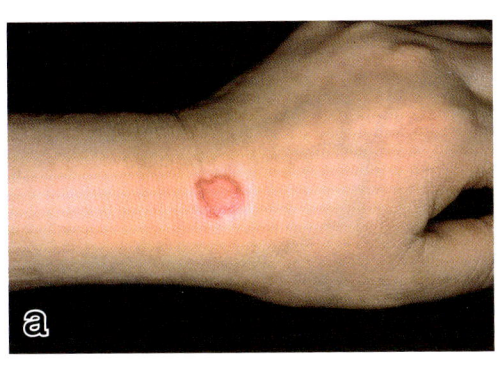

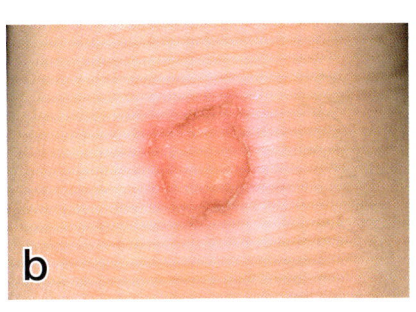

図1　汗孔角化症
手関節部の, 辺縁が堤防状に隆起した環状紅斑.

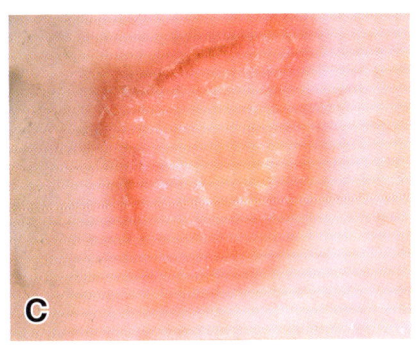

図2　ダーモスコピー像

臨床像の特徴

　汗孔角化症〔porokeratosis（Mibelli）〕は, 辺縁が堤防状に隆起した環状紅斑の中に, 紅褐色調を呈する萎縮性の局面がみられるという特徴的な像をもつ. 発症初期を除き皮疹に炎症所見がなく, 周囲に固い鱗屑のみを触れ, 浸潤はみられないことが多い. 長年月にわたって不変ないし進行性であるが, 時に有棘細胞癌に移行することがあるので注意が必要である[1].

鑑別疾患

　特徴的な皮疹の形態から臨床診断は比較的容易だが, 環状を呈する病変はすべて鑑別にあがる. ときに環状扁平苔癬, 環状肉芽腫, 手白癬と鑑別が困難な例がある.

検査

　病理組織所見で, 環状に隆起した皮疹に一致する柱状の角質肥厚と不全角化（coronoid lamella）が観察されるのが特徴的である.

治療

　基本的にはサリチル酸ワセリン, 炭酸ガスレーザー, エトレチナート内服などを行う. 皮疹部表皮に腫瘍性異常細胞が存在する高発癌性遺伝性皮膚疾患という認識が高まっており, 皮疹が大きくなったものについては外科的切除も一考に値する[2].

文献

1)　旭 正一 : J Visual Dermatol 4: 50, 2005
2)　大塚藤男 : J Visual Dermatol 4: 168, 2005

29. 毛孔性紅色粃糠疹（PRP）

江藤隆史，安部正敏

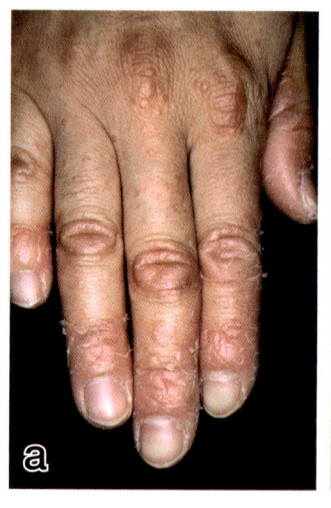 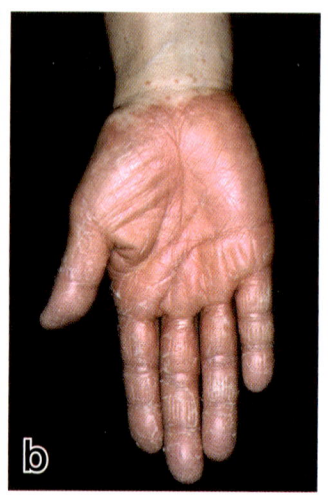

図1　指掌の毛孔性紅色粃糠疹

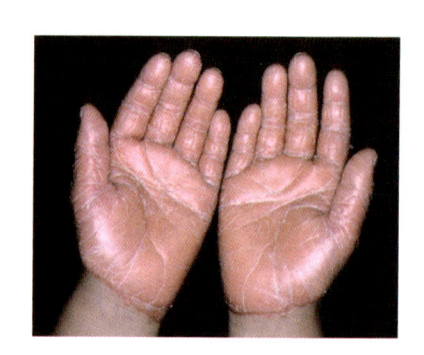

図2　手掌の毛孔性紅色粃糠疹①

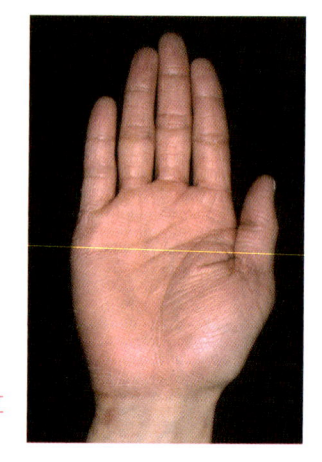

図3　手掌の毛孔性紅
色粃糠疹②

臨床像の特徴（図1〜3）

　毛孔性紅色粃糠疹〔pityriasis rubra pilaris（Devergie）：PRP〕は，突然の掌蹠に紅斑が生じ，その後掌蹠や頭部・膝・間擦部などに角化性紅斑を形成する．紅斑は毛孔一致性である．若年型と成人型に分類される．通常は数年で自然軽快するとされているが，長期にわたる例も存在する．

鑑別疾患

① 乾癬……皮疹は毛孔非一致性であり鑑別できる[1]．

② 乾癬型薬疹……薬剤歴から推測できる．また病初期にはびまん性紅斑のみで角化所見がみられないことが鑑別の要点となる[2]．

③ 白癬，疥癬，砂かぶれ様皮膚炎……掌蹠外の皮疹の有無から鑑別できる．

④ その他……接触皮膚炎やリンパ腫など，手掌にびまん性紅斑を形成するものはすべて鑑別にあがる．また進行性対称性紅斑角皮症との異同も過去には論じられていた[3]．

治療・注意点

　PRPは原因不明の角化症であり，ビタミンA代謝異常や遺伝などが論じられている．また治療はビタミンD_3軟膏外用，サリチル酸ワセリン，ステロイド外用などであり，重症時にはエトレチナート，DDS内服が選択されることもある．

文献

1) 岸晶子：J Visual Dermatol 1: 498, 2002
2) 河崎玲子，今山修平：J Visual Dermatol 5: 250, 2006
3) 宮本正光：J Visual Dermatol 10: 258, 2011

30．掌蹠角化症（長島型）

江藤隆史，安部正敏

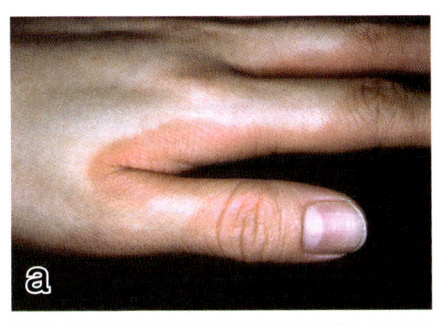
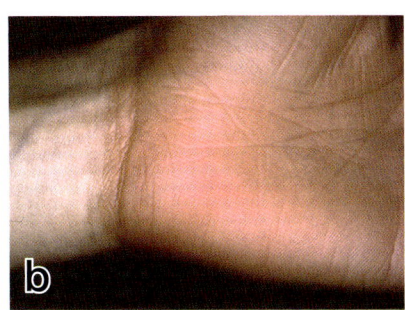
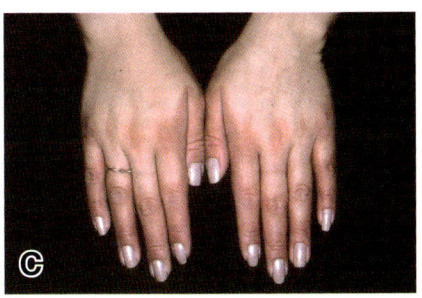
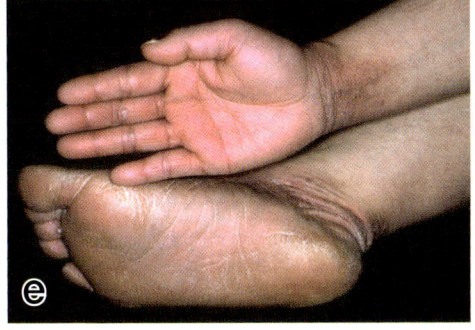
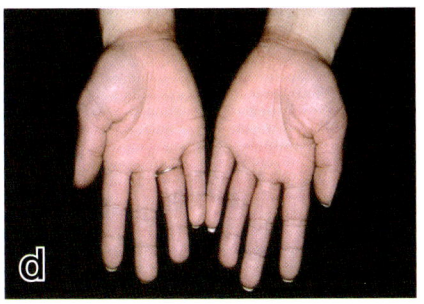

図　長島型掌蹠角化症
潮紅を伴った過角化は，手掌を越えて手指背，手関節から前腕にも進行する．

臨床像の特徴（図）

掌蹠角化症（palmoplantar keratoderma）は，掌蹠が角化する遺伝性疾患で，臨床系や遺伝形式によってさまざまなタイプに分かれる．長島型が一番多く，他に Unna-Thost 型，Vöner 型などがある．Unna-Thost 型および Vöner 型は掌蹠の角化のみを症状とする．Vöner 型では突然変異による孤発例が比較的多く注意を要する[1]．長島型は，乳児期に発症し，潮紅を伴った過角化は，掌蹠を越えて手足背，前腕や下腿にも拡大する．いずれのタイプでも掌蹠は顕著に角化する．

鑑別疾患

手白癬（成人発症が多い），乾癬，掌蹠膿疱症，毛孔性紅色粃糠疹などの炎症性角化性疾患があげられる．

・その他の遺伝性疾患……最終的には遺伝子検査で確定する．

治療

治療はサリチル酸ワセリンや尿素などの角質溶解薬，ビタミン D_3 外用などであるが，難治なことが多い．

参考文献

1)　常深祐一郎：J Visual Dermatol 8: 1172, 2009
2)　岡田悦子：J Visual Dermatol 3: 262, 2005
3)　紺野恵理子，川口雅一，三橋善比古：J Visual Dermatol 5: 540, 2006

第2章 手

31. カンジダ症

江藤隆史

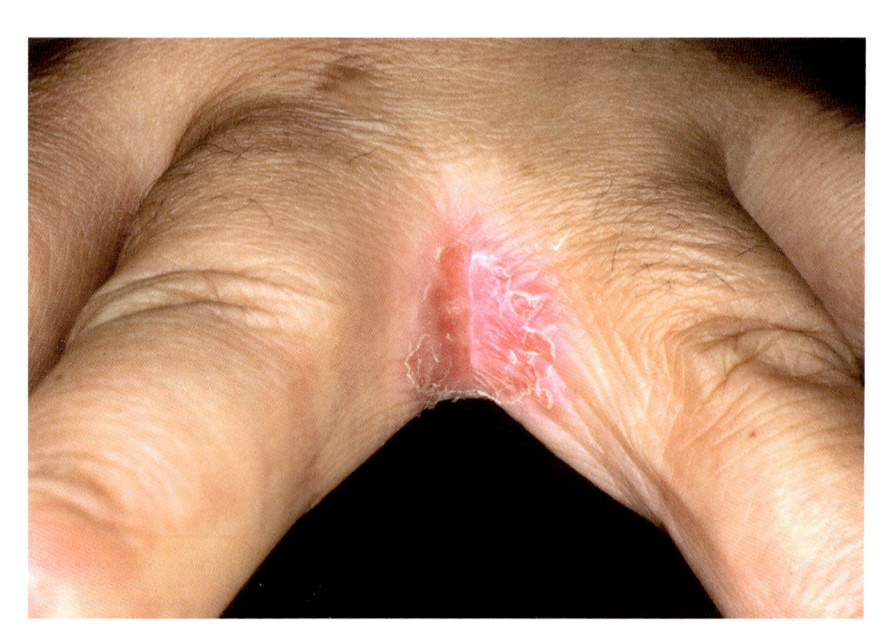

図　指間のカンジダ症

臨床像の特徴

　皮膚カンジダ症（cutaneous candidiadis）は，一時的に常在する真菌の *Candida Albicans* による皮膚真菌症である．*C. albicans* は湿潤した環境を好み，とくに指間・爪周囲や間擦部などの汗や体液がたまる部分に好発する．免疫能の低下により，全身に日和見感染的に出現することでも知られる．

　図のような手指間の浸軟した紅斑・びらん・角質剥離をみたら，必ず真菌検査を実施する．

鑑別疾患

① 疥癬……頻度は低いが，それがゆえに同様の指間に生じた紅斑・角質剥離の鑑別疾患として絶対に見逃してはならないのが疥癬である．

疥癬の場合は浸軟傾向はなく，赤みも乏しい．

② 白癬……手指間の白癬は稀であり，やはり浸軟傾向は乏しい．逆に足趾間では，浸軟した皮膚炎は白癬菌による．鏡検・培養で確定診断する．

③ 接触皮膚炎……ゴム手袋をはめていてゴムの成分（チウラムミックスなど）により，指間に接触皮膚炎を起こす．また洗髪した際に指間に洗髪液成分がたまり，接触皮膚炎を生ずることもある．

注意点

　くびれた陰股部にカンジダ症が発症しやすいように，手指間もあまり指を広げない状態で湿った環境が続くと本症はおこりやすい．手足の拘縮が進んだ高齢者では要注意である．

32．手白癬（小水疱型）

江藤隆史, 安部正敏

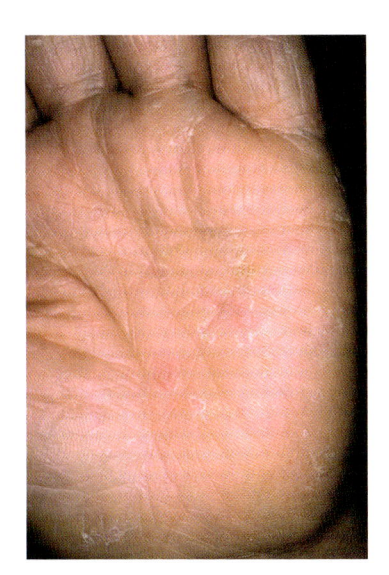

図1　小水疱型手白癬①

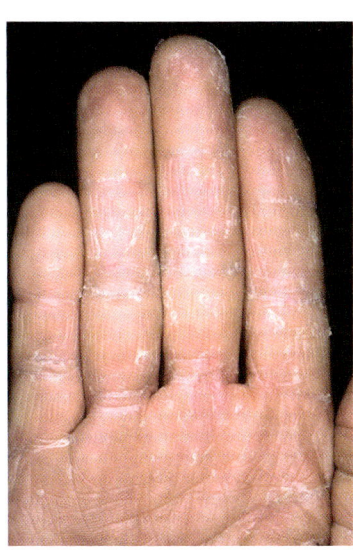

図2　小水疱型手白癬②
角質増殖型に近い.

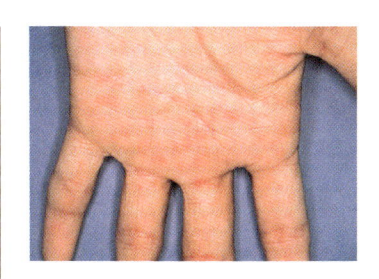

図3　〔鑑別疾患〕汗疱

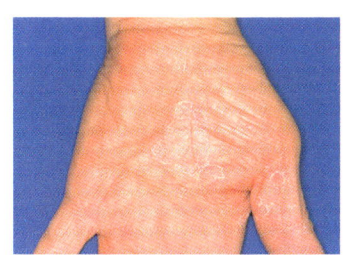

図4　〔鑑別疾患〕異汗性湿疹（写真提供：東京女子医科大学東医療センター皮膚科 石崎純子 先生）（文献1より転載）

臨床像の特徴

　小水疱型手白癬（tinea manus）は手掌全体に小水疱や細かな鱗屑を伴う．鱗屑を付した環状の皮疹がはっきりみえることが多い（図1, 2）．手背にできるものは環状の紅斑がはっきりとみえることがある．瘙痒は比較的少ないとされる.

鑑別疾患

① 汗疱（図3）・異汗性湿疹（図4）[1]・接触皮膚炎……主婦湿疹と間違えられて，ステロイド外用薬を処方されていることが非常に多い．ステロイド不応性の場合には白癬・カンジダを疑い直接検鏡にて確定診断に努めることが肝要である．湿疹皮膚炎群は両側性に認めることが多く，手白癬は片側性にみられることが多い[1].
② 疥癬……疥癬トンネルを探す.
③ 掌蹠膿疱症……鏡検（−）.

④ その他……環状の紅斑を呈した場合，環状肉芽腫や環状弾性線維融解性巨細胞肉芽腫などと鑑別を要する場合がある．病理組織学的に鑑別する.

検査・治療

　真菌検査で白癬菌を検出する．治療は抗真菌薬外用.

注意点

　手白癬の頻度は足白癬・爪白癬に比べると非常に低い．手白癬の中でも角質増殖型が多く，小水疱型手白癬をみることは非常に少ないとされる.

文献

1)　石崎純子：J Visual Dermatol 1: 732, 2002

33. 手白癬（角質増殖型）

江藤隆史，安部正敏

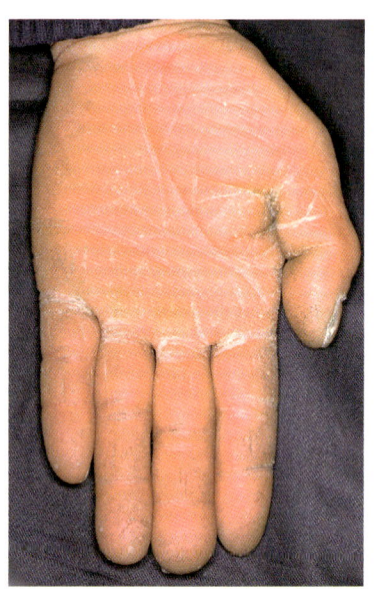

図1　白癬（角質増殖型）（文献1より転載）

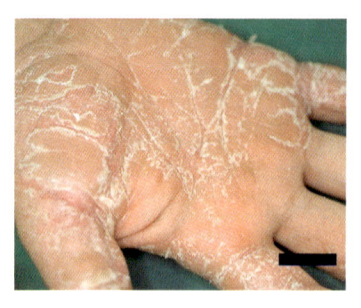

図2　〔鑑別疾患〕乾癬（写真提供：松永佳世子先生）（文献2より転載）

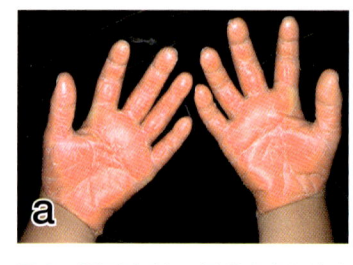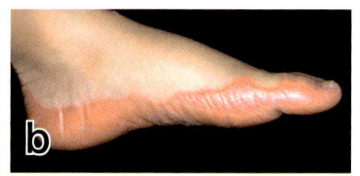

図3　〔鑑別疾患〕毛孔性紅色粃糠疹

臨床像の特徴

　手白癬（tinea manus）（角質増殖型）は，手白癬の進行が重度になったもので，手掌全体が厚い角質に覆われ，ガサガサの状態になる（図1）[1]．

鑑別疾患

① 角質増殖カンジダ症……水仕事などにより罹患することがある．手白癬と治療は同じ．

② 疥癬……手掌に生じる角質増殖，とくに皺の部分が分厚く白い線をつくるところから鑑別にあがる．瘙痒が激しく，疥癬トンネルを作る．鏡検により虫体，虫卵成分を検出することで鑑別できる．角質増殖型疥癬は，かつてノルウェー疥癬と呼ばれていた．

③ 乾癬……手掌に顕著な角質増殖を伴うタイプがある（図2）[2]．

④ 毛孔性紅色粃糠疹……比較的稀な炎症性角化症で，原因は不明．頭，膝蓋，肘に鱗屑を付す紅斑がみられる（図3）．ビタミンAとの関連を論じる報告もある．

⑤ 手足症候群……抗癌薬の服用歴を聞く．

⑥ その他……掌蹠角化症など．

検査・治療

　真菌検査で確認ののち，抗真菌薬内服．

注意点

　角質増殖型の場合，抗真菌外用薬には抵抗することが多いため内服を選択する．しかし，内服不可能な場合には適時角質溶解薬などを併用するなど工夫が必要である．

文献

1）藤広満智子：J Visual Dermatol 1: 734, 2002
2）加藤正俊，松永佳世子：J Visual Dermatol 1: 490, 2002

34. 単純疱疹

江藤隆史

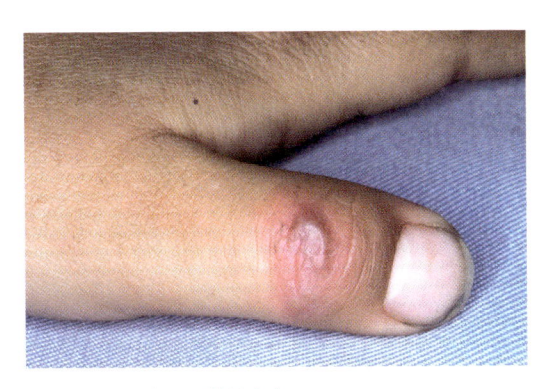

図1 拇指に生じた単純疱疹

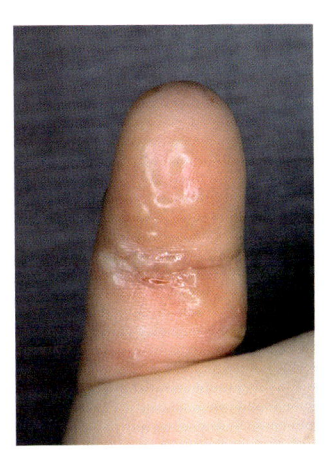

図2 おしゃぶりにより指全体に播種したヘルペス性瘭疽

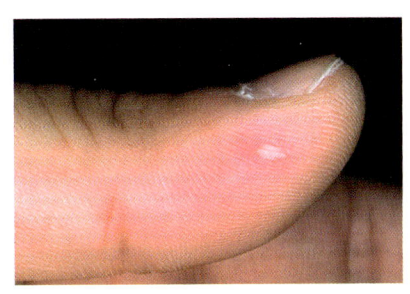

図3 〔鑑別疾患〕手足口病

臨床像の特徴

単純疱疹（単純ヘルペス，herpes simplex）（図1）は，単純ヘルペスウイルスによる感染症で，口唇・眼囲・口腔粘膜・陰部に好発する．陰部に生じるものは性感染症としても知られている．手指にはヘルペス性瘭疽（ヘルペス性爪囲炎）（図2）として患者に日頃接する機会の多い医療従事者[1]や小児に好発する．

痛みを伴う小水疱・ときに血疱が数個集簇して，特徴的な皮疹の形をとる．ヘルペス性瘭疽の場合には微細な外傷を契機とするため通常孤在性の発症となる．重症の場合，発熱および腋窩リンパ節腫脹も認める．

鑑別疾患

① 化膿性爪囲炎（瘭疽）……*Staphylococcus aureus*，*S. pyogens* などを原因菌とした瘭疽であり，疼痛を伴う膿疱が出現する．トゲなどの微細な外傷により生ずる．水疱の内容物が膿汁であること，受傷の経歴から鑑別できる．
② 手足口病（図3）……楕円形，紅暈を伴う水疱を生ずる．紋理に沿った小水疱から鑑別できる．

検査・治療

ウイルス抗体検査で単純ヘルペスウイルスを検出して確定する．抗ウイルス薬内服で治癒する．

注意点

再発しやすい場合，抗ウイルス薬を常備しておくことも検討する．

文献

1) 梅林芳弘：J Visual Dermatol 10：616, 2011

参考文献

1) 藤本 亘：J Visual Dermatol 13: 429, 2014
2) 日野治子：J Visual Dermatol 7: 647, 2008

35．尋常性疣贅

江藤隆史，安部正敏

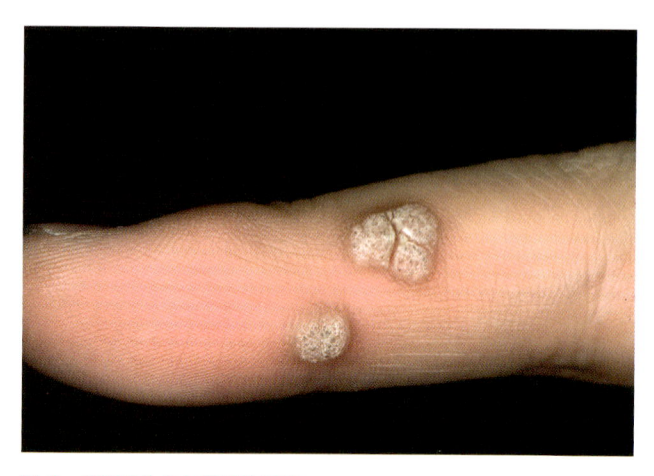

図1　手指に生じた尋常性疣贅
近接した指に頻繁な接触によって感染することがあり，kissing warts と呼ばれる．

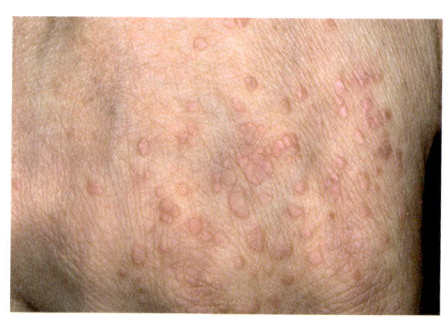

図2　〔鑑別疾患〕手背に多発する扁平疣贅

臨床像の特徴

尋常性疣贅（いぼ，verruca vulgaris，wart）は，ヒトパピローマウイルスによる感染症で，乳嘴状角化性丘疹と表現される．表面がザラザラで扁平な丘疹という特異的な個疹を生じる（図1）．四肢に好発するが，しばしば多発，再発する．

鑑別疾患

① 脂漏性角化症……老人性色素斑から次第に結節を作る．高齢者の顔に好発する．
② 扁平疣贅（図2）……同じくヒトパピローマウイルスを原因として発症するが，尋常性疣贅よりも角化が少ない．自然消褪することが多いが再発も多い．治療はヨクイニン内服など．
③ その他……脂漏性角化症，外毛根鞘腫，日光角化症，有棘細胞癌などがあげられる[1]．

治療

液体窒素，切除，レーザー，いぼ剥ぎ法，ビタミン D_3 外用，ヨクイニン内服など．

注意点

在宅現場などでは，足底の本症を鶏眼と誤診している場合がある．皮疹を削った際の点状出血の有無で鑑別する．

尋常性疣贅は，さまざまな治療に抵抗性のことが多く，第一選択治療である液体窒素冷凍凝固術も治療後しばらく痛みが続くため，希望しない患者も少なくない．適宜レーザー照射などを検討する一方，自然治癒を促す作戦もありかもしれない（イボ地蔵神話：『Visual Dermatology』2018 年臨時増刊号参照[2]）．

文献

1) 門馬文子，三橋善比古：J Visual Dermatol 4: 806, 2005
2) 江藤隆史ほか：皮膚科本音トーク，Visual Dermatology 2018 年臨時増刊号，p.32, 2018

第2章 手

36. 疥癬

江藤隆史, 安部正敏

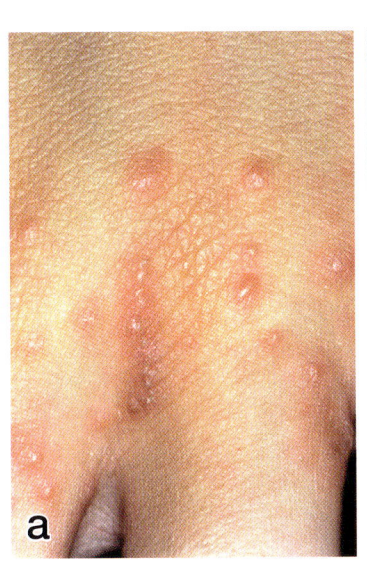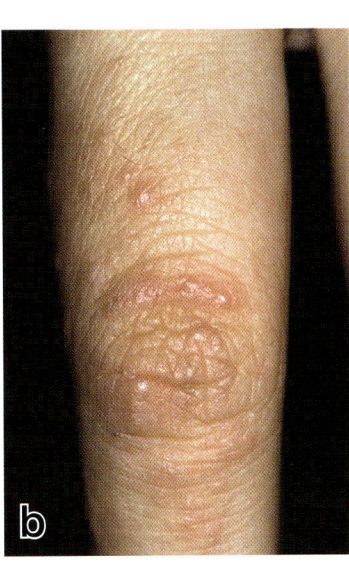

図1 手指の疥癬（scabies）

臨床像の特徴

　ヒトに寄生したヒゼンダニ（疥癬虫）はヒトの角層に寄生し，生息する．このとき表皮にアレルギー反応により激しい瘙痒と皮疹を生ずる．皮疹は全身に鱗屑を付する小丘疹・小水疱・紅斑として出現するが（図1），なかでも手においてはヒゼンダニが角層内を移動し，卵を産み付けるときに小さな線状・蛇行性の皮疹を生じる（図2）．これを疥癬トンネルや水尾徴候と呼び，虫体・虫卵の検出の際に有用である．とくに手掌の皺の部分を好んで疥癬トンネルを作る．ダーモスコピーで観察すると虫体が観察できる（図3）．入浴できない高齢者が夜間に増強する痒みを訴えた場合，必ず考えなければならない疾患である．高齢者の場合，外陰部に丘疹を有する場合が多く，プライベートパーツも必ず観察する．

鑑別疾患

　疥癬は誤診されやすい疾患の代表格としても知られる．手に瘙痒を伴う鱗屑・小水疱・小丘疹を生じる疾患はほとんどすべてが鑑別疾患としてあげられる．逆もしかりで，瘙痒を伴う多発する小さな皮疹が手をはじめ全身に現れたら，鑑別疾患として疥癬を絶対に忘れてはならない．

① アトピー性皮膚炎の増悪

② 手白癬

③ 手湿疹

④ 水疱性類天疱瘡

　いずれも疥癬は虫卵・虫体を検出することで鑑別できる．また疥癬の皮疹の分布は手・上肢以外にも腋窩・軀幹・陰部などにも好発することや，疥癬トンネルの発見なども診断の一助となる．

⑤ その他……小児の手に発症した場合にはGianotti病も鑑別にあがる．小児の疥癬は結節性病変を作ることが特徴とされる．糖尿病患者ではreacting perforating collagenosisなどもあがる．

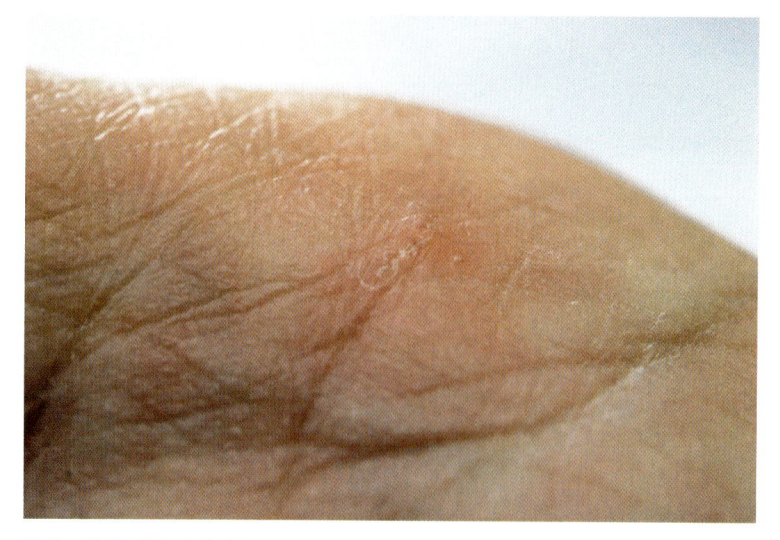

図2　手掌に生じた疥癬トンネル

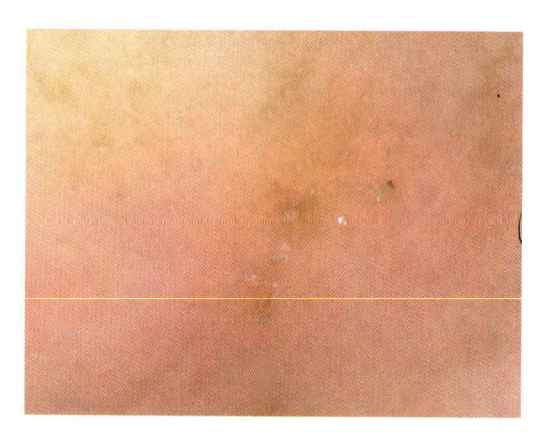

図3　ダーモスコピーで観察できる疥癬トンネル

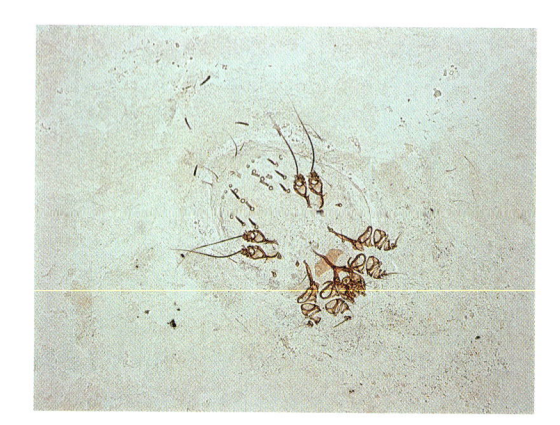

図4　ヒゼンダニの虫体

検査・治療

　検査は鏡検にて虫体(図4)・虫卵を検出．治療はイベルメクチンの内服，フェノトリン外用．

注意点

　ヒゼンダニはマダニと違い，吸血することはない．疥癬と気づかずステロイドを外用し続けると，消炎作用による自覚症状の低下と局所免疫能の低下により爆発的にヒゼンダニが増えてしまう可能性がある．

　最近では介護施設において通常疥癬と角化型疥癬の中間型とでもいうべき病型が流行しており，注意する必要がある[1]．

文献

1) 石黒和守：臨皮 72(5増): 162, 2018

37. 手足口病

江藤隆史

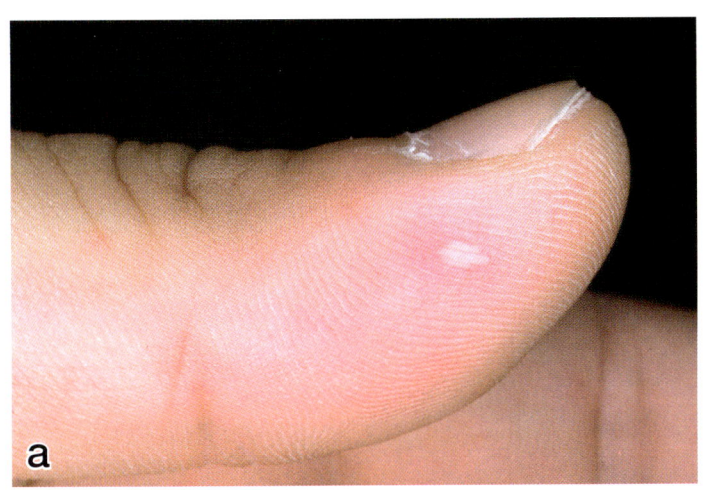

図1 紋理に沿った手足口病の小水疱①

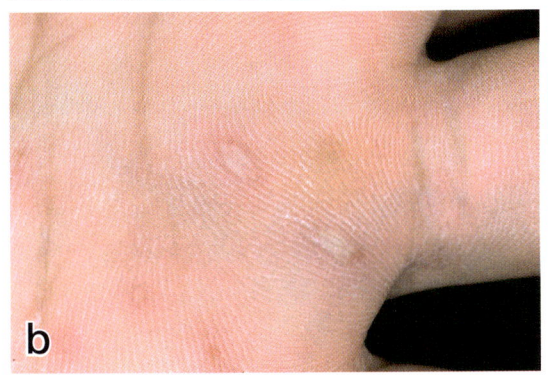

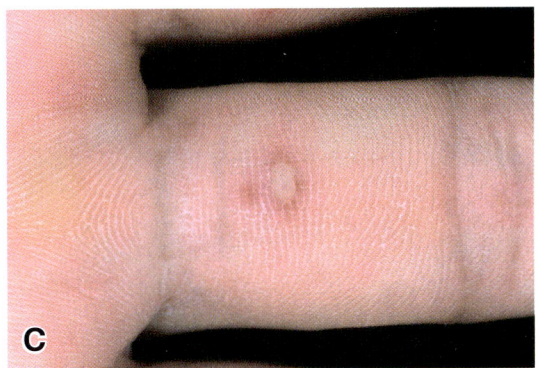

臨床像の特徴

手足口病（hand-foot-mouth disease）は，コクサッキーウイルス・エンテロウイルスによるウイルス感染症で，夏季に小児に生じる．飛沫感染・接触感染などで親に感染する．

直径3 mmほどの紅斑・丘疹が手掌・手背・足趾・臀部・口腔粘膜に同時に数個発生する．中心には小水疱を生じる．瘙痒を伴うことが多い．水疱は紋理に沿って生じることが特徴的である（図1，2）．通常は皮疹・粘膜疹のみの軽微な症状であるが，稀にコクサッキーA16では心筋炎，膵炎，肺炎，エンテロウイルス71では無菌性髄膜炎をおこすことがある．

鑑別疾患

① 単純疱疹……小児発症，ウイルス感染症ということで似ているが，手足口病特有の皮疹の性状や分布，夏季に生じることから鑑別できる．

② 水痘……①に同じ．

③ 疥癬……瘙痒を伴う小水疱が手掌に生じる．疥癬トンネル内に虫体・虫卵を確認すれば疥癬である（図3）[1]．

④ その他……高齢発症の場合，紅斑を伴う水疱から多形滲出性紅斑や水疱性類天疱瘡も鑑別にあがる．標的様紅斑を伴うものは，多形滲出

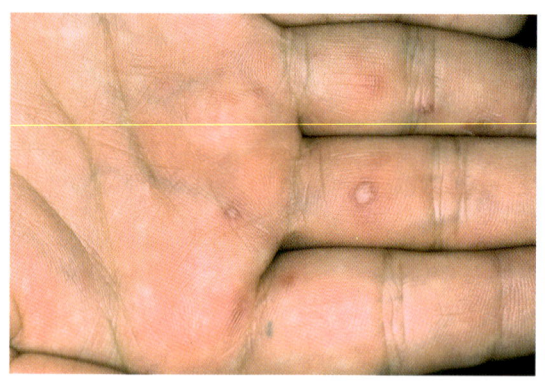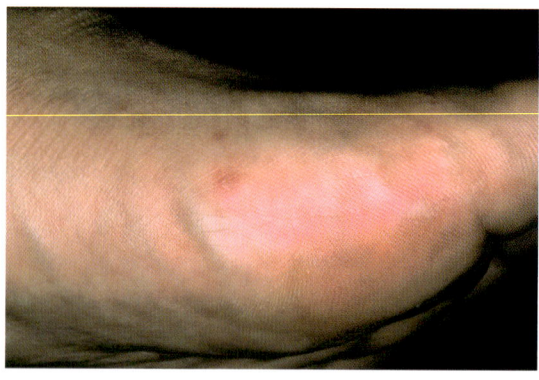

図2　紋理に沿った手足口病の小水疱②

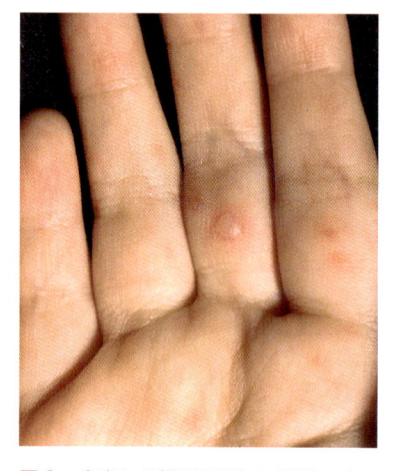

図3　疥癬との鑑別を要した手足口病
（写真提供：関東中央病院 日野治子先生）
（文献1より転載）
3歳．女児．患児は強い瘙痒を訴えていた．

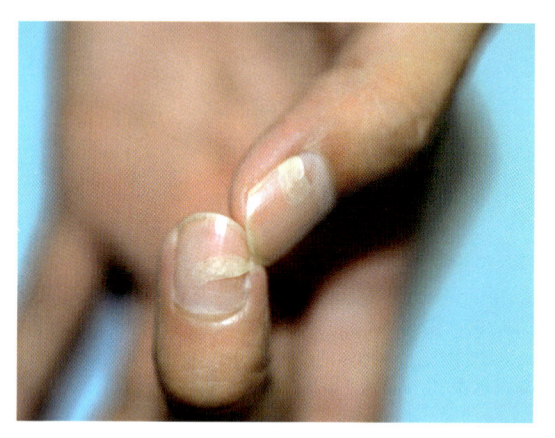

図4　〔参考症例〕手足口病の爪病変（文献2より転載）
「爪の中割れ」で受診．2カ月前に手足口病に罹患，治癒
していた．

性紅斑（型薬疹）との鑑別が非常にむずかしいという報告もある．

検査

　ELISA法やウイルス分離培養にてコクサッキーウイルス，エンテロウイルスを検出する．

注意点

　近年，コクサッキーウイルスA6の手足口病による手足の爪甲脱落が増加している．2〜3カ月前に手足口病に罹患していることが共通点であり，治癒過程で何らかの作用が働いている

ものと思われる．重要な症状であるので参考症例として提示する（図4）[2]．

文献

1）　日野治子：J Visual Dermatol 2: 784, 2003
2）　高橋暁子，江藤隆史：J Visual Dermatol 13: 192, 2014

参考文献

1）　日野治子：J Visual Dermatol 2: 160, 2003
2）　馬場直子：J Visual Dermatol 2: 144, 2003
3）　渡部裕子：J Visual Dermatol 11: 1280, 2012
4）　芳田悠里，高橋奈々子，渡辺秀晃：J Visual Dermatol 13: 132, 2014

第2章 手

38．麻疹

塩原哲夫

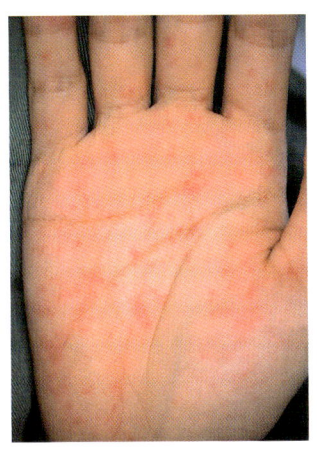

図1　手掌にみられた麻疹の淡い紅斑（文献1より転載）

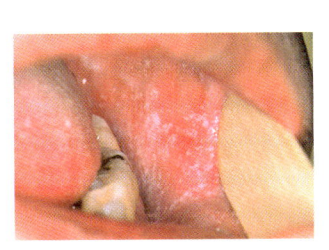

図2　図1と同症例のKoplik斑（文献1より転載）

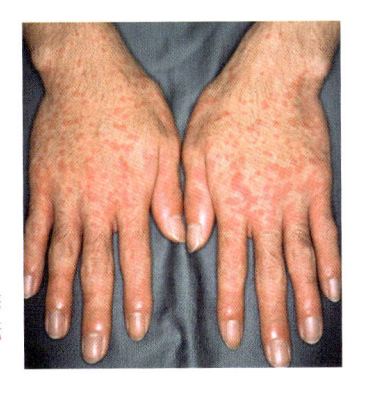

図3　〔鑑別疾患〕修飾麻疹（文献2より転載）

臨床像の特徴

　麻疹（measles）は，Paramyxovirus 科の麻疹ウイルスによる感染症で，空気感染や飛沫感染により感染する．典型的には2峰性の発熱を認め，2峰目に顔面から躯幹，四肢へと浮腫性紅斑が拡大する．紅斑の融合傾向が強く，眼球結膜，口腔粘膜などの粘膜を冒しやすく，下痢・嘔吐などの消化器症状を伴うことがある．全身の紅斑に加え，しばしば図1[1]に示したような手掌・手背に紅斑を認めることもある．

　診断に有用な特異的な症状は，2峰目の発熱前後に出現するKoplik斑（大臼歯に接する粘膜面にみられる白色小丘疹の集簇，図2)[2]であるが，その時期に受診していなければ確定診断は難しい．

　本症の診断は流行期には容易だが，非流行期の診断は難しい．1峰目の発熱に対して用いられた薬剤による薬疹と誤診されている場合が少なくない．高度の粘膜症状があり，体の紅斑が少ない場合にはSJSやDiHSと誤診されることも少なくない．

皮疹の出現初期には白血球の減少や異型リンパ球の出現がみられ，肝障害はむしろ遅れて生じる症例が多い．

鑑別診断

　修飾麻疹（図3)[2]とは，不完全な受動免疫が存在する患者に感染が生じたもので，かなり非定型的な臨床症状を呈する．薬疹の中でもっとも多い播種状紅斑丘疹型薬疹は麻疹・風疹型の別名があるように，麻疹と鑑別するのはきわめて難しく，最終的には抗体価で確認することになる．

注意点

　典型的な麻疹の皮疹をみたことのない医師は，安易に薬疹と診断せずに，薬剤の内服歴と皮疹の出現の関係などを丁寧に問診し，抗体価の検査をすることが必要である．

文献
1)　早川順, 塩原哲夫：J Visual Dermatol 1: 282, 2002
2)　平原和久：J Visual Dermatol 7: 1354, 2008

39. 伝染性紅斑

塩原哲夫

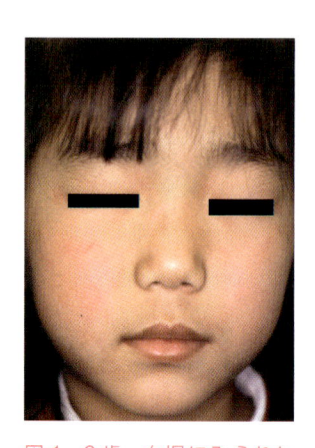

図1　6歳，女児にみられた両頬部の「平手打ち様紅斑」（文献1より転載）

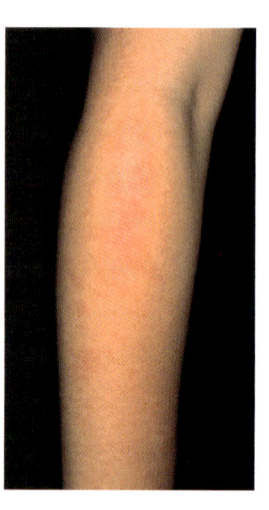

図2　6歳，男児の上肢に現れた網目状紅斑（写真提供：関東中央病院 日野治子先生）（文献2より転載）

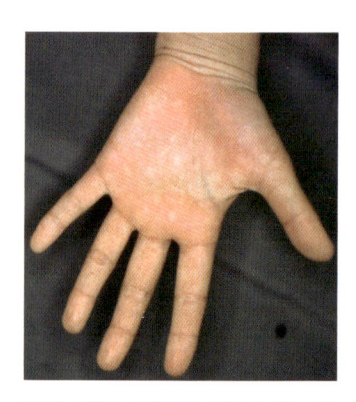

図3　図1の手掌に現れた淡い紅斑（文献1より転載）

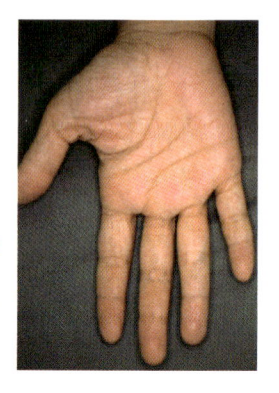

図4　38歳，女性の手掌紅斑（文献1より転載）
患者は強い関節痛があったが，それ以外の症状はなかった．

臨床像の特徴

　伝染性紅斑（erythema infectiosum）は，パルボウイルス B19 による感染症であり，小児に好発するが，成人ではかなり異なった症状を呈する．そのためしばしば家族内発症が見逃されている場合が少なくない．小児の典型例では，両頬部の熱感ある紅斑（図1[1]，リンゴ病との別名あり）が特徴的である．それに遅れて，前腕・上腕に網目状の紅斑を生ずる（図2）[2]．手掌に淡い紅斑を認める（図3，4）[1]こともある．成人では，これらの紅斑（とくに頬部の紅斑）が目立ちにくく，むしろ発熱，関節痛，手・足の腫脹が目立つため，関節リウマチと誤診される場合も少なくない．

鑑別疾患

　本症で鑑別が難しいのは成人に生じた場合で，しばしば非定型的な症状を呈する．とくにIgA 血管炎（アナフィラクトイド紫斑）の典型的な症状を呈する伝染性紅斑は少なくない．この場合は腎障害が残る場合があり，決して軽く考えてはいけない．妊婦が罹患すると胎児に垂直感染し，胎児水腫を起こす恐れがある．

注意点

　家族内感染を起こした場合，各々異なった症状を起こす．本症は成人に生じた場合には，時にかなり重篤な症状を起こす．しかも抗核抗体やリウマチ因子が陽性となることがあり，関節リウマチや SLE と誤診されている場合が少なくない．

文献

1）浅野祐介，塩原哲夫：J Visual Dermatol 7: 1258, 2007
2）日野治子：J Visual Dermatol 2: 184, 2003

40. 梅毒

江藤隆史

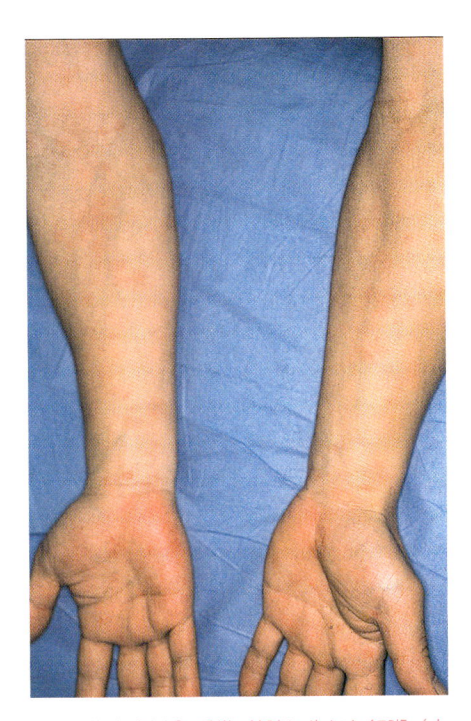

図1　梅毒症例① 手掌・前腕に生じた紅斑（文献1より転載）

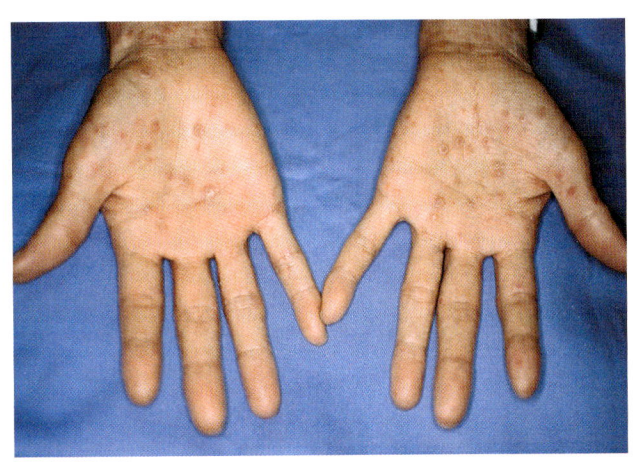

図2　梅毒症例② 手掌に生じた浸潤性の膜様紅斑（文献2より転載）

臨床像の特徴（図1〜8）

　梅毒（syphilis）は梅毒トレポネーマを病原体とする性感染症である．第2期梅毒は，感染後3カ月から3年までの期間に発熱，関節痛，リンパ節腫脹などの全身症状に引き続いて，ばら疹（感染後約9週から出現），丘疹性梅毒疹（感染後約12週），梅毒性脱毛（感染後6カ月）がみられる．

　また，悪液質，低栄養状態の例では，*Staphylococcus aureus* に対する免疫能力が低下し膿疱性梅毒を発症する場合が報告されている[3]．

　梅毒性乾癬は手掌・足底に生じる丘疹性梅毒で，一見乾癬に似ているが特徴的な臨床像（類円形の鱗屑を付着する小豆大（コイン型とも称される）の浸潤性の膜様落屑性紅斑）を呈する．

梅毒患者の50%にみられる[4,5]．

鑑別疾患

① 乾癬……梅毒では個疹が癒合し，かつ手掌や足底に限局し，爪甲に点状陥凹といった所見を伴わないことから鑑別可能である．また乾癬は手掌に生じるのは比較的稀とされており，頭部や全身の皮疹があれば，その状態を観察する（梅毒のばら疹や乾癬のAuspitz現象など）ことで鑑別可能である．

② 環状肉芽腫……手指背の丘疹性梅毒疹はよく似ている．

③ 汗疱状湿疹……汗疱状皮疹が乾燥すると似てくる．

④ 手白癬……真菌検査目的で素手で落屑をはがすと梅毒の場合に感染の恐れがあるので要注意．

検査・治療

　梅毒血清検査（STS，TP抗原法）にて確定す

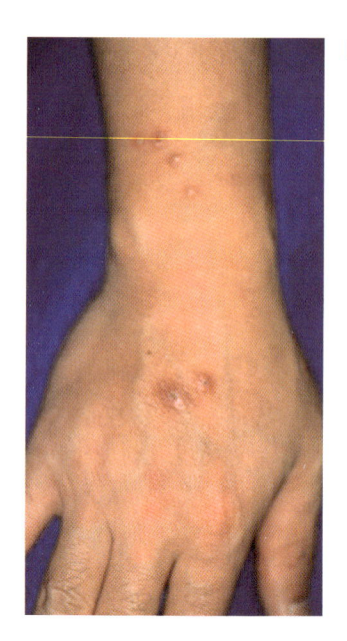

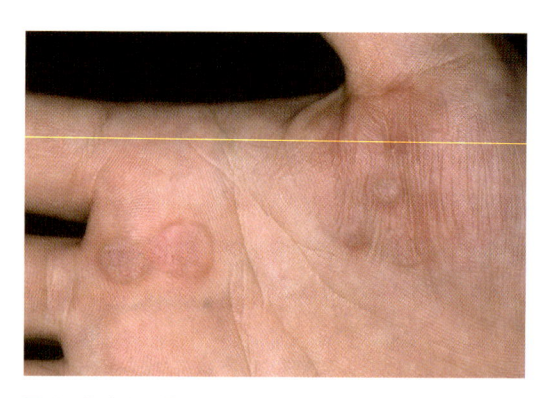

図3　梅毒症例③　手背に生じた丘疹性紅斑

図4　梅毒症例④

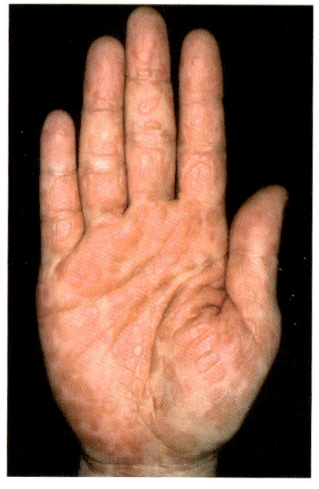

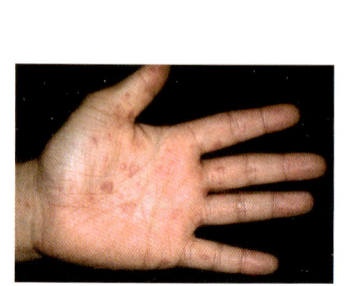

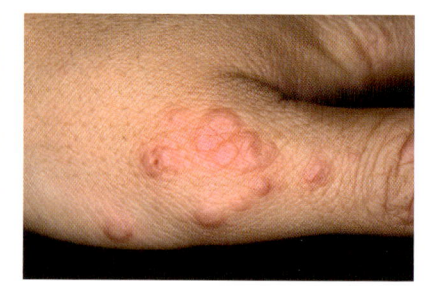

図7　梅毒症例⑦

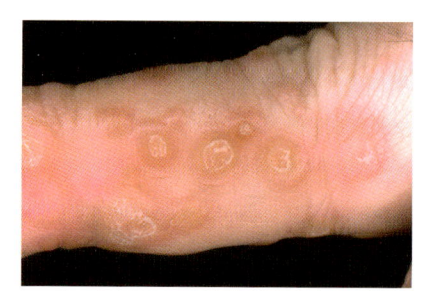

図5　梅毒症例⑤

図6　梅毒症例⑥

図8　梅毒症例⑧

る．治療は通常，第2期梅毒では経口合成ペニシリン 1,500 mg 分3/日を 4～8 週間投与する．過敏症例ではマクロライド系やテトラサイクリン系薬剤を選択する．抗菌薬の多くが有効だが，近年感染症でよく用いられるニューキノロン系の抗菌薬は無効である．

注意点

　検査の STS は，ガラス板法から近年 RPR（rapid plasma regain）カードテスト法に変わり，治療経過とともに陰性化しにくくなった．生物学的擬陽性もあるため，梅毒トレポネーマ法（TPHA）とともに検査し判定することになる．TPHA は，もともと陰性化しにくく，か

つては，治癒判定にはガラス板法が用いられていたが，簡便な RPR になってから，患者に納得してもらえる治癒判定ができにくくなった．

文献

1）十河香奈，江藤隆史：J Visual Dermatol 5: 34, 2006
2）矢澤徳仁，江藤隆史：J Visual Dermatol 1: 958, 2002
3）袖本衣代，江藤隆史：J Visual Dermatol 6: 1280, 2007
4）矢澤徳仁，江藤隆史：J Visual Dermatol 1: 806, 2002
5）岡本昭二：医学のあゆみ 131: 895, 1984

参考文献

1）津上久弥ほか：皮膚臨床 34: 1321, 1992
2）小川博史，江藤隆史：J Visual Dermatol 6: 19, 2007

第2章 手

41. 非定型抗酸菌症

江藤隆史

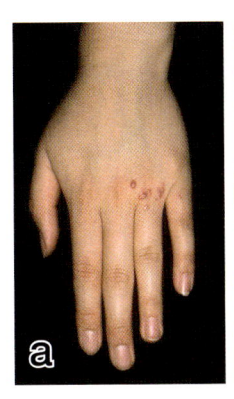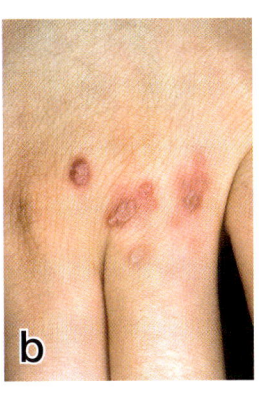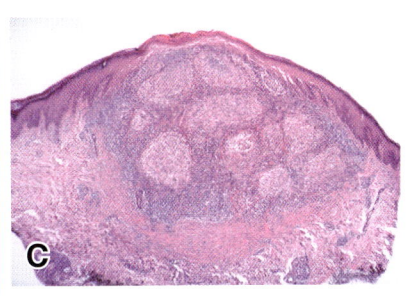

図1 *M. marinum* による非定型抗酸菌症①
(a) 臨床像.(b)(a) の拡大像.(c) 病理組織像

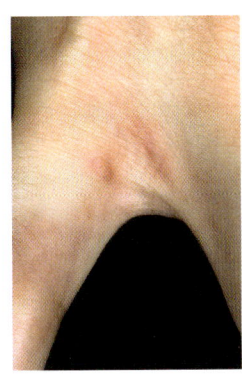

図2 *M. marinum* による非定型抗酸菌症②

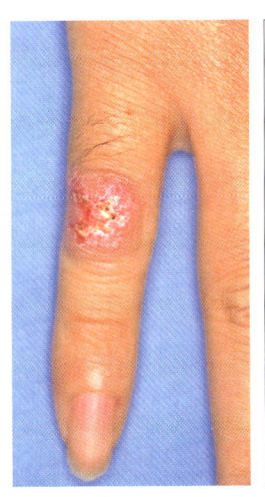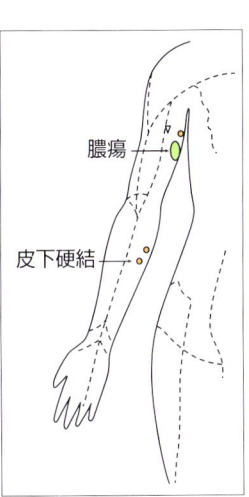

膿瘍

皮下硬結

臨床像の特徴(図1〜3)

　非定型抗酸菌症(atypical mycobacteriosis)は,主に *Mycobacteria marinum, M. chelonae* による感染性肉芽腫症.*M. marinum* によるものは,fish tank granuloma とも呼ばれ,熱帯魚の飼育をする際,水槽壁に増殖した *M. marinum* が手の小さな傷口から進入し発症するケースが有名である.

図3 *M. marinum* による非定型抗酸菌症③(文献1より転載)
左写真の第5指の皮疹とともに,上腕屈側表面に紅斑と鱗屑を伴う皮下硬結が,さらに近位側にも小豆大の皮下硬結と膿瘍がみられ,これらの皮疹は直線上に配列していた(右イラスト).

鑑別疾患

　深在性真菌症が第一にあがる.他に壊疽性膿皮症,皮膚結核など.

検査・治療

　生検および培養同定から確定診断される.治療は抗酸菌感染症の治療に準ずる.

注意点

　このような臨床では,問診で熱帯魚の飼育の有無を必ず聞くべきといえる.

文献

1) 矢澤徳人,江藤隆史:J Visual Dermatol 1: 92, 2002

42. 小児血管腫

門野岳史

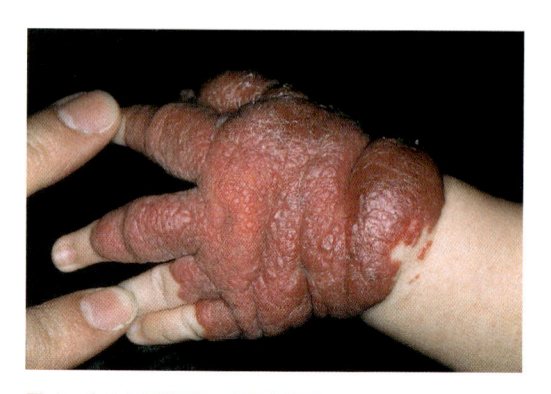

図1　大きな局面型の小児血管腫

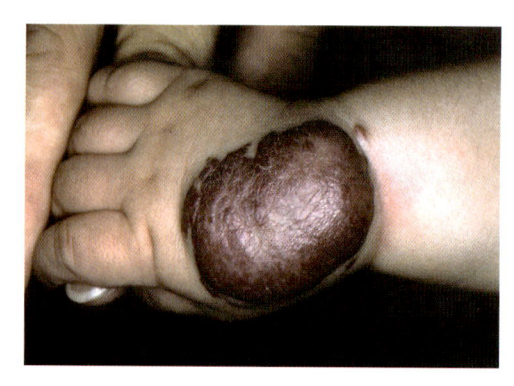

図2　腫瘤型の小児血管腫

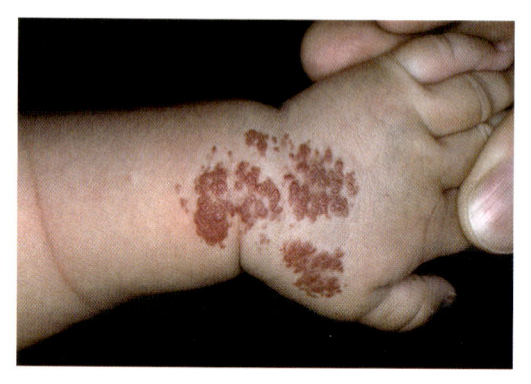

図3　小結節が集簇する病型の小児血管腫

臨床像の特徴（図1〜3）

　小児血管腫（infantile hemangioma）は，以前は苺状血管腫（strawberry hemangioma）と呼ばれていたもので，出生時に存在することは少なく，その後数週間のうちに出現する．赤色の拡大傾向の強い比較的軟らかい腫瘍であることが多い．深在性病変の場合はやや青みがかった色調を示す．皮膚エコーでは比較的境界明瞭で，低輝度と高輝度が混在した充実性腫瘍であり，また流入動脈を確認することができる．

　小児血管腫はおおむね2歳頃までの増殖期を経て，退縮期に入り，8歳頃までに退縮することが多いが，退縮した後は萎縮性の瘢痕を残すことが多い．

鑑別疾患

　毛細血管奇形（単純性血管腫）とは，出生時には通常ないこと，増大傾向を示すこと，腫瘤を形成することより鑑別する．

　静脈奇形（海綿状血管腫）とは，色調が異なり，出生時には通常なく，増大傾向を示すことから鑑別する．

注意点・治療

　拡大傾向が強く，潰瘍を形成したり整容面で問題になる場合はプロプラノロールの内服を行う．また，ステロイド局注も行われる．レーザーやステロイド内服の有用性は高くない．小型で，拡大傾向が乏しい場合は経過観察して自然消褪を待つという選択肢もある．

43．毛細血管拡張性肉芽腫

門野岳史

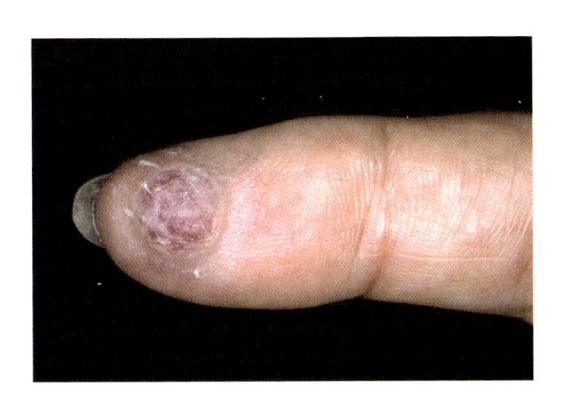

図1　皮内を主体とする病型の毛細血管拡張性肉芽腫

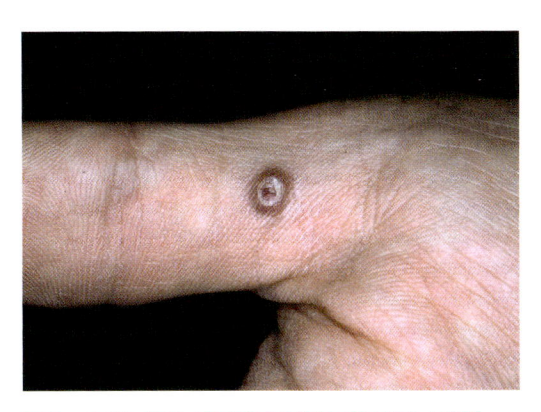

図2　皮表に突出する病型の毛細血管拡張性肉芽腫

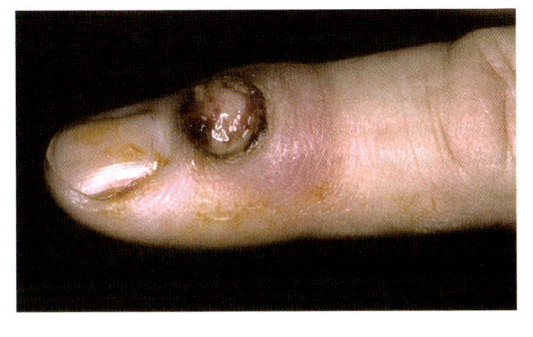

図3　出血の既往があり，びらん・炎症を伴う毛細血管拡張性肉芽腫

臨床像の特徴（図1～3）

　毛細血管拡張性肉芽腫（granuloma telean-giectaticum）は外傷などを契機として生じる，指先などに多くみられる腫瘍で，赤色の肉芽様の外観を呈する．急速に拡大することもあり，表面がびらんとなり，滲出液を伴うことも多く，易出血性である．病理組織学的には毛細血管の拡張と増生に加えて，多数の組織球を伴い，肉芽に類似した病理組織像を示す．また，妊娠中に生じることも多く，この場合は妊娠腫瘍と呼ばれる．ダーモスコピーでは赤い均一な領域がみられ，それに加えて辺縁の白線や，白い隔壁，血管構造が確認できる．

鑑別疾患

　悪性黒色腫との鑑別が問題となる．色素の滲み出しがないこと，表面の血管構造が不整でないことなどから鑑別するが，無色素性の場合は難しい場合もある．

　また，有棘細胞癌や汗孔腫などとの鑑別も問題となり，上記の臨床像やダーモスコピー像から判断するが，病理組織学検査を行わないと鑑別が困難な場合もある．

注意点・治療

　大きさや増大傾向の有無に応じて治療を選択する．最初は凍結療法やステロイド外用が多く用いられるが，効果が不十分な場合は切除やCO_2レーザー照射を行う．また，有茎性の場合は根部を結紮する方法もある．

125

44. intravascular papillary endothelial hyperplasia：IPEH

門野岳史

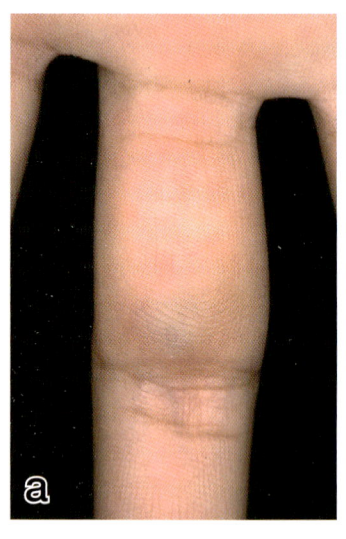
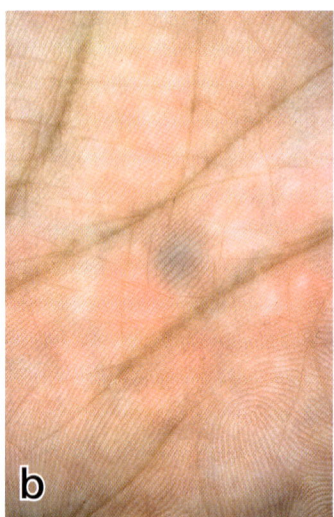

図1　IPEH の臨床像
灰青色に透見できる結節がある.

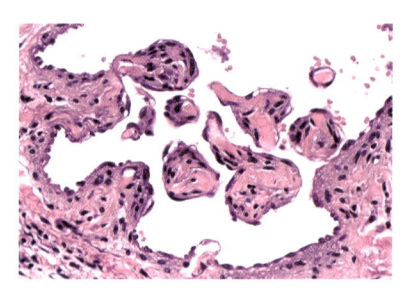

図2　病理組織像
内皮細胞が乳頭状に突出する.

臨床像の特徴（図1）

intravascular papillary endothelial hyperplasia（血管内乳頭状内皮細胞増殖症：IPEH）は血管内に血栓が生じ，それに対して反応性に血管内皮が増生することにより形成されると考えられている．病理組織学的には，血管内の血栓形成および血管内皮細胞の乳頭状突出を伴う増生を特徴とする．臨床像は，青から青紫色の皮下結節で，弾性硬のことが多い．一般的に可動性は良好で，圧痛を伴うことがある．皮膚エコーでは比較的境界明瞭な楕円形の，低エコー領域が主体の腫瘤病変がみられ，隔壁を伴ったり，流入する血管が確認できたりする.

鑑別疾患

静脈奇形（海綿状血管腫）との鑑別は困難であるが，比較的境界明瞭でやや硬いことから鑑別する.

静脈血栓とはやや大型であるところが異なるが，臨床像のみからは鑑別困難である.

その他の皮下腫瘍とは，色調や皮膚エコー像から鑑別する.

注意点・治療

切除するかどうかは拡大傾向や疼痛の有無などを勘案して決める．自然に縮小することもあるため経過観察でもよい.

45．毛細血管奇形

門野岳史

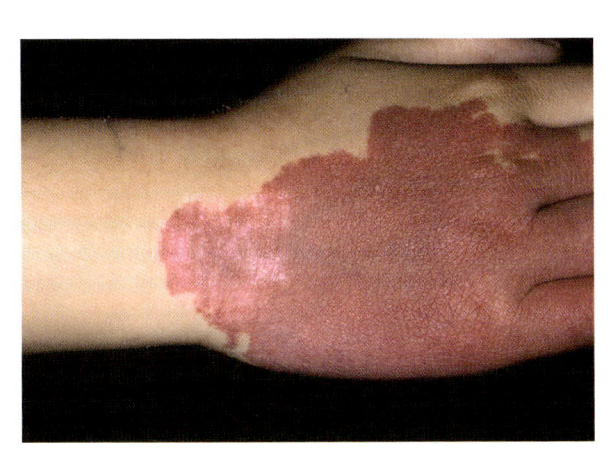

図1　手背の毛細血管奇形．レーザーのテスト照射1回後

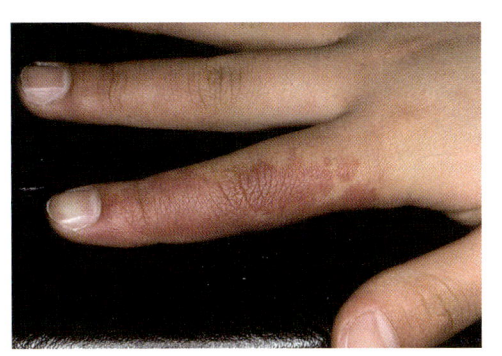

図2　指背の毛細血管奇形

臨床像の特徴（図1，2）

全身どこにでも生じるが，いわゆる出生時より存在する"赤痣"であり，単純性血管腫とも呼ばれる．三叉神経領域に出現した場合はSturge-Weber症候群の可能性がある．自然消褪はほとんど期待できないが，前額部に生じるサーモンパッチは自然に消えることが多く，また後頸部に生じるUnna母斑は一部が消褪する．扁平母斑や異所性蒙古斑などの他の色素性病変を合併する場合は，色素血管母斑症と称する．

毛細血管奇形（capillary malformation）は基本的に平坦であり，体の成長とともに大きくはなるが，元々の範囲を超えて拡大することはほとんどない．ただし，無治療で放置すると思春期以降に隆起したり，その局面上に腫瘤が出現したりすることがある．

鑑別疾患

小児血管腫（苺状血管腫）は，生後まもなく出現することや，増大傾向が強いこと，隆起することから，多くの場合は鑑別は容易である．

その他，静脈奇形（海綿状血管腫）などとも臨床像から区別する．

注意点・治療

色素レーザーや可変式ロングパルスダイレーザーなどのレーザー照射が行われる．前腕など皮膚が薄い場合は効果が高いが，手掌など皮膚の厚い部分の病変に対する効果は限定的である．

46．動静脈奇形（AVM）

門野岳史

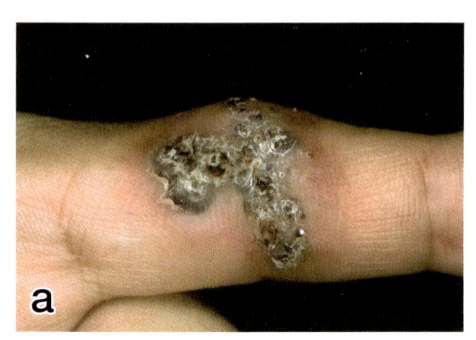

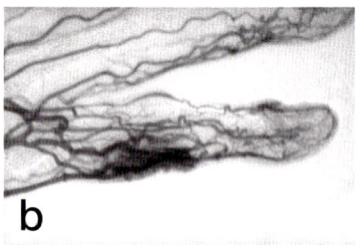

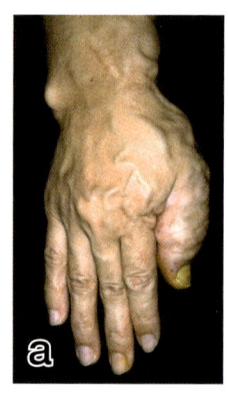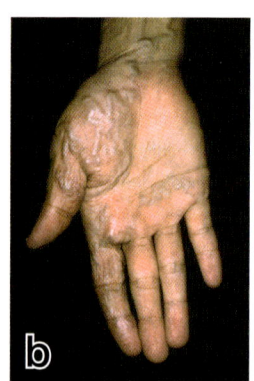

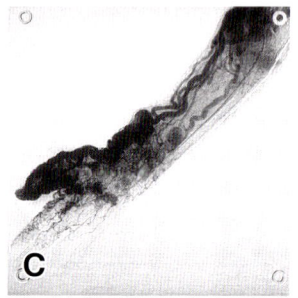

図1　指に限局する動静脈奇形
（a）臨床像．（b）血管造影．

図2　手から前腕に及ぶ広範囲な動静脈奇形
（a）手背．（b）手掌．（c）血管造影．

臨床像の特徴（図1，2）

通常の動静脈奇形（arteriovenous malformation：AVM）は先天性のものであり，四肢を中心にさまざまな部位に異常な血管がみられ，熱感，拍動を伴う．動脈と静脈が正常の毛細血管床を介さずに，異常な交通が出現することにより形成される病変である．診断としては，血管造影で異常血管が描出され，病変の範囲や流速を確認することができる．

AVM は The International Society for Study of Vascular Anomalies（ISSVA）分類では，血管奇形に分類される．血管奇形は，低流速（slow-flow）か高流速（fast-flow）かであり，毛細血管奇形（capillary malformation：CM），静脈奇形（venous malformation：VM），リンパ管奇形（lymphatic malformation：LM），AVMに分けられるが，これらの型が混在している場合も多い．

鑑別疾患

小児血管腫などの血管性腫瘍とは，腫瘍性の増殖がなく，血管奇形が本態であることから鑑別する．

注意点・治療

保存的治療として，四肢病変では，弾性ストッキングなどによる圧迫療法が用いられる．また，病変の部位，大きさ，流速に応じて，手術，塞栓術，硬化療法が単独もしくは併用療法として行われるが，適応や手術法は確立しておらず，症例ごとに検討することが必要である．

第2章 手

47. acquired digital arteriovenous malformation

門野岳史

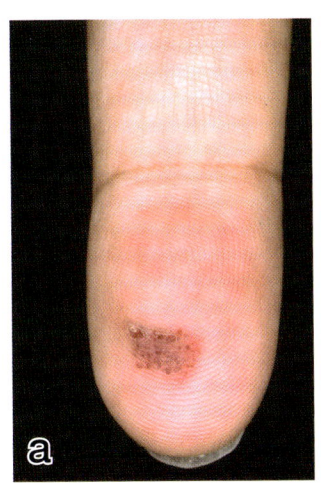
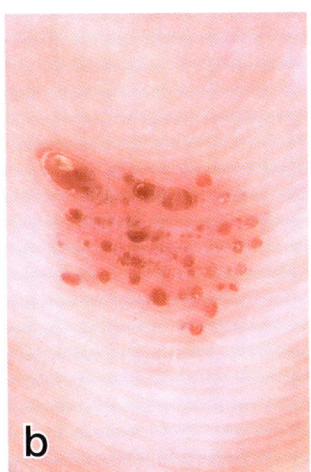

図1 acquired digital AVM
皮丘に沿って粒状の血管が配列する例.

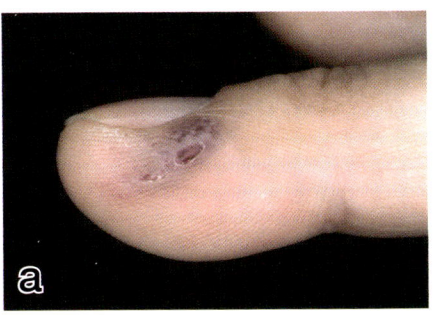
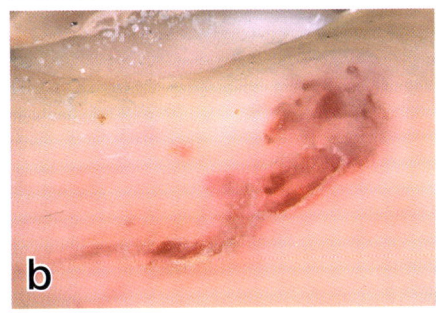

図2 acquired digital AVM
皮丘に沿って血管が走行している例.

臨床像の特徴（図1，2）

　動静脈奇形（AVM）は先天性のものと後天性のものとに分かれる．後天性の AVM は外傷などを契機として生じることより，多くが手指に生じ，これを acquired digital AVM と称する.

　臨床像では，指の指腹や側面に紅色から暗赤色斑がみられ，これを拡大してみると赤色の点状病変が集簇していることがわかる．触診上はわずかに拍動を触れることが多く，AV シャントの存在を示唆する.

　病理組織学的には，拡張した静脈と動脈とが近接している像がみられ，AV シャントの存在がうかがわれる．その一方で，脈管の腫瘍性の増殖はみられない.

鑑別疾患

　先天性の AVM とは発生時期から鑑別可能である．また，先天性の AVM はしばしば大型であり，このような小型で指のみの病変であるこ

とは少ない.

　arteriovenous hemangioma は動脈と静脈の腫瘍性の病変であり，AV シャントが本態で，脈管の腫瘍性の増殖を欠く本症とは異なる．ただし，ISSVA 分類では，arteriovenous hemangioma も AVM のくくりに入れられている.

注意点・治療

　治療としては手術が行われ，病変の大きさに応じて，単純切除または植皮が行われる．原因となっている AV シャントの部分を確実に切除する．本症は AV シャントがあり血流が早いため，色素レーザーなどのレーザー照射の効果は高くない.

48. 静脈奇形

門野岳史

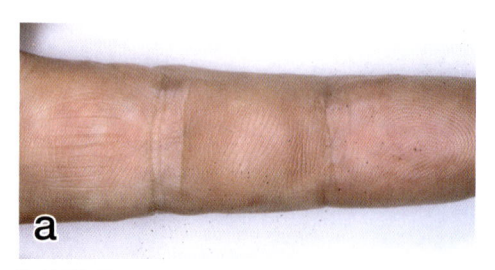

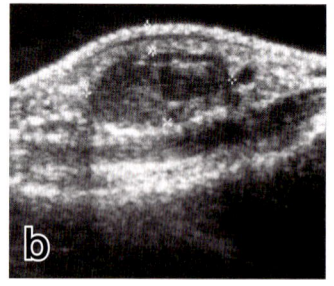

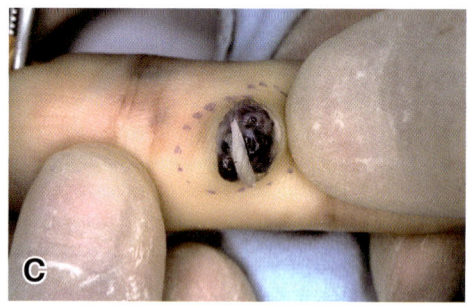

図1 静脈奇形
（a）臨床像.（b）皮下に境界鮮明な低エコー陰影がある.（c）青紫色の多房性結節.

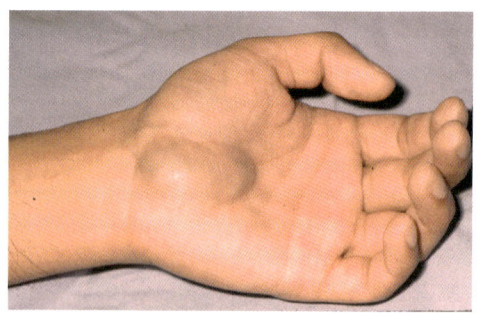

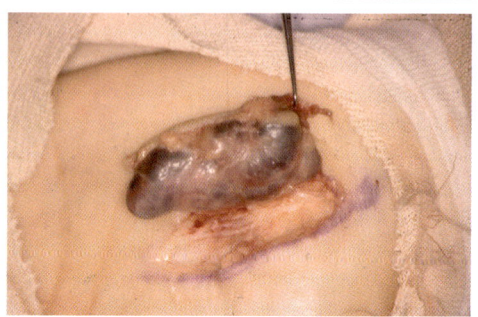

図2 手掌に生じた静脈奇形

臨床像の特徴（図1, 2）

静脈奇形（venous malformation）は，従来の海綿状血管腫などに相当する，腫瘤性の静脈形成異常である．先天異常の一種と考えられるが，後天的な発症も少なくない．やや青みがかった比較的軟らかい腫瘤として触知するが，しばしば石灰化も伴うため，部分的に硬い部分を伴うことがある．また，拍動は触知しない．自然消褪は稀で，大きさも変化に乏しい．ただし血栓を形成することで，一時的に大きくなること

がある．

鑑別疾患

脂肪腫などの皮下腫瘍とは，色調や触診にてある適度の鑑別が可能であるが，皮膚エコーを行うことで，血管との連続性や血流の確認，静脈石の存在などから鑑別する．

AVMとは拍動がないことから鑑別する．

小児血管腫などの血管性腫瘍とは，色調が異なり，経過や大きさの変化に乏しいことから鑑別する．

注意点・治療

大きさや症状に応じて摘出術，硬化療法，レーザー治療などを検討する．治療の適応や時期については，定まった見解はなく，おのおのの治療には一長一短があり，症例に応じて治療時期や治療方法を選択する．

49．母斑細胞母斑

門野岳史

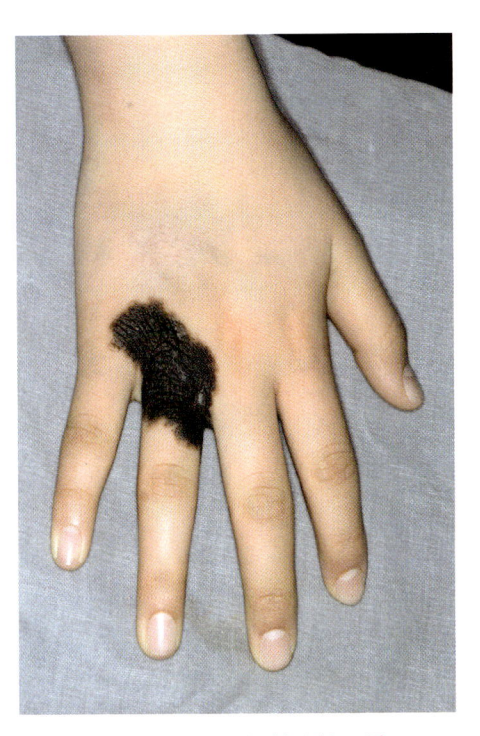

図1　手背の母斑細胞母斑（色素性母斑）

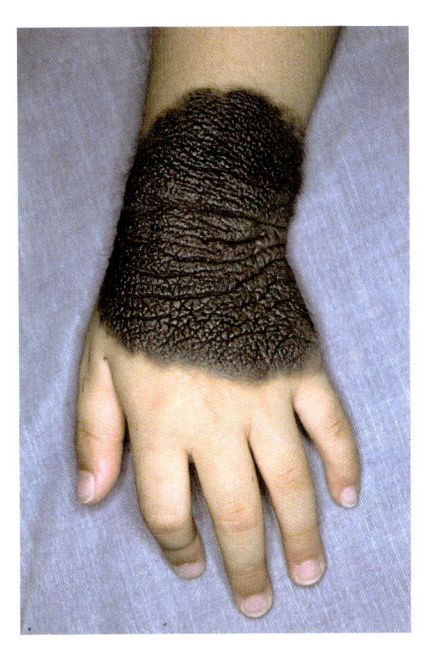

図2　小児の巨大母斑細胞母斑（色素性母斑）

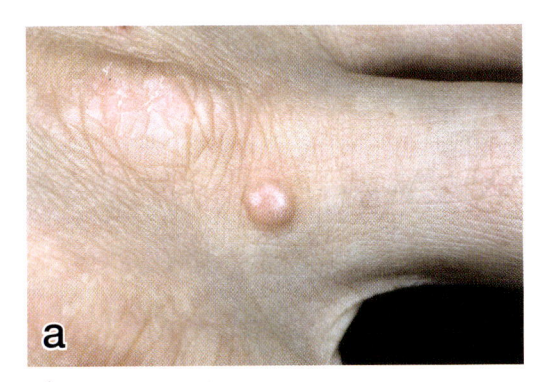

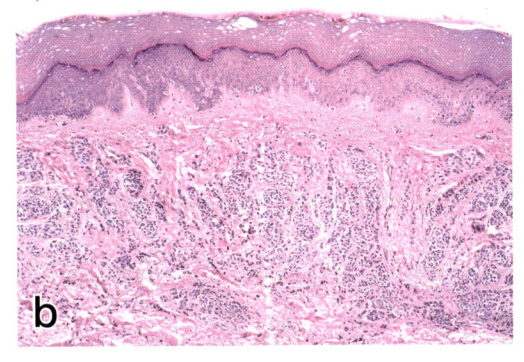

図3　無色素性の母斑細胞母斑
（a）臨床像．（b）病理組織像．

臨床像の特徴

　母斑細胞母斑（nevus cell nevus）（色素性母斑）（図1，2）は大小さまざまな褐色から黒色の色素斑であるが，時に無色素性の場合がある（図3）．先天性のものはしばしば大型であり，成人で20 cm以上のものは一般に巨大色素性母斑と呼ばれるが，小児や顔面，手ではそれ以下の面積の症例も同様に扱われる（図2）．

　ダーモスコピーでは手掌足蹠以外のものはtypical pigment network，手指や手掌，足蹠はparallel furrow patternを主に呈する（図4b）．先天性のものはglobular patternを示すことが多い．

　病理組織学的には，小型で円形の母斑細胞がみられ，母斑細胞が存在する深さに応じて，境

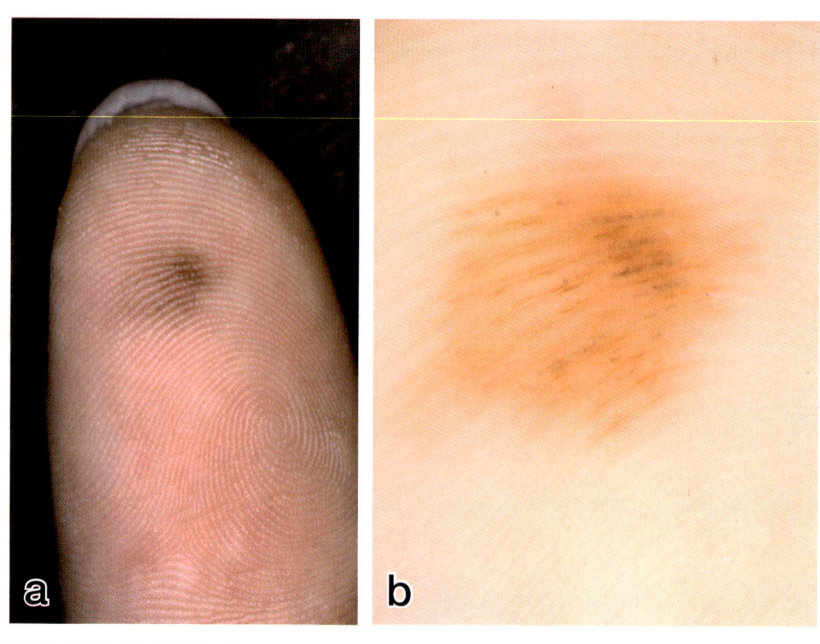

図4　指尖の母斑細胞母斑
（a）臨床像．（b）ダーモスコピー像．ダーモスコピーでは皮溝優位パターン（parallel furrow pattern）が特徴的である．

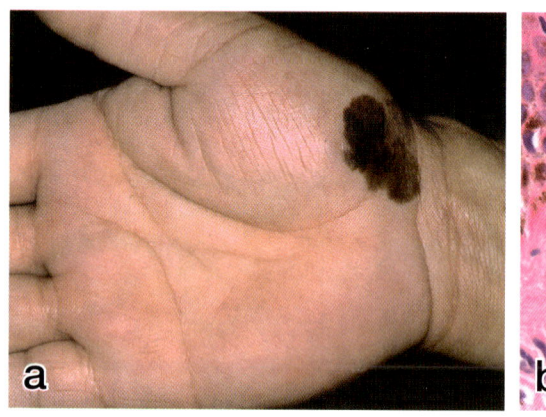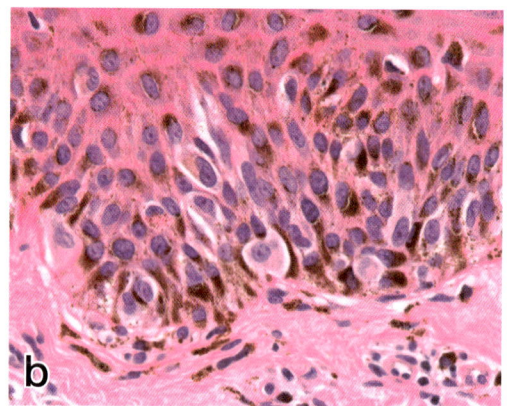

図5　〔鑑別疾患〕手掌の悪性黒色腫
（a）臨床像．（b）病理組織像．

界母斑，複合母斑，真皮内母斑の3型に分類される．先天性の母斑細胞母斑では母斑細胞が比較的深部にまで達していることが多い．

鑑別疾患

悪性黒色腫（図5）との鑑別が問題となり，経過，臨床像，ダーモスコピー像，組織像など

から総合的に判断する．

注意点

発症時期，大きさ，拡大傾向の有無に応じて切除を行う．部位や目的に応じて，CO_2 レーザーによる焼灼，オープントリートメント，単純縫縮，植皮，皮弁など術式を選択する．

50．Spitz 母斑

門野岳史

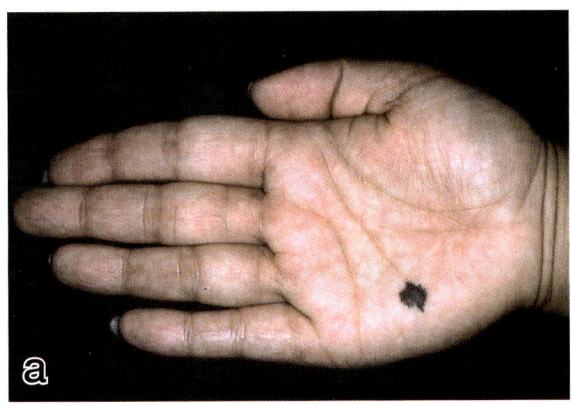

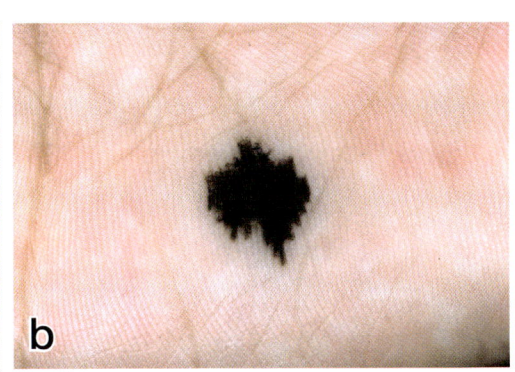

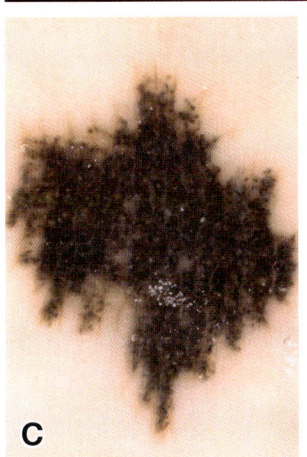

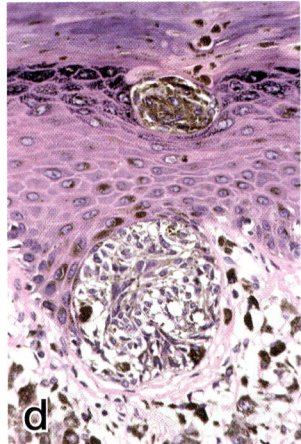

図1 手掌の Spitz 母斑①
（a，b）臨床像．（c）ダーモスコピー像．（d）病理組織像．

臨床像の特徴（図1～4）

Spitz 母斑（Spitz's nevus）は淡紅色から淡褐色さらには黒色と色調はさまざまであり，とくに黒色のものは色素性 Spitz 母斑と呼ばれる．大きさは6 mm 以内が多く，手掌・指では漆黒色で，尖った形，触れるとザラッとするのが特徴である（図1a，b）．

病理組織学的には，大型の紡錘形細胞もしくは類上皮細胞より構成され，左右対称で，pagetoid spread がなく，Kamino 小体や maturation がみられる．

鑑別疾患

悪性黒色腫との鑑別が問題となる．臨床像やダーモスコピー像（図1c）からは，大きさ，対称性，色素の均一性などから鑑別する．病理組織学的（図1d）には，大きさ，対称性，境界の明瞭性，表皮肥厚，表皮内胞巣の形状，Kamino 小体，maturation などから総合的に判断する．

注意点・治療

発症時期，大きさ，拡大傾向の有無に応じて切除を行う．成人発症の場合は，切除をしない場合でも，慎重に経過観察するのが望ましい．

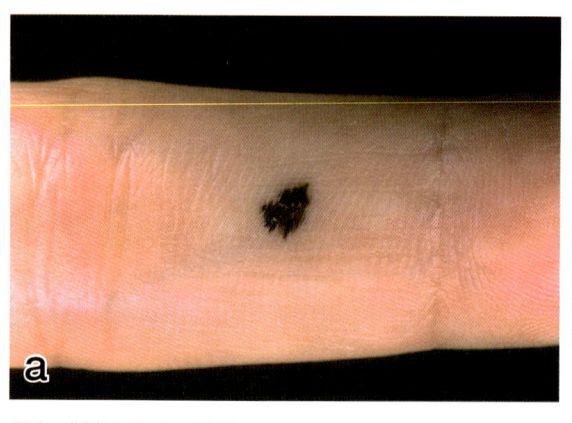
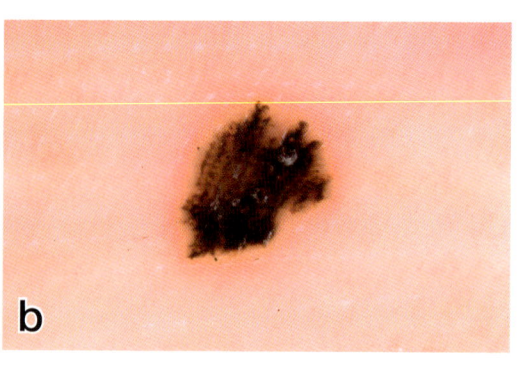

図2　指腹の Spitz 母斑
（a）臨床像.（b）ダーモスコピー像.

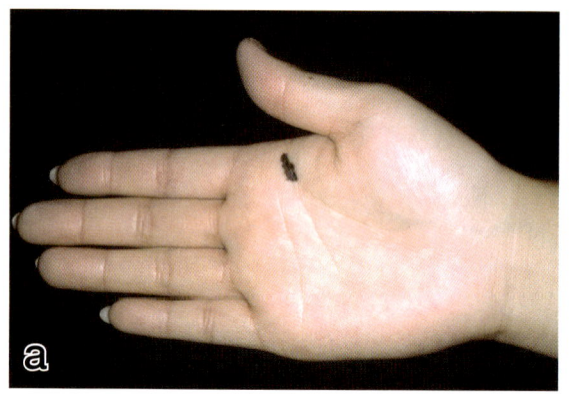
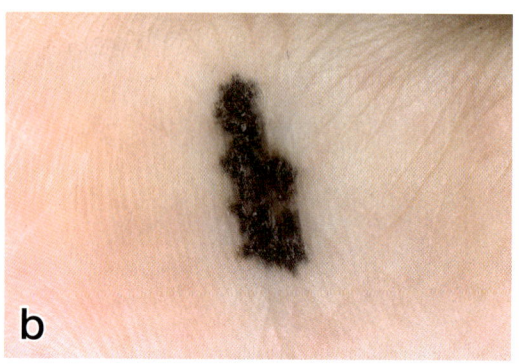

図3　手掌の Spitz 母斑
（a）臨床像.（b）（a）の拡大像.

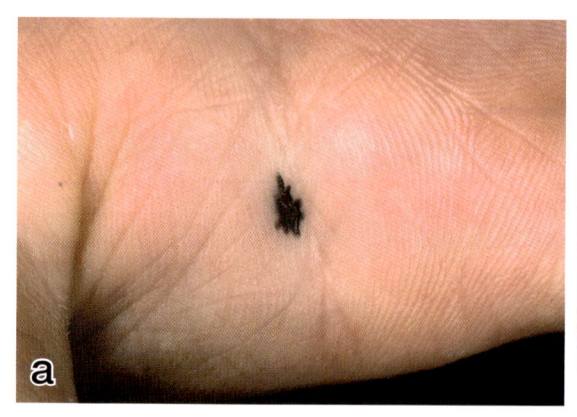
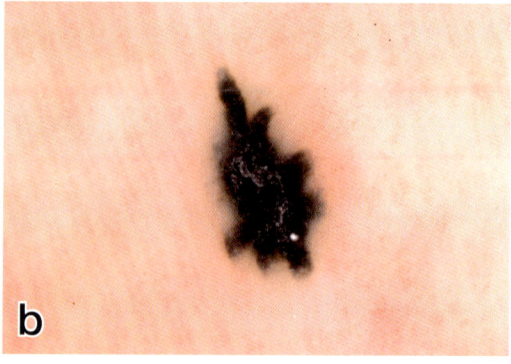

図4　手掌の Spitz 母斑
（a）臨床像.（b）ダーモスコピー像.

51. 青色母斑

門野岳史

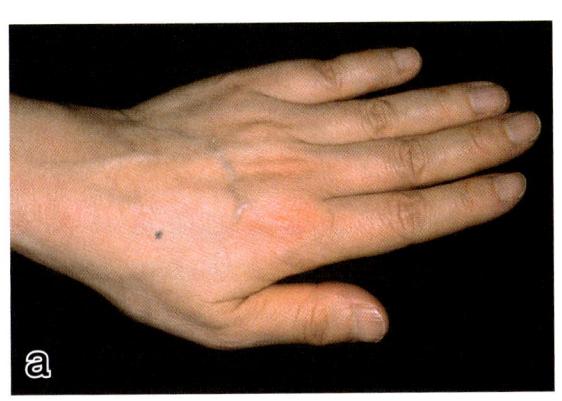
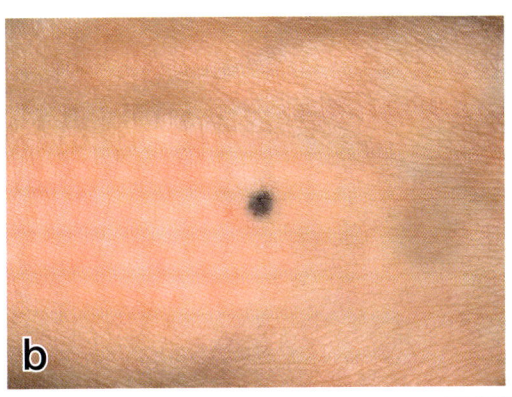
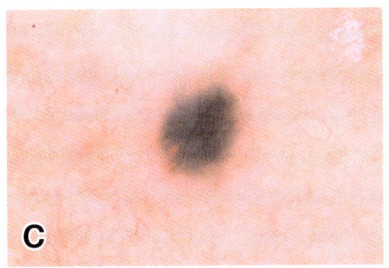
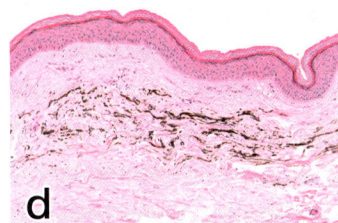
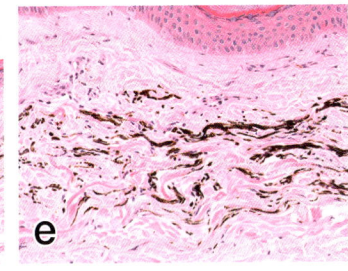

図　左手背の青色母斑
(a) 臨床像. (b) (a) の拡大像. (c) ダーモスコピー像. (d) 病理組織像（弱拡大）. (e) 病理組織像（強拡大）.

臨床像の特徴（図）

　青色母斑（blue nevus）は，全身どこにでも生じるが，四肢などに多くみられる．手背，足背が好発部位である．

　青〜青黒色の扁平からやや隆起した小型の結節であることが多い（図a, b）．ダーモスコピーでは homogenous blue pigmentation（ほぼ均一な青い色素沈着）が特徴的である（図c）．

　病理組織学的には通常の common blue nevus では真皮に紡錘形のメラノサイトが増殖している（図d, e）．もう一つの型である cellular blue nevus はやや臨床的に大型で，真皮の深い部分にまで類円形の核を持ち，胞体が好塩基性の細胞が胞巣を形成する．

鑑別疾患

　cellular blue nevus は，悪性青色母斑との鑑別が問題になる．

　また，急速に出現するものは悪性黒色腫の転移も考える．手に生じた青色母斑の場合は，鉛筆による外傷性刺青も鑑別になる．

注意点・治療

　blue nevus は時に衛星病変を伴うことがあり，悪性青色母斑との鑑別が難しい．治療は患者の希望に応じて切除を行う．

52. 異所性蒙古斑

門野岳史

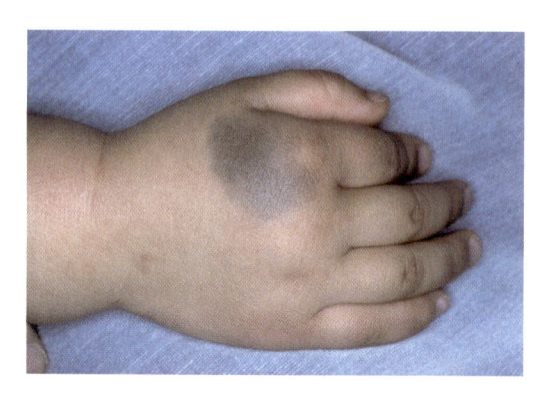

図1 乳児の異所性蒙古斑

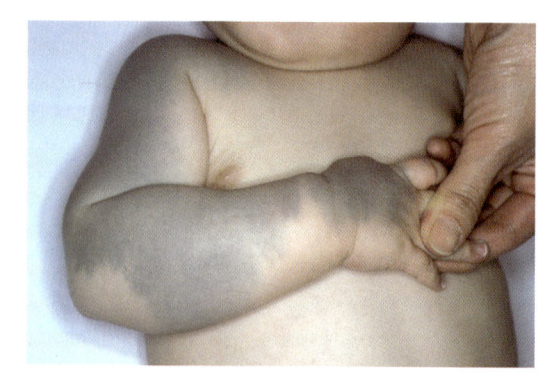

図2 乳児の広範囲に及ぶ異所性蒙古斑

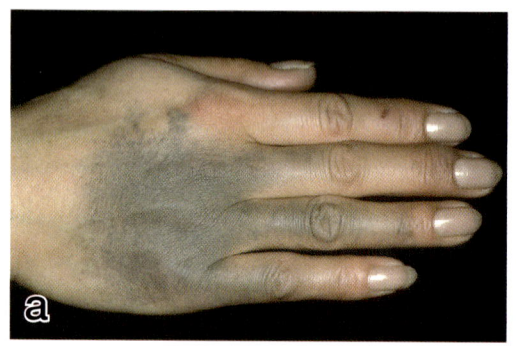
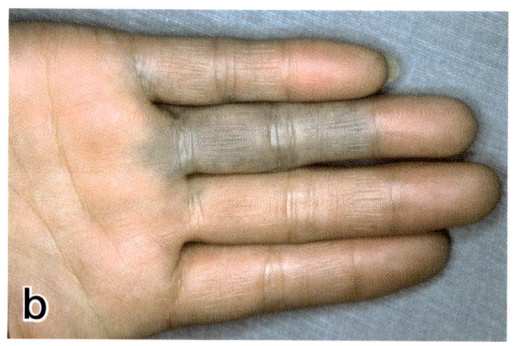

図3 成人の異所性蒙古斑
（a）手背側.（b）手掌側.

臨床像の特徴（図1～3）

蒙古斑は仙骨部や腰臀部に生じる真皮メラノサイトーシスであるが，それ以外に生じたものを異所性蒙古斑（ectopic mongolian spot）と呼ぶ.

灰青色～青黒色の色素斑であり，病理組織学的には真皮中層から下層にかけて，主として紡錘形のメラノサイトが増加している. また，毛細血管奇形や扁平母斑など他の色素性病変を合併する場合は，色素血管母斑症と呼ぶ. なお，三叉神経第1枝，第2枝領域に生ずる真皮メラノサイトーシスは太田母斑であり，肩から肩甲骨にかけて生ずるものは伊藤母斑と呼ばれる.

鑑別疾患

手に生じた場合は通常，診断が容易である.

注意点・治療

蒙古斑の大部分は10歳前後までに自然消褪するが，異所性蒙古斑は自然消褪しにくいため，Qスイッチルビーレーザーなどのレーザー照射を行うこともある. ただし，真皮メラノサイトーシスが深い位置にある場合は効果に乏しい.

53. 後天性真皮メラノサイトーシス（ADM）

江藤隆史

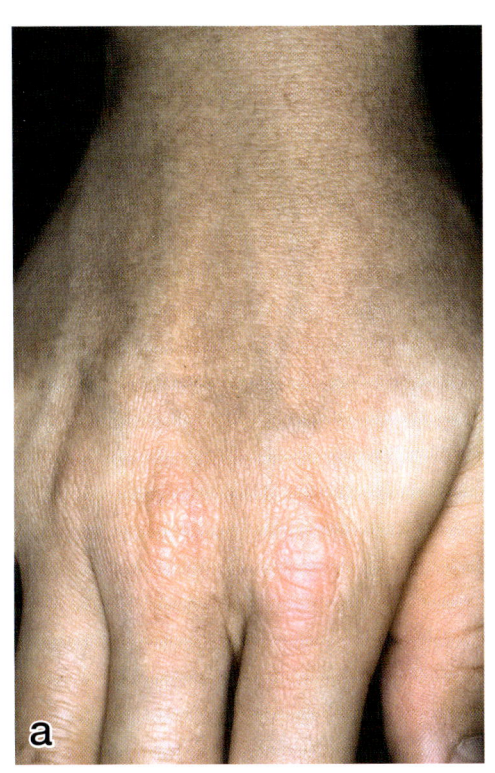

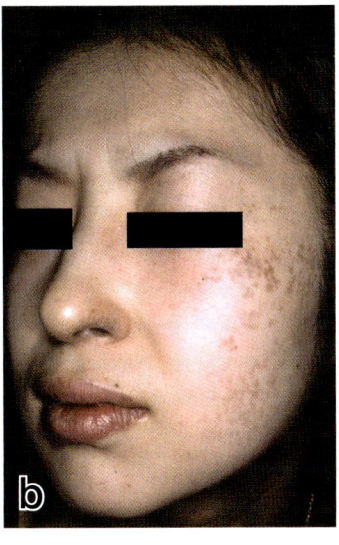

図　後天性真皮メラノサイトーシス
（a）手背の臨床像.
（b）同一症例の頰部の色素斑.

臨床像の特徴

かつて太田母斑の亜型と考えられてきた遅発型両側性太田母斑は，近年，後天性真皮メラノサイトーシス（acquired dermal melanocytosis：ADM）という名称で太田母斑とは異なるものとして捉えられている．30歳以降の女性の頰を主体に顔面に対称性に紫褐色から灰褐色の小色素斑が多発し，網目状を呈する．眼球結膜や眼瞼粘膜・鼻粘膜などに色素斑は認めないとされるが，顔面以外では上肢や背部などの報告がある．図では手背の臨床を，大原國章先生所有の臨床写真より供覧する.

鑑別疾患

手のADMの鑑別疾患は以下のとおり.
① 異所性蒙古斑……生下時より存在.
② カフェ・オ・レ斑……茶色調が主体（第2章55「扁平母斑」項 p.139 も参照）.

ちなみに顔の場合だと，ADMの鑑別疾患として太田母斑，肝斑などがあがる.

注意点・治療

Qスイッチルビーレーザー照射が，太田母斑と同様に効果的である.

54．炎症性線状疣贅状表皮母斑（ILVEN）

江藤隆史

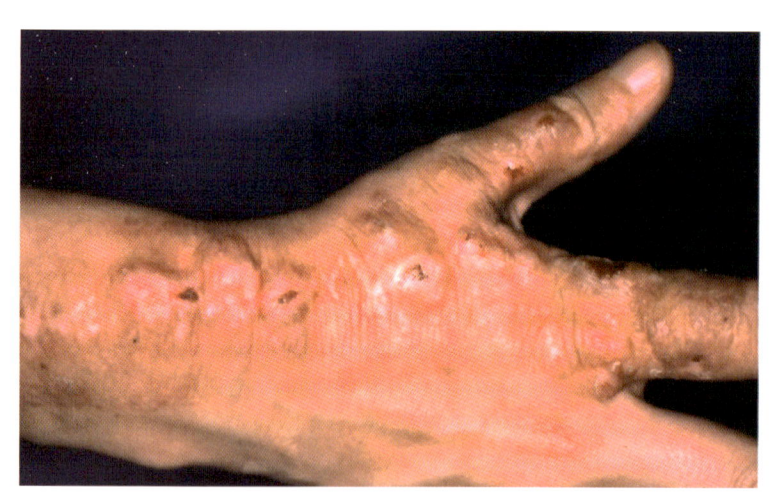

図1　46歳，女性．ILVEN の例①
列序性に並ぶ結節．激しい痒みを伴い，最強クラスのステロイド外用にも反応が乏しい．形成外科で切除も行ったが，すぐ再発した．

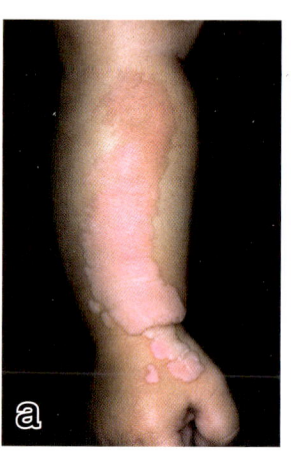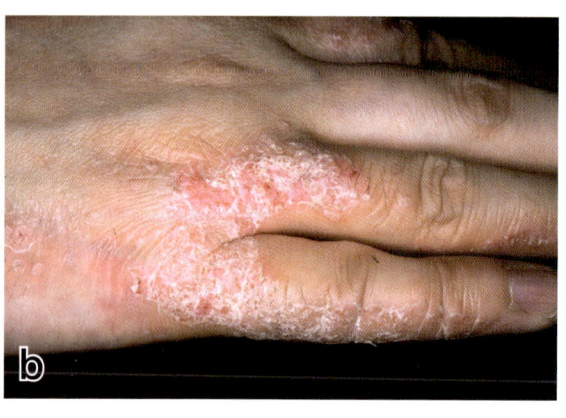

図2　ILVEN の例②

臨床像の特徴（図1，2）

　炎症性線状疣贅状表皮母斑（inflammatory linear verrucous epidermal nevus：ILVEN）は，疣状丘疹が Blaschko 線に沿った線状の配列をなし，瘙痒が強く，湿疹様外観を呈する表皮母斑の亜型である．

鑑別疾患

① 列序性表皮母斑……痒みが乏しい．

② 結節性痒疹……激しい瘙痒を伴うが，線状の配列はあってもごく一部で，Köbner 現象によるものである．

③ その他……線状乾癬，線状汗孔角化症など．

注意点

　治療に抵抗性であり，外科的処置をしても再発しやすい．エキシマライトなどの局所的な光線療法やシクロスポリン内服などが検討される．

55. 扁平母斑

大原國章

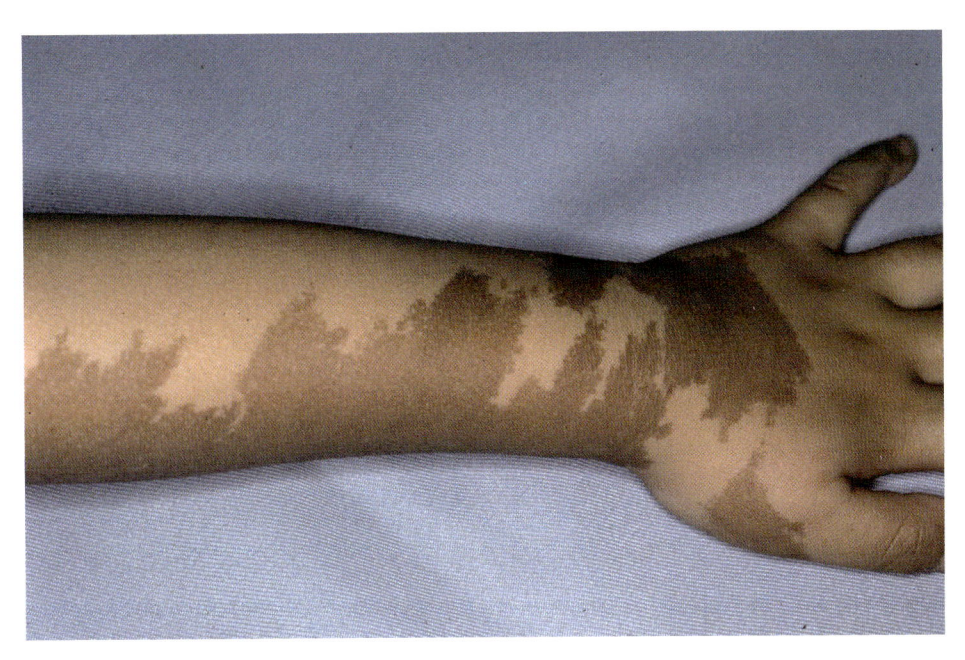

図 3歳，女児，扁平母斑
手背から前腕にかけて地図状で均一な色調の褐色斑を認める.

臨床像の特徴（図）

扁平母斑（nevus spilus）は，生来性に存在する，淡褐色で均一な色調の斑状局面である．境界は鮮明で，隆起や結節病変，硬結はない．大きさは大小さまざまで，形状は楕円形，木の葉型，島状を呈する．成長に伴う変化はない．

鑑別疾患

① Recklinghausen病（神経線維腫症Ⅰ型）の色素斑……欧米では日本でいう扁平母斑をカフェ・オ・レと呼称するので，混同しないように注意されたい．個疹だけを見れば鑑別は困難なこともあるが，多発していること，神経線維腫を併発していることが鑑別点となる．下床に神経線維腫を伴う場合は，軟らかく隆起し，索状硬結を触れることもある.

注意点・治療

治療には難渋することが多く，悩ましい．木の葉型，島状の場合はレーザーが有効なことがあるが，楕円形のものでは再発頻度が高い．いったん，きれいに色が取れたかに見えても，しばらくすると元どおりの色に戻ってしまいがちである．治療を始めるにあたってはこのことを十分に説明しておき，くり返し再発する場合には撤退するしかない.

参考文献

1) 大原國章：扁平母斑（特集「色素性母斑のすべて②」），J Visual Dermatol 15: 1026, 2016

56. Peutz-Jeghers 症候群

江藤隆史

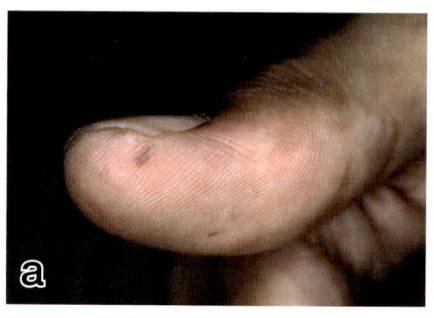
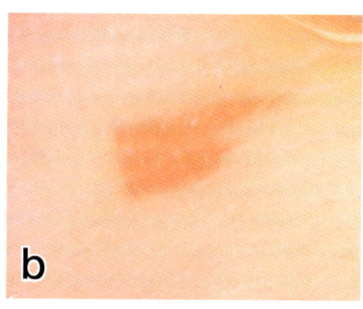

図1　11歳，男児の指に症じた Peutz-Jeghers 症候群
（a）臨床像.
（b）ダーモスコピー像. 皮丘優位パターンであり，知らないと悪性黒色腫と誤診するおそれがある.
（c）同症例の口唇の色素斑.

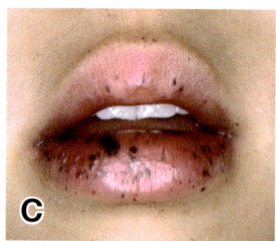
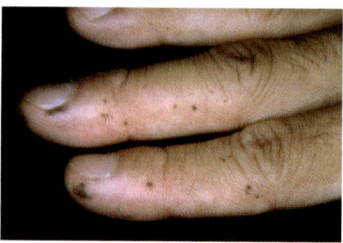
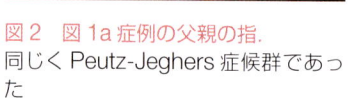
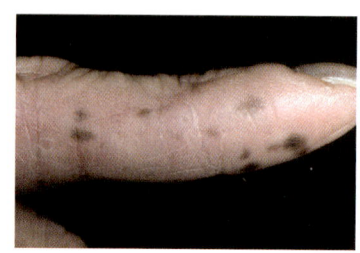

図2　図1a 症例の父親の指. 同じく Peutz-Jeghers 症候群であった

図3　〔鑑別疾患〕Laugier-Hunziker-Baran 症候群の色素斑

臨床像の特徴（図1，2）

　Peutz-Jeghers症候群（Peutz-Jeghers syndrome，ポイツ・イェガース症候群）は，口唇・頬粘膜および手掌・足底の小色素斑，小腸を主とする消化管ポリポーシス（過誤腫）の2つの徴候をもつ，常染色体顕性（優性）遺伝性疾患である. 口唇に多発する色素斑（図1c）をみたら本症を疑い，消化管の検査をすべきとされる. 手掌の色素斑も特徴的で，図1を見てもわかるように，掌よりもむしろ指腹，とくに末節に多い. 手掌・足底の悪性黒色腫（ALM）の特徴とされるダーモスコピーでの parallel ridge pattern（皮丘優位パターン）が，本症でも認められる（図1b）.

鑑別疾患

① バラン症候群（Laugier-Hunziker-Baran 症候群）（図3）……唇や手掌の色素斑は酷似しているが, 消化管ポリポーシスは認められない.
② Cronkhite-Canada 症候群……消化管ポリポーシスを有するが, 口唇粘膜などの粘膜に色素病変は認めない. 手背にびまん性の色素斑を認めるが, 色素斑の性状はかなり異なる.
③ LEOPARD 症候群……全身性に黒子が多発. 肥大性心筋症などを合併.
④ NAME 症候群……色素斑はよく似ているが, 粘液腫を伴う.

注意点・治療

　手先の色素斑をみたら，Peutz-Jeghers 症候群と Baran 症候群を思い出す. アトピー性皮膚炎でも口唇の色素斑は高頻度に認められる.

57. 先天性血管拡張性大理石様皮斑

門野岳史

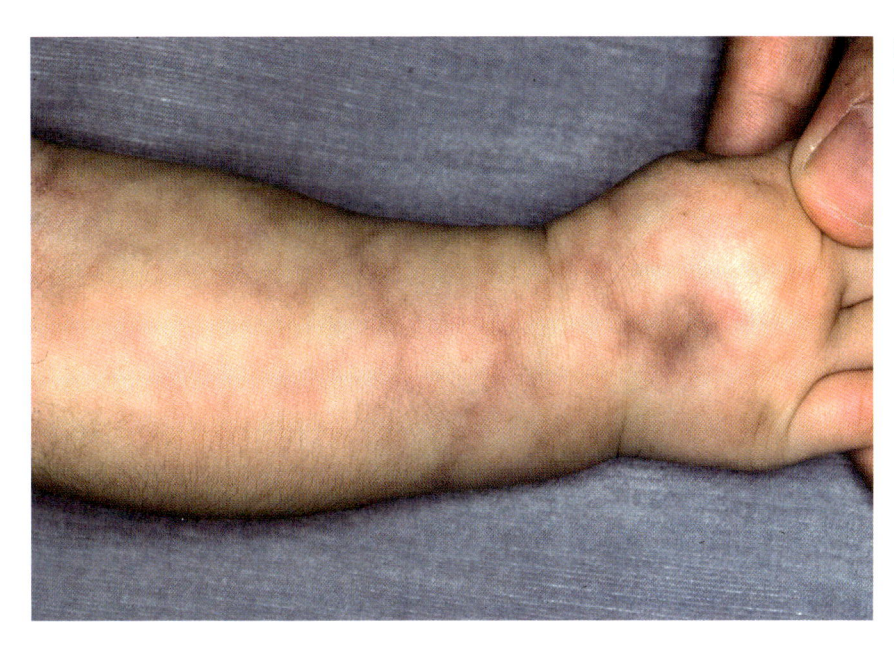

図　先天性血管拡張性大理石様皮斑

臨床像の特徴（図）

先天性血管拡張性大理石様皮斑（cutis marmorata telangiectatica congenita）は出生時よりみられる網状斑であり，真皮時には皮下組織に及ぶ非特異的な毛細血管と静脈の増生と拡張に起因する．四肢に多く，片側性の場合が多いが，広範に体幹に及ぶ場合や粘膜病変を伴う場合もある．また，皮下脂肪や筋肉の形成不全，毛髪成長遅延，精神遅滞，患肢の萎縮などを合併することがある．皮疹は生後1～2年で消褪傾向を示すが，完全消失は稀である．種々の奇形を合併することが知られ，血管腫，種々の母斑，指趾形成不全，眼病変，大頭症，脳血管障害などがある．

鑑別疾患

大理石様皮膚は一過性で，小児や成人女性を中心に寒冷時によくみられる赤紫色の網状斑である．器質的な変化はなく，網目の環は一般に閉じている．生後2カ月程度で消褪すること，温めることによって改善することから鑑別する．

他のリベド（皮斑）の型として**分枝状皮斑（livedo racemosa）**，**細網状皮斑（livedo reticularis）**があるが，発症時期や血管炎，抗リン脂質抗体症候群（APS），コレステロール結晶塞栓症，膠原病などの合併がないことから鑑別する．

注意点

特別な治療はなく，経過観察が基本となる．ただし，種々の奇形を合併するため，全身検索が必要である．

58. Klippel-Trenaunay-Weber 症候群

門野岳史

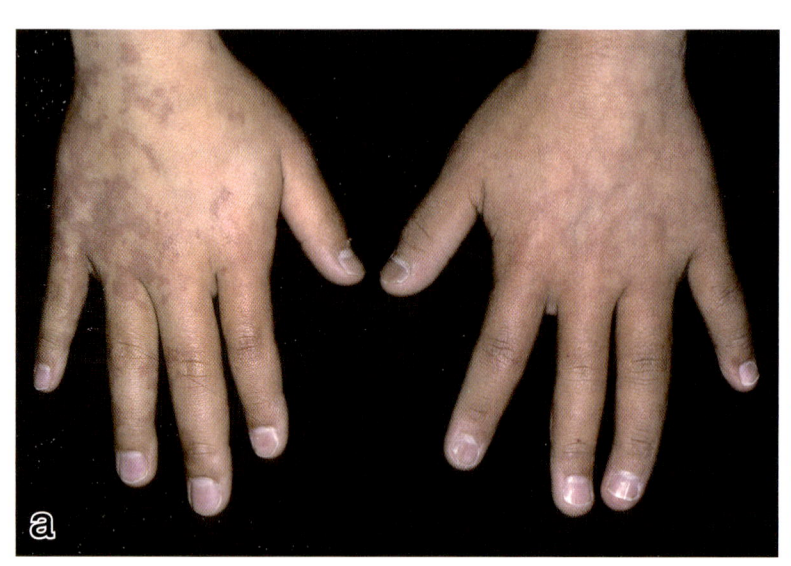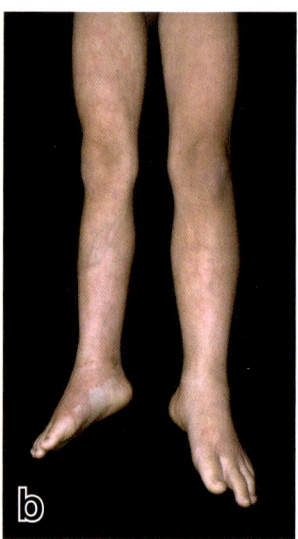

図　Klippel-Trenaunay-Weber 症候群

臨床像の特徴（図）

　主に四肢の皮膚毛細血管奇形，二次性静脈瘤と患肢の肥大延長がみられるが，さまざまな静脈奇形，動静脈奇形（瘻），リンパ管奇形，毛細血管奇形を伴う．

　静脈奇形のように流速が低い脈管奇形を主とするものを Klippel-Trenaunay syndrome と呼び，動静脈奇形のように流速の早い脈管奇形を主とするものを Parkes-Weber syndrome と呼んでいたが，両者が混在している場合も多いため，ひとまとめとして，Klippel-Trenaunay-Weber syndrome と呼んでいる．

鑑別疾患

　小児血管腫など，血管あるいはリンパ管を構成する細胞等に腫瘍性の増殖がある疾患は除外する．

　また，一次性静脈瘤，二次性リンパ浮腫，外傷性・医原性動静脈瘻，動脈瘤など，明らかな後天性の病変は除外する．

注意点・治療

　脈管奇形の種類と状態に応じて治療は異なる．弾性ストッキングによる圧迫，切除手術，硬化療法・塞栓術，レーザー照射などが用いられるが，症例ごとの対応が必要である．患肢の肥大を来す前に早期介入することが望ましい．

59. 尋常性白斑

江藤隆史

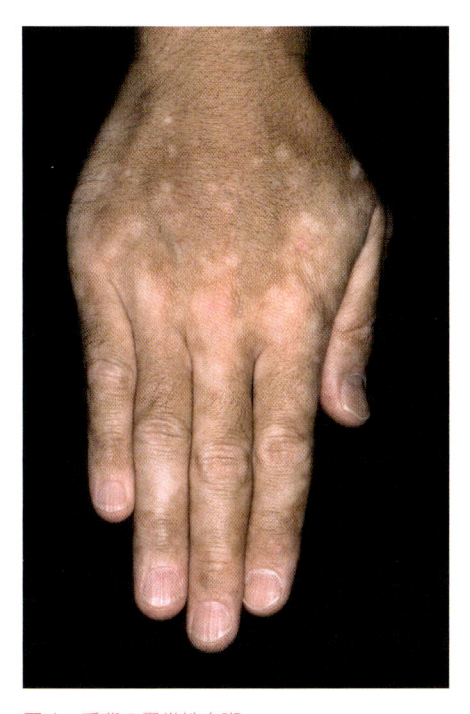

図1　手背の尋常性白斑

臨床像の特徴

　尋常性白斑（vitiligo vulgaris）は，後天性に出現する脱色素斑（図1）．全身に左右対称性に生ずる汎発型と皮膚の神経分布に一致して生じる分節型に分けられる．はじめは，やや淡い色素を残す不完全脱色素斑から発症するが，次第に境界明瞭な完全脱色素斑となり，有毛部では白毛も生ずるようになると難治とされる．

鑑別疾患

① Vogt-小柳-原田病……頭痛などの髄膜炎症状の後に突然視力低下やめまい・難聴などの内耳障害を発症し，遅れて白斑・白毛が出現する．
② Sutton白斑……色素性母斑の周囲に突然白斑が生じ，色素性母斑自体も褪色する．尋常性白斑と合併することもあり，このような場合，

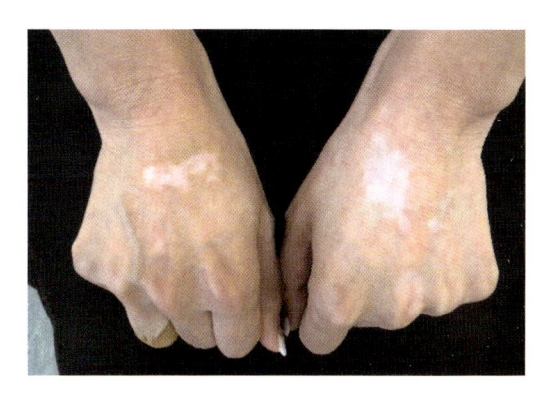

図2　〔鑑別疾患〕ロドデノール誘発性脱色素斑（写真提供：松永佳世子先生）（文献1より転載）

色素性母斑を切除すると白斑は治癒する場合もあるとの報告がある．
③ 老人性白斑……老化に伴うメラノサイトの機能低下によるといわれ，散在性に小型の類円形の不完全脱色素斑が多発する．
④ ロドデノール誘発性脱色素斑（図2）……化粧品成分ロドデノールによる脱色素斑で，尋常性白斑との合併もあり，臨床像による鑑別は非常に難しい[1]．
⑤ その他……脱色素斑を呈する接触皮膚炎，薬疹など，多岐にわたる．

注意点・治療

　発症早期にステロイド外用，ビタミンD_3外用，PUVA療法，ナローバンドUVB照射療法などが効果的といわれるが，経過が長い症例では効果が乏しい．難治例では吸引水疱による表皮移植＋ナローバンドUVB照射なども行われる．

文献

1）松永佳世子：ロドデノール誘発性脱色素斑, Visual Dermatology 2016年臨時増刊号, p.90, 2016

60．遺伝性対側性色素異常症（遠山）（DSH）／網状肢端色素沈着症（北村）（AR）

江藤隆史

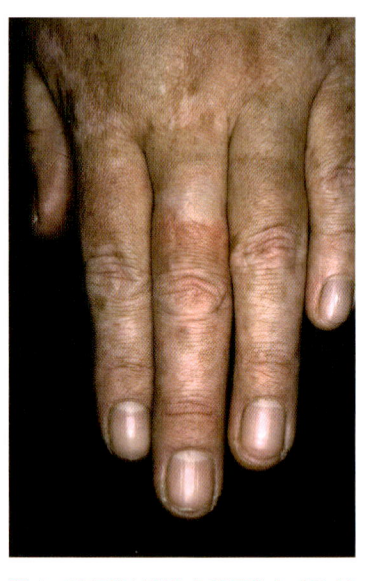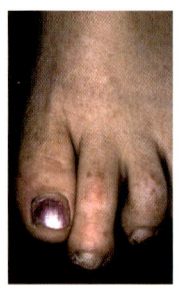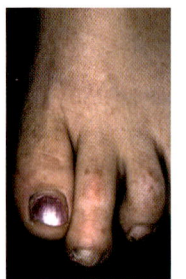

図1　遺伝性対側性色素異常症（遠山）

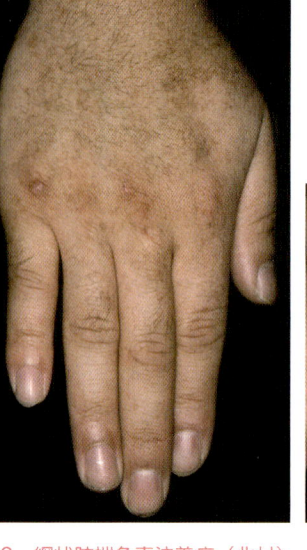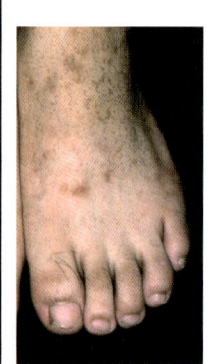

図2　網状肢端色素沈着症（北村）

臨床像の特徴

① 遺伝性対側性色素異常症（遠山）（dyschromatosis symmetrica hereditaria：DSH）

　1910年に遠山[1]が「一種の色素沈着症」として14歳の男児例を報告したことに始まる．色素斑と脱色素斑の混在が本症の最大の特徴であり，常染色体顕性（優性）遺伝疾患である．四肢末端，主に手背・足背に，粟粒大ほどの濃淡さまざまな色素斑と網状の脱色素斑が密に混在する．

② 網状肢端色素沈着症（北村）（acropigmentatio reticularis：AR）

　1943年に北村[2]が，日本人にのみ発症する色素異常症として報告した遺伝性皮膚疾患．1976年海外でも存在が認められた．学童期に四肢末端，とくに手背・足背・肘頭・膝蓋に半米粒大までの小色素斑が出始める．本症の最大の特徴は，周囲より軽度陥凹した色素斑が出ることであり，脱色素斑を伴わないことも特徴．

注意点

　写真（図1，2）をみても，手背の皮膚症状では，両者は良く似ている．近年，それぞれの原因遺伝子が決定され，異なる疾患であることが正式に明らかにされた[3]．

　ちなみに遠山先生・北村先生は東京大学皮膚科の歴代教授であり，筆者の所属する東京逓信病院の第2代・第5代病院長も歴任されている（びっくり！）．

文献

1)　遠山郁三：皮尿誌 10: 544, 1910
2)　北村包彦, 赤松秀：臨牀皮泌 8: 201-204, 1943
3)　Miyamura Y, Suzuki T, Kono M et al: Am J Hum Genet 73: 693-699, 2003

61. 刺青

大原國章

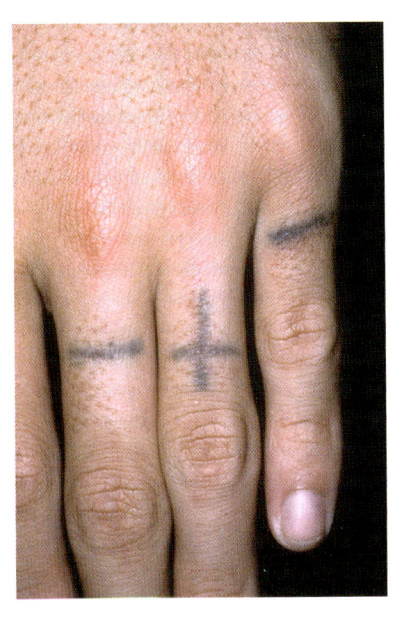

図1 手指の刺青

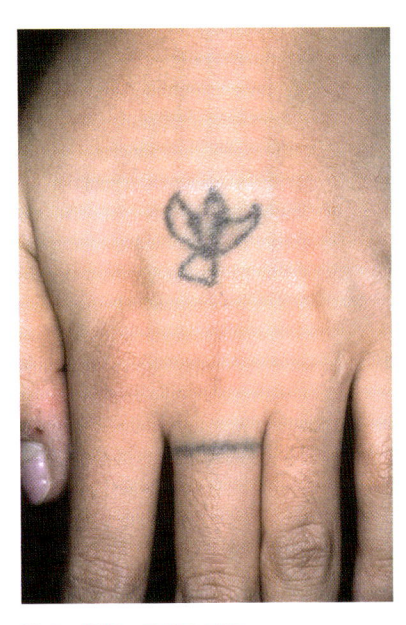

図2 指背，手指の刺青

臨床像の特徴

刺青（tattoo）は，診断に困ることはなく，一目見れば明らかである．手背や指の刺青は背中や腕の装飾的なものと異なり，自分であるいは知人によって施された場合が多く，図柄も単純である（図1，2）．したがって，色も単色で，色素の刺入部位も浅い．

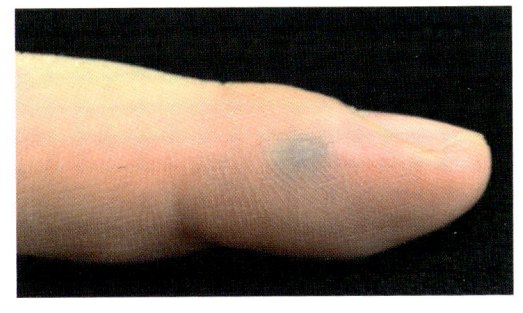

図3 〔鑑別疾患〕手指の外傷性刺青（traumatic tattoo）

鑑別疾患

① 外傷性刺青（図3）……手や指は外傷を受けやすいので，鉛筆の芯，ボールペンの色素が皮下組織に入り込むことがある．そのほとんどがぼんやりとした点状，斑状であり，人為的な刺青とは容易に鑑別できる．

② 青色母斑……生来性という経過，淡青色の斑状の局面という臨床なので，鑑別に躊躇することはない．

注意点・治療

患者が治療を希望するならば，私費治療であること，1回では不十分なことを説明して，同意のうえで行う．単色であればアレキサンドライトレーザー，YAGレーザーが有効である．最近はピコ秒発振のレーザーが用いられつつある．

62. 外傷性表皮囊腫

門野岳史

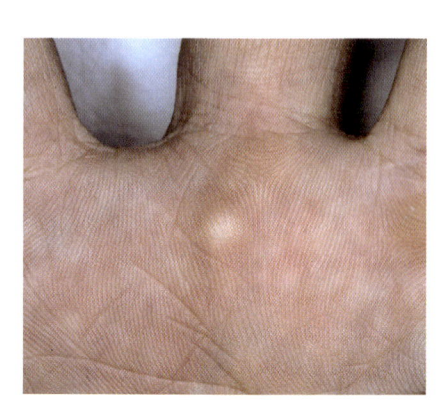

図1 手掌の外傷性表皮囊腫

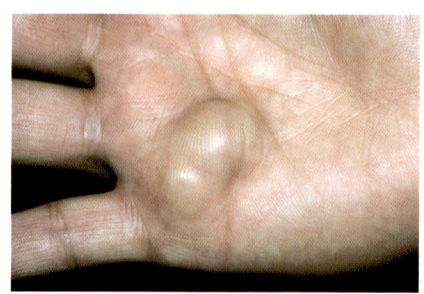

図2 瓢箪型の外傷性表皮囊腫

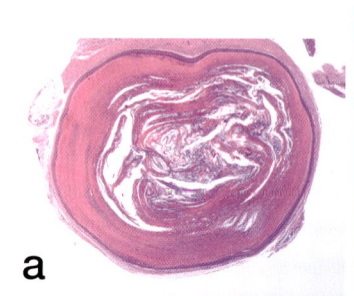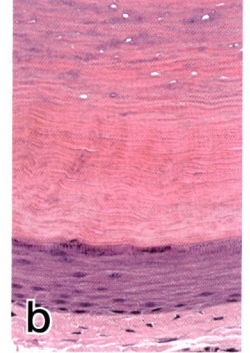

図3 病理組織像
(a) 弱拡大, (b) 強拡大.

臨床像の特徴（図1〜3）

表皮囊腫（epidermal cyst，粉瘤）は，主に有毛部に生じるありふれた腫瘍であるが，毛のない手足に生じるものは外傷性表皮囊腫（traumatic epidermal cyst）と呼ばれ，外傷により皮膚がめくり込んで生じるとされている．発症にはヒトパピローマウイルスの関与がいわれており，主としてHPV60による．弾性硬の皮内腫瘍として触れ，可動性は一般に良好である．手掌足蹠は角質が厚いせいもあり，中心にある開口部を確認することは難しい．超音波では，囊腫構造と側方の著明な低エコーおよび後方の高エコーがみられるが，炎症をおこすと不明瞭になってくる．

鑑別疾患

荷重部に生じる場合は胼胝との鑑別が難しく，超音波にて腫瘍陰影を確認する必要がある．

また，脂肪腫との鑑別が問題となるが，脂肪腫より浅在性で硬いことから判断する．また，穿刺により内容物を確認することができれば，診断は確実である．このほかガングリオン，血管平滑筋腫などが鑑別疾患としてあげられる．

注意点・治療

自覚症状や拡大傾向に応じて切除する．荷重部に生じることが多いため，切開線が胼胝になる恐れがあり，必要最小限に止める．また，指間や趾間に生じた場合は，腫瘍が思ったより大きく，やつがしら状に伸びている場合があり，術前の評価をきちんと行う．

63. 毛芽腫

門野岳史

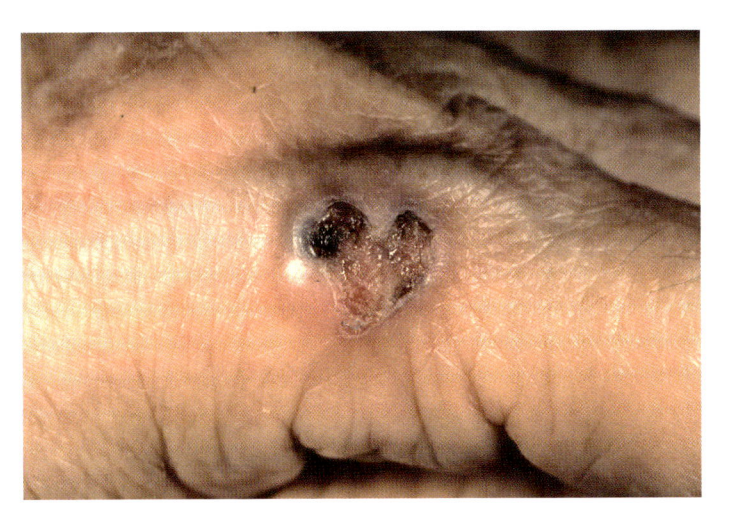

図1　手のMP関節部に生じた毛芽腫

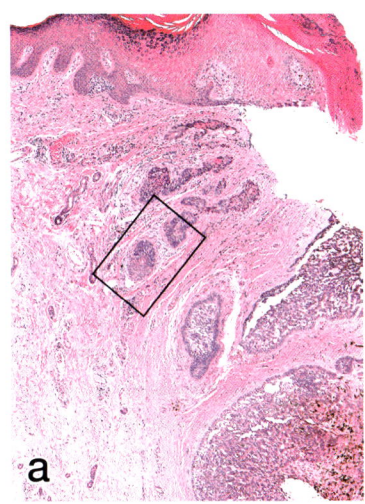

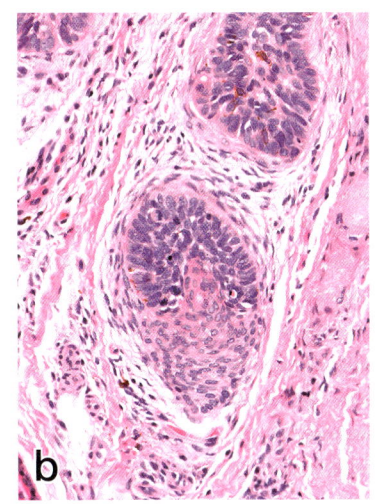

図2　病理組織像（a）弱拡大，（b）強拡大
毛芽構造が観察できる．

臨床像の特徴（図1，2）

　毛芽腫（trichoblastoma）は，頭頸部に多く生じ，手に生じることは稀である．隆起した結節性病変であることが多く，色調は赤褐色部分が主体で，種々の割合で黒色の部分が混在する．毛芽細胞由来の腫瘍と考えられ，組織学的には毛芽細胞に類似した腫瘍細胞とそれを取り囲む線維性の間質から構成され，毛乳頭を模倣する構造がみられる．

鑑別疾患

　基底細胞癌や毛包上皮腫と類似するが，以下の病理所見が鑑別のポイントとなる．
　基底細胞癌とは境界が明瞭で，腫瘍胞巣周囲の間質誘導が強いこと，裂隙も腫瘍胞巣周囲の結合組織と健常部との間に形成されること，毛乳頭に類似した構造がみられることが鑑別に有用である．
　また，毛包上皮腫とは毛包漏斗部への分化が目立たない点などから鑑別するが，毛包上皮腫を毛芽腫の一型とする考え方もある．

注意点・治療

　治療としては切除を行う．基底細胞癌との鑑別がしばしば困難であるため，基底細胞癌に準じて切除マージンを設定するのが良いと思われる．

第2章　手

64. 汗孔腫

門野岳史

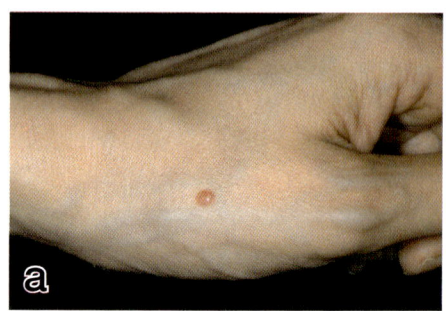

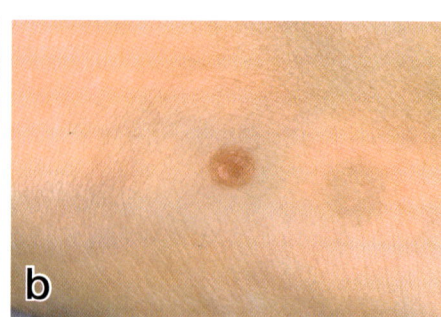

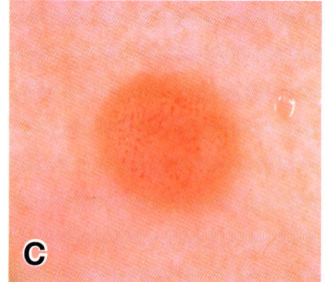

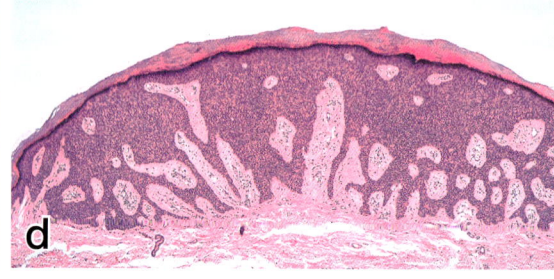

図1　汗孔腫①
(a) 手背の橙色結節.
(b) 拡大像.
(c) ダーモスコピー像.
(d) 病理組織像(中拡大).

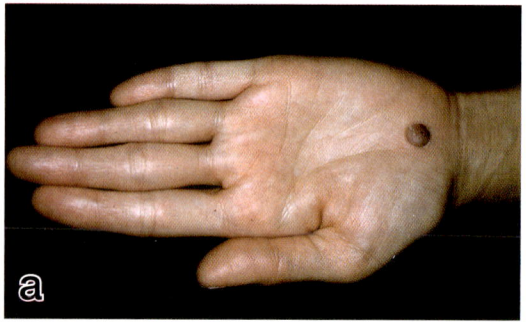

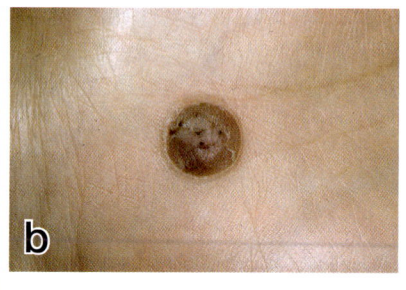

図2　汗孔腫②
(a) 手根部の褐色の結節.　(b) 拡大像.

臨床像の特徴

　汗孔腫(poroma)は，主としてエクリン汗腺の孔細胞(poroid cell)と小皮縁／クチクラ細胞(cuticular cell)が増殖する良性腫瘍である．手足に多く，赤色の結節の場合が多いが(図1〜3)，3割程度は色素性で黒色調を呈する(図4，5)．ダーモスコピーでは淡紅白色のネットワークがみられ(図1c)，カエルの卵サイン(frog-like appearance，図6)が知られている．また，糸球体状血管もよくみられるが，特異度

は高くない．

　病理組織像では孔細胞と小皮縁／クチクラ細胞から構成され(図1d)，小皮縁／クチクラ細胞が管腔を形成している部分もみられる．こうした孔細胞の増殖による腫瘍は表皮内の増殖が主体の Smith-Coburn 型(hidracanthoma simplex)，表皮から真皮に結節状に増殖する Pinkus 型(eccrine poroma)，表皮と連続せず真皮内に島嶼状に腫瘍塊がみられる Winkelmann - MacLeod 型(dermal duct tumor)，真皮から皮下にかけて大型の囊腫様

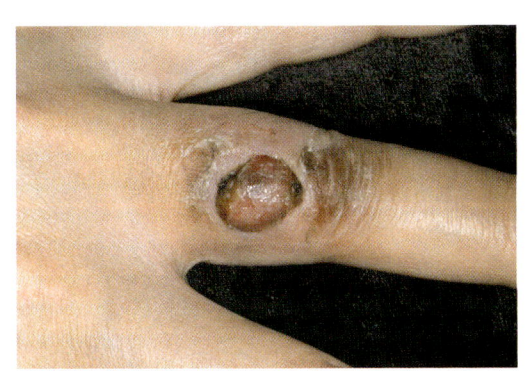

図3　びらんを伴う紅色腫瘤

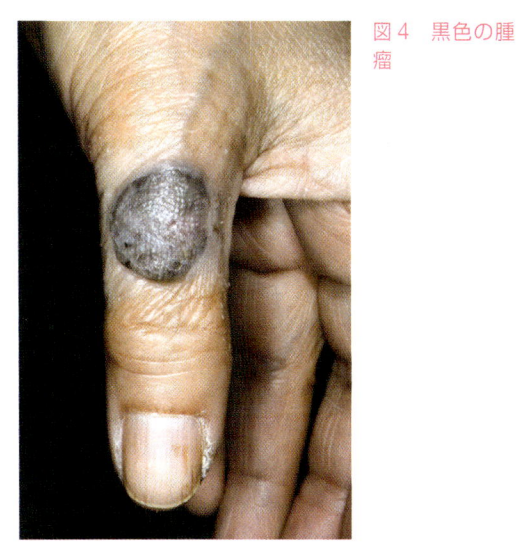

図4　黒色の腫瘤

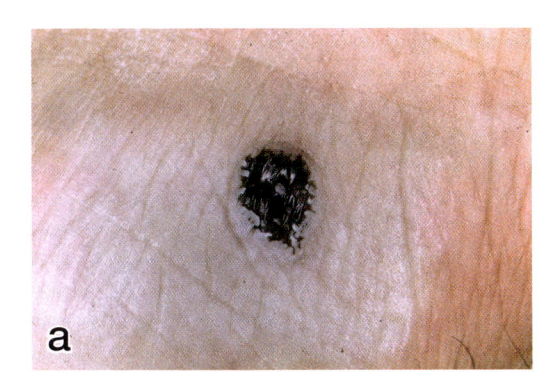

a

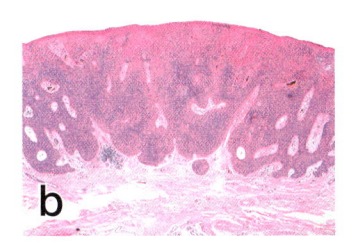

b

図5　手掌に生じた症例（a）と病理組織像（b）

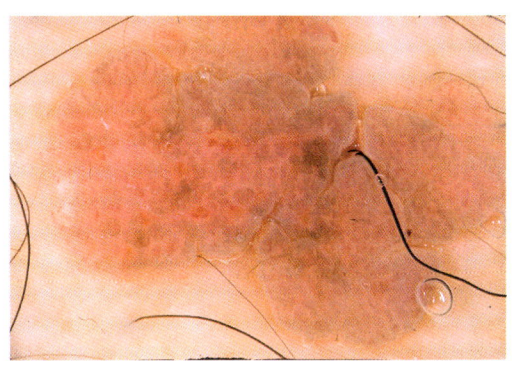

図6　"カエルの卵サイン"を呈するダーモスコピー像（大腿部の症例）

構造をとる Mayer 型（hidradenoma）の4型に主に分かれ，これらは一括して poroid cell neoplasm と呼ばれる．

鑑別疾患

　エクリン汗孔癌や有棘細胞癌との鑑別は，大きさや形状などからある程度判断がつくが，最終的には生検が必要である．ただし，生検の場所を選ばないと悪性所見が目立たず診断が困難になる．

　また，色素性の汗孔腫の場合は脂漏性角化症や基底細胞癌との鑑別が問題になる．ダーモスコピーでも色素性の場合は特徴的な所見が取りにくく，組織診断が必要になることがある．

注意点・治療

　拡大傾向がなければ経過観察でも構わないが，大型のもの，悪性が疑われるもの，じくじくして滲出液を伴うようなものは全切除，もしくは生検を行う．

65. 皮膚線維腫

門野岳史

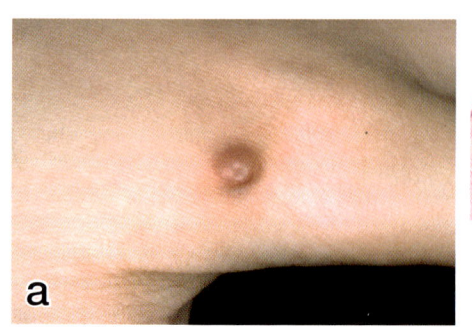
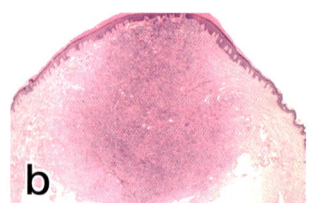
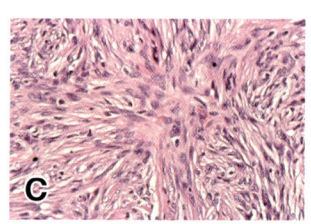

図1　指背の皮膚線維腫
（a）臨床像.（b, c）病理組織像.

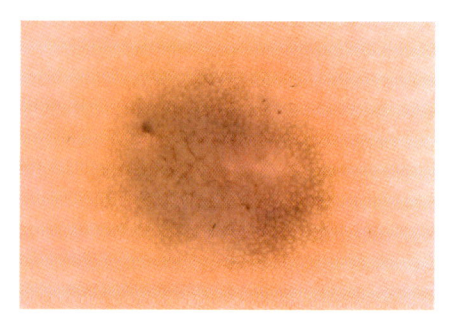

図2　別症例のダーモスコピー像

臨床像の特徴

皮膚線維腫（dermatofibroma）は，成人の四肢に好発する小型の間葉系の腫瘍である．茶褐色で硬い皮内結節であり，皮表と癒着するが境界は比較的明瞭である（図1）．ダーモスコピーでは真皮浅層の線維化を反映する central white patch と規則正しい basal pigmentation を反映する delicate pigment network がみられる（図2）．虫刺されや外傷を契機に生じることがあり，真の腫瘍ではなく，反応性の増殖反応であるとする考え方もある．また，皮膚線維腫が多発する場合は，SLE などの免疫異常が背景にあることが多い．

病理組織学的には，表皮は肥厚し，basal pigmentation がみられ，grenz zone を介して，真皮から皮下にかけて，紡錘形の線維芽細胞や膠原線維，組織球の増生がみられる．病変は対称性で，側方や深部方向の浸潤は目立たない．第 XⅢ a 因子は陽性だが，CD34 は陰性である．線維芽細胞や膠原線維の増殖が主体の fibrous type と組織球の増殖が主体の cellular type とに分かれる．

鑑別疾患

隆起性皮膚線維肉腫との鑑別がしばしば問題となる．大きさや細胞密度，grenz zone の有無，側方や深部への浸潤の強さ，CD34 染色などから区別する．また，COL1A1-PDGFB 融合遺伝子は検出されない．

肥厚性瘢痕との鑑別も問題になるが，形状や手術歴の有無より判断する．

また，結節性筋膜炎とは病気の深さや炎症細胞浸潤が乏しいことより鑑別するが，実際は鑑別が難しい例もあり，類似した反応とも考えられる

注意点・治療

とくに経過観察でも構わないが，治療としては切除を行う．再発率は2％未満とされているが，cellular type では再発のリスクが高い．

66. 後天性指趾被角線維腫

門野岳史

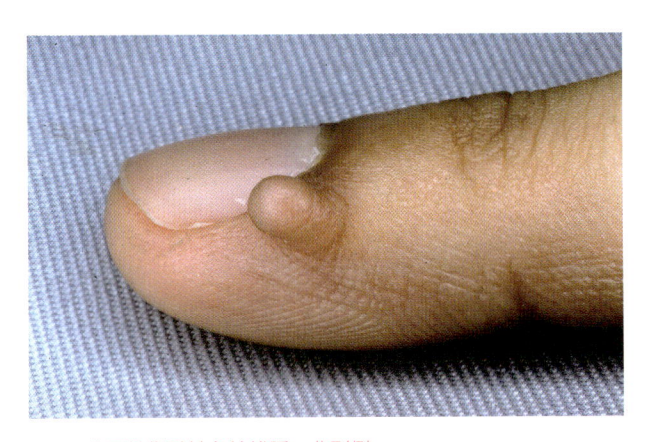

図1　後天性指趾被角線維腫．典型例

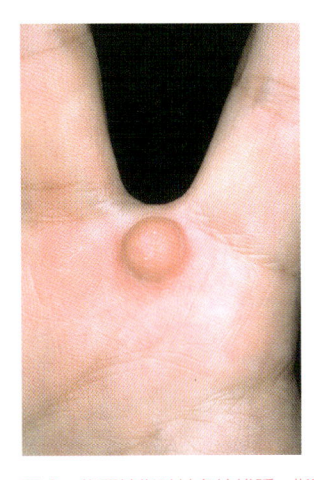

図3　後天性指趾被角線維腫．指間に生じた例

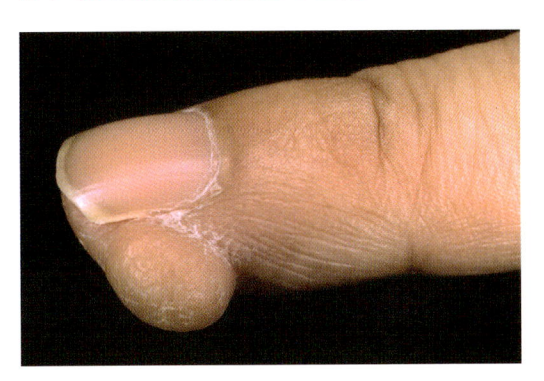

図2　後天性指趾被角線維腫．腫瘤が増大した例

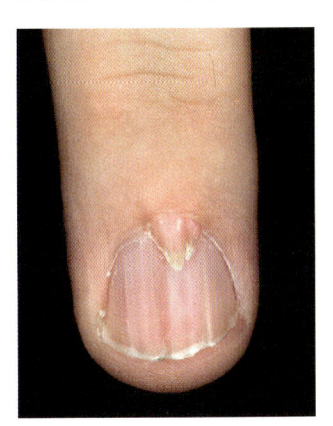

図4　garlic-clove fibroma

臨床像の特徴

　後天性指趾被角線維腫（acquired digital fibrokeratoma）は，常色弾性硬で，外方にドーム状に突出した角化を伴う小腫瘍である（図1〜3）．指趾に好発し，時に手掌足底にもみられる．爪甲基部に生じ，爪甲を破壊するようなものは，ニンニクの鱗茎に形態が類似することからgarlic-clove fibromaとも呼ばれる（図4）．また，遺伝性の指趾被角線維腫が結節性硬化症でみられるKoenen腫瘍に相当する．組織学的には，過角化があり，線維芽細胞の増殖と膠原線維の増生がみられる．

鑑別疾患

　尋常性疣贅とは，表面の乳頭腫状の増殖がないことより鑑別する．

　爪下外骨腫とは骨との連続性や骨組織の有無から鑑別する．

　線維腫とは，軟らかさや角化の有無より鑑別する．

注意点・治療

　治療は切除であり，再発は稀とされている．部位によっては，CO_2レーザーで焼灼することも可能である．

67. 腱鞘線維腫

門野岳史

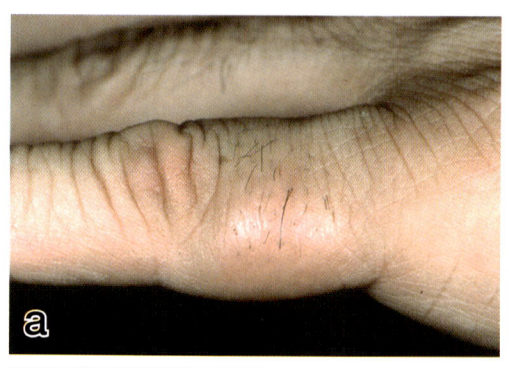

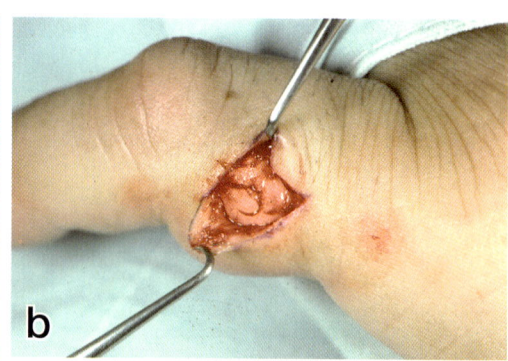

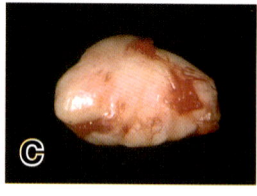

図1　指に生じた腱鞘線維腫の臨床像（a），術中所見（b）と病理組織像（d, e）

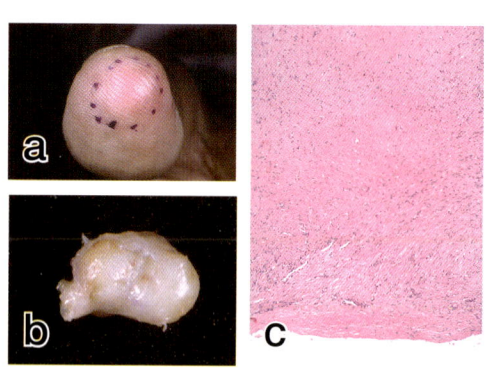

図2　別症例の臨床像（a），切除検体（b）と病理組織像（c）

臨床像の特徴

　腱鞘線維腫（fibroma of tendon sheath）は，常色の硬い自覚症状に乏しい皮下腫瘍で（図1a），比較的緩徐に発育する．外傷の既往が15％程度にみられるとされる．下床との可動性は多くの場合で不良である．指趾に好発し，臨床像は腱鞘巨細胞腫に酷似する．

　病理組織学的には，線維芽細胞が散在し，膠原線維の密な増生がみられる（図2c）．また，スリット状の細長い血管がみられるのも特徴である（図1e）．

鑑別疾患

　腱鞘巨細胞腫との鑑別は難しく，病理組織学的に巨細胞がみられないことより鑑別するが，腱鞘線維腫を硬化が強い末期の腱鞘巨細胞腫の亜型と捉える人もいる．

　他には結節性筋膜炎も鑑別になるが，経過が緩徐であること，比較的境界が明瞭であることから鑑別し，組織像で確認する．

注意点・治療

　治療は切除である．境界は明瞭であるものの，腱鞘と癒着している場合が多く（図1b），どこまで切除するかが問題となる．そのため，取り残しも少なくなく，再発率は25％程度に及ぶとされる．

68. 腱鞘巨細胞腫

門野岳史

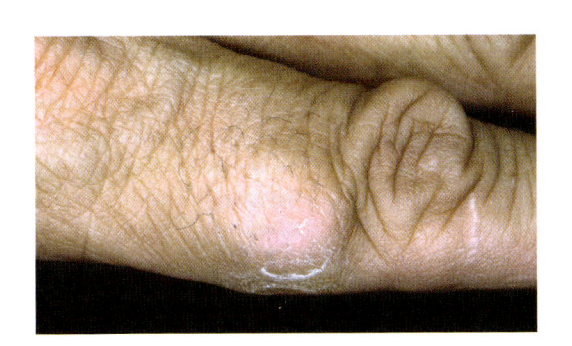

図1 指の腱鞘巨細胞腫

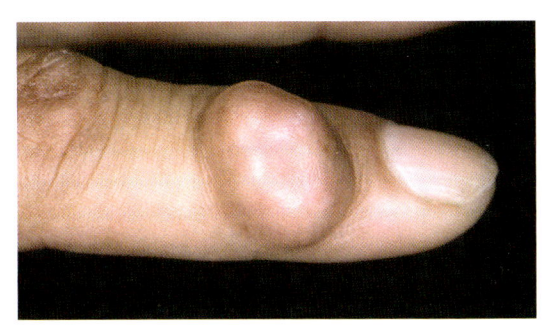

図2 DIP 関節部の腱鞘巨細胞腫

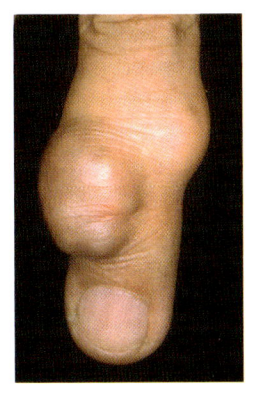

図3 大型で多房性の腱鞘巨細胞腫

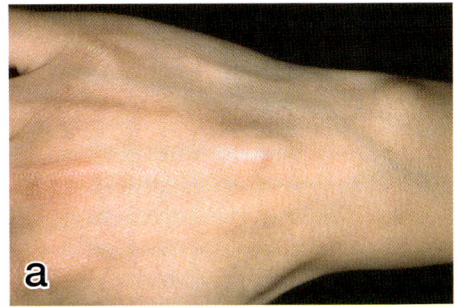

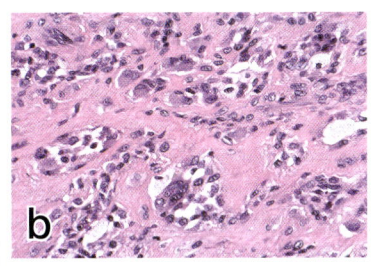

図4 手背に生じた腱鞘巨細胞腫（a）と病理組織像（b）

臨床像の特徴（図1〜4）

腱鞘巨細胞腫（giant cell tumor of tendon sheath）は，自覚症状に乏しい常色の硬い皮下腫瘍であり，指趾に好発する．好発年齢は30〜50歳代であり，女性に多い．境界は比較的明瞭であるが腱鞘に癒着しているため，下床との可動性は多くの場合で不良である．MRI ではT1強調画像，T2強調画像ともに低信号を示す．

病理組織学的には，多核巨細胞が多数みられるのが特徴であり，このほか泡沫細胞やヘモジデリンを貪食したマクロファージが，膠原線維などからなる厚い間質の中にみられる．

鑑別疾患

腱鞘線維腫との鑑別は難しく，病理組織学的に巨細胞がみられないことより鑑別する．

他には粘液嚢腫，痛風結節などが鑑別にあがるが，最終的には病理組織像で確認する．

注意点

治療は切除である．境界は明瞭であるものの，多くは腱鞘と癒着しているため，どこまで切除するかが問題となる．再発率に関する報告には4〜44％とばらつきがある．

69. ガングリオン

門野岳史

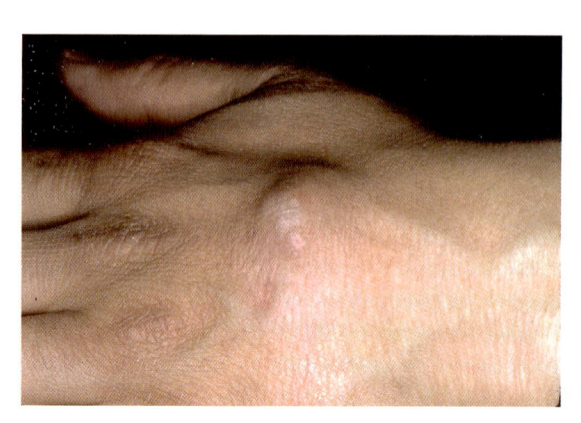

図1　手背に生じたガングリオン

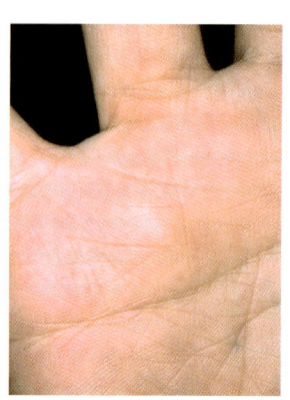

図2　手掌に生じたガングリオン

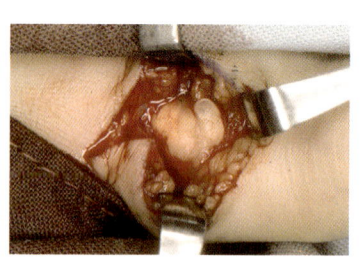

図3　術中写真
多房性の嚢腫が確認できる.

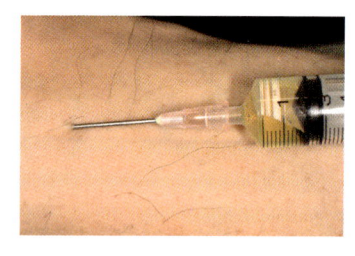

図4　穿刺

臨床像の特徴（図1〜4）

　ガングリオン（ganglion）は，女性に多く，常色の弾性硬の皮下腫瘍として触れる．通常は自覚症状に乏しいが，神経を圧迫している場合は疼痛が出現する．手足の関節部に多く発症するが，一部は関節から離れているものもある．また，背側の遠位指節間関節より発生するものは粘液嚢腫とも呼ばれる.

　ガングリオンは粘稠なムコ多糖類を含む単房性ないし多房性のゼリー状の液体が貯留した嚢腫（図3）であり，穿刺によって粘液性の内容物を確認できる（図4）．超音波検査上は境界明瞭な低エコー領域がみられ，MRIではT1強調画像で低信号，T2強調画像で高信号を示す．病理組織学的には，嚢腫がみられ，嚢腫壁は一層の扁平な細胞と周囲の線維性結合織で構成されている.

鑑別疾患

　脂肪腫，粉瘤をはじめ，さまざまな皮下腫瘍との鑑別が問題になる．部位と硬さより本症を疑い，試験穿刺を行うことで多くの場合は診断が可能である．また，必要に応じて，超音波やMRIを行い，診断や解剖学的部位の確認を行う.

注意点・治療

　自然に消褪することもあるため，自覚症状がない場合は経過観察でもよい．治療としては内容物の穿刺吸引を行い，その後圧迫する．また，穿刺吸引後にステロイドなどを注入する場合もある．穿刺吸引は簡便な治療法ではあるが，再発率は高い．手術で嚢腫の摘出を行う場合もあるが，5〜15％の再発があるとされ，また部位によっては周囲の知覚鈍麻を生じることもある.

70．粘液嚢腫

門野岳史

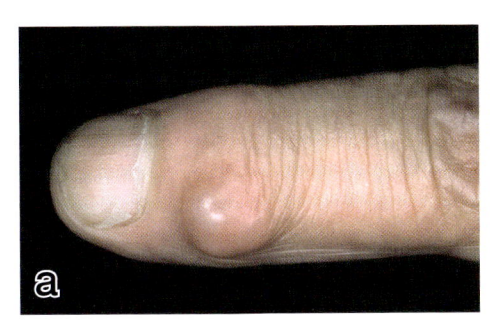
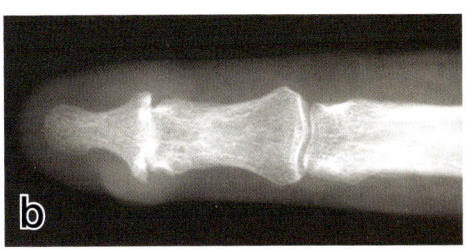

図1　指の病変と関節の変形（osteoarthritis）
（a）臨床像．（b）単純X線像．

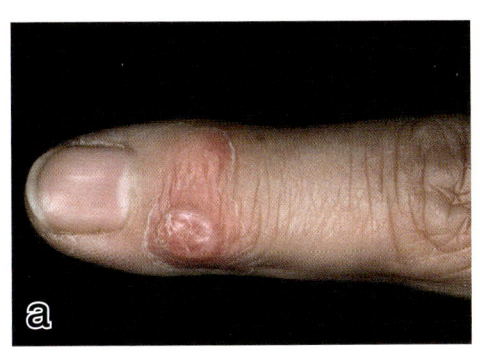
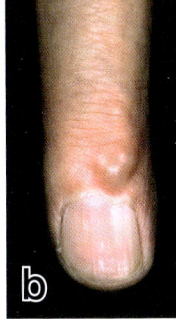
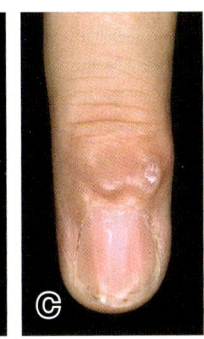
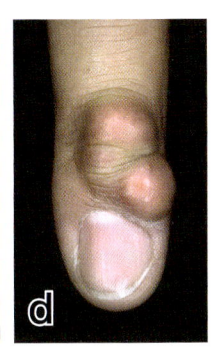

図2　DIP関節に生じたさまざまな粘液嚢腫

臨床像の特徴（図1，2）

　粘液嚢腫（mucous cyst）は，中年以降の女性に多く，主にDIP関節部に出現する．常色の弾性硬の皮下腫瘤として触れることが多いが，浅いものだとやや軟らかく，水疱に類似した外観を示す．

　粘液嚢腫にはmyxomatous typeとganglion typeに大別される．myxomatous typeはヒアルロン酸の過剰生産によるもので限局性のムチン沈着症に相当し，ganglion typeは手指にできるガングリオンに相当する．Heberden結節と合併しやすく，関節の変形に伴って粘液嚢腫が飛び出しやすくなることが考えられる．

鑑別疾患

　さまざまな皮下腫瘤との鑑別が問題になるが，部位と形状，また関節の変形の有無より本症を疑い，試験穿刺を行うことで，多くの場合は診断が可能である．

注意点・治療

　自然に消褪することもあるため，自覚症状がない場合は経過観察でもよい．治療としてはガングリオンに準じて内容物の穿刺吸引を行い，その後圧迫する．また，穿刺吸引後にステロイドなどを注入する場合もある．また，穿刺吸引で再発をくり返す場合は切除も行うが，土台にHeberden結節があることも多く，再発率は高い．

71. 神経線維腫

門野岳史

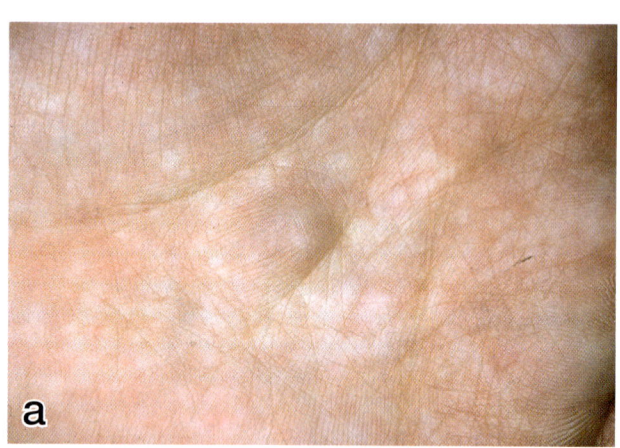
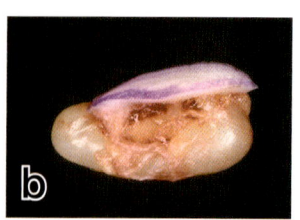
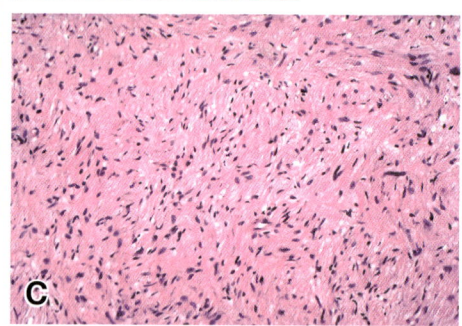

図1　手掌の神経線維腫
（a）臨床像，（b）切除検体，（c）病理組織像

臨床像の特徴

　神経線維腫（neurofibroma）は，神経系の良性腫瘍であり，通常は常色の軟らかい小腫瘍である（図1a）．神経線維腫症Ⅰ型（NF1，von Recklinghausen病，図2）に伴って生じることももちろん多いが，孤発性のものも多くみられる．小型の場合は痛みはないことが多いが，皮下に生じる大型のものは痛みを伴いやすい．病理組織像では紡錘形で波状を呈する腫瘍細胞と膠原線維が増生し，間質はやや myxoid で，肥満細胞を伴っている．S-100 や neurofilament が陽性である．被膜は明瞭でないことが多い．

鑑別疾患

　神経鞘腫との鑑別が問題となるが，神経線維腫の方が軟らかく触れ，周囲との可動性がわかりにくく，圧痛を伴いにくい．また，超音波で神経との連続が確認できないことが多い．最終的には組織診断となる．

　また，軟線維腫との鑑別は難しく，形状がドー

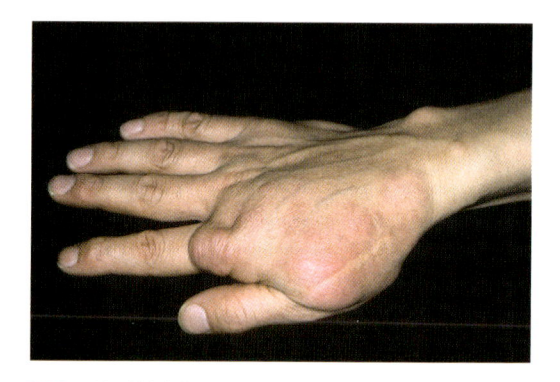

図2　〔参考症例〕von Recklinghausen 病で多発した手背の神経線維腫

ム状から半球状のものは神経線維腫が多い印象があるが，組織をみないとわからない場合も多い．

注意点・治療

　拡大傾向がなければ経過観察で構わないが，患者の希望に応じて適宜切除を行う．腫瘍は白色で軟らかく，ぶどうの中身がつるんと出るような様相で，周囲の組織から剥がれてくる．

72. 切断神経腫

門野岳史

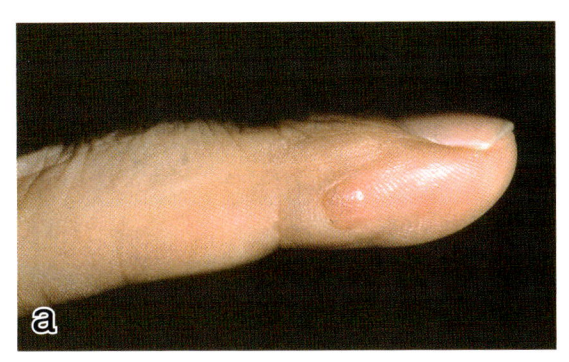

図1　指の切断神経腫①
(a) 臨床像，(b, c) 病理組織像

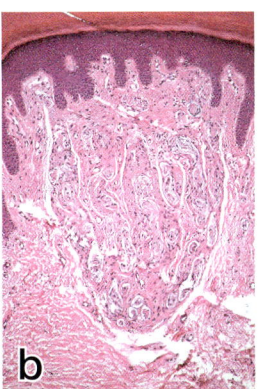
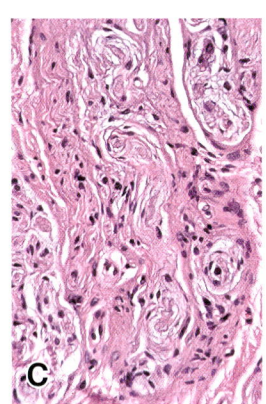

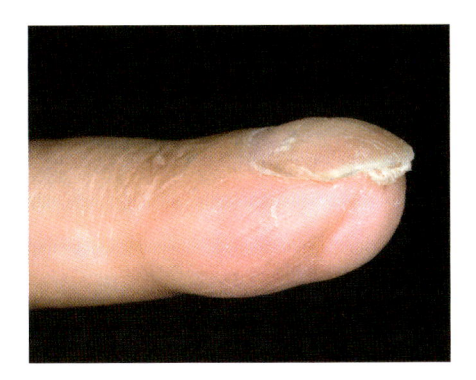

図2　指の切断神経腫②

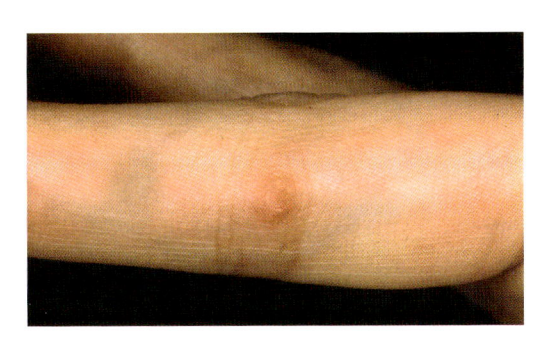

図3　PIP 関節部の切断神経腫

臨床像の特徴

　切断神経腫（traumatic neuroma）は，外傷性神経腫ともいい，外傷や手術による神経の切断に伴う，切除断端部の反応性の増殖と考えられている．弾性硬の皮下結節として生じることが多く（図1a，図2，3），時に周囲との癒着を伴う．有痛性であり，Tinel 徴候（末梢神経損傷の際に損傷部位を叩打すると，その神経支配領域に放散痛が生じること）がみられる場合もある．病理組織像では線維性の被膜に包まれ，線維性の間質にとり囲まれた神経線維束がみられる（図1b, c）．

鑑別疾患

　種々の皮膚腫瘍や肉芽腫性疾患との鑑別を要するが，疼痛が強いことや，外傷などの既往から診断する．

注意点・治療

　疼痛の症状が強い場合は切除が必要になる．結節部の摘出と併せて，原因となっている末梢神経の切除断端をやや中枢側で clean cut し，断端面を軟部組織で包みこむようにすると再発の確率が減少する．

73. 神経鞘腫

門野岳史

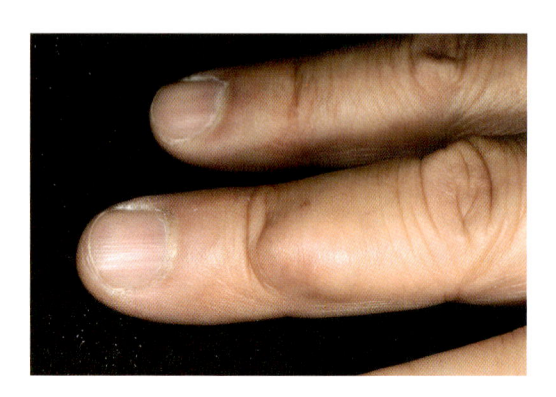

図1 指の神経鞘腫①

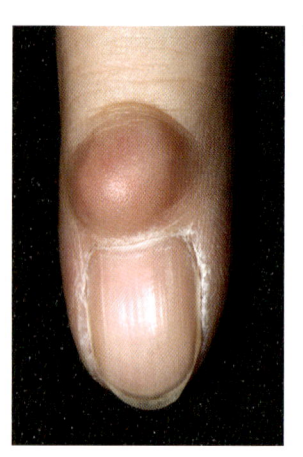

図2 指の神経鞘腫②

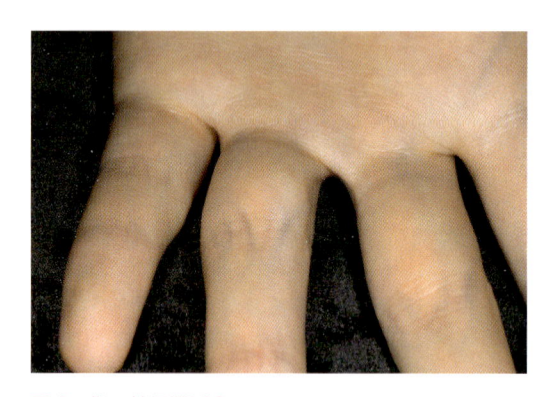

図3 指の神経鞘腫③

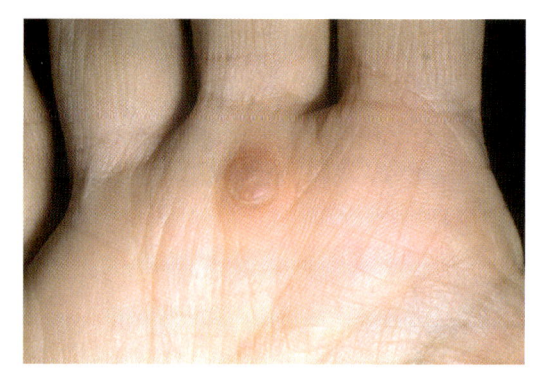

図4 手掌の神経鞘腫①

臨床像の特徴（図1〜6）

神経鞘腫（neurilemmoma，schwannoma）は神経系の良性腫瘍で，通常弾性硬の皮内もしくは皮下の可動性良好な腫瘍を触れる．神経線維腫症Ⅱ型（NF2）に伴って生じることもあるが，多くは単独に発症する．神経と連続しているため，圧痛を伴い，時に放散痛もみられる．

病理組織像ではVerocay bodyがみられるAntoni A型（図7）と細胞成分がまばらで，間質が浮腫状のAntoni B型（図8）より構成される．

超音波では境界明瞭な低エコー領域を示し（図9a），時に連続する神経が確認できる．また，MRIではT1強調画像で低信号，T2強調画像で高信号を示す．

鑑別疾患

脂肪腫との鑑別が問題となるが，神経鞘腫は弾性硬であること，圧痛のあること，形がラグビーボールに類似していることから判断し，画像検査で確認する．

部位によってはリンパ節との鑑別が問題になる．

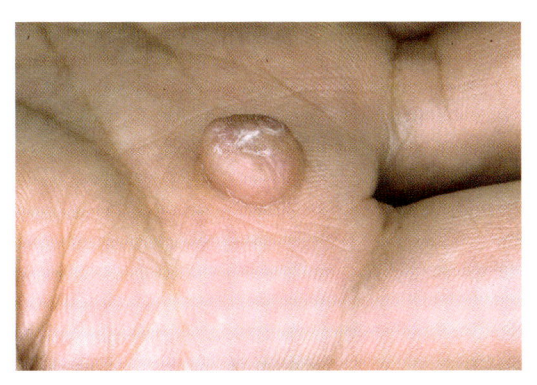

図5　手掌の神経鞘腫②

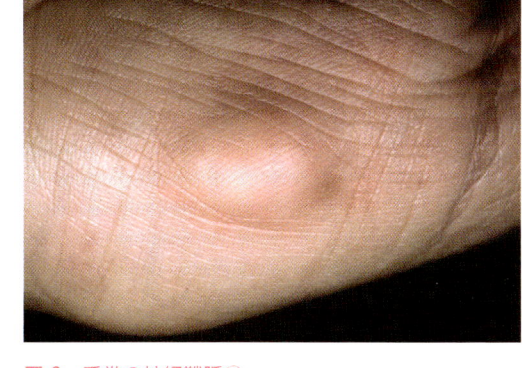

図6　手掌の神経鞘腫③

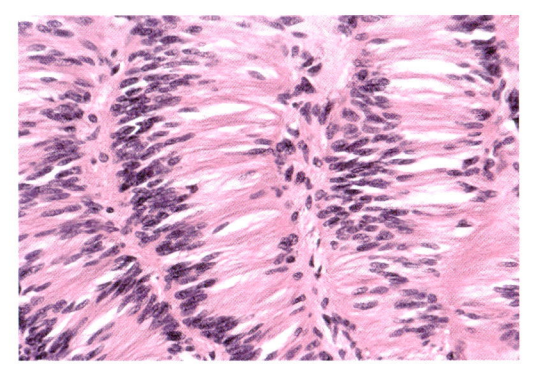

図7　病理組織像① Antoni A

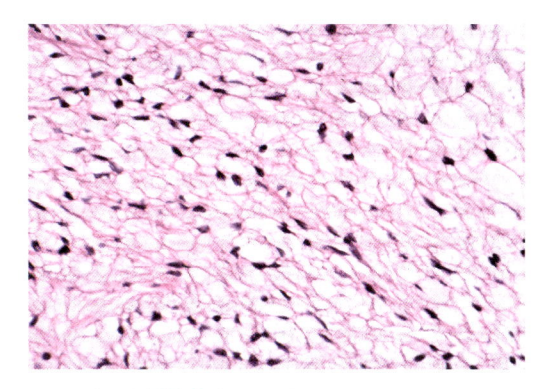

図8　病理組織像② Antoni B

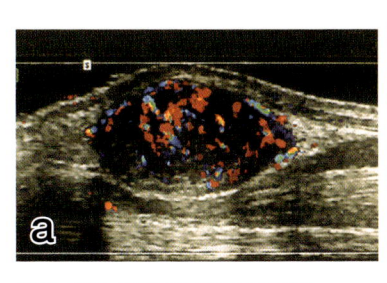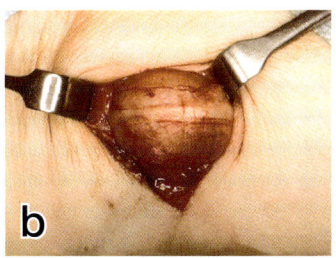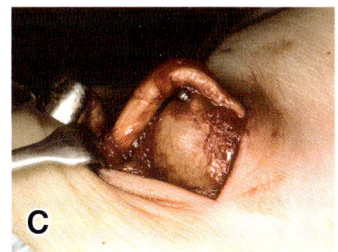

図9　正中神経に生じた神経鞘腫
（a）超音波ドップラー像．腫瘍は境界明瞭で血流豊富である．
（b）術中写真．腫瘍の上に神経束が乗っている．
（c）神経を剥離したところ．

そのほかの軟部腫瘍との鑑別には画像診断が必要になることが多いが，超音波で神経との連続が確認できればまず間違いない．

注意点・治療

自覚症状や拡大傾向に応じて適宜切除を行う（図9b, c）．神経が細い場合にはあまり問題にならないが，連続する神経をできるだけ損傷しないように，慎重に腫瘍を摘出する．

74. 脂肪腫

門野岳史

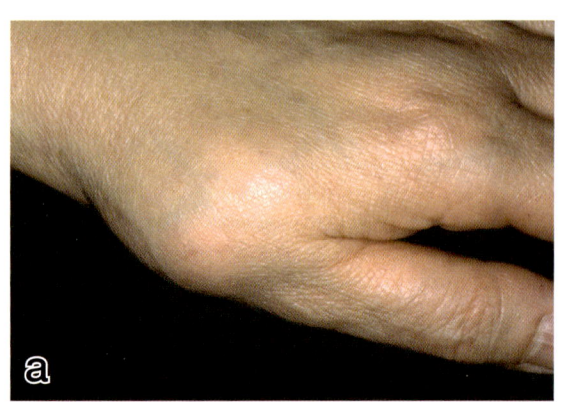
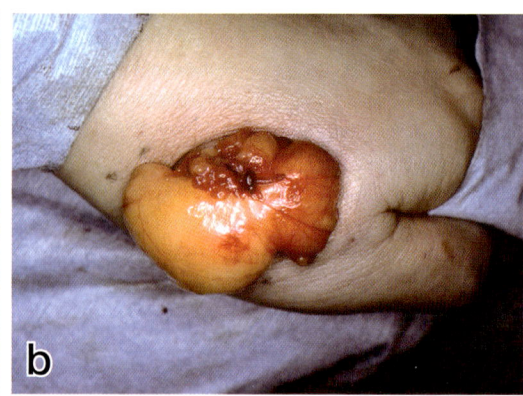

図1　手背の脂肪腫①の臨床像（a）と術中所見（b）

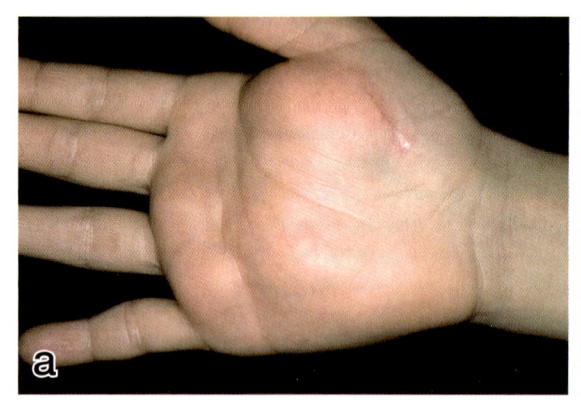
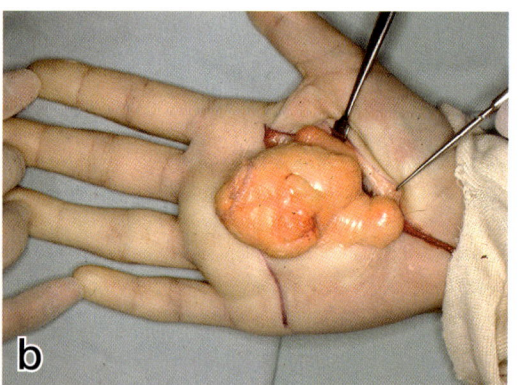

図2　手掌の脂肪腫①の臨床像（a）と術中所見（b）

臨床像の特徴

　脂肪腫（lipoma）は，もっともありふれた主に皮下に生じる間葉系腫瘍であるが，時に手にもできることがある．常色の軟らかい皮下腫瘍で（図1a，図2a，図3a），通常自覚症状はないが，angiolipomaでは圧痛を伴う．また，時に多発することがあり，多発する場合はangiolipomaであることが多い．超音波では比較的境界明瞭で，脂肪と同等のエコー強度を示す腫瘤陰影が確認できる．また，MRIではT1強調画像で高信号であり，脂肪抑制効果がみら

れるのが特徴的である．

　病理組織学的には，成熟した大型の脂肪細胞より構成され，薄い皮膜で囲まれている．脂肪成分に加えて，種々の間葉系成分を伴うことがあり，fibrolipoma，angiolipoma，myolipomaといった亜型が知られている．

鑑別疾患

　粉瘤（表皮嚢腫）との鑑別がしばしば問題となるが，粉瘤よりはやや軟らかく，深い位置にあり，隆起がなだらかなことや中心臍窩がないことから，ある程度の鑑別がつく．必要に応じ

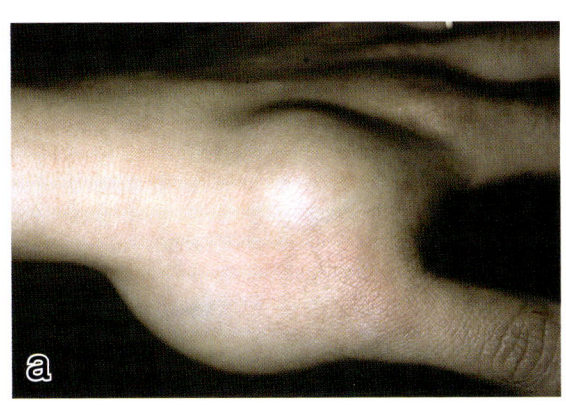 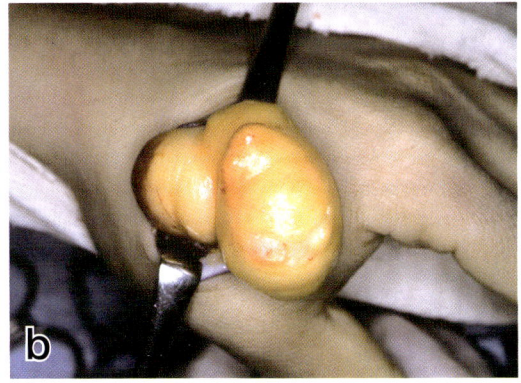

図3　手背の脂肪腫②の臨床像（a）と術中所見（b）

て，試験穿刺，超音波，MRI を行う．

　また，脂肪肉腫との鑑別もきわめて大切である．大きさ，増殖速度などが参考になるが，脂肪肉腫も軟らかい場合があるため，触診だけでは鑑別は困難であり，MRI で形状の不均一さや，T2 強調画像で不規則な高信号領域が見られるかを参考にする．最終的には病理組織学的検査が必要になるが，部分生検でははっきりせ

ず，全切除生検が必要になる場合もある．

注意点・治療

　拡大傾向がなく，自覚症状がない場合は経過観察でもよい．治療としては切除が基本となるが（図1b，図2b，図3b），大きさや筋層より上か下かで麻酔方法を選択する．腫瘍を完全に摘出することができれば，再発率は低い．

75. 血管平滑筋腫

門野岳史

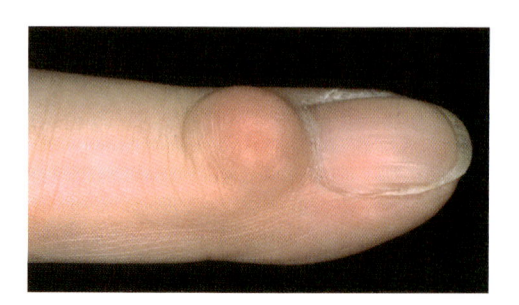

図1 指の平滑筋腫①

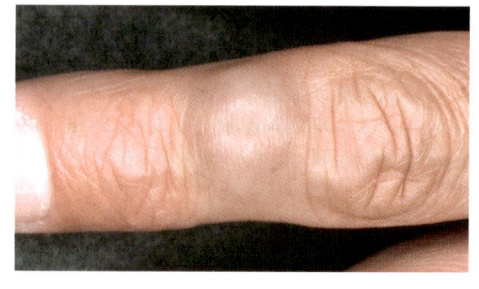

図2 指の平滑筋腫②

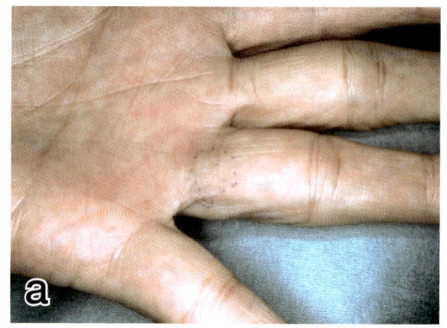
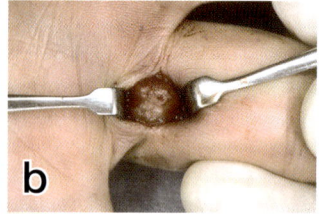
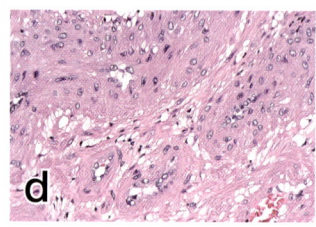
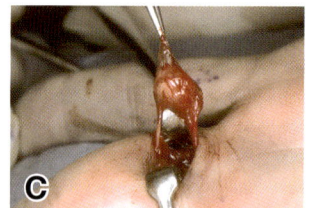

図3 左環指平滑筋腫の臨床像（a），術中所見（b, c）および病理組織像（d）

臨床像の特徴

血管平滑筋腫（angioleiomyoma）は，女性の下肢に多く生じる弾性硬の腫瘍で，大きさは1 cm程度までの場合が多く，有痛性の腫瘍である（図1，2，3a）．皮膚における平滑筋腫はこの血管平滑筋由来の血管平滑筋腫，立毛筋由来の皮膚平滑筋腫，陰部平滑筋由来の外陰部平滑筋腫がある．超音波では低エコー領域を示すが，血流量はまちまちである．MRIではT1強調画像で筋組織と等信号，T2強調画像で筋組織よりやや高信号な境界明瞭な腫瘤を示す．

病理組織学的には，紡錘形の血管周囲の平滑筋細胞が増生し，血管腔が多数みられる（図3d）．その組織型として，毛細管型あるいは充実型，静脈型，海綿型に分類される．

鑑別疾患

平滑筋肉腫とは，大きさや経過，画像所見から鑑別するが，通常は病理組織診断が必要になる．

このほか，神経鞘腫，グロムス腫瘍，ガングリオンなどとの鑑別が必要になる．臨床像からは，なかなか特徴的な所見は得られにくく，最終的には病理組織学的診断が必要になる．

注意点・治療

治療としては切除を行う（図3b, c）．切除によって疼痛は改善することが多く，また腫瘍の再発は稀である．

76. 軟骨腫

門野岳史

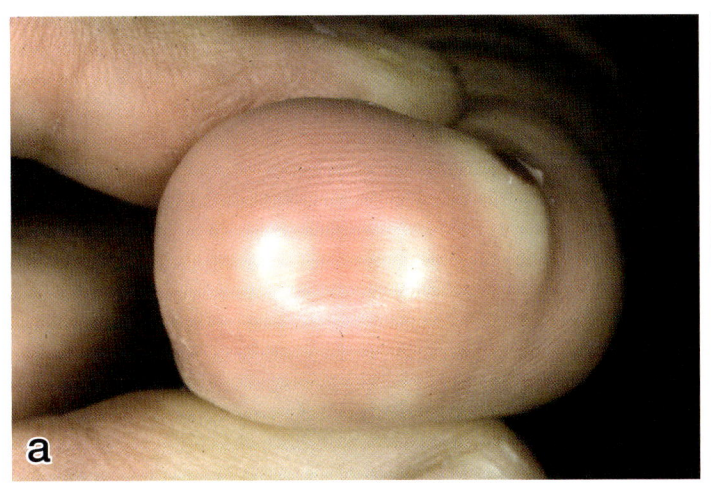
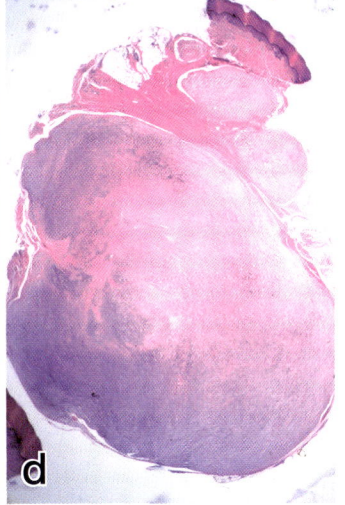
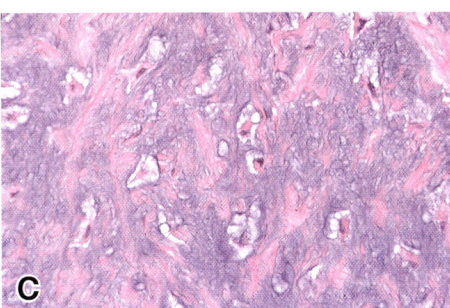

図　指の軟骨腫の臨床像（a），切除検体（b）および病理組織像（c, d）

臨床像の特徴（図）

　骨外性の軟骨腫（chondroma）は時に皮膚に生じ，その場合は手指に多く発症する．大半は単発性であり，固い腫瘍として触知する．骨との連続はないが，腱や腱鞘，関節包と癒着していることも多く，可動性は不良の場合が多い．X線像では，骨との連続のない，淡い陰影がみられ，微細な石灰化をしばしば伴う．

鑑別疾患

　骨軟骨腫（外骨腫）とは，骨との連続性の有無から鑑別する．
　腱鞘巨細胞腫や腱鞘線維腫とも触診上は類似するが，X線像で陰影がみられることより，ある程度の術前診断が可能である．

注意点・治療

　治療は切除であるが，腫瘍核出のみでは再発率が10〜20％と高く，可能であれば皮膜や周辺組織との癒着部を含めて切除を行う．

77. 骨軟骨腫

門野岳史

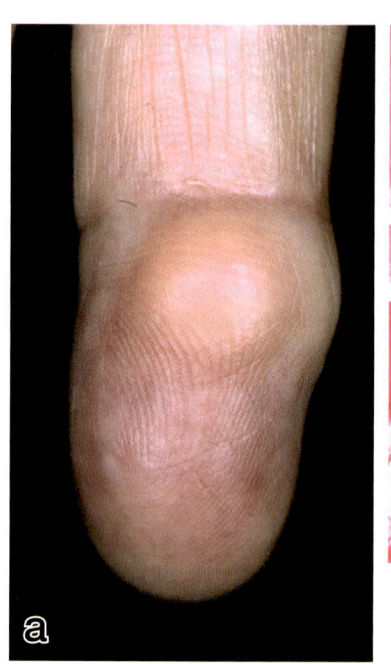

図1 指の骨軟骨腫の臨床像（a）と病理組織像（b〜d）

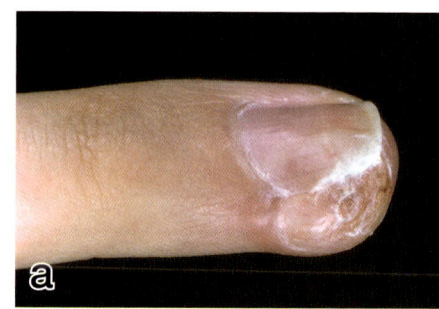
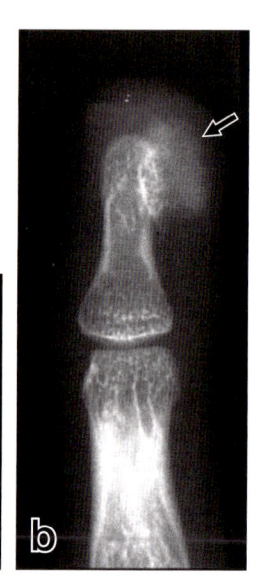

図2 指の爪下外骨腫の臨床像（a）とX線像（b）．X線において骨様の陰影（→）が確認できる．

臨床像の特徴（図1，2）

　骨軟骨腫（osteochondroma）は軟骨成分と骨成分から構成される腫瘍で，骨との連続がみられないものが，骨外性骨軟骨腫である．また，骨に連続して外方性に骨性に突出するものは，外骨腫とも呼ばれる．多くは足趾や手指の末節骨部にみられる固い腫瘍であり，下床と癒着していることが多い．X線像で骨様の陰影を確認する（図2b）とともに，末節骨への連続の有無を判断する．

鑑別疾患

　軟骨腫とは骨との連続性や骨組織の有無から鑑別する．

　腱鞘巨細胞腫や腱鞘線維腫とは，硬さが骨様であり，骨との連続性やX線像で判断する．

注意点・治療

　治療は切除であるが，腫瘍核出のみでは再発しやすく，可能であれば接する末節骨や周辺組織を一部削って併せて摘出する．

78. 悪性黒色腫（MM）

大原國章

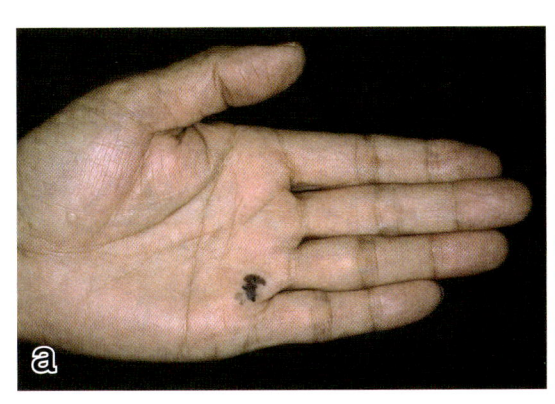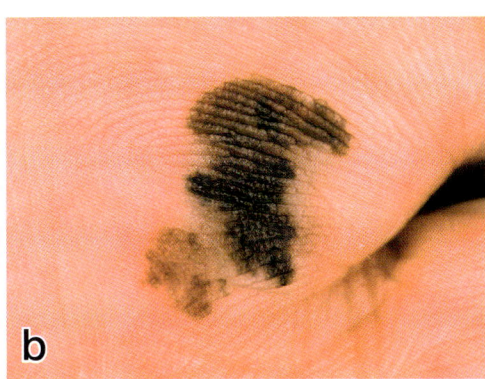

図1　62歳，男性．手掌に発症した MM *in situ*（小型の不規則性の色素斑）
（a）全体像．（b）拡大像．

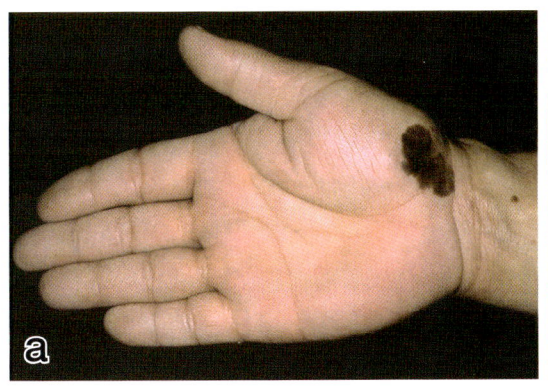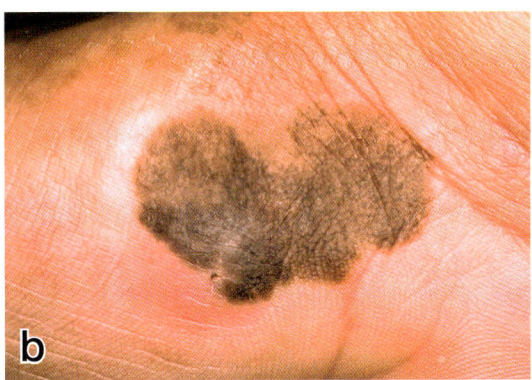

図2　56歳，男性．拇指丘に発症した MM *in situ*（少し大きくなった不規則性の色素斑）（病理組織は母斑細胞母斑を参照）
（a）全体像．（b）拡大像．

臨床像の特徴

悪性黒色腫（malignant melanoma：MM）のもっとも高頻度の発生部位は足底であるが，類似の解剖学的な特性を持つ手掌には稀にしか見られない（図1，2）．また，足底に比べると足背の MM の発症率も低いが，手背の症例も少ない（図3）．皮疹の臨床症状そのものは通常の MM と変わるところはなく，不規則な色素斑として発症し，その局面内に結節を生じる．図1，2で色素斑の拡大する経過が見て取れる

し，図4，5では結節の出現，増大の様子がわかる．

鑑別疾患

① **色素性母斑**……先天性であれ，後天性であれ，境界鮮明で均一な色調あるいは辺縁に向かっての gradation がある．基本的に増大傾向はないが，後天性のホクロの場合，ごく軽度に増大することはある．

② **血腫**……急速な経過，赤みを帯びた色調がポイントとなる．

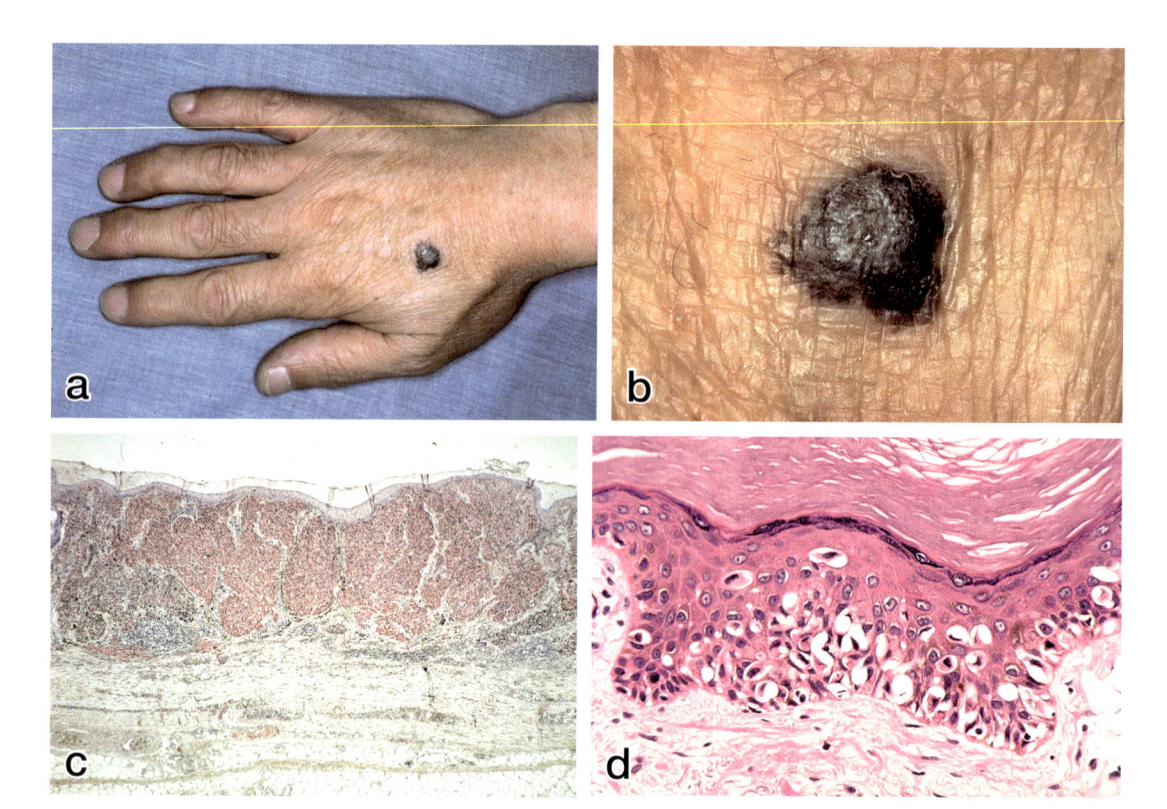

図3　58歳，男性．手背の表在拡大型
（a）臨床像．
（b）10年後に肺，脳に転移した．
（c）結節部のS-100染色．
（d）辺線の色素斑部．

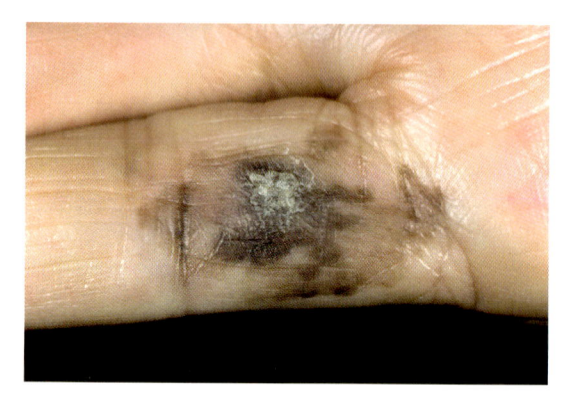

図4　82歳，女性．手指に発症したMM
角化部は浸潤癌．

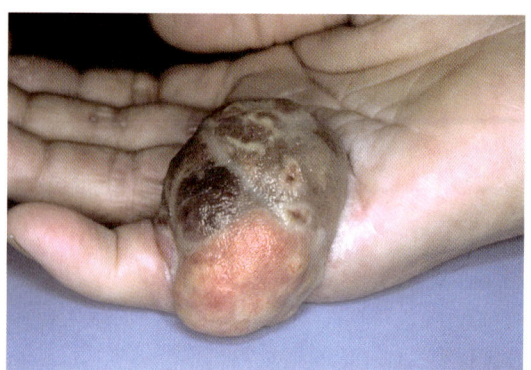

図5　65歳，男性．大型化して紅色結節になったMM
上腕，腋窩にリンパ節転移あり．

注意点・治療

　足底と同様に，ダーモスコピーが診断に有用である．

　治療は通常のMMの治療に準じる．植皮する場合は，足底の土踏まずの皮膚を使うとcolor match，texture matchがよい．

第2章 手

79. 有棘細胞癌（SCC）

大原國章

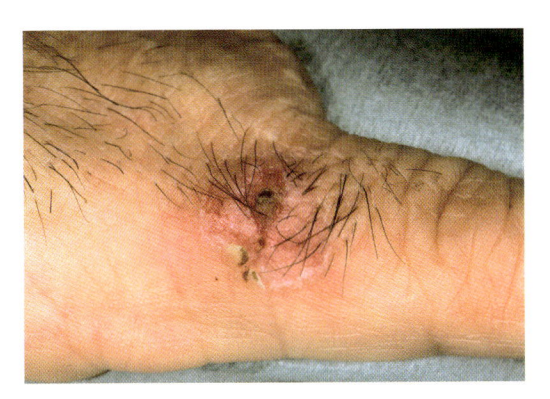

図1　70歳，男性．日光角化症から発症した SCC ①

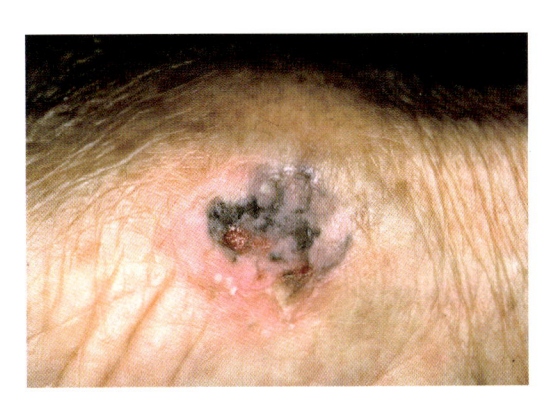

図2　86歳，男性．日光角化症から発症した SCC ②
色素沈着が目立つ．

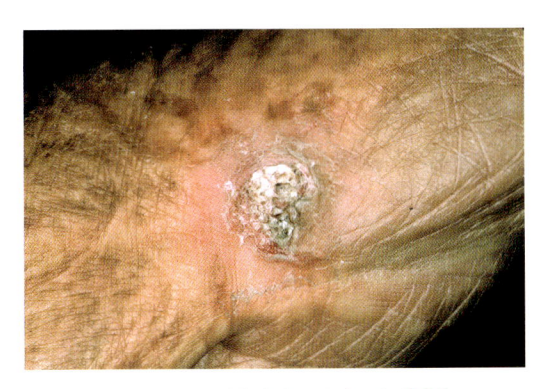

図3　73歳，男性．熱傷瘢痕から生じた SCC

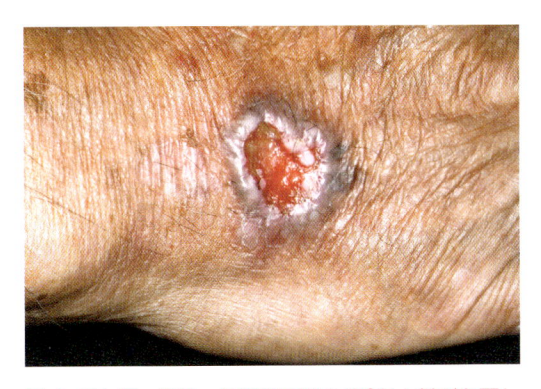

図4　71歳，男性．結節潰瘍型の BCE と鑑別を要した SCC

臨床像の特徴

　有棘細胞癌（squamous cell carcinoma：SCC）は特異的な臨床所見が乏しく，臨床診断が簡単ではない．図1，2のような日光角化症（AK）の延長例では，もとの AK の名残が垣間見られる．図2では色素沈着があり，Bowen 病や悪性黒色腫も念頭に浮かぶ．図3は熱傷瘢痕からの発症なので，周囲に瘢痕組織，皮膚拘縮が認められる．図4になると，結節潰瘍型の BCE を鑑別しなければならないが，ダーモスコピーを援用すれば診断の助けになるであろう．図5，6では非特異的な肉芽性結節で，無色素性の悪性黒色腫が鑑別となる．SCC としては最も多い臨床型であるが，生検しなければ確定が困難である．図7のような不規則形の肉芽潰瘍となることもあるし，進行すれば図8にみられる側方，深部に及ぶ塊状の硬結を形成する．図9は手掌の症例で，紅色の易出血性の肉芽性腫瘤となっている．

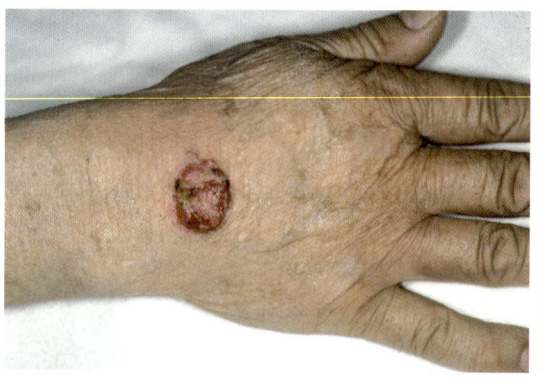
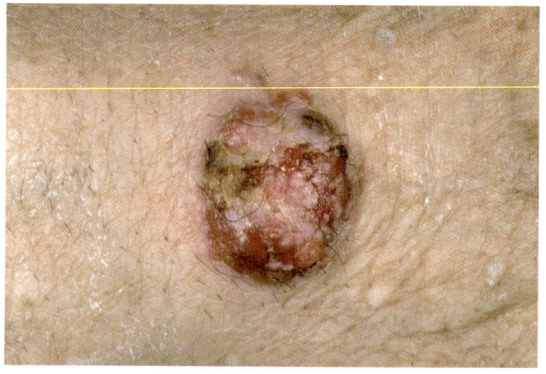

図5　70歳，男性．非特異的な肉芽様結節を形成した SCC

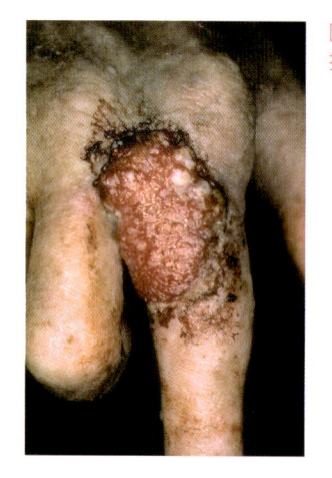

図6　63歳，男性．
指背の肉芽様結節

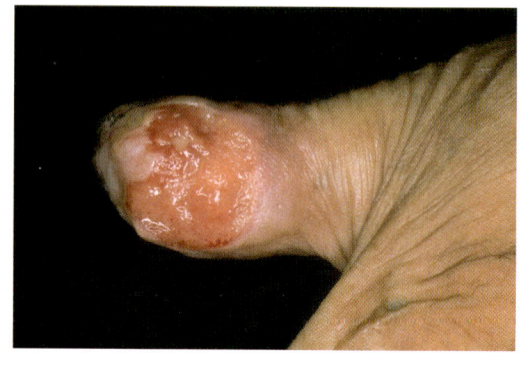

図7　63歳，男性．不規則な肉芽潰瘍を形成した SCC

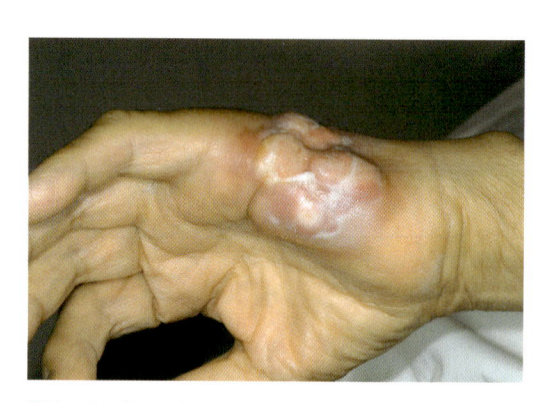

図8　85歳，男性．SCC の進行例

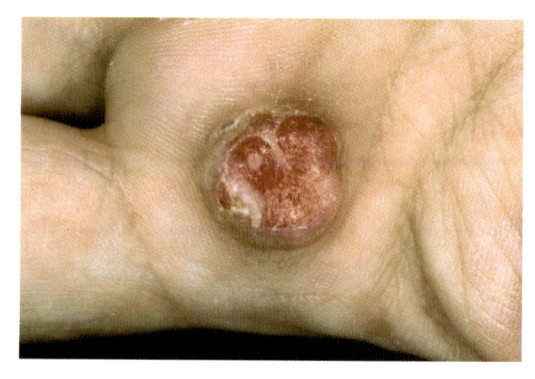

図9　54歳，女性．紅色の易出血性の肉芽性腫瘤を形成した手掌の SCC

鑑別疾患

前述の解説の中で述べた．

注意点・治療

他の部位の SCC に準じるが，指の切断，関節離断に関しては画像検査で慎重に判断する．

80. 基底細胞上皮腫（BCE）

大原國章

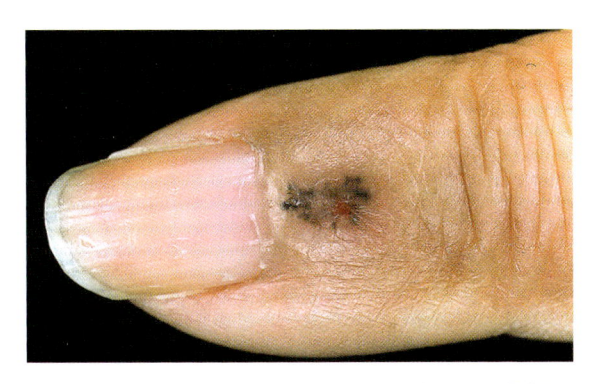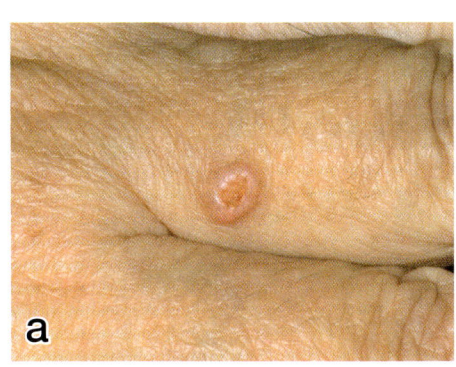

図1　68歳，女性．指に生じた典型的な結節潰瘍型BCE

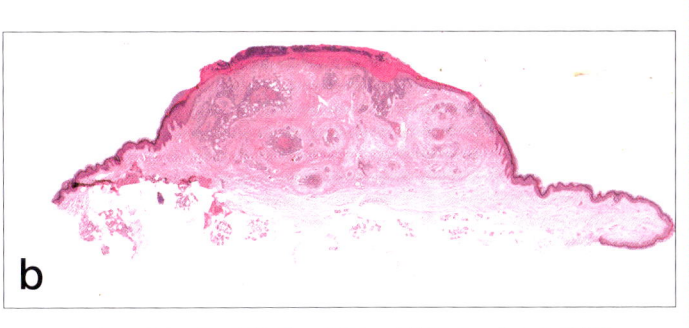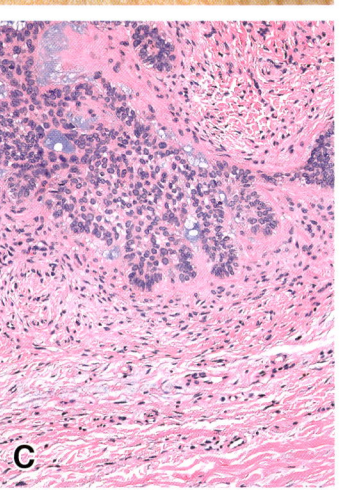

図2　76歳，男性．指の基節部に皮膚色の結節として生じたBCE
（a）臨床像，中心は潰瘍化している．（b）病理組織像（弱拡大）．（c）病理組織像（強拡大）

臨床像の特徴

　基底細胞癌，基底細胞上皮腫（basal cell carcinoma/epithelioma：BCC/BCE）の85％は顔面・頭部に発症する．残りの10％が軀幹であり，手，指の症例は例外的である．図1のように結節潰瘍型として定型的な臨床であれば診断に迷うことはないが，図2aのようにメラニンを伴わない非特異的な臨床では，（切除）生検による病理結果を待たねばならない（図2b, c）.

鑑別疾患

① 皮膚線維腫……茶褐色の皮内硬結で，摘む

と線維性の硬さである．ダーモスコピーも参考になる．
② 尋常性疣贅……白～皮膚色の硬い結節．表面が角化性で微細顆粒状である．
③ 黄色肉芽腫……ダーモスコピーで黄色い．
④ エクリン汗孔腫……ダーモスコピーで微細な血管構造が観察される．
⑤ 有棘細胞癌……病理結果による．

注意点・治療

　治療は外科的処置となるが，皮膚に余裕がないので，植皮や局所皮弁が必要となりがちである．

81．日光角化症

大原國章

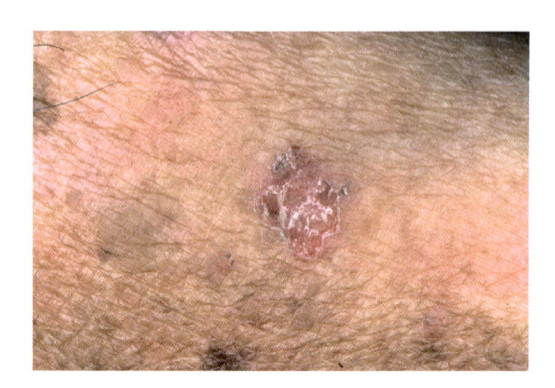

図 1　62 歳，男性．日光角化症
角化性紅斑．

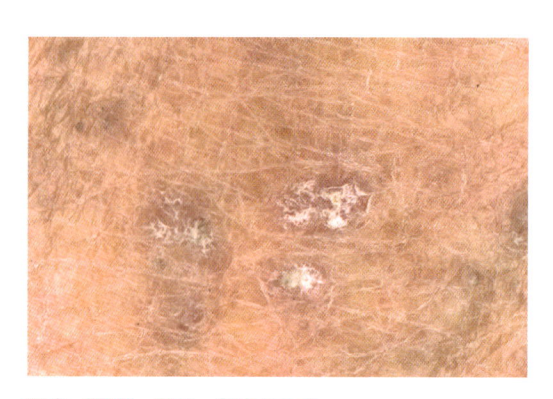

図 2　62 歳，男性．日光角化症
乾燥性の鱗屑を付す．小結節が集簇．

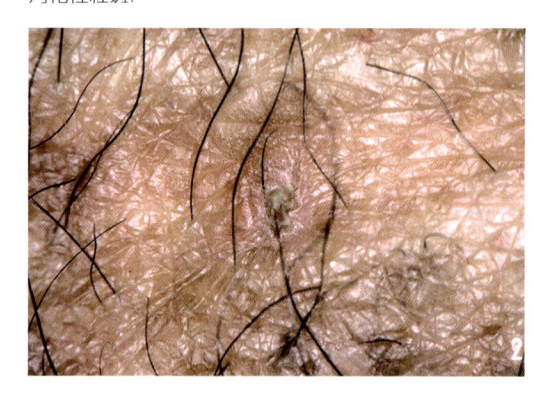

図 3　74 歳，男性．日光角化症
周囲の皮膚を引き寄せている．

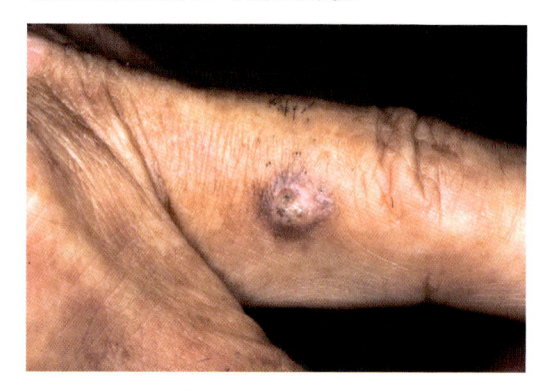

図 4　75 歳，男性．日光角化症
隆起性の結節となっている．

臨床像の特徴

日光角化症（actinic keratosis）は，日光曝露の機会の多かった高齢者に発症する表皮内癌である．皺が多く，乾燥性で薄い皮膚のことが多い．薄く細かな鱗屑を付す角化性紅斑（図 1）であるが，この鱗屑は固着性で，爪で剥がそうとしても剥がれない．単発性のこともあるがしばしば多発性（図 2）であり，同時に顔面にも見られることが少なくない．角化が強い場合は，病変周囲の皮膚が中心に向かって引き寄せられ，放射状の皺を作る（図 3）．やや大型に成長すると（図 4），浸潤性の有棘細胞癌に進展していることがある．

鑑別疾患

① 尋常性疣贅……頂点は顆粒状で扁平に隆起し，ほぼ円形で左右対称性．左右から摘むと持ち上げることができる．

注意点・治療

病理所見では Bowen 病の所見を呈する症例もあり，それらは Bowenoid actinic keratosis と呼称される．

治療としては，イミキモドの外用，液体窒素，CO_2 レーザー，shave excision など，状況に応じて選択する．

82. Bowen病

大原國章

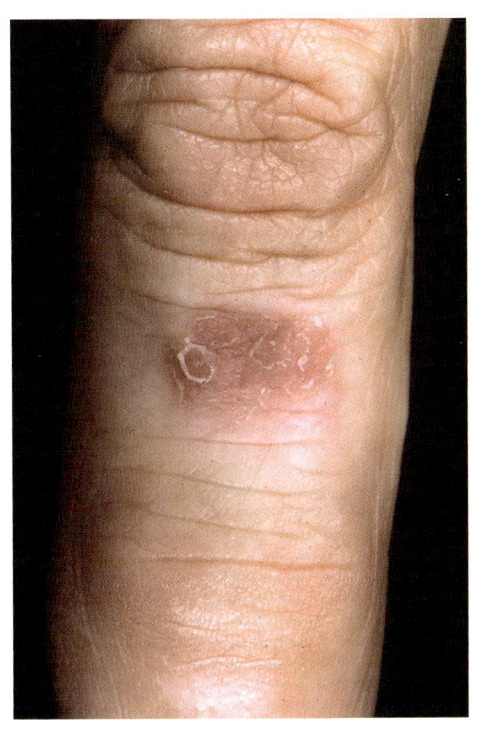

図1 65歳，男性．手指のBowen病（軽度の病変で痂皮と淡い紅斑のみの例）

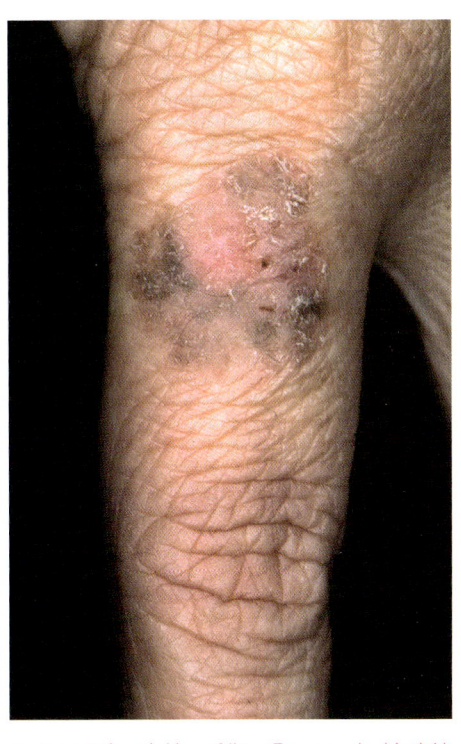

図2 69歳，女性．手指のBowen病（色素沈着を伴う典型例）

臨床像の特徴

Bowen病（Bowen's disease：BD）も日光角化症も，どちらも病理的には表皮内癌 SCC *in situ* と定義されるが，AK は紫外線誘発で顔面，手に好発するのに対し，BD は被覆部に好発し，ウイルスや砒素などが誘因として想定されている．また，病理組織では AK は基底層側から発症するが，BD では基底層を残して異常角化するのが特徴とされている．

臨床像は，手，指の BD も他部位のものと同様に，紅斑，落屑局面（図1）として生じ，次第に潰瘍化，結節に進む．図2のような色素沈着を伴うことも特徴である．図3では紅斑内に角化性の小結節が生じている．図4〜6では浸潤性の有棘細胞癌となっている．図4は砒素曝露の既往のある，多発性の症例である．

鑑別疾患

① 日光角化症……手，指の場合は類似の臨床像を呈するし，時には病理も判別しがたい．背景の皮膚萎縮は AK の方が高度であり，角質の固着度も強い．

② 乾癬……乾癬は比較的に境界鮮明である．鱗屑の剥がれ具合，Auspitz 現象（乾癬局面の雲母状鱗屑を剥がしていくと，最終的に点状出血が確認できる現象[1]）がポイントとなる．

③ 貨幣状湿疹……類似の臨床のことがあるが，ステロイド軟膏に対する反応性が違う．

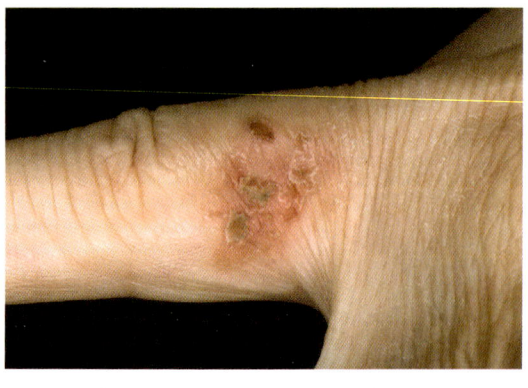

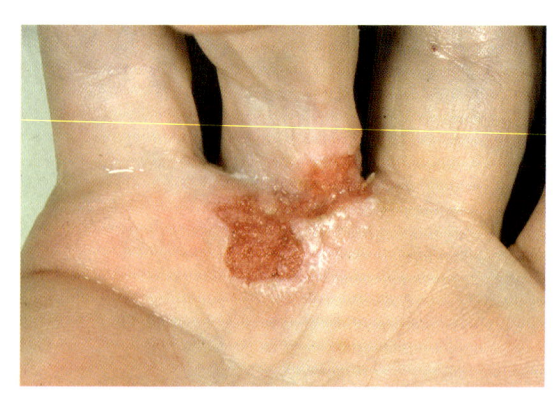

図3　63歳，女性．手指の Bowen 病（やや大型の痂皮を伴う例）

図4　73歳，女性．手掌の Bowen 病（潰瘍化）

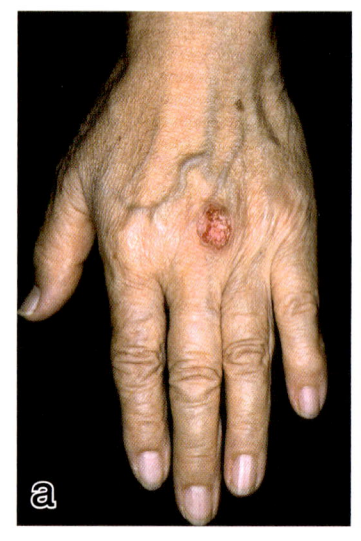

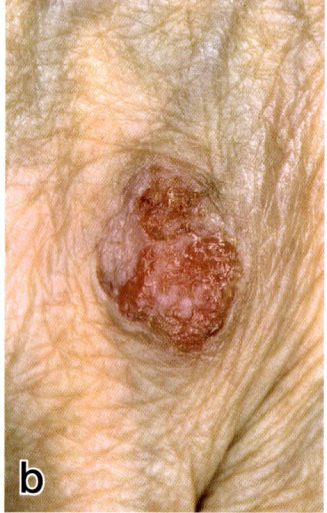

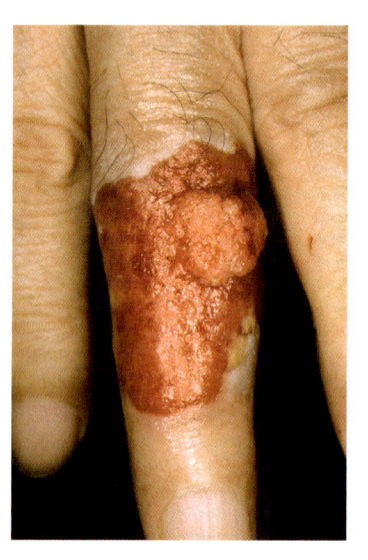

図5　73歳，女性．手背の Bowen 病（紅色結節）

図6　85歳，男性．手指の Bowen病（潰瘍化および紅色結節）

注意点・治療

　根治的には外科的切除．次善の策ではイミキモド外用，液体窒素，CO$_2$ レーザーも選択肢となる．

文献

1）村田 哲，大槻マミ太郎：Auspitz現象，Visual Dermatology 2016 年臨時増刊号，p.137, 2016

83. 悪性外毛根鞘腫

大原國章

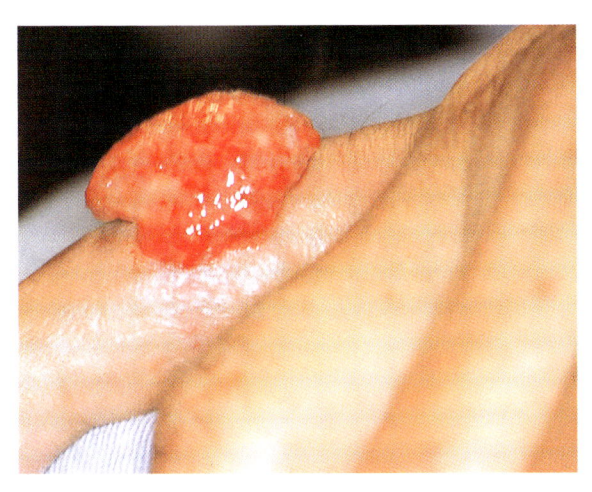

図1　61歳, 男性. 肉芽様の広基性結節を示す悪性外毛根鞘腫.

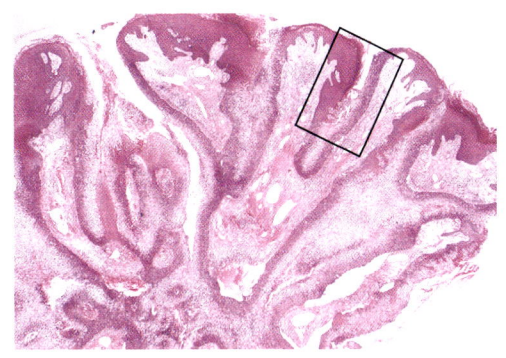

図2　病理組織像（弱拡大）
U字形の乳頭腫状増殖.

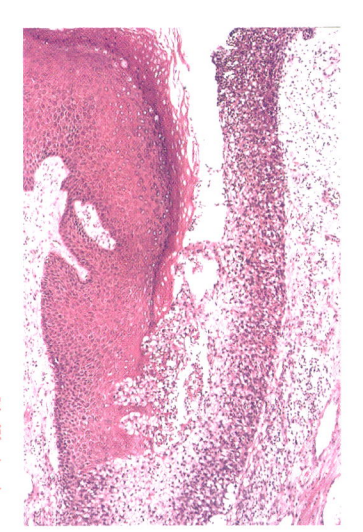

図3　病理組織像
（bの□部分, 強
拡大）. trichi-
lemmal kerati-
nization

臨床像の特徴

　悪性外毛根鞘腫（malignant trichilemmoma）の疾患概念, 存在については論議があるが, 一定の特徴的な臨像と病理所見を呈する疾患群であることは確かである.

　高齢者の顔面, 手に好発し, 肉芽様, 広基有茎性の結節（図1）で, 病理組織像ではいわゆる外毛根鞘性角化（trichilemmal keratinization）を示す. すなわち, 基底層から次第に胞体が淡明, 空胞化し, 大型となって, 顆粒層を経ずに角化するパターンで, 異型細胞が増生するというものである（図2, 3）. Bowen病, あるいは有棘細胞癌の clear cell type とみなす考えもあるが, それらとは一線を画す.

鑑別疾患

　上記に述べたとおり, 臨床, 病理組織学的にBowen病, 有棘細胞癌との鑑別が必要である.

注意点

　外科的切除が一般的である.

84．隆起性皮膚線維肉腫（DFSP）

大原國章

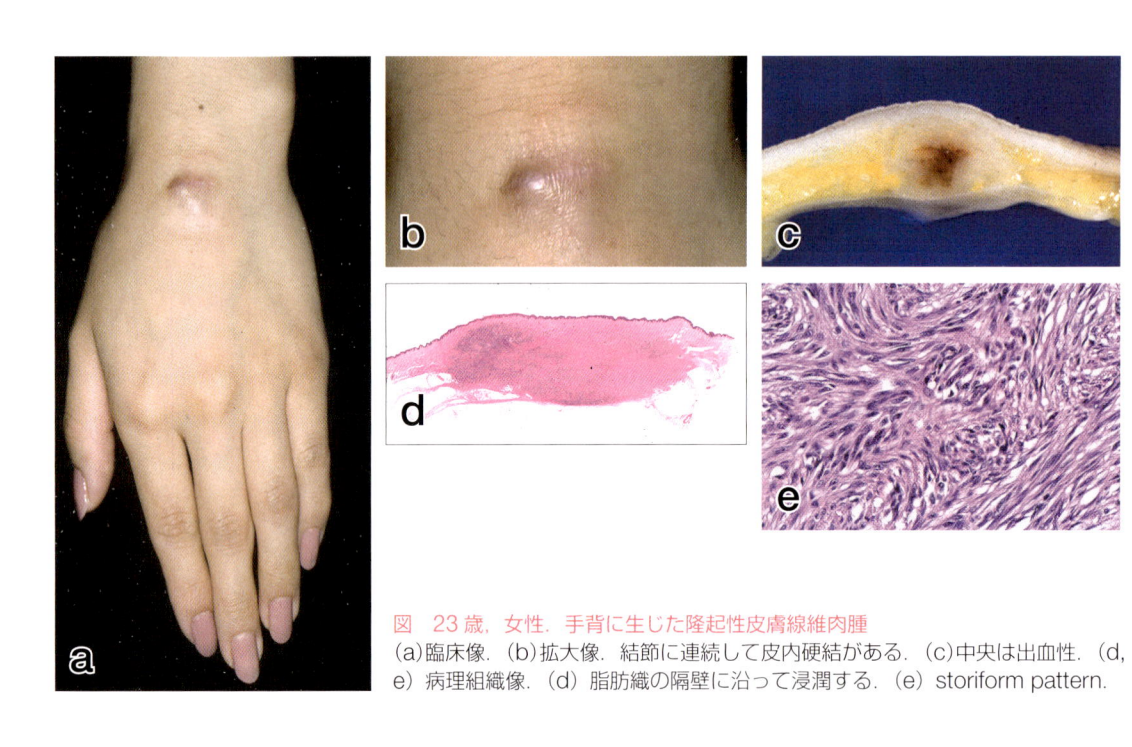

図　23歳，女性．手背に生じた隆起性皮膚線維肉腫
（a）臨床像．（b）拡大像．結節に連続して皮内硬結がある．（c）中央は出血性．（d，
e）病理組織像．（d）脂肪織の隔壁に沿って浸潤する．（e）storiform pattern.

臨床像の特徴（図）

　隆起性皮膚線維肉腫（dermatofibrosarcoma protuberans：DFSP）は，肩や股などの大関節周囲に生じることが多く，手の発症例は少ない．長期間，緩徐に増大する皮内，皮下の硬結で，可動性は一般に良好である．通常は痛み，痒みなどの自覚症状を欠く．多房性，多結節性で，硬く触れる．色調は暗紫紅色〜紅褐色．皮膚に隆起する部分と，横に広がる硬結から構成される．

鑑別疾患

① 皮膚線維腫……孤立性の左右対称性の皮内硬結．左右からつまむと頂点に皺ができる（dimpling sign）.

② その他の軟部肉腫……病理組織診断，とくに免疫染色所見の結果を待つ．

注意点・治療

　切除と植皮が一般的である．筋層や骨まで浸潤することは稀であるが，脂肪織の間隙，膠原線維の間をぬって側方，深部に及ぶことが多い．

　当然のことながら，不十分な切除では再発する．DFSPの再発率が高いと言われる所以は，腫瘍の性質が高度の再発性だということではなく，あくまで断端陽性の結果である[1,2].

文献

1）　大原國章：皮膚疾患のクロノロジー，学研メディカル秀潤社，東京，p.252, 2012
2）　大原國章：隆起性皮膚線維肉腫，Skin Cancer 35: 77, 2020

85. 癌の皮膚転移

大原國章

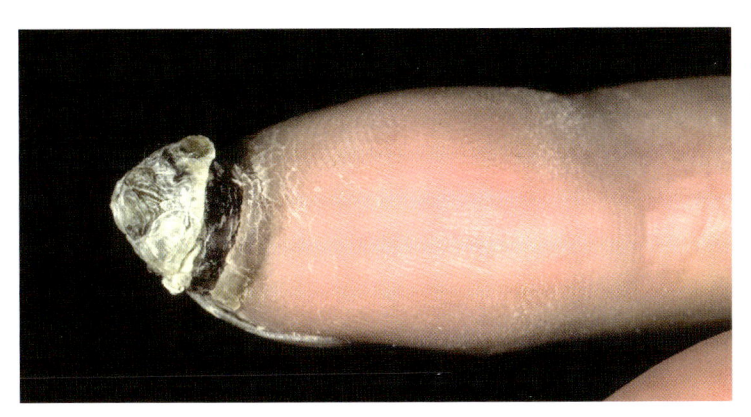

図1 55歳, 男性. 腎癌の皮膚転移①
指尖が出血性の壊死となっている.

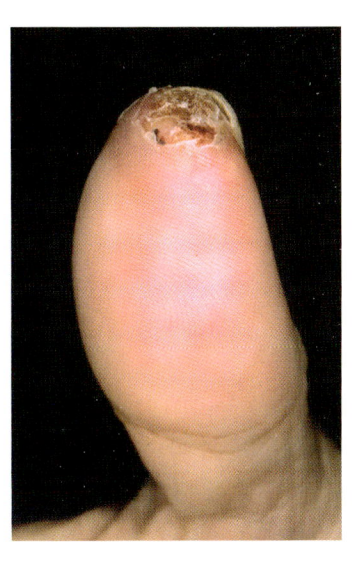

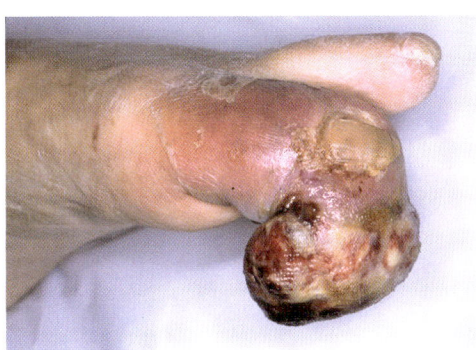

図2 70歳, 男性. 腎癌の皮膚転移②
突出性の結節.

図3 82歳, 男性. 肺癌の皮膚転移
皮内〜皮下の硬結.

臨床像の特徴(図1〜3)

　癌の皮膚転移(metastasis of carcinoma)は, 担癌患者に生じる, 進行性, 増殖性の硬い結節として生じ, 外方突出性, 内部浸潤性に進行する. 指では皮膚が薄いこともあり, 骨浸潤にまで至ることも稀ではない. 皮膚転移が臨床的な初発症状の場合には生検で病理診断することになるが, 原発腫瘍の特定が難しいこともある.

鑑別疾患

① 腱鞘巨細胞腫……手指に生じる, 可動性の乏しい硬い結節. 経過は緩慢. 多房性なこと,
ダーモスコピーで黄色に透見されることが鑑別点となる.
② 脂肪腫……軟らかく触れ, 経過が緩慢.
③ 神経鞘腫……可動性で疼痛あり.
④ 血栓……コリッとした触感で, 境界鮮明, 可動性あり. 軽度の圧痛がある.

注意点・治療

　皮膚転移を生じている時期では予後は不良であり, 積極的な治療の適応とはならないが, 出血や疼痛, あるいは増大傾向が急速な事例では姑息的な局所治療を考慮してもよい.

脂漏性角化症

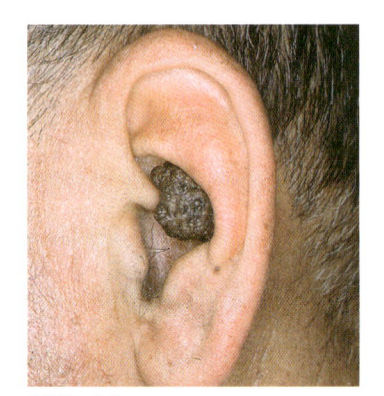

【頭部・顔】
第1章 耳（p.22）

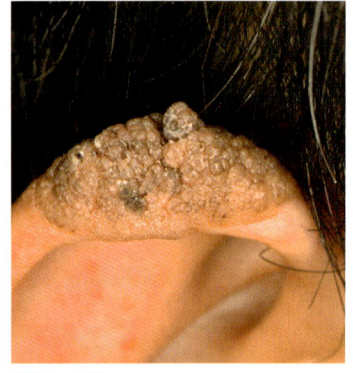

【頭部・顔】
第1章 耳（p.22）

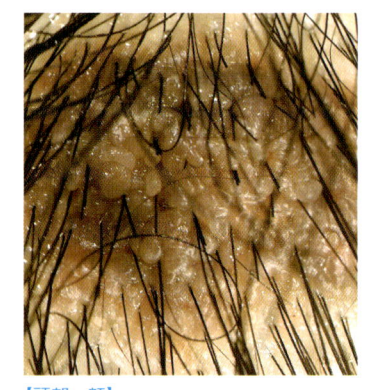

【頭部・顔】
第5章 頭部（p.231）

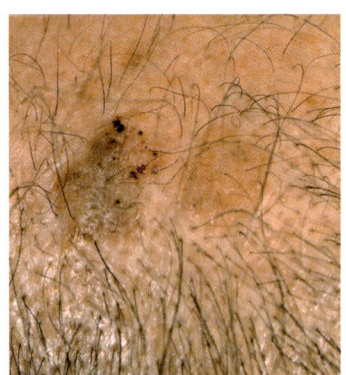

【頭部・顔】
第5章 頭部（p.231）

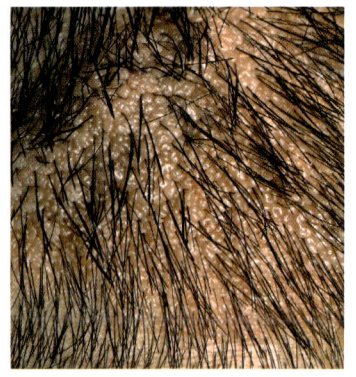

【頭部・顔】
第5章 頭部（p.231）

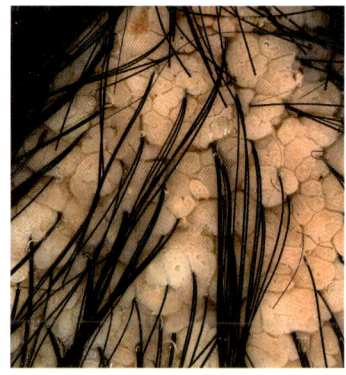

【頭部・顔】
第5章 頭部（p.231）

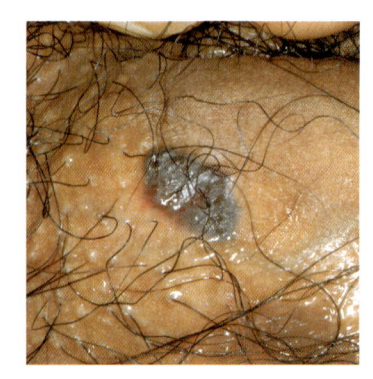

【軀幹・四肢】
第4章 陰部（p.268）

※青字は『好発部位でみる皮膚疾患アトラス 頭部・顔』の章・ページ番号

第3章 爪

1．点状陥凹

安部正敏

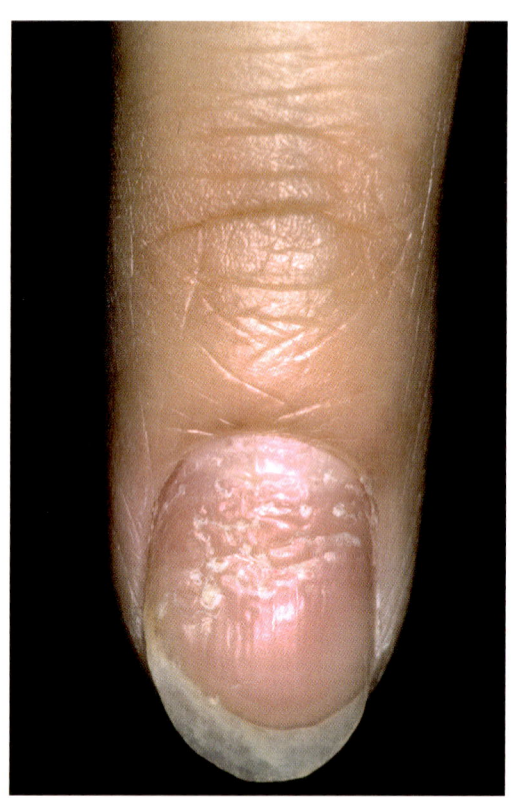

図　50歳代，女性，点状陥凹
点状陥凹と白色混濁，不整な線状陥凹が混在している．
爪甲近位 3/2 の部分に細かい陥凹がみられる．一部は
その表面に白色調の鱗屑を付着する．

臨床像の特徴（図）

　点状陥凹は爪甲に小さな凹みが生ずる現象で
あり，あくまで診断名ではない．爪母における
炎症の結果，爪甲表面が不全角化などにより延
伸途中で表面が脱落することでその部分が陥凹
すると考えられている[1, 2]．脱落前の鱗屑の存
在は乾癬を示唆する重要所見である[3]．

鑑別疾患

　ここでは爪甲点状陥凹がみられた場合の主要
な鑑別疾患をあげる．
① 尋常性乾癬……爪母において爪甲が不全角
化した後，その塊が脱落して生ずる．陥凹はや
や大きい．
② 円形脱毛症……乾癬に比較し，点状凹窩は
比較的規則的に配列し，大きさや深さはほぼ一
定である．本所見は比較的高頻度にみられる[4]．
③ 外力……爪母付近への外力によって生ずる
ことがある．とくに若年者にみられることがあ
る．数は多くなく数個程度である場合が多い．
④ その他……アトピー性皮膚炎，脂漏性皮膚
炎，光沢苔癬などでもみられる．

注意点・治療

　局所療法としては副腎皮質ステロイド外用療
法や紫外線療法が選択されることがあるもの
の，難治であることが多い．乾癬爪に対しては
アプレミラスト内服や各種生物学的製剤の有用
性が知られている．

　なお，健常人にもみられることがあり，点状
陥凹をみた場合にはその数や配列，深さなどを
十分に観察する必要がある．

文献

1) Richert B, Caucanas M, André J: Dermatol Clin 33: 243, 2015
2) Dotz WI, Lieber CD, Vogt PJ: Arch Dermatol 121: 1452, 1985
3) Moreno-Romero JA, Grimalt R: N Engl J Med 379: e39, 2018
4) Chelidze K, Lipner SR: Int J Dermatol 57: 776, 2018

2. 円形脱毛症

小池雄太, 室田浩之

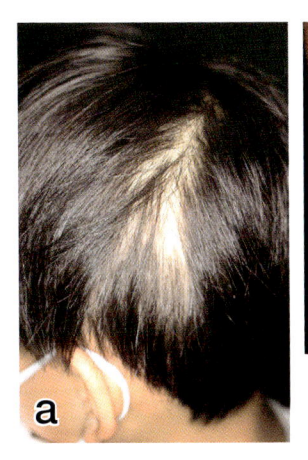

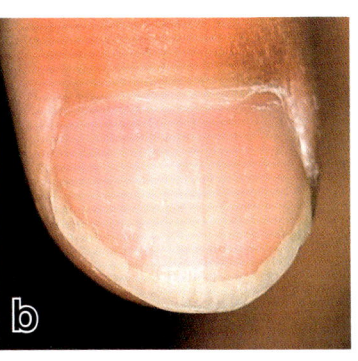

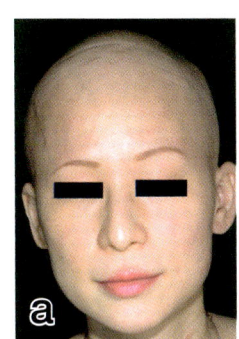

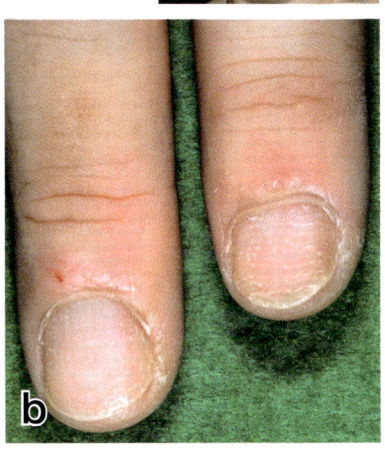

図1 小児の多発型円形脱毛症（当科経験例）
爪甲に点状陥凹が多発している.

図2 成人の汎発型円形脱毛症（当科経験例）
爪甲の点状陥凹が横一列に配列し，横溝を形成している.

臨床像の特徴

円形脱毛症患者の半数程度に，点状陥凹（図1）や粗糙化といった爪病変がみられる．爪甲の点状陥凹は，多発・不規則な分布を呈することが多いが，発症時や再燃時に一致して横一列に並ぶこともある（図2）.

鑑別疾患

① 尋常性乾癬……点状陥凹を呈する．他の爪母・爪床乾癬を合併し，重症化することが多い.
② 手湿疹……爪の粗糙化などを来す．指の皮膚炎を確認する.
③ 爪扁平苔癬……爪の粗糙化を来すことがある．爪甲縦溝や翼状片を伴う.
④ その他……化学療法，感染症，薬剤，亜鉛欠乏症.

注意点・治療

爪の点状陥凹は，円形脱毛症・乾癬の2疾患に特異的であり，円形脱毛症の副所見として診断の根拠ともなりうる．ステロイド外用・局所免疫賦活療法・各種内服薬・ステロイドパルス療法といった円形脱毛症に対する治療に伴い，爪病変も改善することが多い．爪病変が重症の場合，局所へのステロイド外用などを試みてもよい[1].

文献

1) Chelidze K, Lipner SR: Int J Dermatol 57: 776, 2018

3. 掌蹠膿疱症

長田麻友美

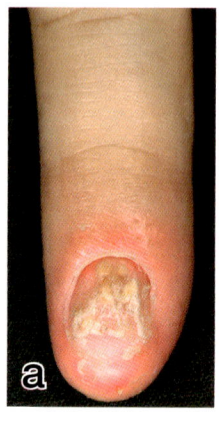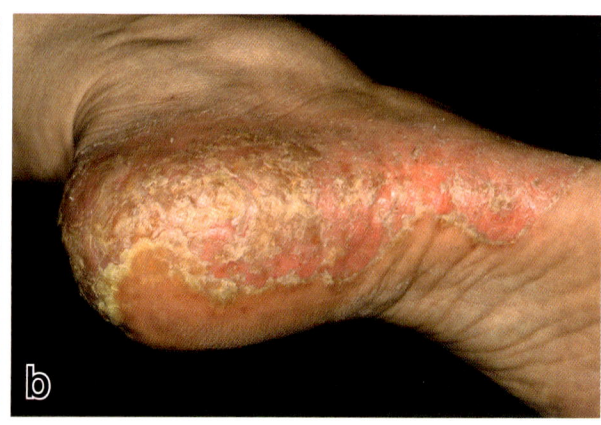

図 掌蹠膿疱症
（a）手指爪の臨床像．爪囲の紅斑，爪甲下膿疱と爪崩壊がみられる．
（b）同一症例の足底の臨床像．落屑性紅斑と膿疱，小水疱が散在している．

臨床像の特徴（図）

掌蹠膿疱症は手掌，足底に紅斑，膿疱をくり返す慢性炎症性疾患であり，爪変化は 10〜76％にみられると報告されている[1]．

爪病変は爪母病変と爪床病変に分かれ，爪母病変には点状陥凹，白色鱗屑，爪半月の紅斑，爪崩壊が，爪床病変には爪甲剥離，線状出血，油滴状爪，爪甲下膿疱，爪甲下角質増殖などが含まれ，症状は多彩である．Kim らは爪病変の重症度と皮膚病変の重症度および病変面積とが相関しており，また，爪崩壊は皮膚病変の重症度と関連し，爪甲剥離は重症度が低いことと関連すると報告している[2]．

鑑別疾患

① 爪乾癬……掌蹠膿疱症の爪変化は本質的に爪乾癬と同一で，皮膚症状がなければ爪症状のみでは両者の鑑別は困難である．しかし，掌蹠膿疱症では爪乾癬に比べて点状陥凹が少なく，また，指・趾先端爪甲周囲の皮膚に落屑，紅斑を認めることが多いとされている[3,4]．

② 爪白癬……鏡検にて真菌陰性を確認する

注意点・治療

爪病変に関してはステロイド薬の外用が一般的であるが効果が乏しいことも多い．エトレチナートやシクロスポリンの内服，エキシマライトなどの光線療法が有効な場合がある．

掌蹠膿疱症は慢性扁桃腺炎や歯周炎などの病巣感染との関連性が強いので，病巣感染の検索は重要である．感染病巣の治療により皮疹が劇的に軽快することもある．2018 年からは生物学的製剤であるグセルクマブ（トレムフィア®），2023 年にはリサンキズマブ（スキリージ®），ブロダルマブ（ルミセフ®）も掌蹠膿疱症に適応が追加され，治療選択肢は広がっている．

文献

1) Olazagasti JM et al : Mayo Clin Proc 92: 1351, 2017
2) Kim M et al: J Dermatol 48: 360, 2021
3) 西山茂夫：爪疾患カラーアトラス，南江堂，東京，p.117, 1992
4) 東 禹彦：爪 基礎から臨床まで 改訂第2版，金原出版，東京，p.115, 2016

第3章 爪

4. 爪乾癬

上松 藍，鎌田昌洋

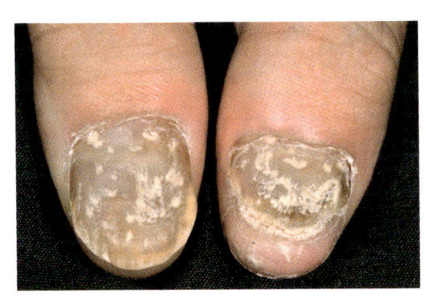

図1 30歳代，男性．爪乾癬
点状の白色混濁．

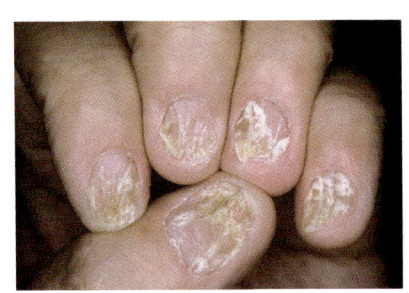

図2 40歳代，男性．爪乾癬
爪甲が変形，剥離している．

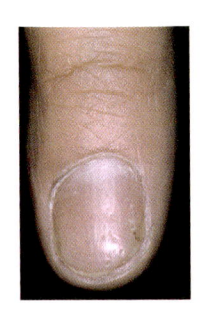

図3 40歳代，男性．
爪乾癬
点状陥凹がみられる．

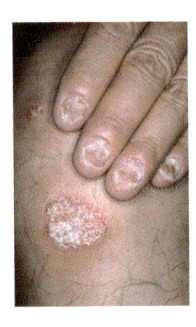

図4 40歳代，男性．
爪乾癬
爪甲の萎縮と皮膚の角
化性紅斑．

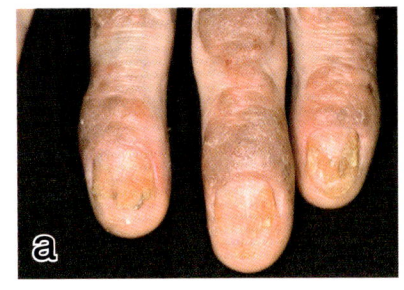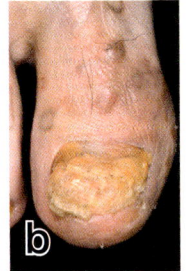

図5 70歳代，男性．爪乾癬
手（a），足（b）の全爪甲に萎縮性変化あり．

臨床像の特徴

　乾癬の爪症状には点状陥凹，爪甲白斑，爪甲半月の紅斑，爪崩壊，爪甲剥離，裂片状出血，爪下過角化，油滴状変色などの病変があり（図1〜5），これらは NAPSI（Nail Psoriasis Severity Index）スコアの項目である．他に，横溝も注目すべき病変である．

鑑別疾患

① 爪白癬，爪カンジダ症……真菌陰性を確認して除外する．
② 爪扁平苔癬……爪甲縦条・爪甲縦裂，翼状爪，爪甲萎縮・爪甲消失，爪下過角化といった病変がみられる．他の皮膚病変や，病理診断で鑑別する．

注意点・治療

　乾癬の皮疹を伴わず爪のみに症状がみられる場合は，診断は困難であり病理診断を行うことが望ましい．

　乾癬では Köbner 現象が生じやすいことから，爪への物理的外力をできるだけ避ける．

　爪白癬の併発がみられることもあるので，必要に応じて真菌検査を行う．

　治療はステロイド，活性型ビタミン D_3 や配合剤の外用や局所光線療法を行うが難治である．アプレミラスト内服や生物学的製剤を使用することもある．

参考文献

1) 齋藤昌孝：皮膚病診療 39: 1308, 2017

5. Hallopeau 稽留性肢端皮膚炎

東 さおり，並木かほる

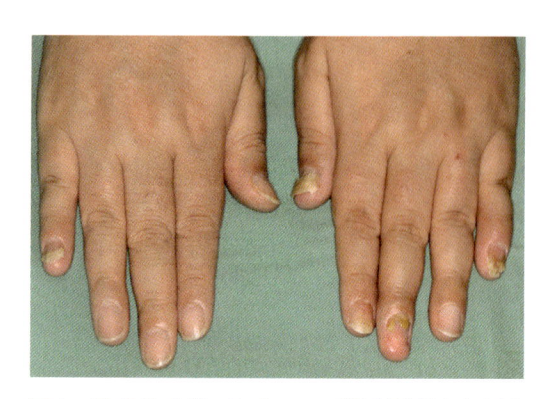

図1　40歳代，女性．Hallopeau 稽留性肢端皮膚炎（当科経験例）
爪郭部の発赤や爪甲の黄色混濁，破壊，排膿を誘因なくくり返す．爪変化のある指に DIP 関節痛を伴う．

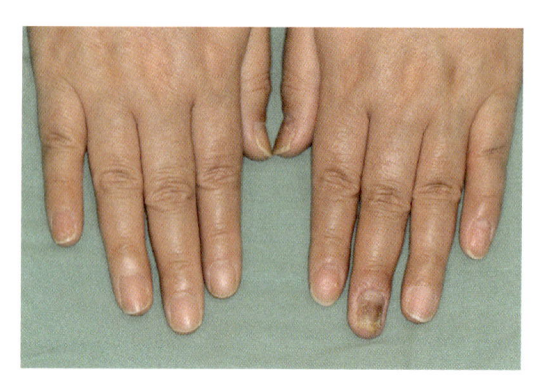

図2　イキセキズマブ投与5カ月後
爪の変形や関節痛は著明に改善した．

臨床像の特徴

Hallopeau 稽留性肢端皮膚炎は指趾に限局し，爪郭部の発赤・腫脹・小膿疱や爪甲の破壊を伴う無菌性再発性膿疱症である[1, 2]．1890年に Hallopeau により報告され，現在は膿疱性乾癬の亜型と考えられている．進行例においては，X 線検査で骨炎や骨吸収などの所見をみることがある[2]．

鑑別疾患

① 細菌性爪囲炎……採血で炎症所見はなく，細菌培養が陰性であることから除外する．
② 爪カンジダ症……KOH 直接鏡検法や真菌培養で鑑別する．
③ 掌蹠膿疱症……掌蹠に膿疱がなく，高度な爪変形があることから否定する．

注意点・治療

病理組織学的に Kogoj の海綿状膿疱を認めた点および臨床所見から，Hallopeau 稽留性肢端皮膚炎と診断した（図1）．IL-17A 阻害薬のイキセキズマブを投与し，5カ月後には爪の変形や関節痛は著明に改善した（図2）．その他，ステロイドやビタミン D_3 の外用[3]，PUVA 療法[4]も有用である．

内服療法では，エトレチナート[5, 6]，ステロイド[7]，メトトレキサート[8]，シクロスポリン[8]，アプレミラスト[9]などが奏効した報告も散見される．

外用薬や内服薬で効果不十分な症例では，TNF-α 阻害薬や IL-17 阻害薬，IL-12/23 阻害薬などの生物学的製剤が著効する[7]．本症例のように顕著な爪破壊や重度の関節炎を伴う症例では，生物学的製剤は検討すべき治療法と考えた．

文献

1) 東 禹彦：爪 基礎から臨床まで 改訂第2版，金原出版，東京，p.115，2016
2) 戸田憲一：稽留性肢端皮膚炎．玉置邦彦 編，最新皮膚科学大系 第6巻，中山書店，東京，p.255，2002
3) 柿沼 誉，玉木 毅：日皮会誌 109: 1510, 1999
4) 野平元備，籏持 淳，新海 浤：西日皮膚 63: 124, 2001
5) 川崎 泰ほか：皮膚臨床 46: 897, 2004
6) 若松美智子ほか：皮膚臨床 62: 160, 2020
7) 安藤浩一：臨皮 45: 217, 1991
8) Kromer C et al: J Dermatol 47: 989, 2020
9) Calleja Algarra A et al: Australas J Dermatol 60: e237, 2019

第3章 爪

6. ライター症候群

大原國章

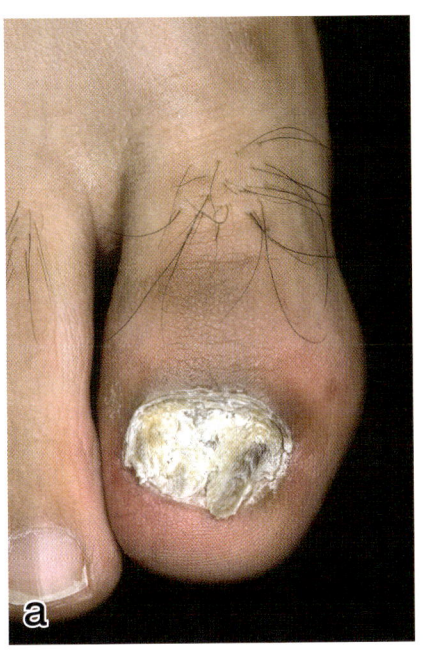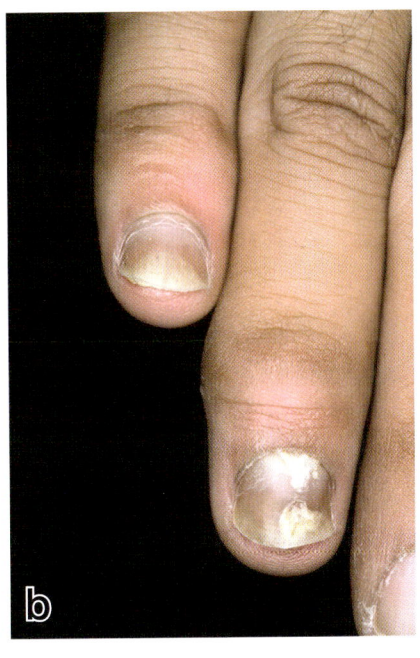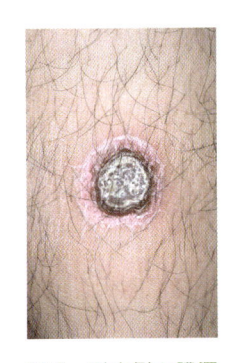

図1　34歳，男性．ライター症候群
(a) 第1趾爪．高度の dystrophic change.
(b) 同症例の手指．小指では爪甲剥離と点状陥凹．環指では dystrophic change の初期.

図2　別症例の膿漏性角皮症

臨床像の特徴（図1，2）

　ライター症候群（Reiter's disease，反応性関節炎）は，当初は赤痢罹患後に関節炎，尿道炎，結膜炎を生じる疾患とされていたが，現在では「HLA-B27 関連脊椎関節症を伴う，微生物が関与した関節炎」という概念となった．

　つまり微生物感染（尿路，消化管）の結果としての免疫反応によって生じる関節炎であり，皮膚症状としては環状亀頭炎，膿漏性角皮症（膿疱性乾癬に類似）（図2）が特徴的とされ，爪では dystrophic change が生じる（図1）．

診断

　微生物感染後に生じる関節炎で，他疾患を除外する．HLA-B27 と踵骨底や手指・足趾骨周囲の石灰化も参考所見である．

治療

　全身的には非ステロイド性抗炎症薬やサルファ剤が優先で，ステロイドやメソトレキセート（MTX），生物学的製剤も考慮される．爪に関しては，ステロイド軟膏を外用する．

183

7. 爪扁平苔癬

鍬塚 大, 室田浩之

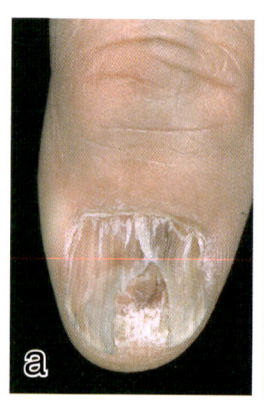 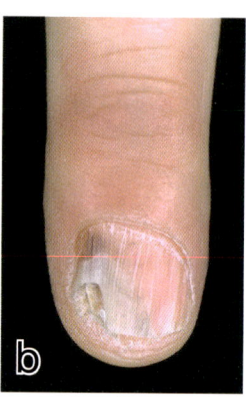

図1　爪甲異栄養症と爪甲層状剥離
爪甲が菲薄化し, 縦に剥離している. 先端の爪床は軽度肥厚している.

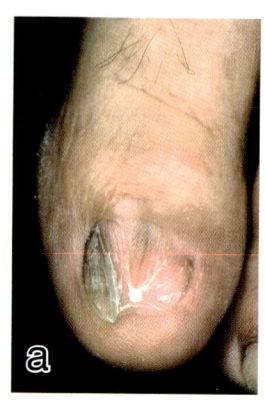 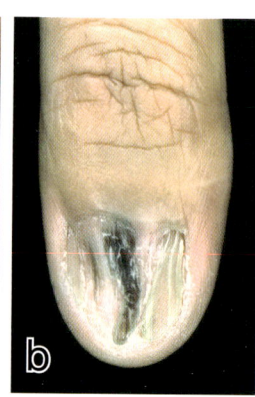

図2　色素沈着を呈する爪甲縦線条と菲薄化
爪甲は剥離脱落し, 爪母側には翼状片が形成されている. かなり日数が経過した扁平苔癬を想起させる.

臨床像の特徴

爪の扁平苔癬はすべての扁平苔癬の約10〜15%程度とされる. 色素沈着に加え爪甲が脆く (爪甲異栄養), 爪甲の縦線条, 爪甲層状剥離と爪甲の萎縮が出現する (図1, 2). さらに慢性化すると爪母の過形成 (翼状片の形成) がみられる. 病理組織学的には主に爪母を中心に爪床, 後爪郭の表皮基底層にリンパ球が浸潤し液状変性やコロイド小体がみられ, 顆粒層が肥厚し爪甲の角質が増生する.

鑑別疾患

① 爪白癬……爪甲肥厚は共通点だが, 爪白癬では角質がやや固い. 真菌検査陰性を確認し除外する.
② 爪乾癬……典型的な爪点状陥凹がある場合を除き, 鑑別は総じて難しい. 爪外皮膚病変の診察を行う.

③ 手湿疹, 接触皮膚炎に伴う爪囲炎……爪母に湿疹病変がある場合, 爪の変形を生じうる. 限局的な爪の変形の場合は詳細な問診を行う.

注意点・治療

爪病変のみで初発した場合は上記鑑別疾患との鑑別が困難なこともある. 真菌検査が爪白癬の診断に必要であることに留意しなければならない. 口腔内を含めた爪外病変についてくまなく診察を行い, 鑑別すべき疾患の好発部位を把握しておくことが診断の一助となる. ステロイドなどによる局所治療では爪甲ではなく爪母付近に施行することが大事である.

参考文献

1) 種井良二：MB Derma 184: 81, 2011
2) Gupta MK, Lipner SR: Dermatol Clin 39: 221, 2021
3) 東 禹彦：爪 基礎から臨床まで, 金原出版, 東京, p.106, 2004

第3章 爪

8. Cronkhite-Canada 症候群

門野岳史

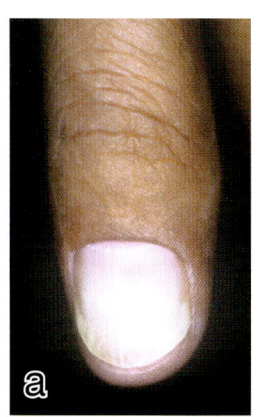 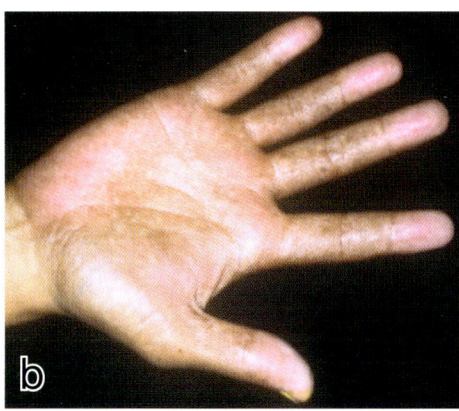 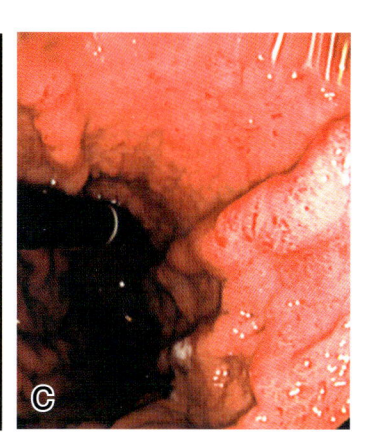

図　40歳代，男性．Cronkhite-Canada 症候群．初診時臨床像（文献1より転載．写真提供：水谷皮フ科クリニック 水谷 仁先生）
(a) 爪甲部．爪甲は先端より剥離し，爪上皮の消失および爪周囲の皮膚萎縮を認める．
(b) 手掌，指に軽度萎縮性のびまん性斑状色素沈着を認める．瘙痒感などの自覚症状はない．
(c) upper intestinal fiber 像．胃全体に径3〜5mm大のポリープを多数認める．明らかな出血や潰瘍はない．

臨床像の特徴（図）[1]

　Cronkhite-Canada 症候群は平均60歳代と比較的高齢者に多くみられ，非遺伝性である．わが国に比較的多い．皮膚色素沈着，爪甲異常，脱毛，味覚障害がみられ，ポリポーシスによる吸収障害に伴う亜鉛や鉄欠乏と関連する．爪甲異常としては爪甲萎縮や爪甲剥離がみられる．消化器では胃や大腸にポリープが多発するが，倦怠感，食欲不振といった非特異的症状が多く，下痢などの消化器症状は強くない．またしばしば好酸球が増加する．

鑑別疾患

① 腸性肢端皮膚炎……Cronkhite-Canada 症候群でも亜鉛の吸収不良があるため一部症状がオーバーラップするが，通常皮膚色素沈着，爪甲萎縮はみられない．また，ポリポーシスは伴わない．
② Addison病……皮膚症状はかなり類似し，下痢を含めた非特異的症状もみられる．最終的にはポリポーシスの有無や，内分泌学的検査により鑑別する．
③ Peutz-Jeghers 症候群……ポリポーシスや色素沈着という点では共通するが，色素沈着は手足，口唇，口腔内の明瞭な斑であり，びまん性ではない．脱毛や爪の萎縮，味覚障害は通常みられない．

注意点・治療

　脱毛は休止期脱毛であり，他の皮膚症状とあわせて亜鉛や鉄などの吸収不良と関連する．原因は不明であるが，炎症性疾患と考えられ，ステロイド内服がポリポーシスに有効であり，爪甲変形などの皮膚症状にも効果がみられる．皮膚の色素沈着は皮丘優位のことが多く，Peutz-Jeghers 症候群に類似する．

文献

1) 尾本陽一，水谷 仁：J Visual Dermatol 6: 142, 2007

第3章 爪

9. twenty nail dystrophy

竹中 基, 室田浩之

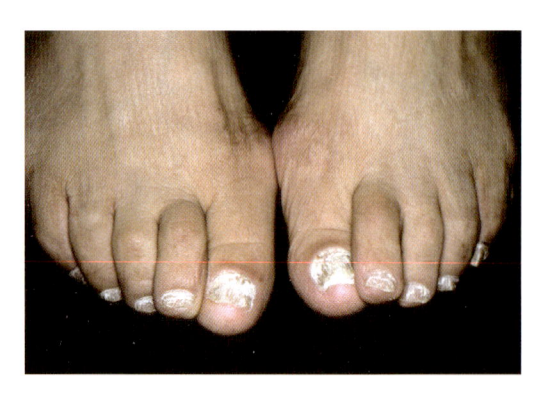

図1　60歳代, 女性. twenty nail dystrophy

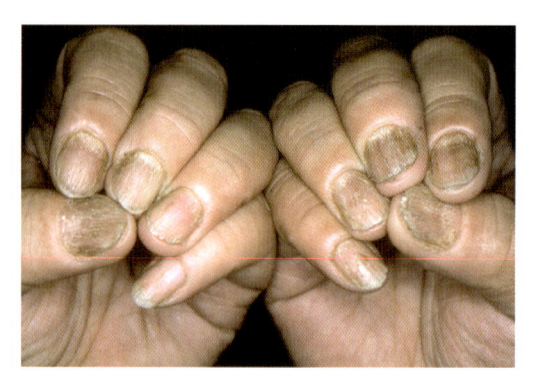

図2　60歳代, 女性. 図1と同一症例

臨床像の特徴（図1, 2）

　twenty nail dystrophy は, 手足のすべての爪で, ほとんど同時に発症し, 表面が縦走する細かい隆起や縦条によって粗糙となり, 光沢が失われる後天性の疾患である[1,2]. 変化は, 近位部から始まる. 最初は小児の疾患と報告されたが, 成人例も少なくない. 原因は不明とされている.

鑑別疾患

① 円形脱毛症
② 尋常性乾癬
③ 爪扁平苔癬
④ 爪白癬……真菌検査を行い, 真菌の有無を確認する.

注意点・治療

　他の部位に, 円形脱毛症, 尋常性乾癬, 扁平

苔癬の症状を認めると鑑別は容易である. 爪のみに生じた乾癬や扁平苔癬との鑑別には, 皮膚生検を行う必要がある. 本疾患では, 病理組織学的に円形細胞浸潤や海綿状態を認め, 湿疹性病変と考えられている.

　治療としては, ステロイド薬の外用を行う. 爪母直上の近位爪郭部に strongest クラスの外用薬の塗布を根気よく続ける. また, 保険適応外だが, シクロスポリン[3]や PUVA 療法[4]が有効であったとする報告もある.

文献

1) 東 禹彦：爪 基礎から臨床まで 改訂第2版, 金原出版, 東京, p.220, 2016
2) 崎山とも, 齋藤昌孝：MB Derma 258: 71, 2017
3) Lee YB et al: J Dermatol 39: 1064, 2012
4) Halkier-Sørensen L, Cramers M, Kragballe K: Acta Derma Venereol 70: 510, 1990

10. 爪甲異栄養症

安部正敏

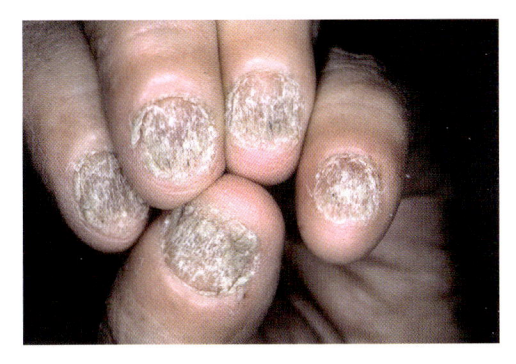

図1　70歳代，女性．爪甲異栄養症
両手のすべての爪が粗糙・菲薄となっている．全指の爪甲は近位はわずかに肥厚するが，爪甲遊離縁に向かうに従い菲薄化する．色調は乳白色から灰白色調，一部では褐色調を呈し，全体として粗糙化する．

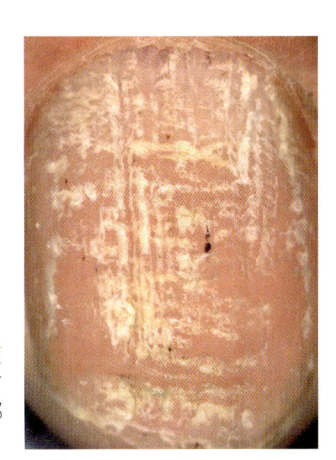

図2　初期の爪甲異栄養症
爪甲表面に白色調を呈する鱗屑が多数付着し，一部に出血もみられる．

臨床像の特徴（図1，2）

　爪甲異栄養症（爪ジストロフィー，onycho-dystrophy）は何らかの原因による爪の発育不全による変形である．爪甲に点状陥凹や横溝，縦溝，裂け目など種々の変形が混在する．爪甲が肥厚したり逆に菲薄化する場合もあり，通常比較的軽微な力で爪片が剥離する．爪甲異栄養症とはさまざまな原因からくる爪病変においてその性状に着目した用語と理解するとよい[1~3]．

鑑別疾患

　ここでは爪甲異栄養症がみられた場合の主要な鑑別疾患をあげる．
① 尋常性乾癬……爪母および爪床において生ずる乾癬病変が進行した最終像であると考えられる[4]．
② 爪白癬……爪甲および爪床に真菌が感染し，全異栄養性爪真菌症の高度な例の最終表現型であることが多い．また稀ではあるがカンジダでもおこりうる[5]．
③ 爪扁平苔癬……爪甲線条，爪甲縦裂，翼状爪，爪甲の萎縮，爪甲下角質増殖などが生じ，進行した最終像と考えられる．

④ その他……腫瘍や外傷，先天異常により生ずることがある．

注意点・治療

　最近のdystrophyの考え方は，さまざまな爪病変を有する疾患が進行した際の最終像としての考え方が一般的である[1~3]．このため，本症に遭遇した場合，適切な鑑別を行うことが求められる．比較的症例数が多い爪白癬や尋常性乾癬，爪扁平苔癬はもちろん，腫瘍性変化である場合もあるので，爪甲または爪母の組織生検により病理組織学的に診断しなければならない場合も多い．

　治療は，それぞれ原疾患の治療を優先して行うため，確定診断が重要となる．

文献

1) Oppel T, Korting HC: Ger Med Sci 1: Doc02, 2003
2) Moreno-Coutiño G et al: J Vasc Nurs 34: 24, 2016
3) Bodman MA: Clin Podiatr Med Surg 21: 663, 2004
4) Sobolewski P, Walecka I, Dopytalska K: Reumatologia 55: 131, 2017
5) Joy Way Bueno SM et al: Pediatr Dermatol 37: 159, 2020

11. GVHD (graft-versus-host disease)

鍬塚さやか, 室田浩之

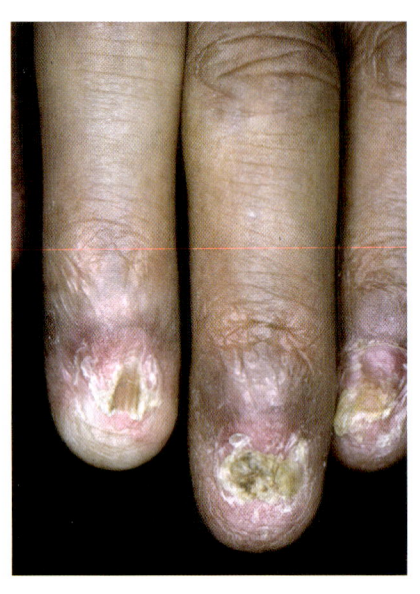

図1 白血病で骨髄移植後の慢性の GVHD
爪甲は萎縮, 脱落している.

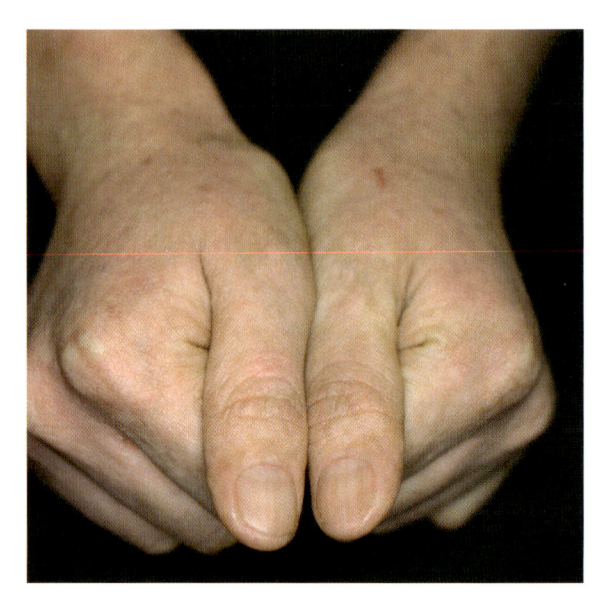

図2 5歳, 男児. 慢性 GVHD (当科経験例)
爪甲線条がみられる.

臨床像の特徴 (図1~4)

皮膚 GVHD (graft-versus-host disease) は爪に病変が及ぶことがある.

爪の病変として, 爪甲縦裂症, ボー線, 爪甲剥離, 粗糙爪, 爪甲白斑, 爪の脆弱化, 爪の発育不全, 爪の萎縮, 翼状爪, 爪甲の消失, 爪甲消失後のびらん, 潰瘍, 色素沈着, 色素脱失, 爪囲紅斑, 爪囲浮腫などを来し[1], その程度はさまざまである.

鑑別疾患

① 爪扁平苔癬……苔癬型反応を呈することで臨床的に類似しており, 同様の爪変化を生じるため鑑別は難しい.

注意点・治療

GVHD はドナー由来の T 細胞が, 宿主の組織抗原 (HLA など) を非自己として認識し, 宿主を攻撃することで生じる. major HLA 以外に, minor HLA の関与が示唆されているため, major HLA が一致したドナーからの移植であっても GVHD を生じる可能性がある[2].

慢性 GVHD の多彩な皮膚病変の一症状として爪の変化がみられる[3]. 上述したような GVHD でみられる爪の変化は爪母への障害に関連すると考えられる. 皮膚 GVHD の期間が長いほど, 爪病変の発生率と重症度は高くなる[4]. 一方, 爪の変化の有無と皮膚 GVHD の重症度の間に関連はないと考えられている[1].

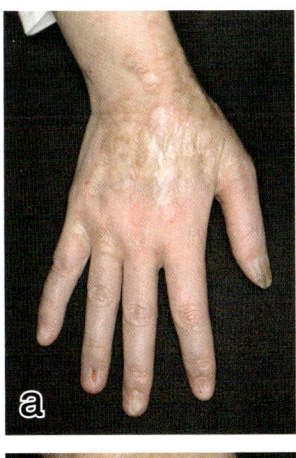
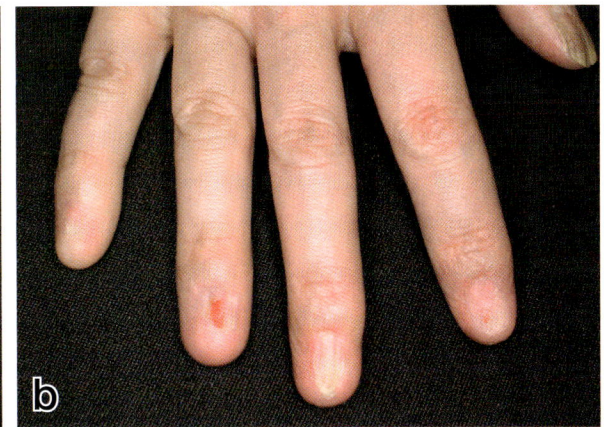
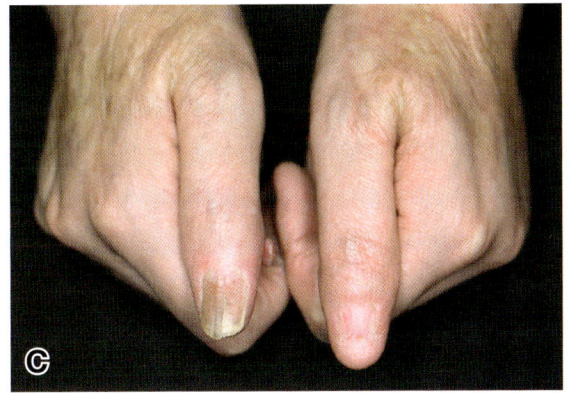
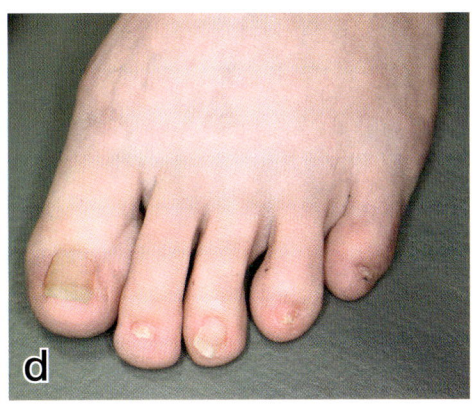

図3　30歳代，女性．慢性GVHD（当科経験例）
（a）右手全体，（b）右手拡大，（c）両拇指爪，（d）左足爪．

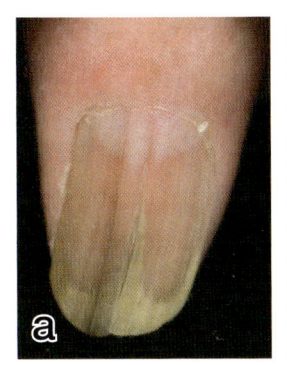
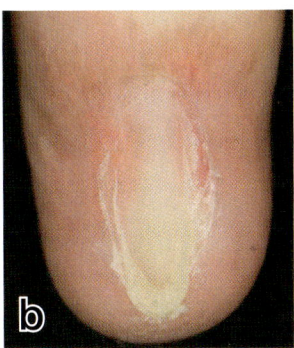
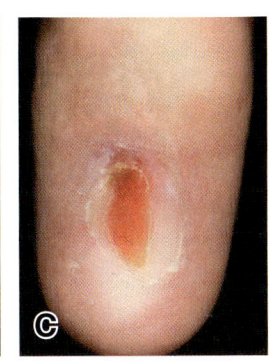
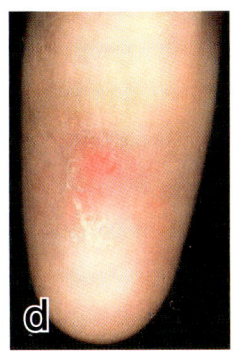

図4　図3のダーモスコピー像（当科経験例）
（a）右拇指爪，（b）右第3指爪，（c）右第4指爪，（d）右第5指爪．

　局所の治療として，保湿剤外用を基本として，炎症が強い際はステロイド外用や免疫抑制薬の外用，PUVA療法などがある．びらんや潰瘍部には皮膚潰瘍治療薬を用いる．爪切りの際は爪やすりを使用するようすすめる．

文献

1）Young BL et al: J Am Acad Dermatol 64: AB91, 2011
2）川本導史ほか：西日皮膚 70: 381, 2008
3）前田嘉信ほか：造血細胞移植ガイドライン GVHD 第4版，日本造血細胞移植学会，2018
4）Sanli H et al: Int J Dermatol 43: 176, 2004

12. ばち指

軽部大希

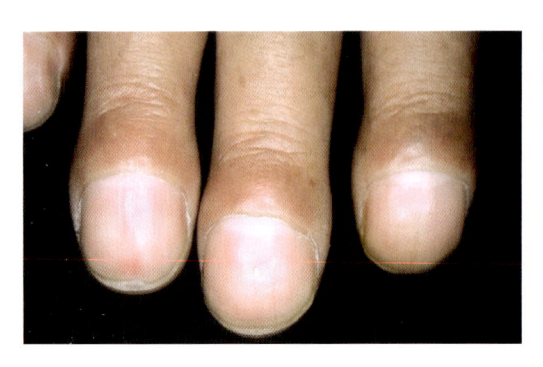

図1　閉塞性肺疾患の患者のばち指
爪甲の肥大, 彎曲が高度.

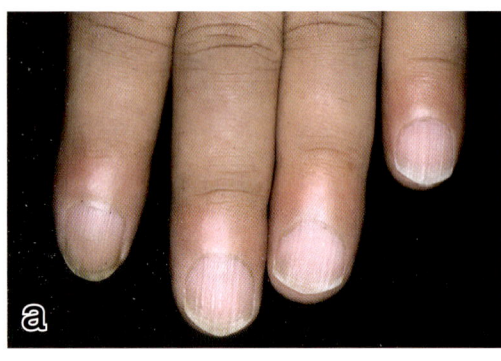
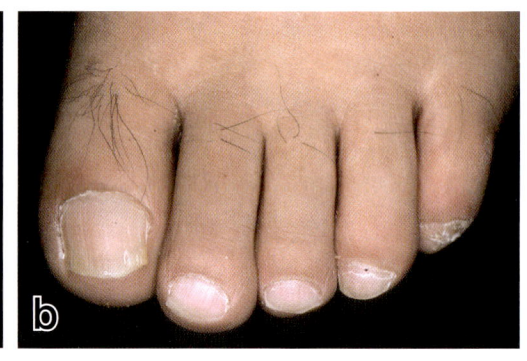

図2　65歳, 肺癌の患者
爪の彎曲, 後爪郭の発赤がみられる (a). 足趾の爪の変形は軽度 (b).

臨床像の特徴

　ばち指 (clubbed finger) は時計皿爪, ヒポクラテス爪ともよばれる. 指趾末節部の軟部組織の肥大により生じるとされ, 爪甲が肥大化し, 指先を包むように丸みを帯び, 時計ガラス様の形を呈する. 多くは二次性 (後天性) だが, 稀に遺伝性のばち指も存在する.

原因疾患

① 慢性肺疾患……ばち指全体の80%を占める. 肺癌, 気管支拡張症, 肺気腫などで多い (図1, 2).
② 心疾患……チアノーゼを伴う先天性心疾患が代表的だが, 感染性心内膜炎やうっ血性心不全でも生じる.

③ 肥厚性皮膚骨膜症……ばち指と長管骨の骨膜性肥大, 関節炎を伴う. 肺癌に伴って現れることが多く, ばち指の進行も早いのが特徴.
④ その他の全身疾患……甲状腺機能亢進症, 肝硬変, 炎症性腸疾患, 多血症, 全身性エリテマトーデスなど.

注意点・治療

　ばち指を認めたときは, まず原疾患の有無を精査する. 二次性のばち指である場合は原疾患の治療を行う.

参考文献

1) 東 禹彦：爪 基礎から臨床まで 改訂第2版, 金原出版, 東京, p.62, 2016

13. 肥厚性皮膚骨膜症

室田浩之

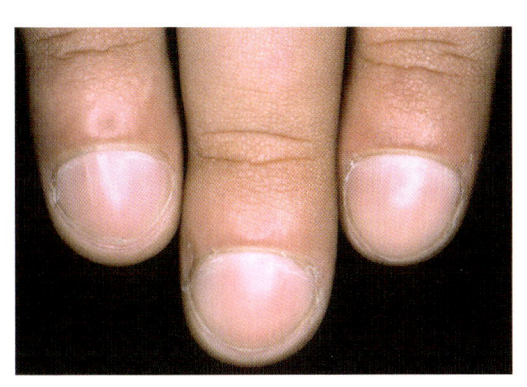

図1　20歳代，男性．肥厚性皮膚骨膜症のばち指
爪甲が丸くなり弯曲している．指背の皮膚が肥厚しざ
らついている．

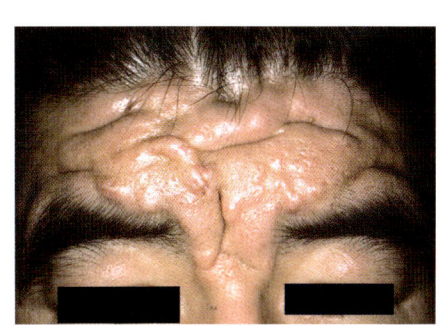

図2　脳回転状頭皮

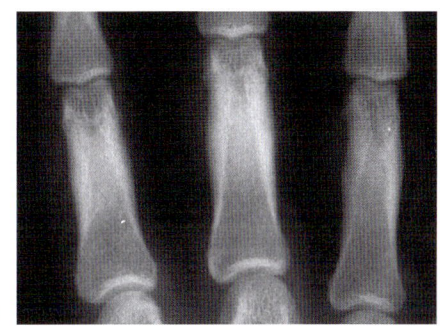

図3　骨膜性骨肥厚

臨床像の特徴

　肥厚性皮膚骨膜症（pachydermoperiostosis）
は先天的に手足の指先が広くなる太鼓ばち指
（図1），脳回転状頭皮を含む皮膚肥厚性変化（図
2），長管骨の骨膜性骨肥厚（図3）を三主徴と
し，PGE2分解酵素である*HPGD*（15-hydro-
xyprostaglandin dehydrogenase）遺伝子，あ
るいはプロスタグランジン輸送タンパク質であ
る*SLCO2A1*遺伝子変異に伴うPGE2過剰に
よって生じると考えられている．遠位指骨の肥
大と爪の過曲を伴う指趾末梢の変化を呈する．

鑑別疾患

　ばち指（clubbed finger）は何らかの基礎疾
患の存在を疑う必要がある．肺疾患（気管支癌，
気管支拡張症，肺線維症，サルコイドーシスな

ど），心・血管系疾患（先天性心疾患，心内膜炎，
心不全など），肝消化管疾患（肝炎・肝硬変，
炎症性腸疾患など），内分泌・代謝疾患（甲状
腺，副甲状腺）に伴う慢性低酸素症や全身性の
炎症または腫瘍の続発症状としてみられる．先
天的に生じた場合は肥厚性皮膚骨膜症を疑い，
他の主徴を観察する．

注意点

　ばち指を診断する際，指を横から見て爪甲と
皮膚の接線が成す角度（Lovibond角）が180°
を超える（爪甲が皮膚の接線よりも下に曲が
る）ことが判断の一助となる．肥厚性皮膚骨膜
症では先天性に手足すべての指先に同変化を示
すが，ばち指が後天的に片側性あるいは一部の
指に生じる場合は患肢の神経や血管の障害によ
る場合がある．

14. 爪甲剥離症

岩永 聰, 室田浩之

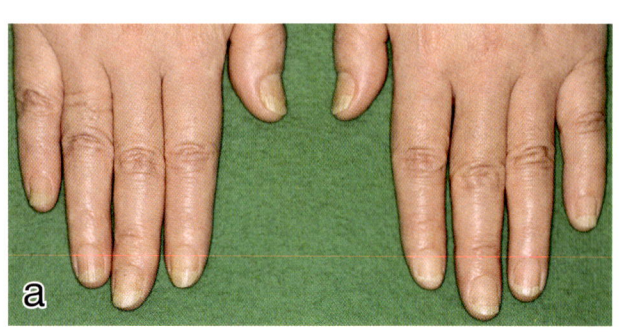

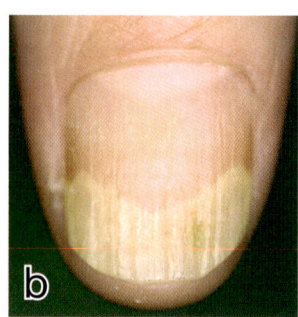

図1 爪甲剥離症（当科経験例）

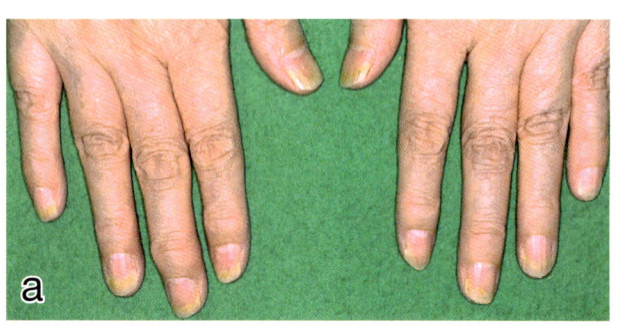

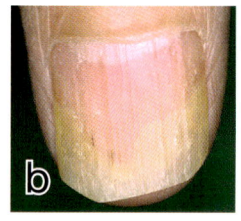

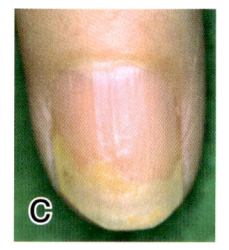

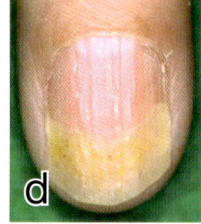

図2 爪甲剥離症, 図1とは別症例（当科経験例）

臨床像の特徴（図1, 2）

爪甲剥離症（onycholysis）とは爪甲が遠位部で爪床から遊離した状態を指す. 剥離した爪甲は白濁してみえる. 爪甲剥離の原因が持続することにより生じるものであり, 原因としては外因性, 内因性, 先天性に分類される.

鑑別疾患

① 外傷……外傷歴の聴取, 職業歴, 爪甲下異物の有無などから鑑別する.
② 真菌感染症……カンジダや白癬の有無を真菌検査で確認する.
③ 乾癬, 甲状腺疾患……爪以外の皮疹の有無, 血液検査による甲状腺機能異常の有無から鑑別する.
④ その他……薬剤性, 接触皮膚炎, 爪扁平苔癬, 爪甲下腫瘍, ポルフィリン症, 末梢循環障害など.

注意点・治療

治療は, 爪甲剥離を来した原因を除去する. 皮膚疾患, 全身疾患の有無を確認するだけでなく, 病歴, 職業, 趣味・嗜好や薬剤摂取歴, 合併症の有無などを詳しく聴取し, 真菌検査も考慮する. 女性では, 炊事やマニキュアの使用が原因となることもある. 原因に対する治療とともに, 剥離した爪甲の除去を行う.

第3章 爪

15. mucous cyst

川﨑ゆりか, 福安厚子

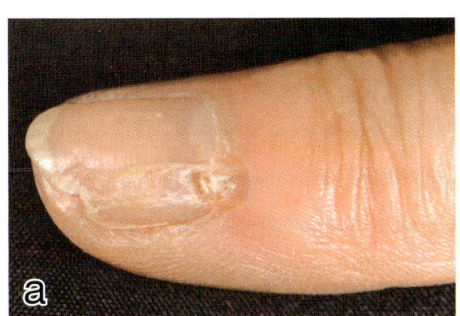
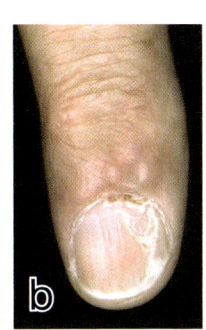
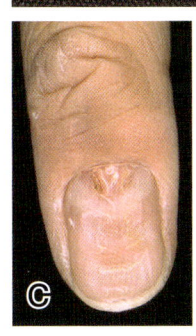
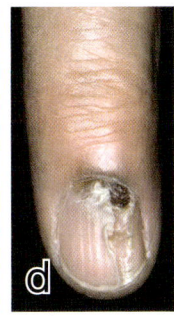

図 mucous cyst の臨床像
(a) 50 歳代, 女性. (b) 50 歳代, 男性.
(c) 30 歳代, 女性. (d) 60 歳代, 女性.
いずれの症例も, 後爪郭部に生じた嚢腫のために, 爪甲には縦走する溝を形成している.

臨床像の特徴（図）

mucous cyst（手指粘液嚢腫）は後爪郭部に好発し, 水疱様〜疣贅様の嚢腫が緩徐に増大・隆起し, 爪甲に縦走する溝を形成するようになる[1]. 嚢腫の増大に伴い疼痛を伴うことがあり, 自壊することもある. 嚢腫の穿刺によりゼリー状の内容物を確認できる.

鑑別疾患

① ganglion of the distal interphalangeal joint（DIP 関節部のガングリオン）……DIP 関節腔と連続性があり内容物が糖タンパク主体であることより鑑別する[2].
② Heberden 結節……DIP 部の変形性関節症であり, DIP 関節部の側面に粘液嚢腫が生じることがある[3].
③ 爪甲下粘液腫（subungual myxoma）……爪甲下に生じるのは稀ではあるが, ビメンチン陽性, S-100 陰性, NS 陰性の紡錘形腫瘍細胞が, 透明な間質中にみられるという病理組織学的所見により鑑別する.

注意点・治療

病理組織学的には上皮性の壁を伴わない嚢腫様構造をとり, 線維芽細胞とヒアルロン酸よりなる. 外傷による発症が示唆される. 液体窒素療法やステロイドやミノマイシン®（ミノサイクリン塩酸塩）局注, 穿刺により縮小を目指すこともあるが, 再発も多いため自覚症状がない場合は経過観察でよい[4]. 病変が大きな場合には切除を検討する.

文献

1) 東 禹彦 : 爪 基礎から臨床まで 改訂第 2 版, 金原出版, 東京, p.200, 2016
2) 山田榮一ほか : 臨皮 31: 725, 1977
3) 原 弘之ほか : 皮膚臨床 32: 685, 1990
4) 門野岳史 : J Visual Dermatol 20: 1036, 2021

16．ボー線

安部正敏

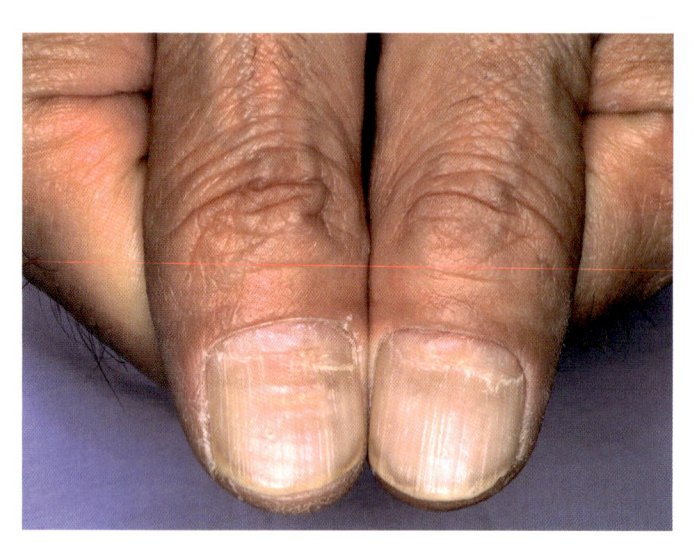

図　60歳代，男性．両拇指のボー線（写真提供：埼玉医科大学総合医療センター皮膚科 福田知雄先生．文献1より転載）爪母上皮先端部より6mm離れた場所に横溝がみられる．

臨床像の特徴（図）[1]

　ボー線（Beau's line）とは爪甲に横行する線状の陥凹である．比較的深い陥凹である場合が多く，診断は容易である．尋常性乾癬でみられるが，特異的ではない．ストレスや何らかの炎症性疾患などの原因により爪母における成長障害により生ずる[1,2]．

鑑別疾患

　ここではボー線がみられた場合の主要な鑑別疾患をあげる．

① 尋常性乾癬……爪母において一時的に成長が障害された場合に生ずる[3]．陥凹はやや大きい．

② 手足口病……手足口病でもみられることがある．おおむね感染後数カ月で出現する[4]．手足口病以外のウイルス感染症でもみられることがある．

③ 化学療法……化学療法を行った際，みられることがある．一定のサイクルで行った場合それに応じてみられることがある．

④ その他……感染症や外傷により生ずることがある．

注意点・治療

　ボー線は，爪母における一時的な成長障害により生ずるため，原因が解消すれば再び正常な爪が生えてくる．このため，ボー線の深さは成長障害の程度，長さはその期間を表すこととなる．

　治療はそれぞれの原因に応じて対処する．尋常性乾癬では局所もしくは全身療法などが選択されるが，ウイルス感染症ではボー線が出現した際にはすでに感染症自体が軽快している場合も多く，経過観察でよい場合も多い．

文献

1) 福田知雄：J Visual Dermatol 16: 534, 2017
2) Lipner SR, Scher RK: Cleve Clin J Med 83: 385, 2016
3) Lee DK, Lipner SR: Ann Med 54: 694, 2022
4) Nieradko-Iwanicka B: Reumatologia 55: 44, 2017
5) Chiu HH et al: Viruses 11: 522, 2019

17. 匙状爪

安部正敏

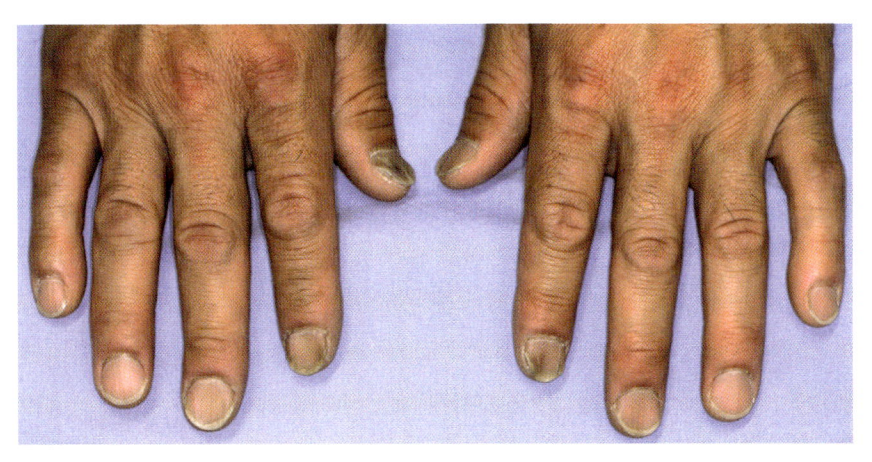

図 40歳代，男性．両拇指，示指，中指の匙状爪（写真提供：埼玉医科大学総合医療センター皮膚科 福田知雄先生．文献1より転載）原疾患に鉄欠乏性貧血あり．

臨床像の特徴（図）[1]

匙状爪（spoon nail，koilonychia）とは，爪甲中央は通常盛り上がるが，逆に中央部が陥凹し側爪郭方向に反り返ることで，あたかも爪甲がスプーンのように凹み，爪先が上向きになっている状態である[2]．色調も黄白色から白色に変化することが多い．あくまで症状名であり診断名ではなく，基礎疾患の精査を行う[3]．

鑑別疾患

ここでは匙状爪がみられた場合の主要な鑑別疾患をあげる．

① 鉄欠乏性貧血……ヘモグロビン，ヘマトクリット，血清鉄，血清フェリチンの各値と不飽和鉄結合能を測定し診断を確定する．時に，全身倦怠感など全身症状を有する患者が存在し，その場合には積極的に検査を行う[4]．

② 甲状腺機能異常症……甲状腺ホルモン（FT3およびFT4）とTSHを測定する．

③ 外力……指趾に持続的に加わる外力により爪甲が変形する場合がある．

④ 爪切り……深爪など不適切な爪の切り方によって生ずることがある．

⑤ その他……幼少時にみられる場合もあるが，ほとんどの場合，成長により改善することが多く，経過観察でよい．

注意点・治療

鉄欠乏性貧血がみられた場合には，食生活の改善とともに，貧血の程度により鉄剤投与を行う．また，鉄不足の原因として過度な偏食，コーヒー過剰摂取，ビタミンCの不足などがあるため皮膚科医としてもぜひ知っておきたい．

また不適切な外力を避けることや，正しい爪切り指導なども当然重要である．

文献

1) 福田知雄：J Visual Dermatol 16: 534, 2017
2) Rathod DG, Sonthalia S: StatPearls. StatPearls Publishing, Treasure Island（FL）, 2022
3) Moiz B: Clin Case Rep 31: 547, 2018
4) Ghaffari S, Pourafkari L: N Engl J Med 379: e13, 2018

18．ネイル・パテラ症候群

大原國章

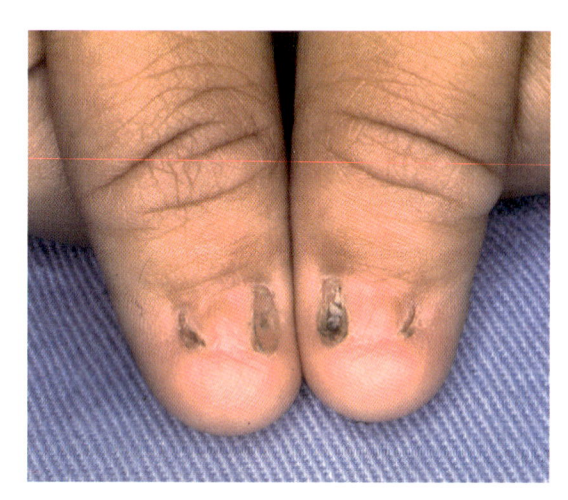

図１　７歳，男児．ネイル・パテラ症候群
両側の拇指爪に変形がある．他の指の爪の変形は軽度であった．

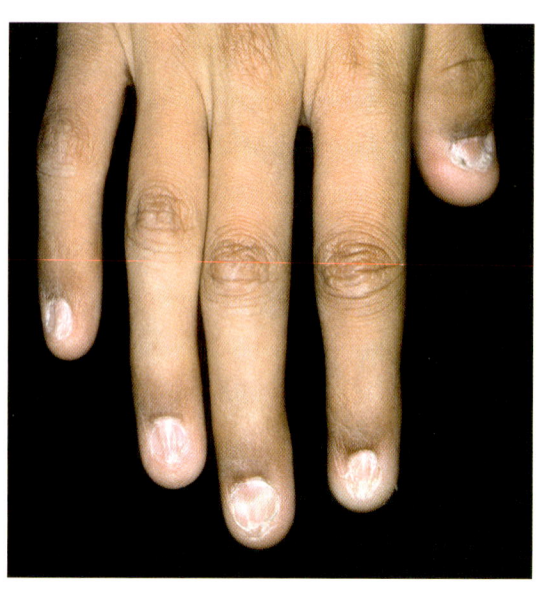

図２　成人例のネイル・パテラ症候群
両手のすべての爪に変形があるが，その程度は拇指にもっとも強い．

臨床像の特徴（図１，２）

　ネイル・パテラ症候群（nail-patella syndrome，爪膝蓋症候群）は爪の形成不全，膝蓋骨・腸骨・肘関節の異常を四主徴とする顕性（優性）遺伝性疾患で，眼科的異常や腎症を併発することもある．疾患としての重症度は一様でなく，個人あるいは家系によっても差がみられる．

　爪の異常はほぼ必発で，欠損，低形成，変色，分裂，隆起，点状陥凹などを呈する．

　また，爪半月が三角形を呈するのも特徴の一つである．骨の異常は小児期には必ずしもはっきりしない．

診断

　twenty nail dystrophy などでは骨や眼，腎臓などの異常がないことから鑑別される．

治療

　残念ながら，爪に関しての治療はない．腎機能には注意が必要で，ネフローゼに至る例もある．

19. 先天性示指爪甲欠損症

大原國章

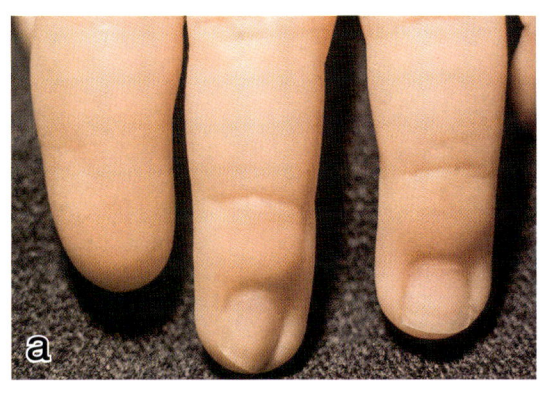
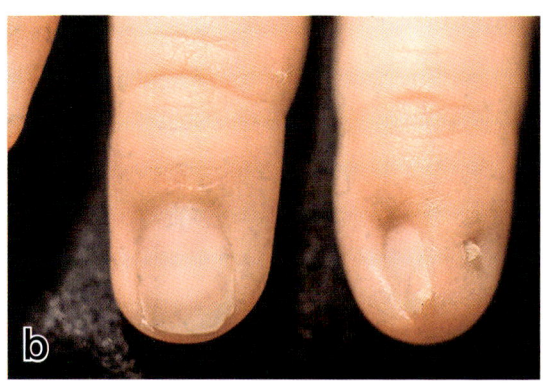

図1 4カ月，男児．先天性示指爪甲欠損症
(a) 同症例の左手示指では全欠損となっている．
(b) 右手の示指では爪が左右に割れている．

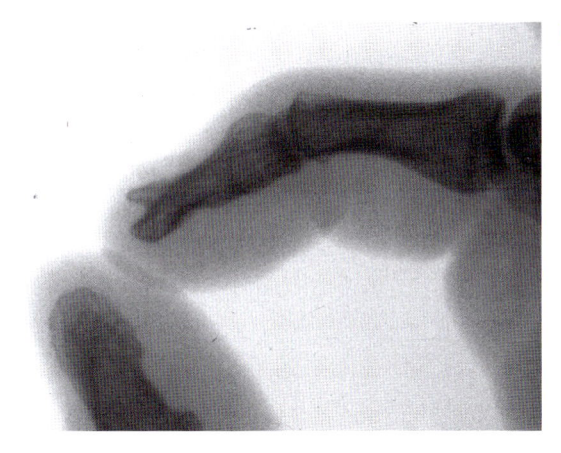

図2 〔別症例〕30歳代，男性の骨X線，側面像
上下にY字形に分裂している．

臨床像の特徴

　先天性示指爪甲欠損症は，その名前のとおり，先天性に主に両側性示指の爪甲が欠損・変形する疾患である．原因は不明とされている．

　臨床像としては，完全な欠損（無爪型）（図1a），橈側の欠損（矮爪型），正中部の欠損（分裂型）（図1b）のほかに片爪甲鉤彎症，方向不揃の5型が知られている．また，患指の末節骨が二分していることがある（図2）．

診断

　診断は臨床像から明らかであるが，先天性疾患の常として，家族から患児に対して外傷による変形と言い含められている場合がある．

治療

　機能障害はないが，外観の改善を希望する場合は足趾の爪を移植する方法がある．しかし，特殊な手術であり，足趾と手指では爪の形，厚さ，長さが異なるので，自然な外観となるかどうかは疑問と言わざるをえない．

20. 先天性爪甲欠損症

椛島健治

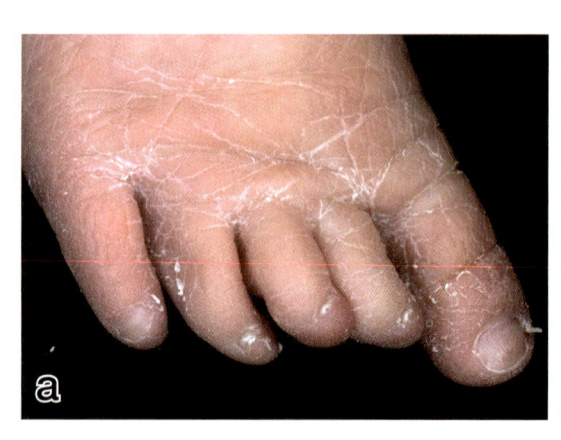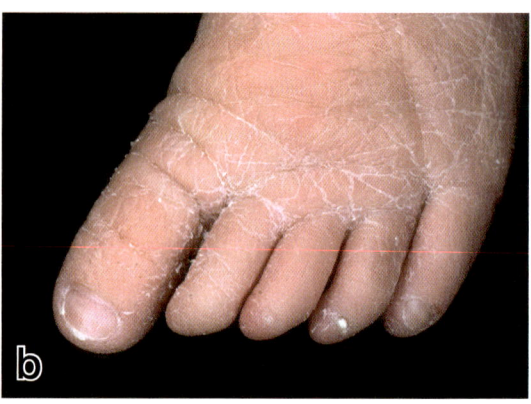

図　生後4日，女児．先天性爪甲欠損症
両足のⅠ，Ⅴ趾の爪はほぼ正常であるが，その他は全欠損あるいは痕跡的．

臨床像の特徴

先天性爪甲欠損症は，出生時よりすべての爪が存在せず（あるいは一部は低形成），爪床部に肉柱が形成される[1]．爪の欠損・低形成以外に身体的異常はみられない．X線像にて末節骨の欠損や形成不全が確認される場合がある[1]．

鑑別疾患

①先天性示指爪甲欠損症(Iso-Kikuchi syndrome)……出生時より示指のみが欠損または形成異常を呈する．末節骨末端が二分していることがある．その他の身体的異常はない．
②ネイル・パテラ症候群（爪膝蓋症候群）……爪の形成不全，膝蓋骨・腸骨・肘関節の異常を四主徴とする，*LMX1B*遺伝子変異を原因とする顕性（優性）遺伝性疾患．爪以外の症状があることから鑑別する．腎機能異常に注意する．
③その他……Werner症候群など，先天性の爪の低形成を伴う遺伝性疾患．爪以外の症状の有無で鑑別する．

注意点・治療

本症の治療法は存在せず，生涯にわたって変化することは基本的にない．

文献

1）　東 禹彦：爪─基礎から臨床まで─，金原出版，東京，p.42, 2004

21．爪白癬

安部正敏

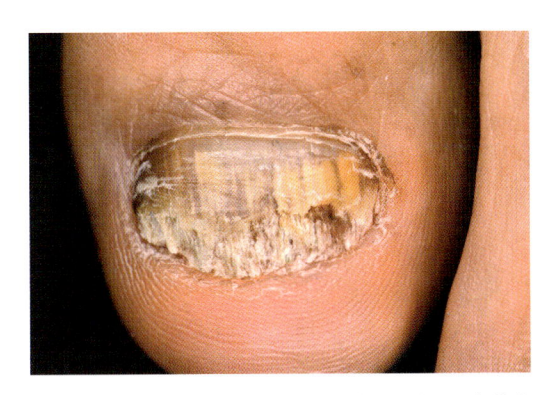

図1 50歳代，男性，爪白癬・遠位側縁爪甲下真菌症（DLSO）
爪甲に帯状の白濁が並列し，尖端は剥脱している．
爪甲遊離縁から爪甲近位にかけて白色から黄白色調を呈し一部褐色調で，爪甲遊離縁付近ではわずかに肥厚し粗糙化した爪がみられる．今後，全異栄養性爪真菌症（TDO）に移行する可能性のある臨床像である．

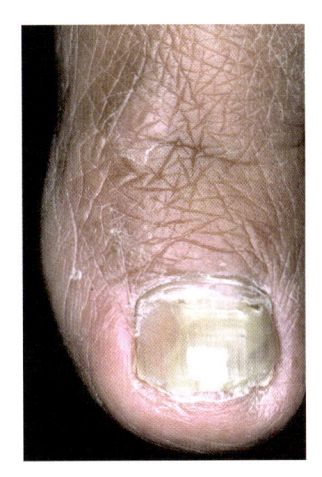

図2 60歳代，男性，爪白癬・表在性白色爪真菌症（SWO）
白色の混濁．爪甲遊離縁付近の爪甲表面に境界明瞭な白色調変化がみられる．

臨床像の特徴

　爪白癬は，爪甲および爪床に真菌が感染することで，爪甲の肥厚，白濁，脆弱化や爪甲剥離がみられる．発生機序より遠位側縁爪甲下爪真菌症（distal and lateral subungual onychomycosis：DLSO，図1），表在性白色爪真菌症（superficial white onychomycosis：SWO，図2），近位爪甲下爪真菌症（proximal subungual onychomycosis：PSO），全異栄養性爪真菌症（total dystrophic onychomycosis：TDO）の4つの病型に分けられることが多い．

鑑別疾患

① 尋常性乾癬……爪甲肥厚や表面の点状陥凹，爪床の色調変化（oil drop）や爪床出血，爪甲下角質増殖がみられる．
② 爪扁平苔癬……爪甲線条，爪甲縦裂，翼状爪，爪甲の萎縮，爪甲下角質増殖による爪甲剥離がみられる．

③ 爪甲鉤彎症……主に第1趾の爪甲がきわめて厚くなり彎曲する．時に黄白色調を呈する．自ら爪を切ることが困難となる場合もある．
④ 掌蹠膿疱症……爪甲下に膿疱がみられるほか，爪甲の変形や爪甲下角質増殖がみられる．

注意点・治療

　KOH法による真菌検査を行い確定診断する．この場合，検体採取部位が重要であり，爪甲剥離部位や爪の先端部を除去し，爪床に近い深部より爪甲片を採取する[1]．治療は内服療法として，ホスラブコナゾールL-リシンエタノール付加物，テルビナフィン塩酸塩，イトラコナゾール，外用療法としてエフィナコナゾール，ルリコナゾールなどが有用である[2]．

文献

1) 渡辺晋一ほか：日皮会誌 119: 851, 2009
2) 望月 隆ほか：日本皮膚科学会皮膚真菌症診療ガイドライン 2019. 日皮会誌 129: 2639, 2019

22. green nail

深谷早希

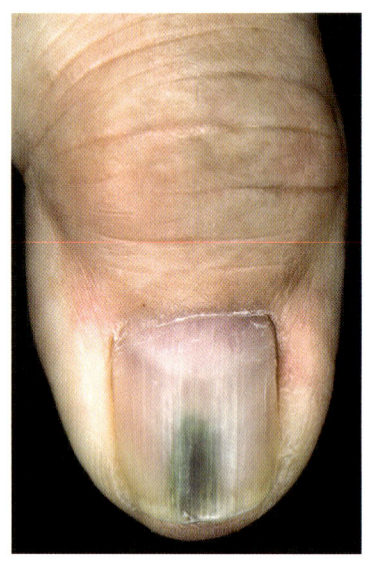

図1 50歳代，女性．green nail
拇指爪先端から中央にかけて楔状に緑色に変色．

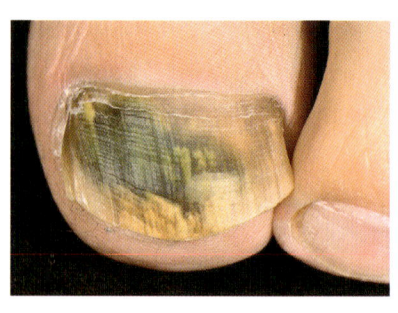

図2 50歳代，男性．green nail
第1趾爪の大部分に白濁と粗糙あり，爪白癬を疑う．同部に緑色変化もあり．

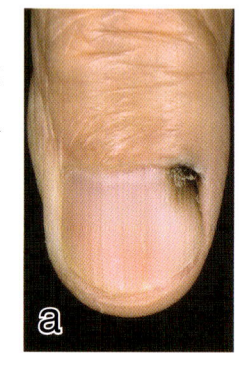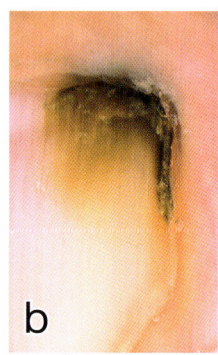

図3 80歳代，男性．green nail
拇指爪基部の一部に黒緑色の変色あり（a）．ダーモスコピーでより緑色がわかりやすい（b）．

臨床像の特徴（図1〜3）

　green nail は，緑膿菌によりひきおこされ，感染した爪は緑色に変色する．時に爪囲の発赤腫脹や痛みを伴う．緑膿菌は湿った環境で増殖するため，手足が水や土に長時間曝される人に多くみられる．また，指や爪の外傷や付け爪もリスクを高める．

鑑別疾患

① 悪性黒色腫……ダーモスコピーなどを用いて爪や周囲皮膚の色調を確認する．
② 爪下血腫……外傷の病歴やダーモスコピーなどを用いて色調を確認する．
③ その他……ラッカーや絵の具などの染料によるもののときがある．病歴より鑑別する．

注意点・治療

　軽症であれば爪の浮いた部分を切除し，乾燥させるだけでも改善する．さらに外用抗菌薬〔アクアチム®（ナジフロキサシン）軟膏，テラマイシン®軟膏（オキシテトラサイクリン塩酸塩・ポリミキシン B 硫酸塩）など〕が有効だが，局所療法で改善しないときはシプロキサン®（シプロフロキサシン塩酸塩）の内服や，抜爪が必要となることもある[1]．

　くり返さないためには，湿潤環境の改善が不可欠であり，日頃からの注意が重要である．

　また，同時に白癬を合併することが少なくないため，疑われるときは鏡検を行う．

文献

1) Matsuura H et al: QJM 110: 609, 2017

第3章 爪

23. 爪疥癬

安藤貴代

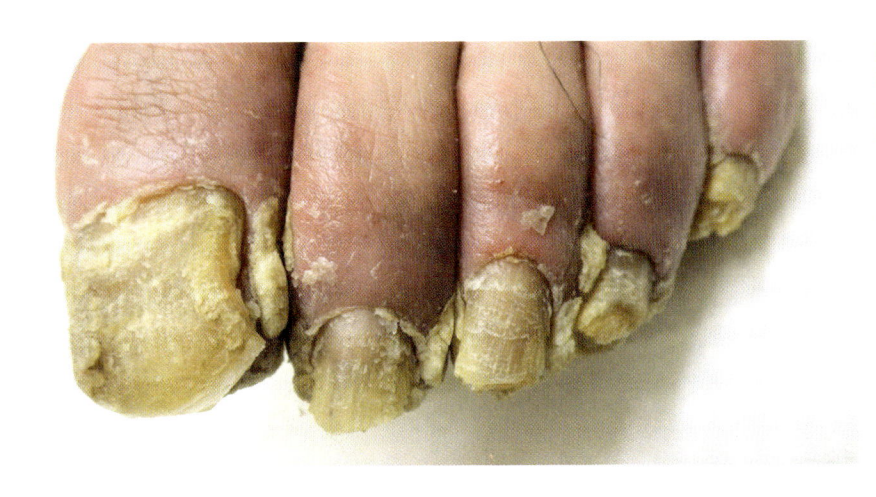

図 70歳代，男性（文献1より転載，写真提供：大垣市民病院皮膚科 高木 肇先生）
爪が白濁や黄色調を呈し，角質増殖により牡蛎殻様に肥厚している.

臨床像の特徴（図）[1]

爪疥癬は，爪が白濁や黄色調を呈し，角質増殖により牡蛎殻様に肥厚する．高齢者や免疫抑制患者に発症することが多い．角化型疥癬の一病型であり，瘙痒が出現しないこともある.

鑑別疾患

① 爪白癬……直接鏡検で真菌を検出する．爪疥癬に合併することがあり，注意を要する.
② 爪乾癬……多くは乾癬や乾癬性関節炎に合併し，爪以外の病変がみられる.
③ 爪甲鉤彎症……第1趾に好発する．外的要因により生じることが多い.
④ その他……水疱性類天疱瘡，掌蹠膿疱症など.

注意点・治療

爪白癬と思っても爪疥癬も念頭に置き，とにかく鏡検することが重要である．直接鏡検で白癬菌ではなく，ヒゼンダニの虫体や虫卵などを検出することで診断する.

爪疥癬は，爪以外に掌蹠や四肢の関節背面に角化性病変を伴うことが多いため，全身の診察も不可欠である.

疥癬は直接接触のみならず寝具やヒトを介した間接接触でも感染することがあり，医療機関や高齢者施設で感染が拡大しやすい.

イベルメクチン内服は爪疥癬に対する有効性が低く，角質除去やフェノトリン外用なども考慮する.

文献

1) 高木 肇：J Visual Dermatol 18: 788, 2019
2) Ohtaki N, Taniguchi H, Ohtomo H: J Dermatol 30: 411, 2003

24. 尋常性疣贅

安部正敏

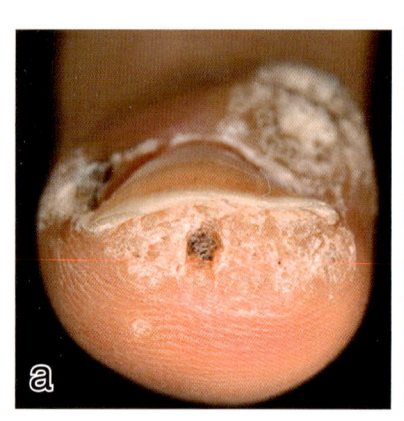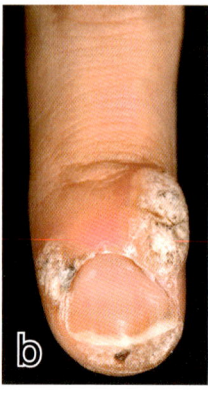

図1　20歳代，女性．尋常性疣贅
（a）乾燥性の角化性小結節が集簇・融合している．爪甲下に黄白色調を呈する乳頭腫が多発し，全体として隆起している．
（b）指背．爪甲下に白色調を呈する乳頭腫が多発する．

図2　50歳代，女性．尋常性疣贅
爪甲下に角化病変がもぐり込んでいる．

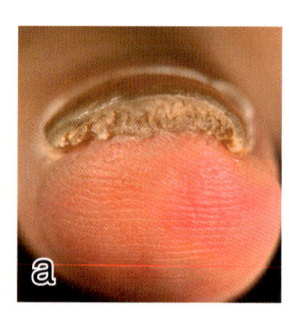
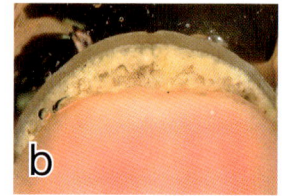

臨床像の特徴（図1，2）

　尋常性疣贅は，掌蹠に好発する粟粒大から米粒大までの皮膚正常色，時に淡紅色を呈する乳頭腫である．爪周囲にも多発する．ありふれた疾患であり，診断は比較的容易である．時に患者自身が自己判断で先端をカットしてしまい，非定型的な外観を呈することがある．

鑑別疾患

① 後天性被角線維腫（acquired digital fibro-keratoma）……全体として円錐状からドーム状の結節．皮膚正常色で，弾性硬，表面に鱗屑を伴う．

② 小児指線維腫症……乳児の指趾に好発する米粒大から小豆大，皮膚正常色から淡紫紅色調の結節．自然消褪が期待できる．

③ Bowen病……爪周囲に生ずるBowen病は尋常性疣贅に類似する場合があり注意を要する．病理組織学的に鑑別する．

④ 陥入爪……側爪郭は暗紅色から鮮紅色調を呈する．表面は湿潤時に出血がみられる結節．小型の場合は鑑別を要する場合がある．

注意点・治療

　ヒト乳頭腫ウイルス（HPV）2a，27，57による感染症であり，爪周囲以外にも多発することが多い．とくに爪上皮先端に生ずることが多く，爪郭に沿って連続することもある．治療は通常の冷凍凝固を行う．注意すべきは悪性を含む腫瘍との鑑別であり，ケラトアカントーマ[1]，Bowen病[2]やverrucous carcinoma[3]などの可能性を考えた場合には病理組織学的に診断する．

文献

1) Stoll DM, Ackerman AB: Am J Dermatopathol 2: 265, 1980
2) Kaiser JF, Proctor-Shipman L: J Fam Pract 39: 384, 1994
3) Matoso A, Jellinek N, Telang GH: Am J Dermatopathol 34: e106, 2012

25．陥入爪

前川武雄

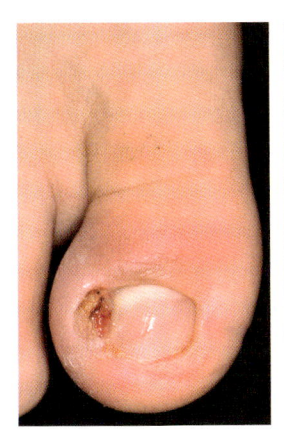

図1 40歳代，女性．陥入爪．初診時臨床像
右足第1趾．1カ月前に高いヒールの靴を履いてから．右足母趾全体が深爪であり，外側には肉芽形成と周囲の発赤・腫脹を伴っていた．

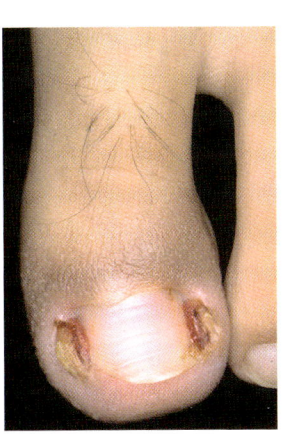

図2 10歳代，男性．陥入爪．初診時臨床像
2年前から炎症をくり返し，自分で爪を切っていた．次第に側爪郭が肥厚してきて出血し，左母趾爪両側に肉芽形成を生じ，疼痛を伴っていた．内側は深爪であった．

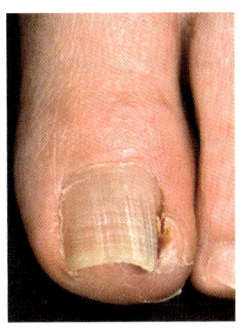

図3 70歳代，女性．陥入爪．初診時臨床像
2週間前から痛みあり．

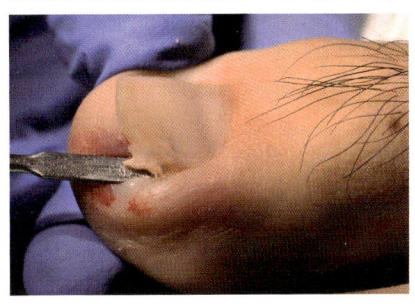

図4 20歳代，男性．陥入爪．初診時臨床像
左第1趾．1カ月半前から化膿，肉芽形成をくり返している．左母趾内側を剥離子にて挙上したところ，爪棘の形成が認められた．

臨床像の特徴

　陥入爪は，爪甲側縁が爪棘となり，側爪郭に刺さることによって，周囲に爪囲炎や肉芽腫を生じた状態である[1]（図1〜3）．母趾の発症が多く，強い疼痛を伴う．二次感染により発赤・腫脹を生じることも多い．

鑑別疾患

① 巻き爪……爪が彎曲した状態．陥入爪の原因の1つであるが，巻き爪のない陥入爪もあり，両者は区別して考える．
② 深爪……切りすぎや外傷などにより爪が短すぎる状態．疼痛を伴い，陥入爪の原因の1つでもある．
③ 爪白癬……陥入爪と合併することもあり，爪の白濁や肥厚を伴う場合は真菌検査を行う．

④ その他……厚硬爪甲，爪甲鉤彎症，爪下外骨腫など．

注意点・治療

　爪棘による強い炎症を伴う場合，もっとも即効性があるのは爪棘の除去である（図4）．しかしながら，爪棘の除去単独では再発リスクも高いため，テーピング法，アクリル人工爪法，ガター法などを併用する必要がある．

　単なる巻き爪の治療であれば，弾性ワイヤー法，VHO法，コレクティオ，巻き爪マイスター®，巻き爪ロボ，ツメフラ，金属ブレースなど多くの治療が行われている．

文献

1) 糟谷 啓：皮膚科の臨床 62: 980, 2020

26. 巻き爪

薮内由季菜

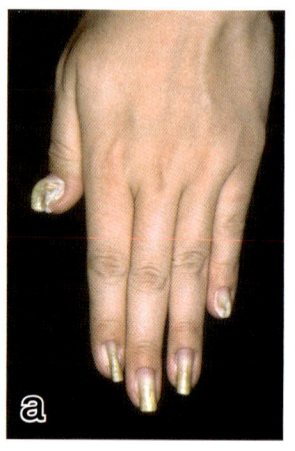

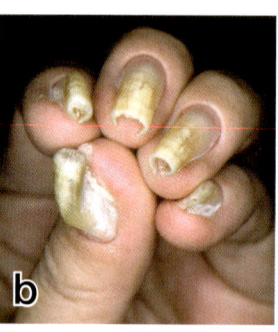

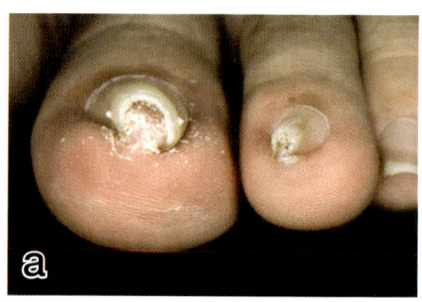

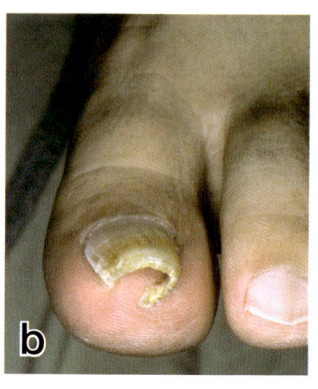

図1　30歳代，女性．巻き爪
（a, b）左手全指爪甲が巻き爪となっている．

図2　40歳代，男性．巻き爪
（a）左第1, 2趾爪甲が内方に彎曲している．
爪甲下角質増殖を伴う．
（b）（a）とは別症例．左第1趾爪甲は内方
に彎曲し，爪床部に食い込んでいる．

臨床像の特徴（図1, 2）

　巻き爪は，爪甲側縁が過度に内方に彎曲した状態を指す．第1趾爪に生じやすいが，他の指趾爪にも生じる．彎曲した爪甲側縁が爪床部に食い込んだり，側爪郭や側爪溝の過角化を伴うと，疼痛が生じる場合もある．

鑑別疾患

① 陥入爪……爪甲側縁が皮膚に陥入し，側爪郭に発赤，腫脹，肉芽形成がみられる．巻き爪では陥入爪を合併することもある．
② 爪白癬……爪白癬で巻き爪となることがあり，爪の白濁や爪下の角質増殖がある場合は真菌検査を行う．
③ 爪甲鉤彎症……爪甲は肥厚し，鉤型に彎曲する．爪甲は爪床と離れており，爪甲下で紐を移動することができる．

注意点・治療

　巻き爪の原因としては，末節骨の変形，窮屈な靴やハイヒール，圧迫の強いストッキングや靴下，歩行量の不足，外反母趾，乾癬や爪白癬などの皮膚疾患などがあり，原因に応じて対策や治療を行う．

　現在，巻き爪の治療は矯正治療が主流となっており，超弾性ワイヤー法，3TO（VHO）巻き爪矯正法，ペディグラス法，アクリル人工爪法，巻き爪マイスター®（マルホ株式会社）などさまざまな方法がある．

参考文献

1）齋藤昌孝，崎山とも，佐藤美聡：MB Derma 258: 45, 2017
2）東 禹彦：日皮会誌 130: 2209, 2020

第3章 爪

27. 後爪郭部爪刺し

椛島健治

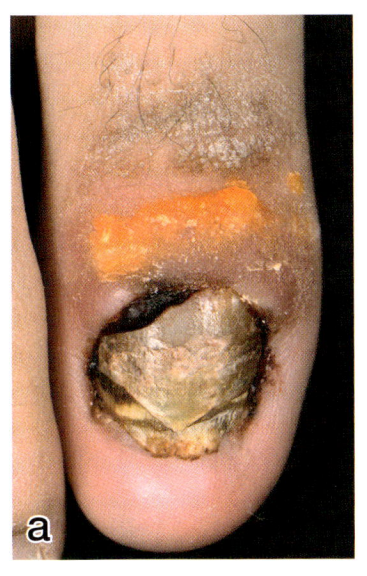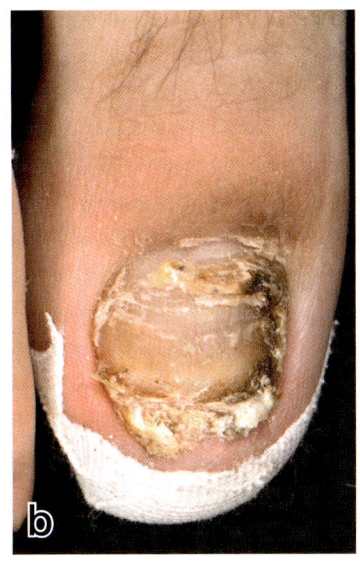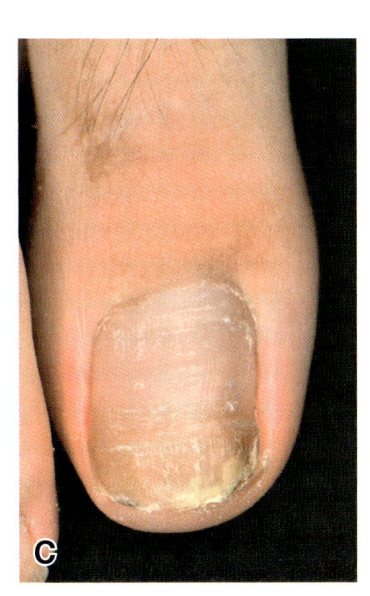

図　16歳，女子．後爪郭部爪刺し
（a）爪甲が浮き上がっていて下床は出血している．（b）抜爪して2カ月後．（c）テーピングを続けて5カ月．爪甲の近位側2/3は正常化した．

臨床像の特徴

　2011年に東がretronychiaを"後爪郭部爪刺し"と和訳して3例を紹介したこと[1]を嚆矢とする．剥離した爪甲が何らかの理由で脱落しないまま，下から新しい爪が生えてきて成長を阻害されている状態であり，爪母に疼痛を伴う．爪甲全体が黄白色に厚く盛り上がり，少し浮き上がったような独特な臨床像をとる（図）．爪白癬と間違えられて抗真菌薬を投与されることがある．"爪刺し"というものの，側爪郭の陥入爪とは発症機序がまったく異なる．

鑑別疾患

①厚硬爪甲（肥厚爪）……爪甲自身，あるいは爪甲下の角質増殖で爪が厚くなり，遠位がもろくなる．自然に生じるものや，次に述べる爪白癬や爪疥癬，黄色爪などの病的な原因を有するものがある．厚硬爪甲が進展したものが爪甲鉤彎症である．
②爪白癬……厚硬爪甲のひとつ．爪甲が肥厚し，黄白色となる．本症はこの爪白癬と見間違えて加療されていることが多い．

注意点・治療

　表面の脱落していない爪を除去して，テーピング固定により下の爪の成長を助けることで軽快する[2]．一方，抗菌薬や抗真菌薬，肉芽のレーザー除去などの方法は無効である．
　ジョギングや不適切なハイヒールの着用による第1趾の症例が多いが，それ以外の要因や拇指に生じた例も報告されており，成因は不明である．

文献

1）東 禹彦：皮膚の科学 10: 505, 2011
2）星 郁里 ほか：臨皮 67: 337, 2013

28. 爪甲鉤彎症

中野尚美, 前川武雄, 大槻マミ太郎

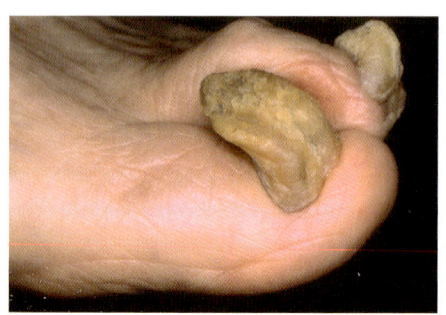

図1　80歳代, 女性. 爪甲鉤彎症
30年前から徐々に変形してきた.

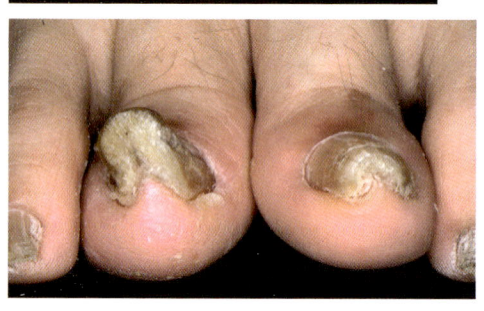

図2　50歳代, 女性. 爪甲鉤彎症

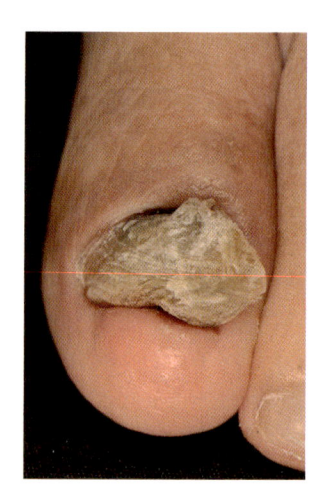

図3　80歳代, 女性. 爪甲鉤彎症
甲状腺癌で手術され, 外科でフォロー中の患者. 本人の言では, 数日前から爪が厚くなったという.

臨床像の特徴（図1, 2）

　爪甲鉤彎症（onychogryphosis）は爪甲が分厚く, 硬くなり, 鉤型に彎曲する. ときには山羊の角のように爪甲が後方を向くようなこともある. 高齢者に多い（70歳代が20.1%[2]）. 第1趾爪甲に好発. 主な原因は趾遠位端の隆起と爪甲下角質増殖.

鑑別疾患

① 爪白癬……白癬菌による爪真菌症. KOH直接鏡検法で診断確定する. 爪甲鉤彎症との合併が多い.

② 爪乾癬……乾癬の一症状. 点状陥凹や粗糙化, 油滴状爪, 爪下鱗屑塊による爪甲剥離症など.

③ 爪扁平苔癬……扁平苔癬の一症状. 菲薄化, 縦溝, 層状剥離, 爪下角質増殖, 翼状片形成など.

治療（図3）

① 爪甲を薄くする……リストン型爪切りなどを用いて爪甲を薄くする.

② 抜爪しテーピングをする……抜爪し, 第1趾先端の隆起部を押し下げるように1年間くらいテーピングを続ける.

③ 爪床形成術……第1趾先端の隆起部が新生爪甲の伸長を妨げている場合は, 第1趾先端で魚口切開を行い, 末節骨遠位部で上半分を削って平坦化する.

※爪白癬による爪甲下角質増殖がある場合は, その治療が必要である.

文献

1) 安木良博, 田村敦志：カラーアトラス 爪の診療実践ガイド, 全日本病院出版会, 東京, p.24, 2016
2) 東 禹彦：爪 基礎から臨床まで 改訂第2版, 金原出版, 東京, p.165, 2016
3) 大塚藤男, 上野賢一：皮膚科学 第10版, 金芳堂, 京都, p.365, 2016

29. 爪甲色素線条

椛島健治

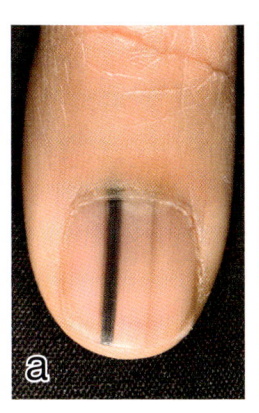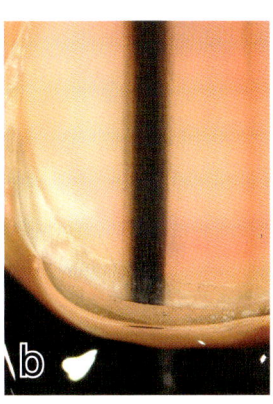

図1　30歳代，女性．左拇指の爪甲色素線条
（a）均一な漆黒色の帯と淡い茶色の線条．（b）ダーモスコピー．両端に淡い色の顆粒状線条を伴い，均一な色調で幅も均等な帯．自然経過で3年後にはほとんど見えなくなった．

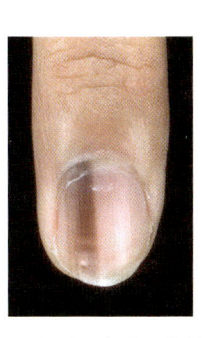

図2　20歳代，女性．中指の爪甲色素線条
6年後には自然消褪した．

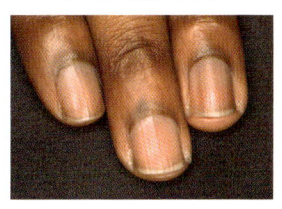

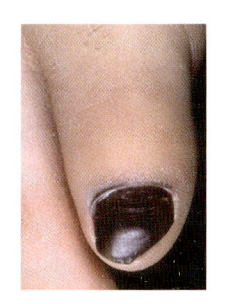

図3　3歳，女児．足の第5足趾の爪甲色素線条
16年後には色は完全に消失した．

図4　アフリカ系の男性．爪甲色素線条
いわゆる ethnic pigmentation.

臨床像の特徴（図1〜4）

　爪甲色素線条は広義には爪甲に褐色〜黒色の線条がみられるものすべてについて指すが，狭義には爪母の母斑細胞が原因となる線条を呈するものを指す．本項では後者について述べる．

　爪甲色素線条の鑑別については大原の成書[1]および総説[2]に詳しい．大原は小児においては爪甲色素線条と悪性黒色腫では，臨床像・ダーモスコピー像・病理組織像いずれも見分けがつかず，年齢が決め手となると述べている[2]．小児の爪甲色素線条は，ほとんど悪性化しない．

　一方，成人の爪甲色素線条の予後は一定の見解はなく，一般的には要注意とされているが，悪性，良性どちらの場合もある．早期の悪性黒色腫との鑑別法の開発が課題と大原は述べている[1]．

　また，爪甲色素線条でも指尖部あるいは肉眼的に後爪郭への滲み出し（悪性黒色腫でいうところの Hutchinson 徴候）は観察されることがあるため，ダーモスコピーが診断に有用となる．

鑑別疾患

　ここでは爪甲に線条を呈する疾患をのべる．
①悪性黒色腫……ダーモスコピーで不規則線条を認める．ただし早期の悪性黒色腫においてはその限りではない[1]．
② Bowen 病……他の色素線条よりも角化傾向が強いのが特徴である．
③血腫……ダーモスコピーで赤色の小湖（lacuna）がみられることがある．臨床は黒色線条にみえても，ダーモスコピーで赤褐色の均一な線条となる．

注意点・治療

　小児においては経過観察が第一で，長期間，辛抱強くフォローしていく必要がある．患者の利益を考え，安易に切除を選択するべきではない．

文献

1) 大原國章：大原アトラス5 色素性の母斑，学研メディカル秀潤社，東京，p.242-311, 2020
2) 大原國章：J Visual Dermatol 16: 584-591, 2017

30. 先天性色素性母斑

門野岳史

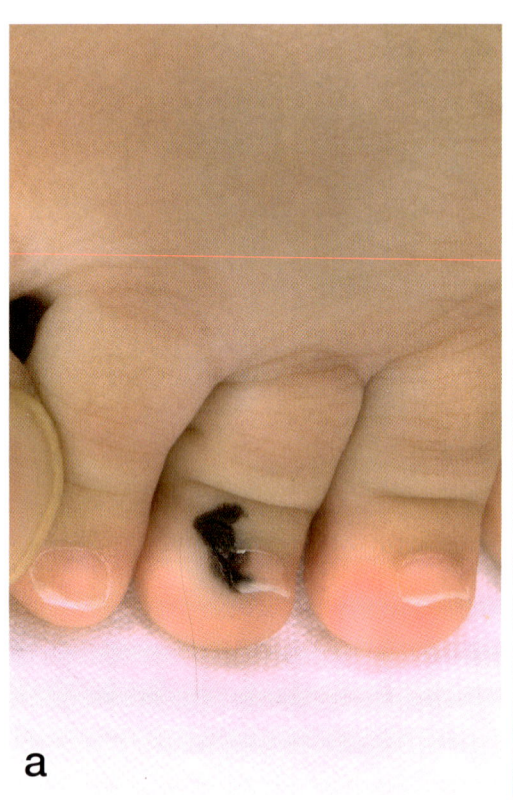
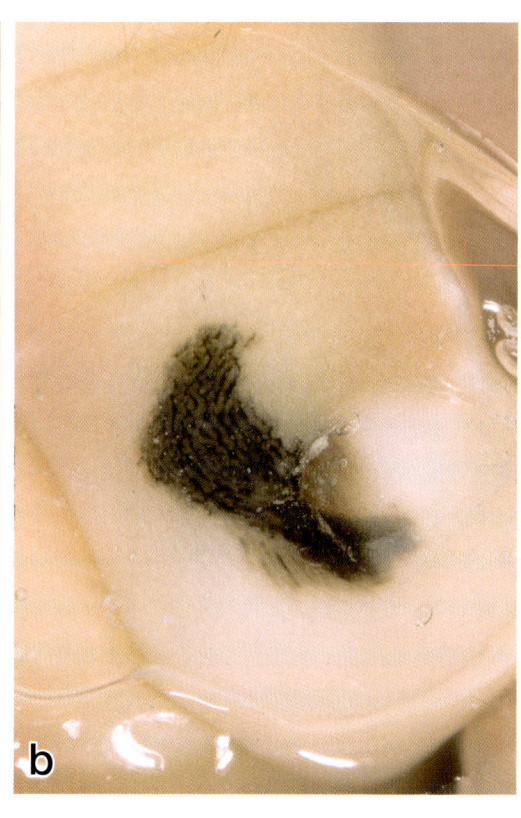

図　先天性色素性母斑
（a）臨床像. 後爪郭から爪母, 側爪郭, 爪床にかけて, 形状は不規則だが色素が一様の色素斑がみられる.
（b）ダーモスコピー像. ダーモスコピーでは後爪郭, 側爪郭, 爪床にかけて皮溝優位パターンがみられ, これに加えて爪甲色素線条もみられる.

臨床像の特徴（図）

　爪母の母斑細胞による爪甲色素線条とは別に, 先天性色素性母斑が爪床に及んで黒くなることもある. 良性の病変であるため, 色素のむらは少なく, 他の部位の先天性色素性母斑と同様である.

鑑別疾患

① 爪甲色素線条……爪母に存在する母斑細胞によるものであり, 同じ色素性母斑ではあるが母斑細胞の存在する部位が異なる.
② 悪性黒色腫……形状が不規則で色むらがあり, 拡大傾向がある.

注意点・治療

　部位が特殊であるが, 扱いは他の部位の色素性母斑と同様である. 整容面を考慮すると部位的に切除が難しく, 悪性との鑑別を行ったうえで経過観察することも多いであろう.

31. 悪性黒色腫

田中隆光

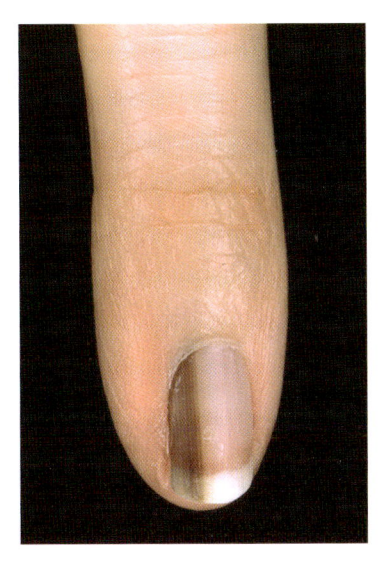 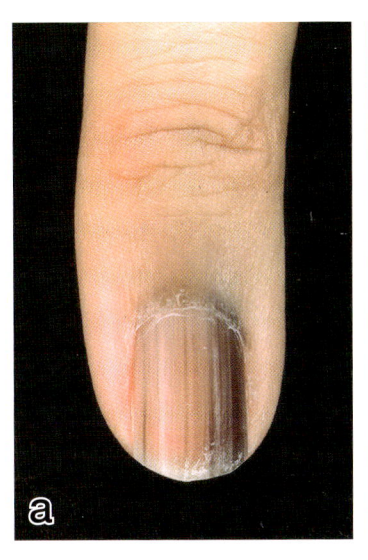

図1 30歳代，女性．悪性黒色腫の黒色線条①
小指．境界のぼやけた淡褐色の帯状病変．

図2 悪性黒色腫の黒色線条②
(a) バーコードのような黒色線条．
(b) ダーモスコピーで先細りや色の途切れあり．波打つようなよじれもみられる．

臨床像の特徴

爪の melanoma（悪性黒色腫）は初期には褐色の細い爪甲色素線条（図1）を呈し，徐々に線条の幅が太くなり，バーコードのようになる（図2）．さらに進むと爪甲に亀裂が生じ，進行例では爪甲が破壊され，黒色または紅色の結節を生じる（図3）．爪甲周囲（爪郭や指趾尖）に進展し黒褐色斑すなわち Hutchinson 徴候（図4a）を呈する．

ダーモスコピーでは色素線条は太さや間隔の不均一，途切れ，濃淡の差があり（図2b），Hutchinson 徴候（指尖部）は parallel ridge pattern（図4b）を示す．

鑑別疾患

① 母斑……ダーモスコピーで線条の太さや幅が均一で，色の途切れや濃淡がなく，Hutchinson 徴候もない．さらに，小児の爪甲色素線条は幅が広く，色調が多彩で，途切れがみられることもある[1]．Hutchinson 徴候がみられる例もあり，ダーモスコピーでは parallel ridge pattern や peas-in-a-pod pattern がみられる．したがって早期の悪性黒色腫との鑑別を一度の診察でするのは容易ではない．

② その他……局所的刺激，代謝異常（甲状腺機能亢進症，Addison 病，Cushing 症候群），薬剤（抗がん剤やテトラサイクリン系抗菌薬など），加齢などで爪甲色素沈着の報告があるが，多数指に生じる傾向がある．また，Laugier-Hunziker-Baran 症候群は爪甲色素線条を呈するが，口唇や頬粘膜，掌蹠の色素斑を合併しやすい．

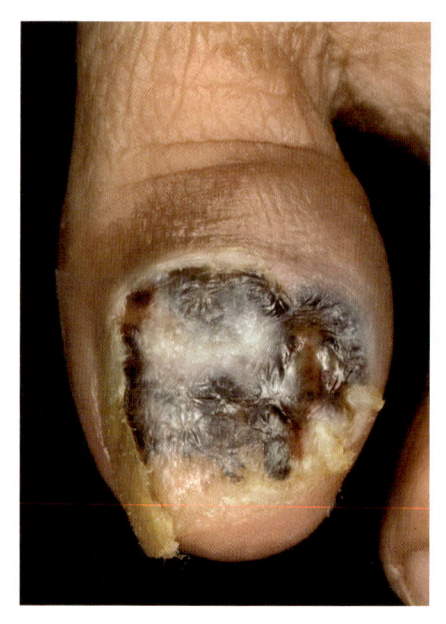

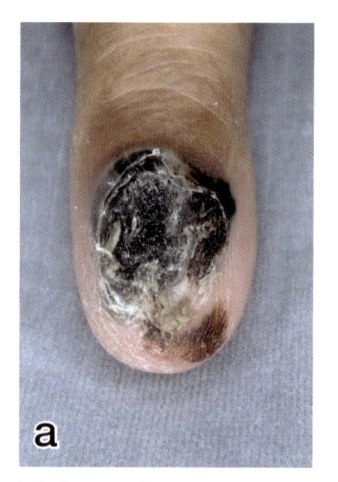

図3　黒色結節
爪甲が破壊され，爪床は不規則な凹凸となり，肉芽様の赤みものぞく．後爪郭は腫脹しており，浸潤が予想される．

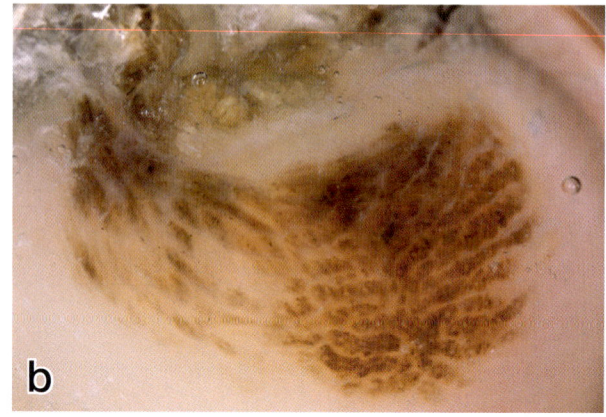

図4　Hutchinson 徴候
（a）爪の主病変と Hutchinson 徴候の連続性は一部分だけである．
（b）ダーモスコピーで parallel ridge pattern を示す．色素斑は皮膚の紋理に沿って横方向に広がっている．

注意点・治療

　早期病変では外科的な完全切除が推奨されており，3～5 mm 離して末節骨に沿って骨膜を含めて剥離し，爪組織を一塊として挙上し，Thiersch 植皮で再建する[2]．

　浸潤性悪性黒色腫においては指趾切断術か指趾骨温存術かの非劣性の評価をする根拠はなく[3]，今後の術前補助療法の発展に期待したい．

センチネルリンパ節やリンパ節郭清，さらに免疫チェックポイント阻害薬などの後療法はガイドラインに沿って行う[3]．

文献

1）大原國章：大原アトラス 1 ダーモスコピー，学研メディカル秀潤社，2014
2）大原國章：J Visual Dermatol 14: 304, 2015
3）中村泰大ほか：皮膚悪性腫瘍ガイドライン第3版　メラノーマ診療ガイドライン 2019．日皮会誌 129: 1759, 2019

32. Bowen 病

椛島健治

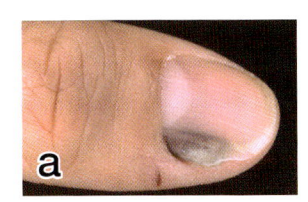

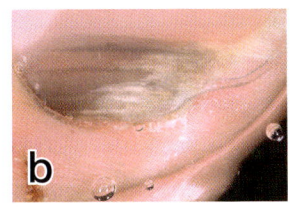

図1　40歳代，男性．拇指の Bowen 病
不均一な色調の灰褐色帯状の色素沈着．遠位側は白色の線条が入っていて，爪甲剥離を想起させる．

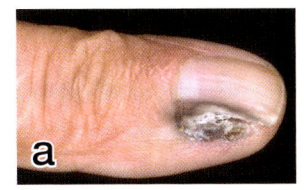

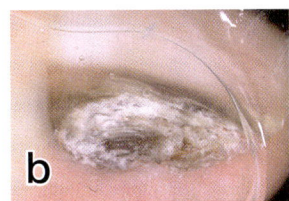

図2　60歳代，男性．示指の Bowen 病
元来は甘皮から灰褐色の帯が伸びていたのだろうが，当該部の爪甲の3/4は破壊され，不規則な角化が棘状に突出し，爪床はびらんしている．

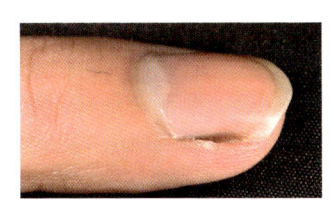

図3　30歳代，男性．示指の Bowen 病
爪甲の側縁にぼんやりとした褐色の線条があり，側爪郭に小さな角化病変もある．

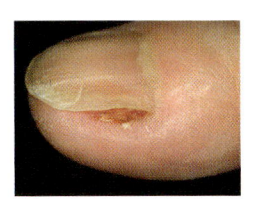

図4　60歳代，男性．示指の Bowen 病
この症例では色素沈着はなく，爪床部の肉芽様変化により爪甲剥離を生じている．

臨床像の特徴（図1〜4）

　Bowen 病の爪病変については大原の成書[1]および総説[2]に詳しい．Bowen 病の爪病変は多彩であり，爪甲の剥離・変形，爪甲下角質増殖，爪床のびらんないし肉芽様病変，側爪郭の疣状局面や黒色色素線条がみられる[2]．黒色色素線条では悪性黒色腫との鑑別が重要になる．Bowen 病の色素線条では側縁に沿って発症することが多く，角化の亢進を特徴としており，角化亢進に従って爪甲が高度変形していく．

　Bowen 病の成因のひとつにヒト乳頭腫ウイルス（HPV）の関与が疑われており，なかでも色素線条を呈する爪病変では HPV の陽性率が高いとされる[3]．

鑑別疾患

　爪甲に色素線条を呈する疾患についてあげる．
①爪甲色素線条（爪甲下の母斑）……ダーモスコピーで規則的な線条を確認する．

②悪性黒色腫……ダーモスコピーでメラノーマの不規則パターンを確認する．
③爪甲下血腫……ダーモスコピーで近位部に赤色の lacuna（小湖）を確認する．出血は臨床では黒く見えても，ダーモスコピーでは赤みを帯びた均一領域をとる．

注意点・治療

　治療は爪病変では切除が基本となる．Bowen 病が進行すると Bowen 癌となり，これは有棘細胞癌（SCC）と同義である．高田によると，Bowen 病から Bowen 癌の発生頻度は約5〜8%である[4]．

文献
1)　大原國章：大原アトラス3 皮膚悪性腫瘍，学研メディカル秀潤社，東京，p.298-304, 2016
2)　横溝英菜，大原國章：J Visual Dermatol 8: 702-706, 2009
3)　江川清文：疣贅［いぼ］のみかた，治療のしかた，学研メディカル秀潤社，東京，p.134-143, 2017
4)　高田 実：Skin Cancer 9: 27-28, 1994

33. 放射線の慢性被曝による色素沈着

大原國章

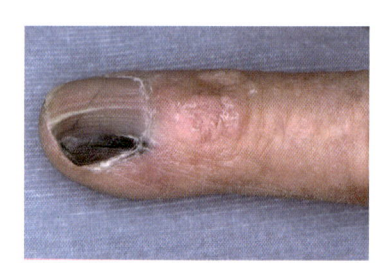

図1　放射線技師
皮膚は乾燥粗糙化し，爪は肥厚して黒くなっている．

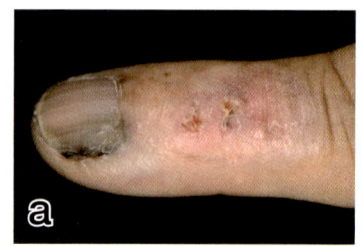
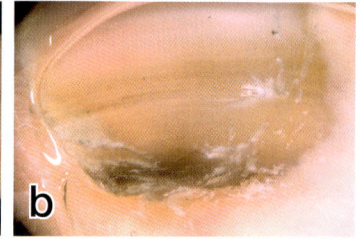

図2　71歳，放射線科医
（a）指背には放射線角化症を併発している．
（b）同症例のダーモスコピー像．境界の不鮮明な黄色味を帯びた灰褐色を呈している．

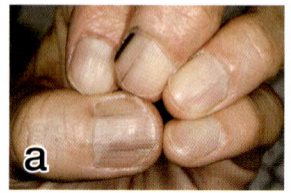
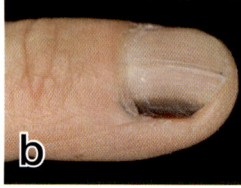
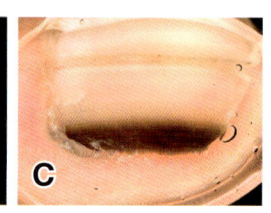

図3　48歳，整形外科医
（a）の左手拇指には複数の黒色線条，
（b，c）の中指には濃褐色の帯状病変．中央にもうっすらした線状がある．
（c）ダーモスコピー．

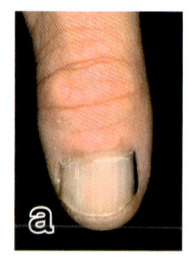
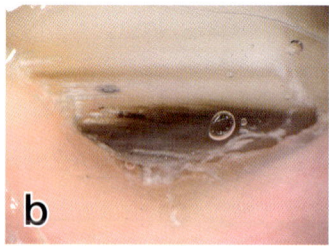

図4　42歳代，整形外科医
（a，b）爪床の角化，爪甲内の出血も混じている．

臨床像の特徴

　急性あるいは慢性の放射線皮膚炎，そしてそれからの発癌については皮膚科のなかではよく知られている．しかし，慢性被曝による爪の障害は放射線業務に従事する医師や技師には周知のようだが，皮膚科では教本の記載はあるが広くは知られていない．

　いわゆる黒色線条爪（melanonychia）に比べると，色調や形状がぼんやりした，濁った印象を受ける．同時に爪甲の肥厚や亀裂変形を伴うことが多い．

鑑別疾患

　職業歴，慢性の経過，爪の肥厚などに加えて，前記の症状を勘案する．悪性黒色腫との鑑別のために生検した場合，放射線刺激による melanocyte colonization, activation との鑑別が微妙で，案外と診断が難しいので慎重な判断が望まれる．

　放射線角化症（SCC *in situ*）の様相を併発していることが少なくない．自験の提示例ではなぜか側爪郭に線条が偏って生じている（図1〜4）．

治療

　基本的には経過観察でよいが，状況によっては生検・切除に踏み切る場合もある．

34．爪甲下出血・血腫

安部正敏

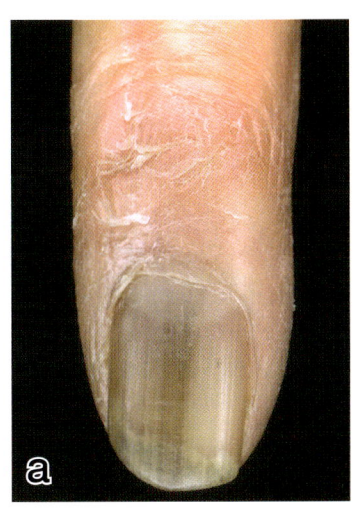 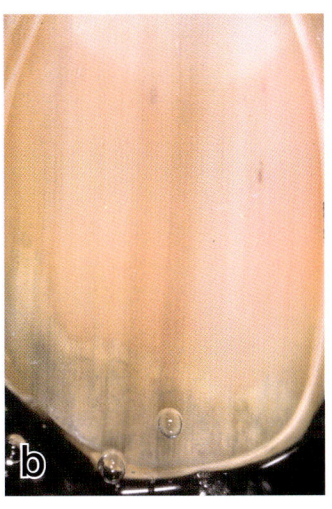

図1　70歳代，女性．爪甲下出血・血腫
(a) 爪甲全体がくすんだ茶褐色で，線条・帯状の線も混在．爪甲中央部を中心として黒褐色から茶褐色調を呈する色素線条がみられる．
(b) ダーモスコピー像．ぼんやりした線条で，赤茶色の出血点もみえている．慢性の物理的刺激による微量出血と考えられる．さまざまな幅の黒褐色から茶褐色調を呈する色素線条がみられるとともに，一部に点状紫斑がみられる．

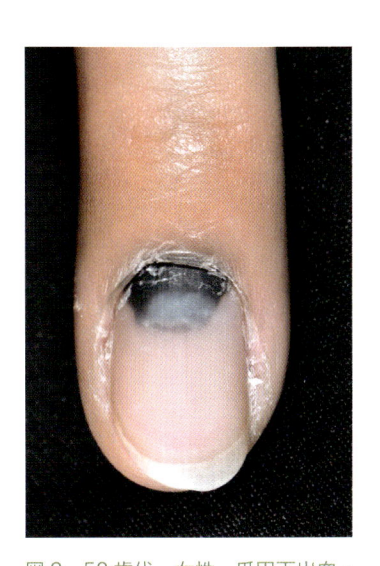

図2　50歳代，女性．爪甲下出血・血腫
爪甲の近位部とくに爪半月部位に境界鮮明な黒紫色構造がある．

臨床像の特徴（図1，2）

　爪甲下出血・血腫は，爪甲下に境界比較的明瞭，不整形で黒色から暗紫青色，時に鮮赤色の紫斑がみられる．外傷などによる発症初期には痛みを伴うが，通常は自覚症状はみられない．患者が誘因を自覚しない場合も多い．爪甲の伸長に伴い，紫斑自体が先端に移動することが多い．

鑑別疾患

① 悪性黒色腫……爪甲の黒色線条としてみられる．色調の濃淡がみられるほか，後爪郭まで進展する色素沈着，いわゆる Hutchinson 徴候がみられる．

② 小児母斑性爪部色素斑……乳幼児の爪甲に出現する黒色線条．しだいに拡大するが，やがて自然消褪するため，経過を慎重に観察すればよい．

③ Bowen 病……爪周囲に生ずる Bowen 病は

時に黒色調を呈することがある．

④ 爪白癬……爪甲肥厚とともに白濁がみられるが，時に黒色を呈することがある．

注意点・治療

　ダーモスコピー所見などを参考に本症と診断した場合には，経過観察で爪甲の延伸により自然と脱落する．ただし，外傷などで痛みを伴う場合には，爪甲に小さな穴を開け血液を排出する．

　爪甲下出血はおおむね良好な経過をたどるが，外傷[1]のみならず稀に心内膜炎[2]や薬剤[3]が原因となる場合があるため，注意を要する．

文献

1) Fehrenbacher V, Blackburn E: J Hand Surg Am 40: 581, 2015
2) Tully AS, Trayes KP, Studdiford JS: Am Fam Physician 85: 779, 2012
3) Komori T et al: J Dermatol 46: e151, 2019

35. 爪噛み

椛島健治

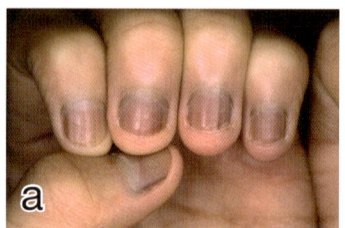
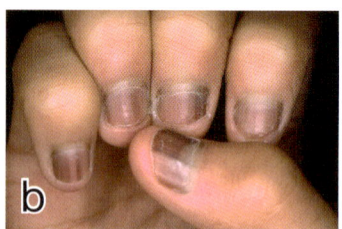
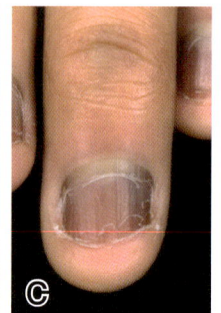

図1 14歳，男子．爪噛み
両手指の全爪甲が紅褐色調を呈する．爪甲遊離縁がギザギザしている．

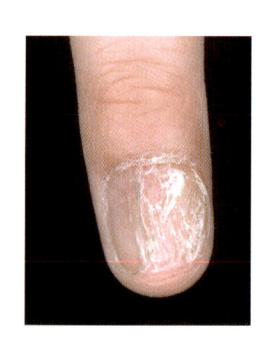

図2 11歳，女児．爪噛み
爪甲に褐色線条，爪は短く，遊離縁が不整．

図3 6歳，男児．爪噛み
爪甲が部分的に菲薄化して脱落．

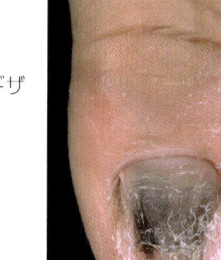

図4 50歳，男性．爪噛み
爪甲が肥厚するとともに尖端が狭小化，黒褐色となっている．爪部皮膚に炎症がみられる．

臨床像の特徴（図1〜4）

爪噛みは3歳ごろから始まり，高校生くらいの年齢までは患者の頻度が増加する[1,2]．症状としては爪の短縮，後爪郭部の炎症，縦線，横線，色素線条，色素沈着，爪甲白斑などさまざまである[1]．

爪噛みは長年の習慣による噛みすぎで遠位部が短く，ギザギザしていることが多い[1,2]．歯型も認められる．爪甲の短縮に伴い，指も変形していることもある[3]．指爪だけでなく，趾爪を噛む例もある[2]．

鑑別疾患

爪が変形する疾患はすべて鑑別に当てはまるが，爪噛みについては患者に自覚があるため問診で明らかである．言葉を話せない幼児の場合，両親が気づかずに「爪が短くなった」と受診させることもある[1,2]．

注意点・治療

爪噛みの習慣を中止すること以外に治療法はないが，容易ではない．付け爪をつける，テーピングするなどの工夫がされている．逆に，爪噛みを中止さえすれば，爪が正常化し，元の指先に戻ることが期待できる[3]．

文献

1) 東 禹彦：爪─基礎から臨床まで─，金原出版，東京，p.152, 2004
2) 東 禹彦：J Visual Dermatol 8: 682, 2009
3) 東 禹彦：J Visual Dermatol 8: 679, 2009

36. 抗がん剤による爪病変

椛島健治

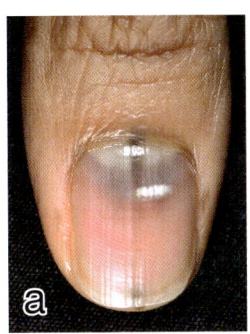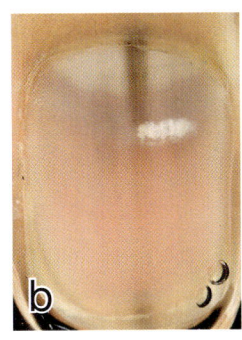

図1 30歳代, 女性. 子宮癌. シスプラチン, ドセタキセル投与 (a) 臨床像, (b) ダーモスコピー像. 色素細胞性の爪甲色素線条と爪母の剥離および爪下出血がみられる.

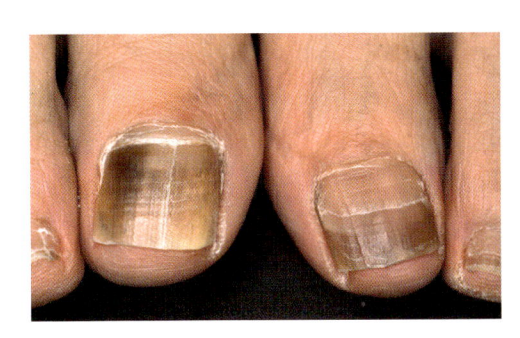

図2 70歳代, 女性, 乳癌
色素沈着, 爪甲剥離と横溝 (Beau's line).

臨床像の特徴（図1, 2）

抗がん剤は殺細胞性の抗がん剤, 分子標的型の抗がん剤, 免疫チェックポイント阻害薬, ホルモン療法薬などに分類され[1], 薬剤の作用そのものや続発的な要因により皮膚や爪に影響を及ぼす.

症状も爪甲の色素沈着, 横溝 (Beau's line), 縦線, 爪甲脱落, 爪半月の色調変化 (red lunula), 爪甲下出血, 爪床の角質増殖, 爪甲の剥離, 爪周囲炎, 巻き爪, 続発的な細菌・ウイルス感染症など, さまざまである[2].

古典型の化学療法で用いるのは殺細胞性の抗がん剤であり, 5-FU系の抗がん剤では色素沈着が多く, タキサン系の抗がん剤では爪に筋が入ることが多いことが知られている[3].

分子標的型のEGFR阻害薬などは, より激しい爪囲炎をおこすことで知られており, ときに痛みにより患者が薬の中止を求めるため, 皮膚科医の介入が必須となる.

鑑別疾患

抗がん剤投与の既往を聴取し, 爪変化の発症との時間経過を丁寧に追うことが, 診断の強い手助けとなる.

注意点・治療

抗がん剤の副作用により生じるため, 簡単には薬剤を中止・変更することができない. 無治療あるいは対症療法が基本となる. 爪変形についてはマニキュアや液体絆創膏, 伸縮粘着包帯などを用いる. タキサン系薬剤による手足症候群の爪甲脱落は冷却により, ある程度予防できる[3]. EGFR阻害薬による激しい爪囲炎ではステロイド外用やテーピングなどで疼痛コントロールを行う.

文献

1) 静岡県立静岡がんセンター：主な皮膚症状と抗がん剤の種類, https://www.scchr.jp/book/manabi2/manabi-body8.html
2) 須山孝雪：J Visual Dermatol 17: 578, 2017
3) 国立がん研究センター中央病院：化学療法中の爪の変色・変形への対処法, https://www.ncc.go.jp/jp/ncch/division/nursing/power/010/090/index.html

37. Muehrcke 線条

石川武子

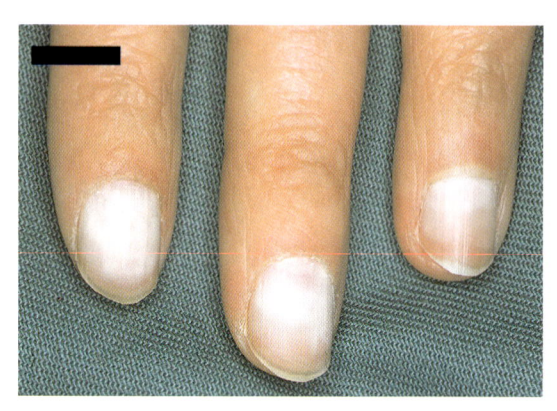

図1 40歳代，女性（文献1より転載．写真提供：明和病院にきびセンター 黒川一郎先生）
指爪の横走する白帯．血清アルブミン値は 1.7 g/dL．白帯の間にはピンク色の部分がみられる．

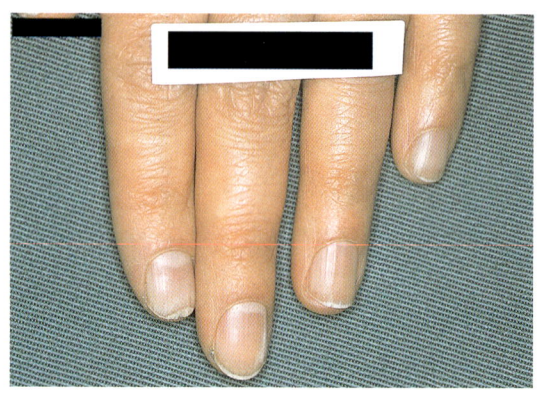

図2 治療後（文献1より転載．写真提供：明和病院にきびセンター 黒川一郎先生）
白帯は消失した．

臨床像の特徴（図1，2）[1]

Muehrcke 線条は，慢性の低アルブミン血症などによって生じる指爪に横走する白帯で，爪半月と白帯の間に正常なピンクの爪が存在する．通常，拇指を避ける．爪床の変化で，基礎疾患が改善すれば白帯は先端に移動せずに消褪する．

鑑別疾患

① Mees' line……ヒ素中毒後に生じる横線状爪甲白斑をよぶ[1]．爪甲内に病変がある．横線は爪の成長とともに先端に移動する．通常，拇指を避けず全指に及ぶ．

② Beau's line……すべての爪甲に触知可能な横線状の隆起と溝がみられる．過去に生じた爪母の栄養障害である．

③ Terry's nails……爪甲が先端を 1～2 mm 残して白くなる．爪床の変化である．肝硬変や慢性腎不全の患者に多い．

注意点・治療

低アルブミン血症の改善とともに消失する．肝硬変，ネフローゼ症候群，腎不全などによる低アルブミン血症のほかに，心臓移植患者，外傷，抗がん剤治療，タリウム中毒，Hodgkin 病，川崎病によるものも報告されている．低アルブミン血症の指標として有用な所見であり，デルマドロームとして知っておくとよい．

文献

1) 黒川一郎，梅田幸嗣，水谷 仁：J Visual Dermatol 6: 132, 2007
2) 東 禹彦：爪 基礎から臨床まで 改訂第2版，金原出版，東京，p.75, 2016

38. 黄色爪

門野岳史

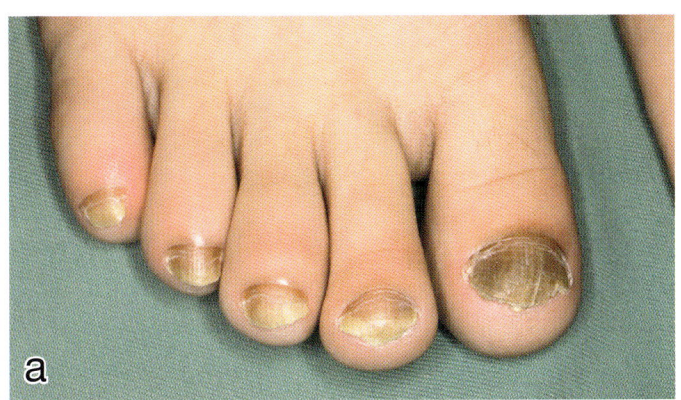

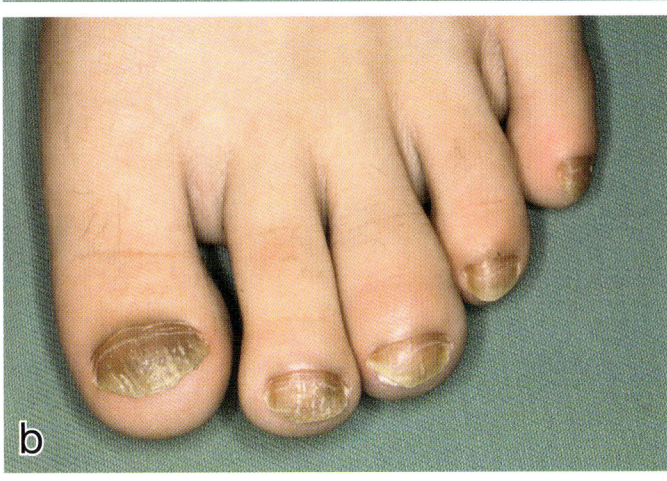

図　10歳代，男性．黄色爪（当科経験例）
手足の爪が一様に肥厚し，黄色調になっている．爪の伸びは遅い．

臨床像の特徴

　名称のとおり，爪が黄色くなり，肥厚する（図）．黄色爪の原因としては黄色爪症候群が知られ，50歳以降に発症することが多い．黄色爪症候群では副鼻腔炎や気管支拡張症，リンパ浮腫を通常合併する．リンパ液のうっ滞に伴い，黄色にみえる．このほか歯磨き粉のチタンが原因として知られる．

鑑別疾患

① 爪白癬……爪甲が白濁肥厚し，黄色調を示すことはあるが，すべての爪が黄色になること

は考えにくい．真菌が陽性である．
② 乾癬……皮疹が爪だけのこともあるが，単に爪が黄色に一様に肥厚するだけでなく，点状陥凹や爪の変形などの所見を伴う．
③ 爪甲鉤彎症……黄色を呈することもあるが，すべての爪が一様に黄色になることは考えにくい．

注意点・治療

　黄色爪の多くは黄色爪症候群であるが，治療は確立していない．ビタミンEの内服の有効例が報告されているが，効果はまちまちである．ビタミンE外用の有用性は乏しい．

217

39. 有棘細胞癌（SCC）

門野岳史

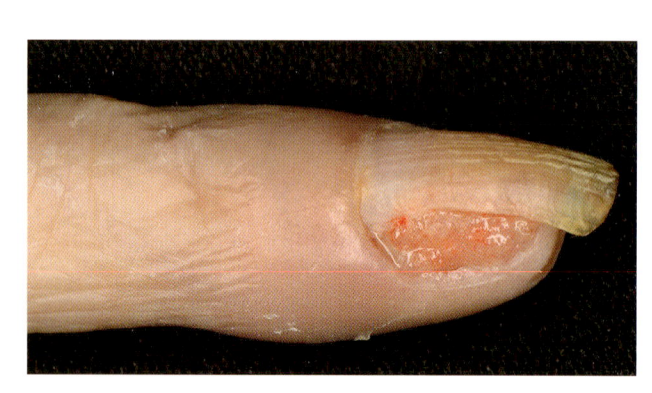

図1　70 歳代，女性，有棘細胞癌
爪下に肉芽腫様の腫瘍がみられ，後爪郭が腫脹
している．

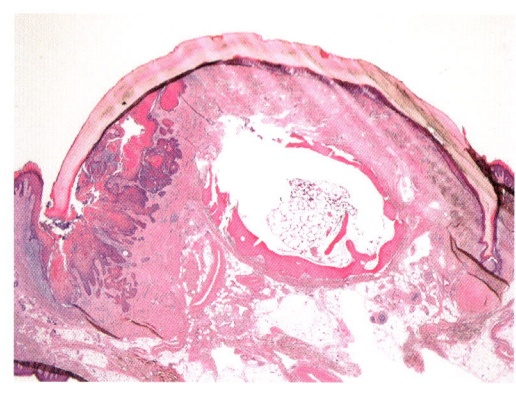

図2　指の横断面の病理組織像
腫瘍細胞は末節骨の近傍にまで浸潤している．

臨床像の特徴（図1，2）

　有棘細胞癌（squamous cell carcinoma：SCC）は Bowen 病と同様に爪部にできることは稀ではない．爪床，側爪郭，後爪郭など爪母の周囲に角化性紅斑や爪の肥厚，結節が出現し，びらん，潰瘍や肉芽腫様の病変がみられ，しだいに爪甲が破壊されてくる．

鑑別疾患

① Bowen 病……上皮内癌であるため，角化性紅斑や爪の肥厚が主体で，潰瘍や腫瘤形成は通常ない．最終的には病理組織学的に区別する．
② 毛細血管拡張性肉芽腫……経過が早く，肉芽の形状が対称的なことから鑑別するが，まぎ

らわしい場合も多く，有棘細胞癌の懸念が残る場合は病理組織学的検討が必要である．
③ 疣贅……角化性小結節の場合は，しばしば疣贅と区別が困難である．疣贅は表面が細かい乳頭腫状で規則正しい点状出血がみられる．

注意点・治療

　爪部の有棘細胞癌や Bowen 病はヒト乳頭腫ウイルス（HPV）との関連が指摘されている．有棘細胞癌では HPV16 が圧倒的に多く，Bowen 病では HPV16 が約半数を占めるものの，それ以外のさまざまな粘膜ハイリスク型が検出されている．治療は切除であるが，病変の深さに応じて，末節骨を残すかどうかの判断を行う．

40. エクリン汗孔腫

門野岳史

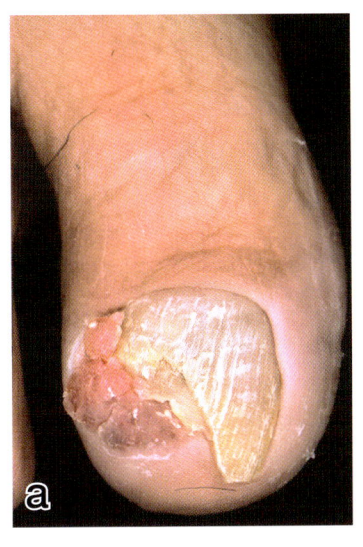
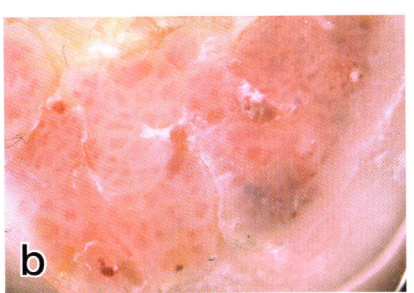
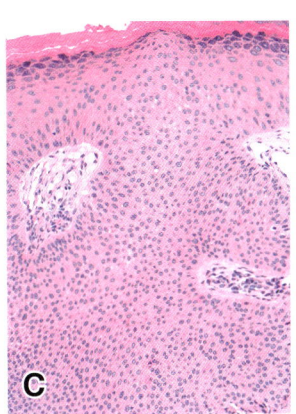

図　80歳代，男性．エクリン汗孔腫
(a) 右第1趾爪部に赤褐色で乳頭腫状の腫瘍がみられる．
(b) ダーモスコピー像．glomerular vessels や whitish pink network がみられる．
(c) 病理組織像．腫瘍は均一な poroid cell より構成されている．

臨床像の特徴（図）

エクリン汗孔腫（eccrine poroma）は足に好発し，稀に爪周囲に発症する．表面は乳頭状で，色調は紅色であったり黒色であったりする．エクリン汗孔腫は臨床像が多彩で他の腫瘍との鑑別が難しいことが多く，常に鑑別疾患として頭に入れておくことが重要である．

鑑別疾患

① 脂漏性角化症……とくに黒色の場合は脂漏性角化症との区別は困難である．脂漏性角化症は角化が強く，血管が糸球体様というよりヘアピン様であるが，組織をとらないとわからないこともしばしばである．
② 尋常性疣贅……多発すること，また血管が糸球体様というより点状であること，表面が粗糙であることから区別するが，なかなか難しい．

③ 有棘細胞癌……形状がより不規則で，びらんや潰瘍を伴いやすく，血管構造も不規則である．
④ エクリン汗孔癌……形状がより不規則で，増大傾向が強い．ただし低悪性度のものは臨床像だけでは診断が困難で，組織像が重要になる．

注意点・治療

臨床像が他疾患と類似するため，疑うことが重要である．病理組織学的には腫瘍は均一な poroid cell より構成されていて，症例によっては類縁疾患である hidro acanthoma simplex などの poroid cell neoplasm との区別は困難である．

治療は切除が中心となるが，凍結療法も有効である．

41. 後天性被角線維腫

安部正敏

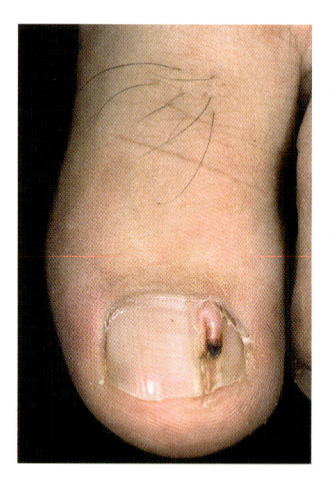

図1　30歳代，男性．後天性被角線維腫
後爪郭から指状の結節が突出し，爪甲を圧迫して縦溝が生じている．左第1趾中央からやや内側に，爪甲に接して半米粒大の皮膚常色から乳白色調を呈する類円錐形の腫瘍が前方に向かい突出する．表面はやや光沢を伴う．

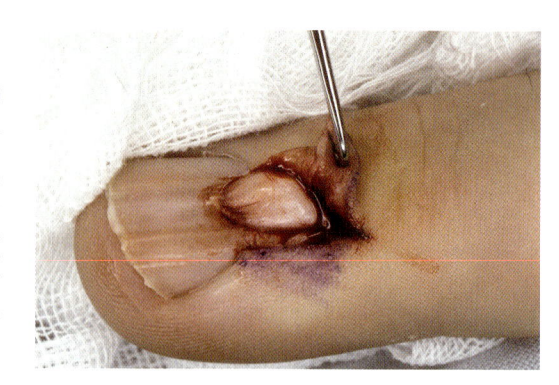

図2　40歳代，男性．後天性被角線維腫
後爪郭を反転すると白色，光沢性でニンニクの小片のような結節が露呈する．

臨床像の特徴（図1，2）

　後天性被角線維腫（acquired digital fibrokeratoma）は指趾に生ずる結節で，全体として円錐状からドーム状を呈する．皮膚正常色で，弾性硬，表面に鱗屑を伴う．爪囲にみられるほか，爪甲下や足底，膝蓋，爪囲，手掌などの発生報告がみられる[1]．病理組織学的には表皮肥厚と真皮膠原線維の増生がみられる．本症の発生要因として，微小な外傷や外的刺激に伴う線維化が指摘されている[2]．

鑑別疾患

① **Koenen腫瘍**……結節性硬化症患者の爪囲に生じた本症である．病理組織学的鑑別は困難である．
② **小児指線維腫症**……乳児の指趾に好発する米粒大から小豆大，皮膚正常色から淡紫紅色調の結節．自然消褪が期待できる．
③ **指粘液嚢腫**……指趾の背側とくに爪郭に生じる米粒大程度の皮下腫瘤．嚢腫内にはムチンなどの粘液をいれるためドーム状に隆起し，表面は光沢がみられる．
④ **尋常性疣贅**……爪郭部に生じた場合，鑑別を要することがあるが，顕著な乳頭腫であることが多い．

注意点・治療

　治療は外科的切除を行う．問題となるのは本症患者における結節性硬化症の有無である．当然，結節性硬化症の診断において顔面血管線維腫はもとより，てんかん，知的発達遅延が重要であるが，時にそれらの症状を欠き，後天性被角線維腫患者に画像診断などの追加精査を行った結果，結節性硬化症と診断される例も存在する[3]．

文献

1) Tabka M, Litaiem N: StatPearls［Internet］. StatPearls Publishing, Treasure Island（FL），2022
2) 高野紘子ほか：皮膚の科学 16: 315, 2017
3) 大澤一弘ほか：臨皮 51: 655, 1997

42. Koenen 腫瘍

門野岳史

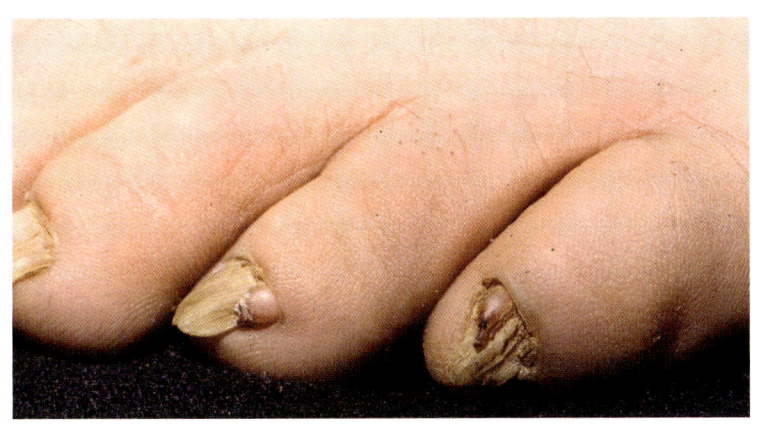

図1　40歳代，女性．結節性硬化症
左4，5趾の外方に角状に突出する表面平滑で紅色の硬い腫瘍がみられる.

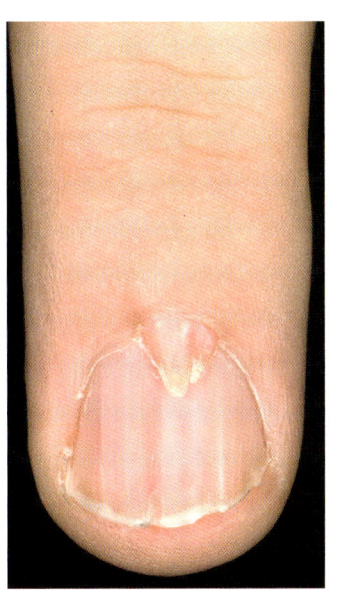

図2　30歳代，男性．Koenen 腫瘍
後爪郭中央から爪に向かって伸びている Koenen 腫瘍.

臨床像の特徴（図1，2）

　Koenen 腫瘍は，爪線維腫や爪囲線維腫ともいう．結節性硬化症の皮膚症状の中では発症が遅めで，思春期以降に出現することが多く，8割以上にみられる．足を中心に側爪郭，後爪郭など爪の周囲に常色から紅色の硬い長楕円形の線維性腫瘍が多発する．

　結節性硬化症の診断基準では大症状として"2個以上の爪囲線維腫"として取り上げられている．

鑑別疾患

① 後天性被角線維腫……臨床像，組織像はほとんど Koenen 腫瘍と同様である．後天性で通常単発であり，結節性硬化症との関連はない．
② onychopapilloma……爪甲下に好発する．後天性で通常単発である．爪の色素線条がみられ，過角化が主体であるため，表皮突起の著明な延長がみられる．
③ onychomatricoma……爪母から発生する腫瘍であるため，爪自体の変化が主体で，爪の黄色の変化や爪甲縦溝がみられる．やはり後天性で通常単発である．

注意点・治療

　生活の支障になる場合は切除することもあるが，しばしば再発する．結節性硬化症に対して mTORC1 阻害薬が用いられるようになったが，シロリムス内服では29％で改善がみられたとする報告がある．シロリムス外用については消失したとする症例も報告されているが，効果は確立していない．

43. グロムス腫瘍

大原國章

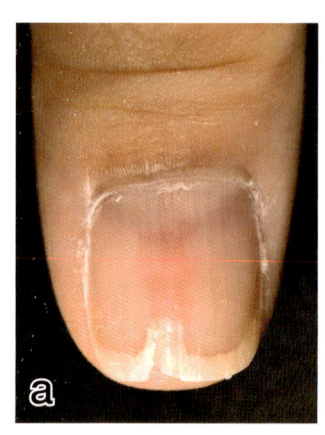
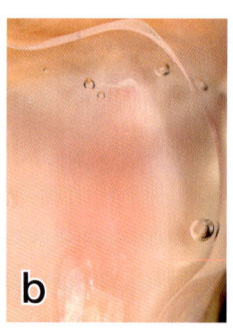
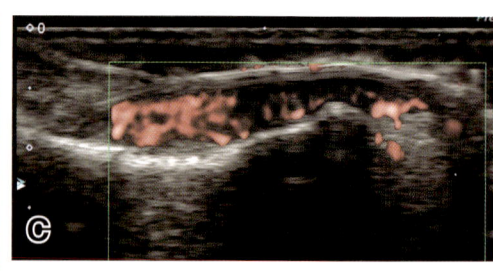
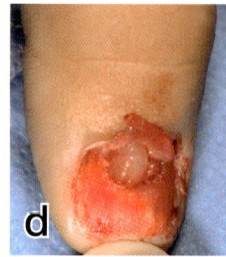
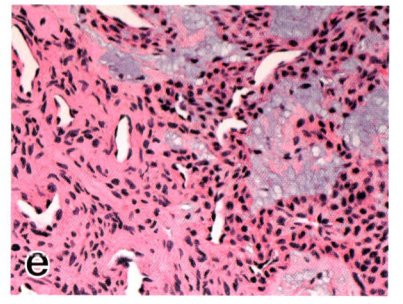

図　44歳, 女性. グロムス腫瘍
(a) 爪床に赤紫色の帯状領域があり, 爪の先端は割れている.
(b) ダーモスコピー像. 帯状の紅色領域.
(c) 超音波, ドップラー像. 血流に富んだ病変が爪甲の近位側から爪母下にかけて認められる.
(d) 全抜爪した後, 爪床を展開して腫瘍を摘出したところ.
(e) 病理組織学的所見. 小血管の周囲にグロムス細胞が増殖している. 間質に粘液貯留もみられる.

臨床像の特徴 (図)

　グロムス腫瘍とは, 手指などの末梢組織には動静脈吻合があり, それを構成する細胞 (グロムス細胞) に類似した細胞の腫瘍である. 爪が好発部位で, 圧痛や温度変化による自発痛を伴う. 爪半月や爪床の病変では赤紫色にぼんやりと透見されるが, 後爪郭・爪母下の病変では皮膚に覆われているために肉眼的にみることはできず, 超音波検査で描出される.

　局在部位に一致して爪甲が線状に隆起したり, 遊離縁の爪甲が割れることもある.

鑑別疾患

　通常は, 発症部位と痛みという特徴で臨床診断が可能であるが, 静脈性血管腫 (血管奇形),神経腫瘍などが鑑別にあがる.

治療

　腫瘍の局在部位, 大きさによって手術術式は異なる. 爪母の場合は, 後爪郭皮膚を側方で切開して皮弁として挙上, さらに爪母も鉤型 (コの字型) に挙上して腫瘍を確認してから周囲組織から丁寧に剥離して摘出する. 腫瘍はきわめて軟らかくてもろいので, ゆっくりと時間をかけて操作する.

　爪床の場合は, 局在部位の爪甲をいったん切り取って (窓開け) から, 腫瘍を摘出する. 大きな腫瘍の場合は全抜爪することもある (図d). 摘出後は, 切り取っておいた爪甲をbiological dressing として, 元に戻す.

44. 爪下外骨腫

門野岳史

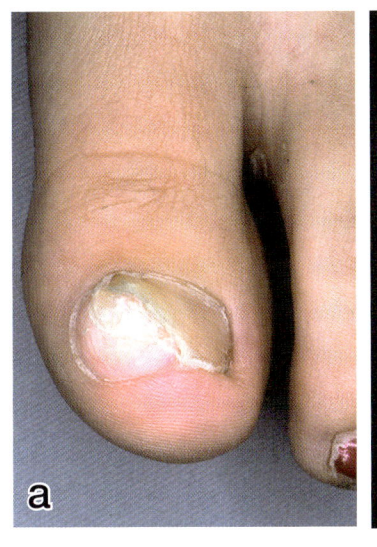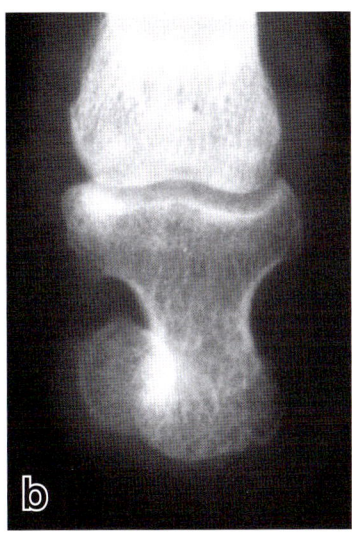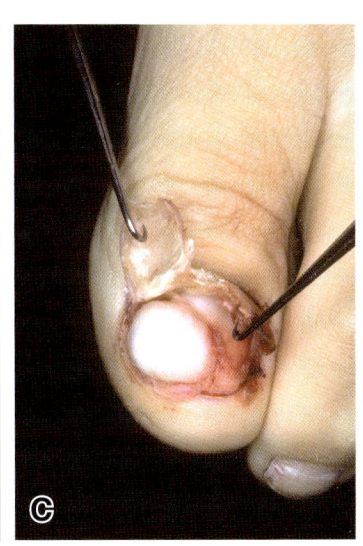

図　20歳代，女性．爪下外骨腫（当科経験例）
(a) 臨床像．左1趾の爪甲が隆起している．
(b) 単純X線では，骨様の腫瘍陰影がみられる．
(c) 爪床を持ち上げたところ，骨様の腫瘍が確認できた．

臨床像の特徴（図）

　爪下外骨腫（subungual exostosis）は爪下に骨様の硬い腫瘍が出現し，それに伴って爪の変形がみられる．若い男女に好発する．母趾に多い．外傷が契機とされるが，自然発症も多い．自覚症状は強くないものの，腫瘍が増大するにつれて，疼痛が出現する．

鑑別疾患

① グロムス腫瘍……色調は赤紫であり，爪の変形は来すが，爪下外骨腫のようには隆起しない．また，肉眼所見が軽いにもかかわらず，疼痛が著しい．
② onychopapilloma……爪甲下の腫瘍で，爪の色素線条，過角化が主体だが，骨様突出にはならない．

③ onychomatricoma……爪母由来の腫瘍で，爪の肥厚はみられるが，爪床の下から骨様に隆起はしない．
④ 爪白癬……爪甲が白濁肥厚するが，爪の下から隆起はしない．真菌が陽性である．
⑤ 転移性皮膚腫瘍……弾性硬ではあるが，骨様になることは考えにくい．

注意点・治療

　病理組織学的には，軟骨層がありその下層に骨組織を形成する骨軟骨腫型と，線維性組織から軟骨を経ずに骨組織を形成する線維性骨化型がある．治療は切除である．腫瘍は周囲の正常の骨よりはやや軟らかいことが多く，骨ノミを用いて腫瘍部を除去するが，4％程度に再発がみられる．また，爪床や爪母の損傷に応じて術後爪の変形を来す．

45．軟骨腫

大原國章

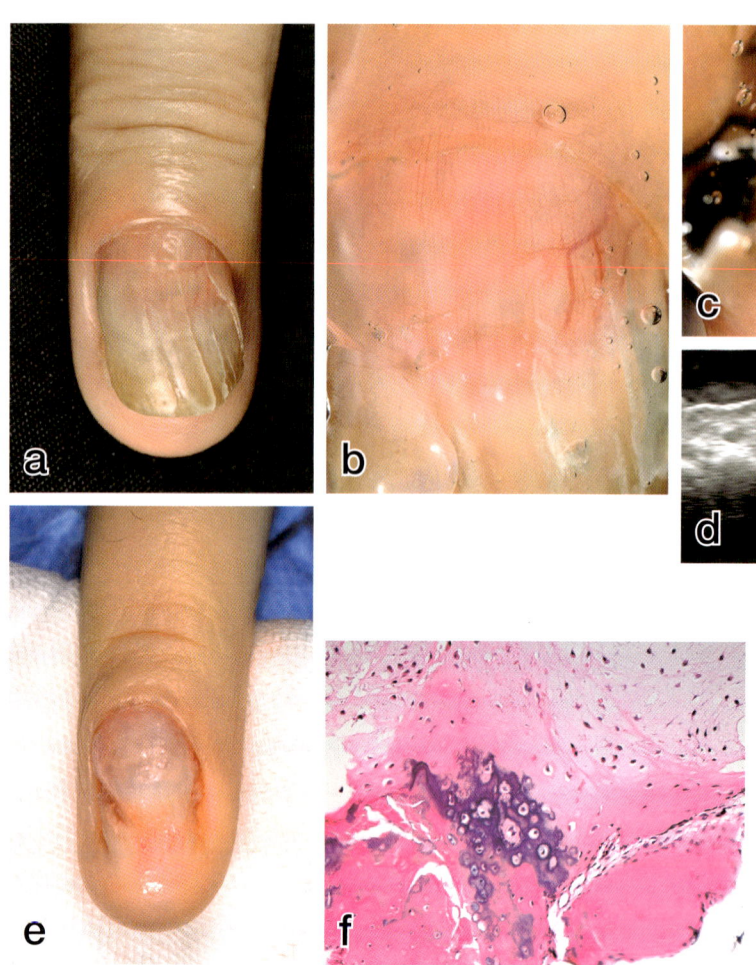

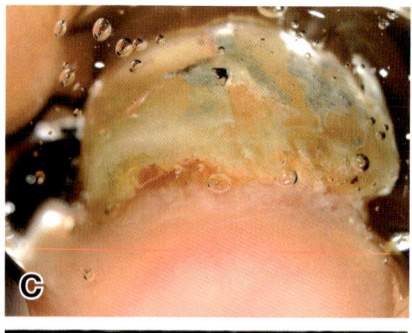

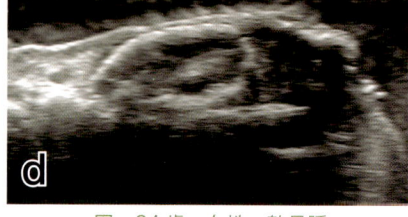

図 64歳，女性．軟骨腫
(a) 臨床所見．爪甲は隆起し，遠位では爪甲剥離，斜めに偏位している．
(b) 表面のダーモスコピー像．ピンクと白の背景に血管拡張．
(c) 正面からのダーモスコピー像．黄白色の堆積．
(d) 超音波像．ギザギザした不整な高エコーの壁に包まれた陰影．
(e) 手術所見．抜爪すると白色のゼリー状の塊で，きれいに剥離・摘出はできず，骨膜上で掻爬した．
(f) 病理組織学的所見．種々の段階の軟骨形成．

臨床像の特徴

軟骨腫は稀な疾患であり，定型的な症状を記載することが困難なので，提示例について記す．爪甲を持ち上げるように爪床が隆起し，遠位では爪甲が剥離している（図a）．ダーモスコピーではピンクと白の混在を背景にして血管拡張が透見される（図b）．正面からみると爪甲下に黄白色の粗糙な堆積があり，さらにその下は紅色の肉芽様である（図c）．

超音波では高エコーの壁に包まれた結節病変で，内部は不均一な陰影を呈している（図d）．

鑑別疾患

爪下外骨腫，爪下の疣贅やケラトアカントーマなど．画像検査や最終的には生検での病理診断を行う．

治療

抜爪して摘出（図e），あるいは掻爬する．病理は種々の形成段階の軟骨である（図f）．

46. onychopapilloma（仮称：爪乳頭腫）

大原國章

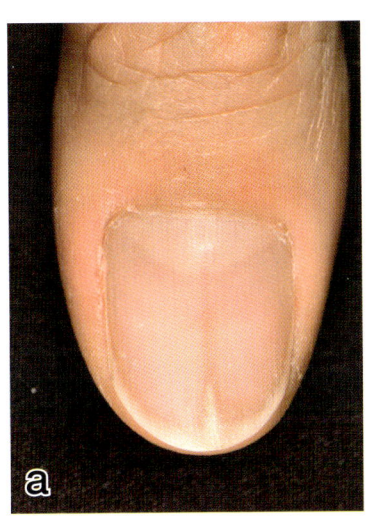
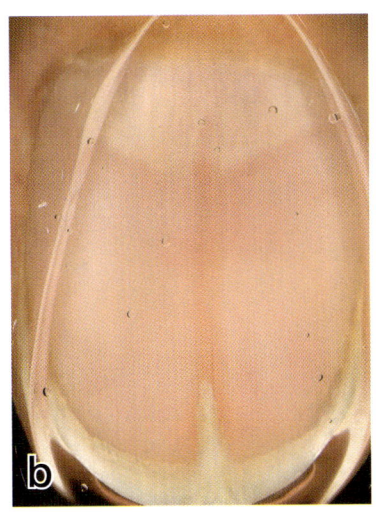
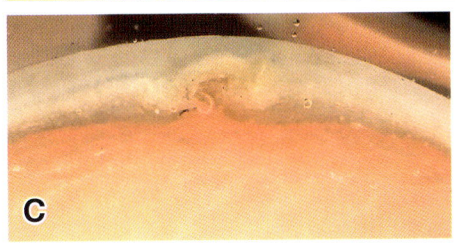

図　44歳, 女性. onychopapilloma
(a) 幅が細くて, 色の淡い紅色線条が爪半月から遊離縁まで伸びていて, 先端部では三角形に爪甲剥離となっている.
(b) ダーモスコピーならば, よりはっきりと所見がとれる.
(c) 正面からみると爪甲と爪床の隙間に角質が挟まっていて, 爪甲を押し上げている（爪甲剥離）.

臨床像の特徴

　onychopapilloma（仮称：爪乳頭腫）は, 日本ではまだあまり馴染みのない病名ではあるが, 潜在的な患者は少なくないと推測される. はっきりした診断がつかないままに"流されている"ようだ.

　爪甲を縦に走る線条で, 色は灰白, 赤, 淡褐色を呈し, 短い線状の出血を混じ, 爪甲の先端が三角形に割れている（図a, b）. 爪を正面からみると, 遊離縁の爪甲下に小さな角質塊が埋まっている（図c）.

　自覚症状は通常はないが, 軽度の痛みや物を摘まむときの違和感を訴えることもある.

診断

　特徴的な症状なので, 写真でもよいので一度みておけば即座に診断できる. ダーモスコピーが有用である. 文献に記載されている病理所見の解釈は難しい. 爪床の正常病理との比較がされていないせいである. 爪母部, 爪甲中央, 遠位で病理所見がそれぞれ異なる. 爪のBowen病では角化が爪床のほぼ全長に及んでいて, 爪甲剥離の範囲も広い.

治療

　自覚症状や機能障害がなければ無治療でよい. 治療を希望する場合は, 当該部の爪甲をいったん剥がして, 爪床を遊離縁から遠位爪母（爪半月）まで薄くそいでから, 剥がした爪甲を元に戻しておく.

47. onychomatricoma

門野岳史

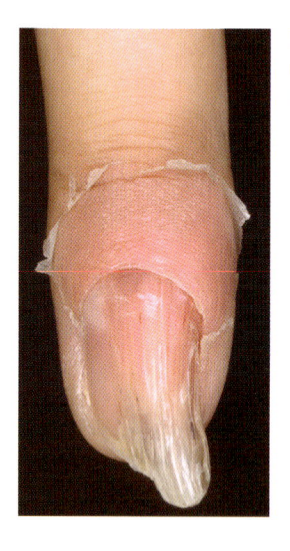

図1 40歳代，男性．onycho-matricoma
爪甲が広範囲に肥厚し，縦溝がみられ，黄色調で点状出血を伴っている．

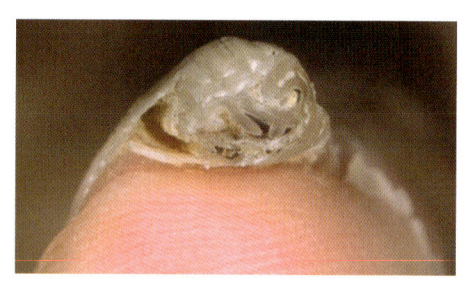

図2 爪甲の断面像
爪甲が著明に肥厚し，入り組んだ形状で，空洞が複数みられる．

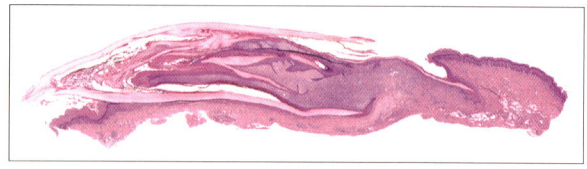

図3 病理組織像
爪母が鋸歯状に延長し，そのため肥厚した爪甲が複数に割れて，不規則に伸びている．これを横断面でみると空洞として認識される．

臨床像の特徴（図1〜3）

onychomatricoma は，爪母から発生する腫瘍であり，爪が全長にわたって変形し，黄色調になり，散在性の出血を混じる．また，爪甲に縦方向の溝がみられ，彎曲がみられる．また爪が不規則に肥厚するため，爪甲の断面に多数の空洞が形成され，蜂巣状を示すこともある．

鑑別疾患

① 後天性被角線維腫……爪周囲に，角化性の角状の突起物がみられる．爪母というよりは側爪郭や後爪郭から出現する線維性の腫瘍で，爪甲自体が肥厚しているわけではない．

② onychopapilloma……onychomatricoma との鑑別は困難な場合もあるが，爪甲下に好発し，爪母ではなく爪床から発生する腫瘍である．爪の色素線条がみられ，過角化が主体であり，病理組織学的に表皮突起の著明な延長がみられる．

③ グロムス腫瘍……疼痛が強く，爪の変形はみられるが，爪甲全体が肥厚することは通常ない．色調も赤から青紫の腫瘍が透見されるが，爪が黄色になったり，爪自体が出血することは通常ない．

④ Bowen 病……爪が肥厚することはあるが，爪母由来であることは稀であるため，通常は側爪郭や後爪郭に変化がみられる．最終的には病理組織学的の診断による．

⑤ 爪白癬……真菌が検出される．また，横断面が蜂巣状になることはまずない．

注意点・治療

病理組織学的には近位では爪母が乳頭状に延長し，その下は密な膠原線維と紡錘形細胞からなる間質がみられる．爪甲部では横断面をみると蜂巣状であり，間隙には漿液性の液体が貯留している．女性にやや多く，足よりも手にできやすく，なかでも中指にできやすい．治療は切除であるが，経過観察している例もある．

48. onychocytic matricoma

大原國章

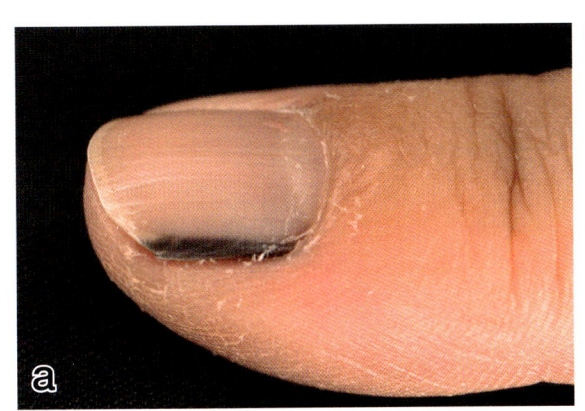

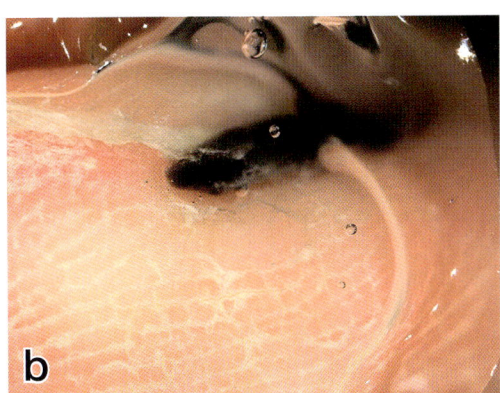

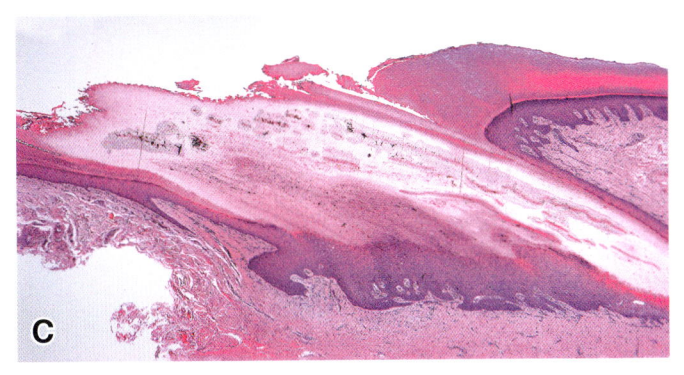

図 49歳，女性．onychocytic matricoma
（a）漆黒色の帯状病変で境界鮮明．Bowen病のような爪甲下の角化はなく，悪性黒色腫のような細線条の集簇とも異なる．
（b）遊離縁のダーモスコピー像．板状の黒色構造が突出していて，異物が挟まっているような印象を受ける．
（c）病理組織学的所見．本態は爪母細胞の増殖で，爪甲内にメラニンが多い．

臨床像の特徴（図）

　onychocytic matricoma は，名称そのものが馴染みのない疾患で，アジアでの報告も少ない．爪の爪母（nail matrix）の基底層の細胞（onychocytes）が増殖した良性腫瘍（acanthoma）（図c）と定義されている．臨床像は，軽度に隆起した黒色線条で（図a），末端遊離縁が角化・肥厚している．

　名前は似ているがonychomatricomaとは別疾患である．

診断・鑑別疾患

　爪甲下に鉛筆の芯が挟まったかのような特徴的な臨床所見なので（図b），この疾患を知っ
てさえいれば一目で診断できる．しかし，知らなければ爪メラノーマ，母斑性の黒色線条，爪のBowen病，あるいはその他の爪の腫瘍が鑑別となる．

治療

　機能障害や自覚症状がないので，無処置でも構わない．診断確定のため，あるいは患者の希望に応じて手術する場合は，短冊形に全長性に切除する．

参考文献
1）竹内紗規子，大原國章ほか：黒色線条を呈したonychocytic mayricoma の一例，日皮会誌 134: 2299, 2024

49．全身性強皮症（SSc）

室田浩之

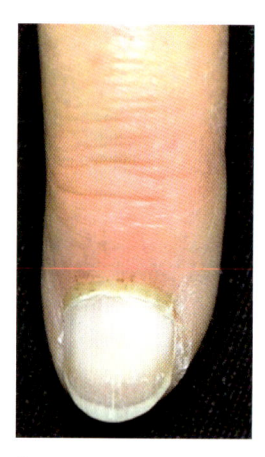

図１　乾燥と Terry's nail 様の白色変化（当科経験例）

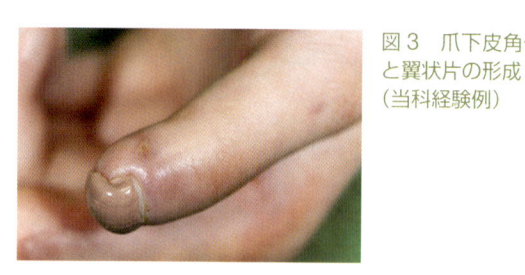

図２　オウム嘴状爪（当科経験例）
指尖部に刺さると潰瘍の原因となる.

図３　爪下皮角化と翼状片の形成（当科経験例）

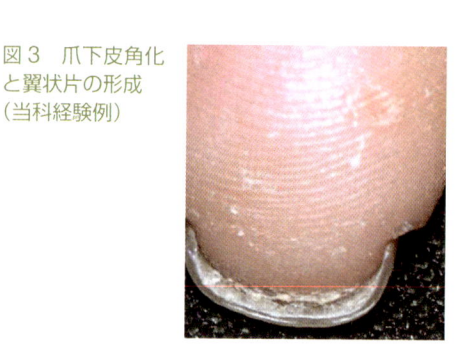

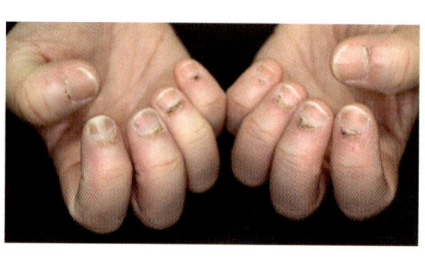

図４　爪上皮と爪根部の変化

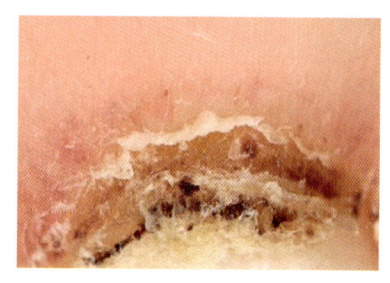

図５　図４のルーペ像（当科経験例）
爪上皮出血点と爪根部の拡張した毛細血管の透見像.

臨床像の特徴

　全身性強皮症（systemic sclerosis：SSc）は爪変化を伴う頻度が高い. 乾燥, 縦走隆起, 粗糙に肥厚・延長した爪上皮, 爪先端の彎曲・オウム嘴状爪（parrot beak nail）, 点状内出血, 爪甲色素沈着, 指尖部指腹側翼状片, ばち指, 巨大爪半月などの変化が確認される（図１〜３）. さらに限局皮膚硬化型強皮症では爪上皮出血点と爪根部の巨大毛細血管が観察される（図４, ５）.

鑑別疾患

　強皮症でみられる爪甲異常は多彩であり, 鑑別すべき疾患は多岐にわたる.
① 皮膚筋炎, 全身性エリテマトーデス……爪囲炎や爪甲の変形を生じることがあるため鑑別が必要である.
② 糖尿病, GVHD……爪の変形を伴った強指症症状を呈するため, 強皮症に類似することがある.

注意点

　爪変形を伴う症例では指趾の微小血管障害と関連する. なかでも爪甲肥厚, 爪甲鉤彎, 短爪症, 爪下皮過角化症は強皮症による皮膚潰瘍の発生と関連するとの報告がある. このほか, 指の爪甲異常は皮膚石灰沈着症や重度の食道運動障害と関連する. このように爪の状態の系統的な観察は強皮症の予後判断が予想されるリスクの認知に役立つ.

50. 皮膚筋炎（DM）

芦田美輪，室田浩之

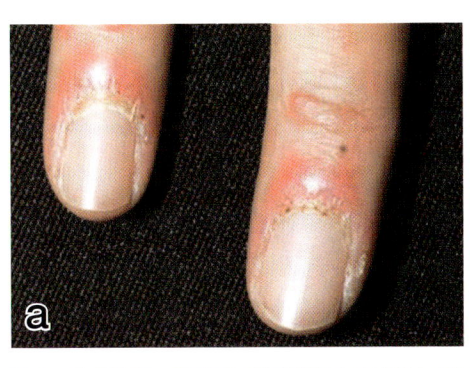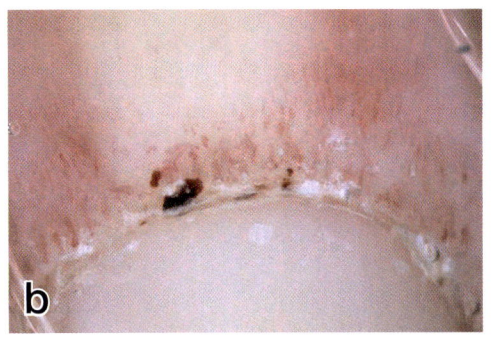

図1 皮膚筋炎．爪周囲に軽度隆起する紅斑と毛細血管拡張，後爪郭部出血点（当科経験例）
（b）はダーモスコピー像．蛇行状毛細血管拡張と出血がみられる．

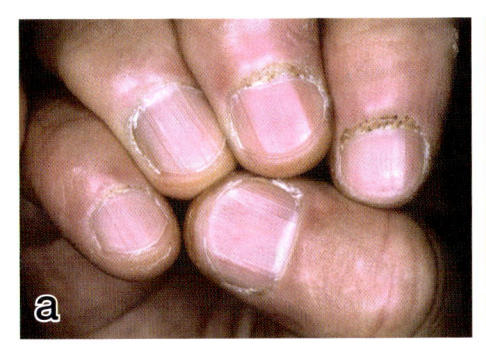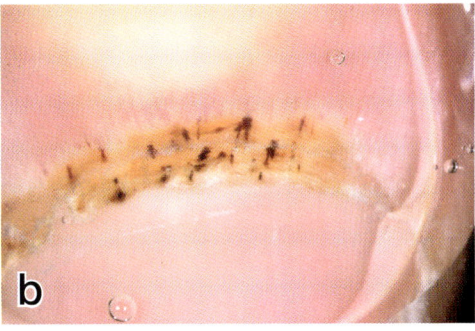

図2 皮膚筋炎．爪上皮の延長と後爪郭部出血点
（b）はダーモスコピー像．毛細血管拡張と著明な出血を認める．

臨床像の特徴（図1，2）

爪の周囲は末梢血管障害を肉眼で直接観察できる貴重な部位であり，多くの膠原病疾患で所見が得られる．皮膚筋炎（dermatomyositis：DM）では，爪囲紅斑，爪上皮の延長，後爪郭部出血点（nail fold bleeding：NFB）や毛細血管拡張がみられる．爪甲毛細血管変化は，皮膚や筋肉の損傷や肺機能低下など疾患活動性を反映しているという報告もある[1]．

鑑別疾患[2]

① 全身性強皮症，混合性結合織病……NFB，爪上皮の延長に加え，Raynaud症状の頻度が高い．

② 全身性エリテマトーデス，Sjögren症候群……爪囲紅斑の頻度が高く，時に凍瘡様紅斑や円板状皮疹を合併する．

注意点

このような爪周囲の所見は膠原病でよくみられるものの，皮膚筋炎に特異的な所見ではない．爪を観察した際は皮膚筋炎に特徴的な他の症状を注意深く観察することが診断につながる．観察にはダーモスコピーが有用である．

文献

1) Argobi Y, Smith GP: J Am Acad Dermatol 81: 257, 2019
2) 長谷川稔：成人病と生活習慣病 46: 34, 2016

51. 糖尿病

杉原夏子

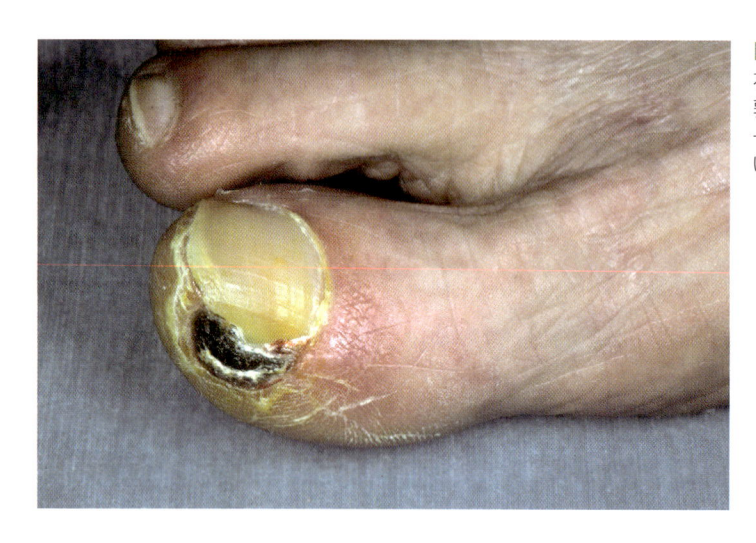

図　70歳代，女性．糖尿病
右1趾爪甲は短く切られており，側爪郭に食い込んでいる．側爪郭は発赤し，一部壊死物質が付着する潰瘍となっている．

臨床像の特徴（図）

糖尿病患者の爪のトラブルは，血行障害，神経障害，易感染性などのさまざまな要因が関与して出現する．陥入爪や爪囲炎などが原因で壊疽になり，足趾切断に至ってしまうことがあるため注意を要する．

鑑別疾患

① 閉塞性動脈硬化症……ABI（ankle brachial index）やCTアンギオグラフィーにて，血流障害がないか確認する．
② 外傷……知覚神経の低下で，疼痛を感じにくく，自覚した際には悪化していることが多い．

注意点・治療

糖尿病患者は，不適切な爪切りで深爪になっても，知覚神経障害から疼痛を自覚しにくい．そのため症状が悪化しやすく，壊疽に至りやすい．

内科と連携して厳格な血糖コントロールを行うとともに，患者には爪切りの際，左右の端を残してゆるくカーブさせる「スクエアオフ」の形に正しく爪切りするなど，適切なネイルケアを指導する．

参考文献

1）　上村哲司ほか：下肢救済マニュアル，学研メディカル秀潤社，東京，p.356, 2014

52. 凍傷

佐藤篤子

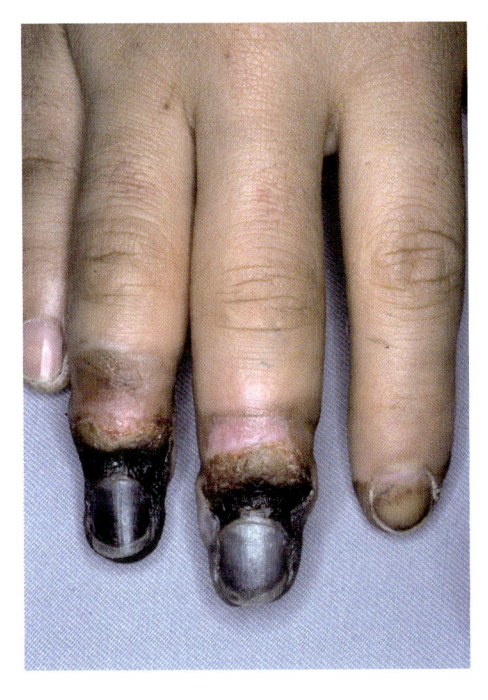

図　30歳代，男性．凍傷
冬山登山で凍傷となった．右中指，環指末節部に爪部を含めた黒色壊死を認める．Ⅳ度凍傷である．

臨床像の特徴（図）

凍傷は，表皮から深部組織が，氷点下に曝されて発生する組織損傷で，重症度は傷害の深達度により，Ⅰ度（紅斑や浮腫），Ⅱ度（水疱），Ⅲ度（紫斑や潰瘍），Ⅳ度（壊死）に分類され，主に四肢末端，耳，鼻，頬にみられる．

鑑別疾患

① Buerger病……喫煙歴のある40歳代に多く，四肢の中小動脈が狭窄・閉塞し潰瘍壊疽を生じる慢性疾患．

② アクロチアノーゼ（acrocyanosis）……若い女性の四肢末端などが寒冷により紫藍色を呈する．低温に対する末梢血管の機能異常．

③ Raynaud現象……寒冷刺激で四肢末端の小動脈が発作性に攣縮し，蒼白→紫→赤→正常色の三相性が特徴．

④ その他……凍瘡（凍結しない温度の冷気での炎症），閉塞性動脈硬化症，各種血管炎，全身性強皮症．

注意点・治療

全身の低体温がないかを確認する．患部は40℃前後の温浴で速やかに加温する．

局所処置は熱傷に準じて行う．Ⅰ，Ⅱ度は保存的な治療で改善が望める．Ⅲ，Ⅳ度は感染リスクもあり，とくに爪部など末端が壊死している場合は切断を要する．

末梢循環改善を目的に血管拡張薬（プロスタグランジンE1など）を点滴投与する．治癒には数日～数カ月かかる可能性がある．

参考文献

1）　金子貴芳：形成外科 62: S14, 2019
2）　佐藤勇樹，奥山隆平：皮膚病診療 39: 62, 2017

53. 化膿性爪囲炎

外山雄一

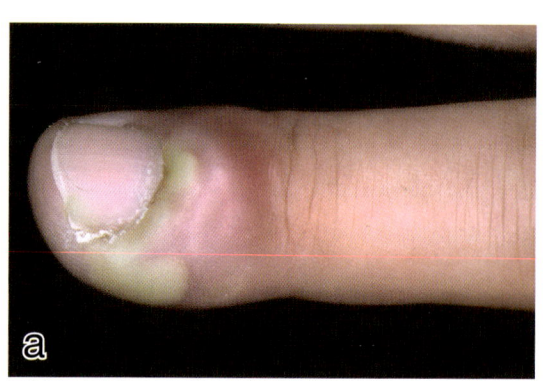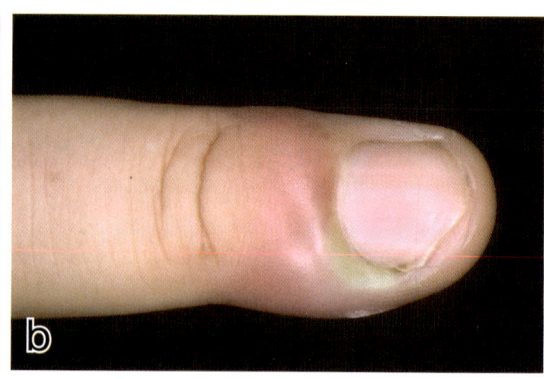

図 化膿性爪囲炎
（a）30歳代，男性．（b）40歳代，男性．手指の爪甲周囲の発赤・腫脹・熱感・膿瘍形成を認める．

臨床像の特徴（図）

化膿性爪囲炎は，爪甲周囲の皮膚や皮下組織に細菌感染を生じ，拍動性の疼痛，腫脹，発赤，熱感，膿瘍を認める．緑膿菌感染症による場合は，その産生色素（ピオシアニンなど）により爪甲が緑色に着色することがある．

鑑別疾患

① 接触皮膚炎……機械油や切削油などの刺激による刺激性接触皮膚炎と，Ⅳ型アレルギー反応によるアレルギー性接触皮膚炎に大別される．治療は，原因物質との接触回避，ステロイド外用を行う．

② カンジダ性爪囲炎……水仕事の多い職業（飲食店従業員，美容師，家事担当者など）に好発する．化膿性の場合に比べて痛みが強くないことも多い．爪・皮膚の鏡検によって診断する．治療は抗真菌薬の外用・内服を行う．

③ ヘルペス性瘭疽……口唇ヘルペスをもつ乳幼児の指しゃぶりによる自己接種が原因とされてきたが，医療従事者での発症も多い．有痛性で1～3歳児の拇指に好発する．

注意点・治療

背景として，皮膚を傷つける行為（ささくれを剥く，甘皮を過度に処理する，爪を嚙む，指しゃぶりをする）が先行することが多い．糖尿病患者は発症しやすい．

原因菌は黄色ブドウ球菌や化膿性レンサ球菌が多く，それらに有効な内服抗菌薬の投与を行う．膿瘍形成がみられる場合には，穿刺や切開排膿を行う．

化膿性爪囲炎を予防するには，指先の皮膚を傷つける行為を避け，水仕事の後には余分な水分をよく拭き取って乾燥させ，保湿剤を外用するなどのスキンケアを行い，指先の皮膚バリア機能を維持することが肝要である．

参考文献

1) 佐藤伸一ほか：今日の皮膚疾患治療指針 第5版，医学書院，東京，p.1034, 2022
2) 山村雄一ほか：現代皮膚科学大系 第6巻A，感染性皮膚症Ⅰa，中山書店，東京，p.91, 1983
3) 清水宏：あたらしい皮膚科学 第3版，中山書店，東京，p.489, p.520, 2018

54. ヘルペス性瘭疽

椛島健治

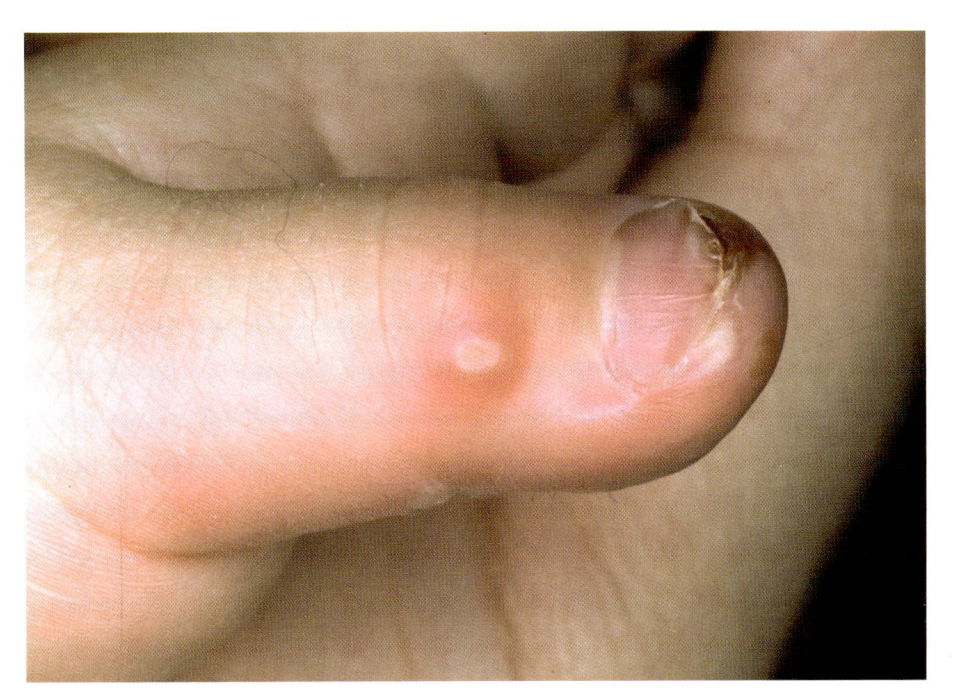

図 1歳，男児，ヘルペス性瘭疽
発赤を伴う小水疱，指尖にもあり．

臨床像の特徴（図）

ヘルペス性瘭疽（herpetic whitlow）あるいはヘルペス性爪囲炎（herpetic paronychia）は，爪周囲に発赤・腫脹を伴い急激に多発する小水疱と強い自発痛を特徴とする．指しゃぶりをする乳幼児，あるいは口腔内に直接関与する医療従事者（例：歯科医，口腔ケアを行う看護師など）に生じ，指しゃぶりをする乳幼児ではヘルペス性歯肉口内炎を合併することがある[1]．初感染・再感染いずれもおこりうる．

鑑別疾患

①化膿性爪囲炎（瘭疽）……黄色ブドウ球菌や化膿性レンサ球菌による爪囲炎で，強い疼痛を伴い，ときに膿汁の色が透過して病変部が黄白色・緑色にみえる．水疱はない．
②その他……ヘルペス性瘭疽は病初期には汗疱様の臨床像を呈することがある[2]．

注意点・治療

検査は水疱底を擦過してギムザ染色（Tzanck test）．ただし，他の細菌感染症の可能性も考え，初診時に一般細菌培養もしておく[1]．ヘルペスが確定したら抗ウイルス薬の全身療法を行う．

文献

1）日野治子：J Visual Dermatol 7: 647, 2008
2）平原和久：J Visual Dermatol 9: 1158, 2010

233

第3章 爪

55. 手足口病

椛島健治

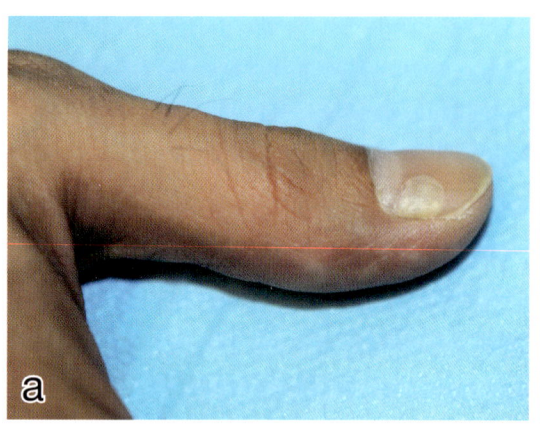 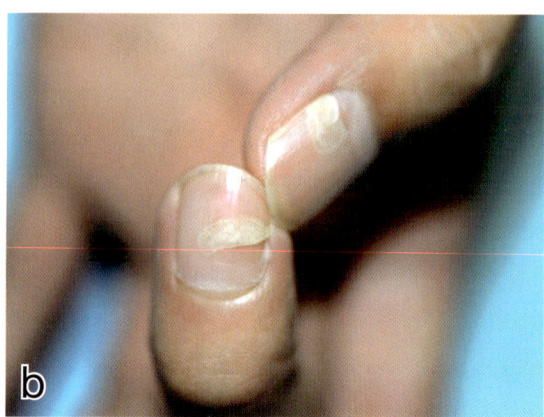

図　30歳代，男性．手足口病の爪病変（文献1より転載．写真提供：あたご皮フ科 江藤隆史先生）
右拇指（a）および左拇指・中指（b）の爪基部より8mmほどのところに爪の中割れを認める．

臨床像の特徴（図）[1]

　手足口病（hand-foot-mouth disease）はコクサッキーウイルスA16，A6，エンテロウイルス71などにより手掌・足底・口腔内に小水疱や紅色丘疹を生じる皮膚感染症であるが，2011年渡部らの報告により，本邦でもコクサッキーウイルスA6感染後の爪甲の変形・脱落が知られるようになった[2]．特徴としては手足口病の治癒後1～2カ月で爪変形が発生し，一部は爪甲脱落に達するというものである．爪病変としては，横線（Beau's line），剥離，爪甲脱落，穴あき状が多く報告されている[2]．

鑑別疾患

① Beau's line……何らかの炎症機転がはたらいて生じた爪の横線であり，この手足口病による爪甲変形でもBeau's lineを呈することがあることが知られている．代表的な原因疾患としては尋常性乾癬，感染症，抗がん剤があげられる．

注意点・治療

　手足口病の原因となるコクサッキーウイルスに対するワクチンや特効薬は存在しない．手足の痛みに対して対処療法的に鎮痛薬を処方することがある．発熱も軽いとされるが，流行の年度によっては比較的高熱を伴うこともあり，とくに成人では高熱発症で水疱も広範囲であることが多い[3]．手足口病自体は，多くは数日で治癒するが，（とくにエンテロウイルス71によるもので）稀に中枢神経系などの合併症を伴うことがあるので，注意を要する．

　爪病変は原病の治癒後1～2カ月で生じるが，自然治癒するため経過観察でよい．爪甲脱落症も変形を残さず治癒する[3]．

文献

1）　高橋暁子，江藤隆史：J Visual Dermatol 13: 192, 2014
2）　渡部裕子 ほか：日皮会誌 121: 863, 2011
3）　渡部裕子：J Visual Dermatol 11: 1280, 2012

56. 異物

大原國章

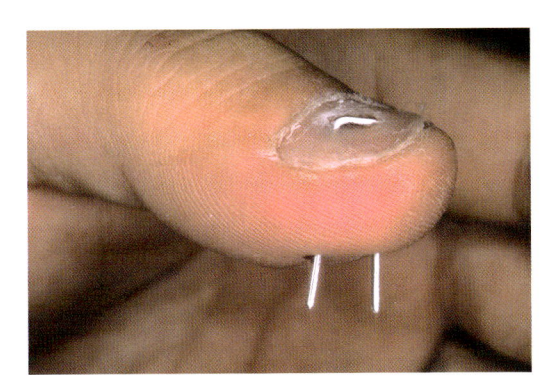

図1 25歳，男性．鋲が刺さった症例
建設工事中に鋲を自分の指に打ち込んでしまった．

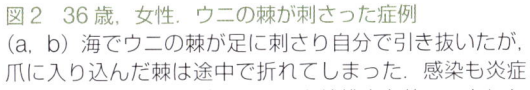

図2 36歳，女性．ウニの棘が刺さった症例
(a，b) 海でウニの棘が足に刺さり自分で引き抜いたが，爪に入り込んだ棘は途中で折れてしまった．感染も炎症もないので，爪の伸びにつれて自然排出を待つことにした．
(c) 5週後，棘は前方に移動している．
(d) 11週後，ほとんどが排出されている．

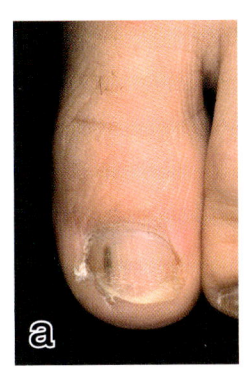
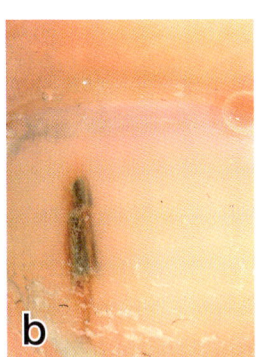
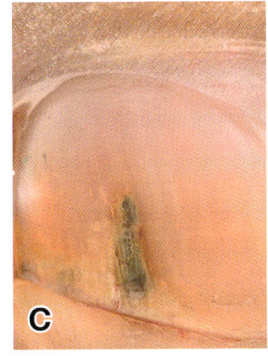
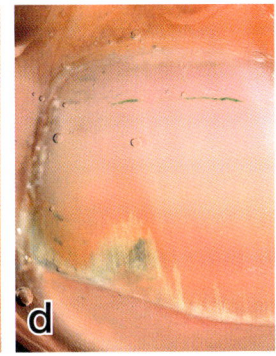

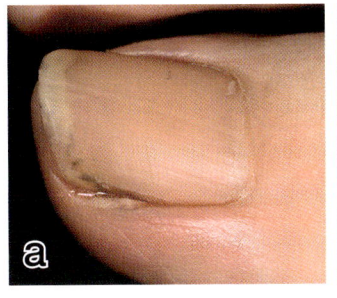
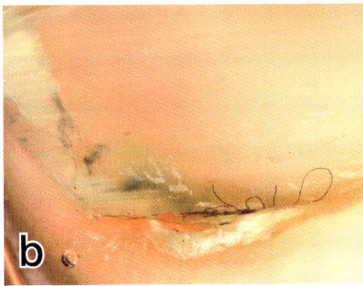

図3 55歳，女性．爪の下に糸くずが入り込んだ症例
(a) 爪の遊離縁，側面に不整形の黒色小片が潜っている．(b) ダーモスコピーで確認後に可及的に除去し，残りは自然排出を待った．

臨床像の特徴（図1～3）

　手指，足趾は外傷を受けやすく，爪も例外ではない．患者が受傷機転を覚えている場合は診断は容易であるが，無自覚のこともある．症状は受傷機序によりさまざまである．

鑑別疾患

　爪甲下出血・血腫，黒色線条などは経過，ダーモスコピーで鑑別可能．

治療

　可能な場合は異物の除去であるが，自然な排出を待機することもある．

静脈奇形

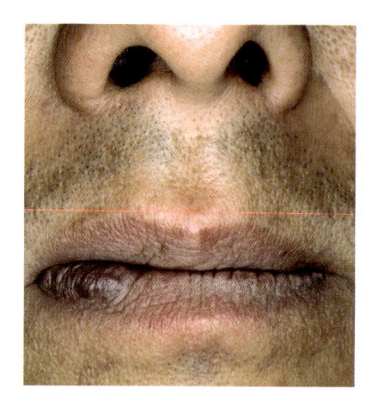

【頭部・顔】
第3章 口唇（p.156）

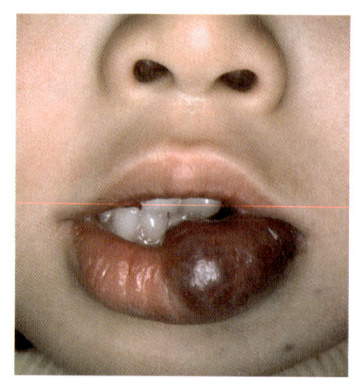

【頭部・顔】
第3章 口唇（p.156）

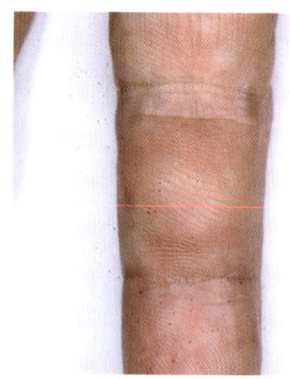

【躯幹・四肢】
第2章 手（p.130）

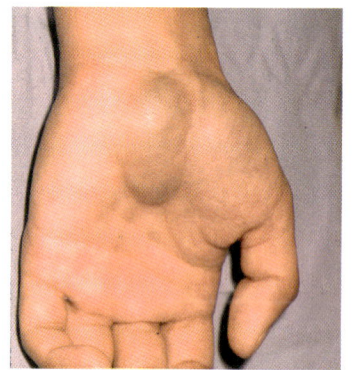

【躯幹・四肢】
第2章 手（p.130）

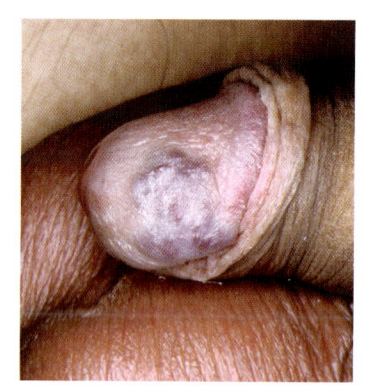

【躯幹・四肢】
第4章 陰部（p.273）

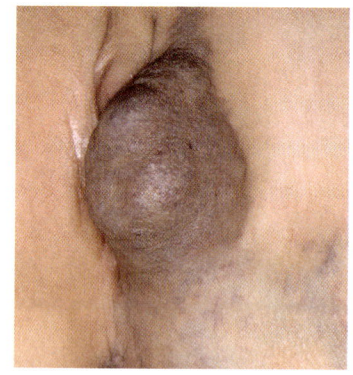

【躯幹・四肢】
第4章 陰部（p.273）

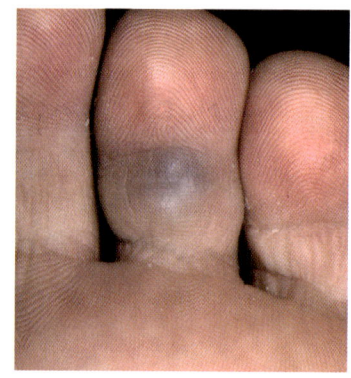

【躯幹・四肢】
第6章 足（p.374）

※青字は『好発部位でみる皮膚疾患アトラス 頭部・顔』の章・ページ番号

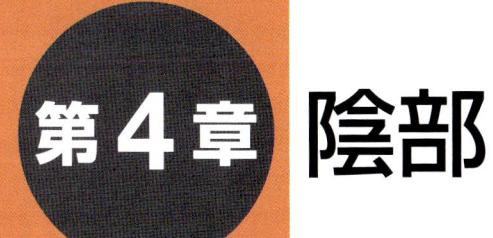

第4章 陰部

1. 間擦疹

青山裕美

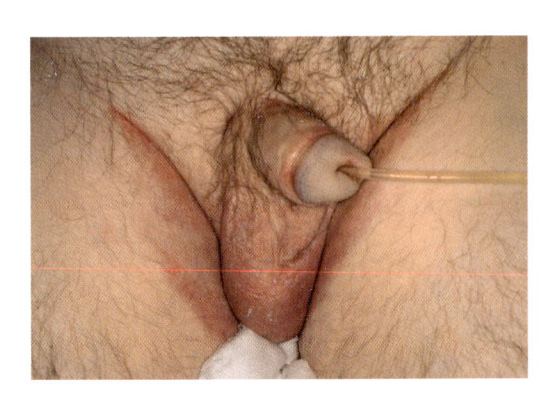

図1　70歳代，男性，間擦疹
鼠径の皮膚が密着して，陰嚢から鼠径に紅斑を生じている．

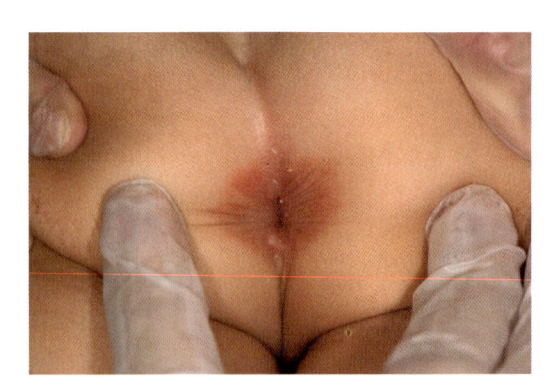

図2　〔参考症例〕肛囲溶連菌性皮膚炎
小児の肛囲の紅斑．A群溶連菌が検出された．（写真提供：うちだ皮膚科 内田隆文先生）

臨床像の特徴（図1，2）

　間擦疹（intertrigo，またずれ）は，擦れる場所に発生する炎症で，鼠径部や臀裂に発症する．湿潤や浸軟化を伴う紅斑である．肥満が原因で皮膚が密着することで生じる．溶連菌や緑膿菌，カンジダなどの感染症を伴うこともある．

鑑別疾患

① **伝染性膿痂疹**……黄色ブドウ球菌感染症による角層から顆粒層での浅いびらん．
② **刺激性皮膚炎**……尿や汗による刺激性皮膚炎．
③ **紅色汗疹**……いわゆる"あせものより"という状態．

注意点

　間擦疹は陰部だけでなく，腋窩や乳房下のような部位に生じる．対称性に生じることが多い．肥満により，脂肪がたるんで垂れ下がったとき屈曲した部位が密着している部位に紅斑・びらんが生じる．

治療

　一般細菌培養，直接鏡検で真菌要素があれば，抗菌薬や抗真菌薬を使用する．

　患部の処置としては洗って，タオルなどをはさむとよい．亜鉛華軟膏を使用することもある．

2. 脂漏性皮膚炎

椛島健治

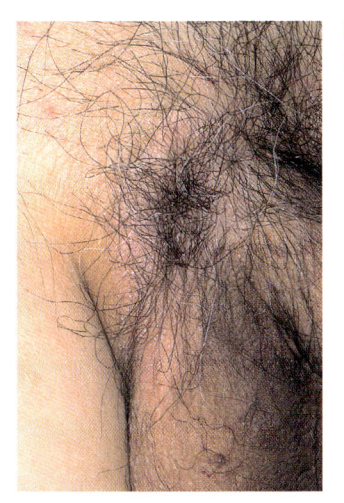

図1　陰股部の脂漏性皮膚炎

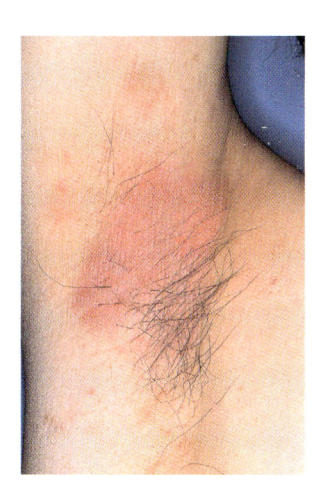

図2　同一症例の腋窩の病変
腋窩にも脂漏性皮膚炎が認められた.

臨床像の特徴

　脂漏性皮膚炎（seborrheic dermatitis），脂漏性湿疹（seborrheic eczema）は，Unna が1887 年に提唱した疾患で，脂漏部位に淡黄色から紅色の粃糠様鱗屑を伴う紅斑を生じる湿疹の一種であり，間擦部も好発部位のひとつである. 瘙痒はないか，あっても軽度のことが多い. 病像は比較的均一で，色素沈着や色素脱失はない[1]. 本症は皮脂中のトリグリセライドがマラセチア属真菌などの皮膚常在菌により分解されて生じた遊離脂肪酸が，皮膚に刺激を与えることが主体と考えられている[2].

鑑別疾患

　たとえ頭髪の脂漏性皮膚炎は見慣れていても，鼠径部の脂漏性皮膚炎は診断に迷う可能性がある（図1）. 他の好発部位に同様の病変があれば診断は比較的容易となるが（図2），確定ではない[1].
① カンジダ性間擦疹……KOH 直接鏡検にて確定診断する.

② 乾癬……inverse psoriasis という間擦部位の乾癬で，男性に多い. 他の部位を観察すると，頭部や爪に乾癬病変がみられることがある.
③ その他……乳房外 Paget 病，Hailey-Hailey 病など. 生検で確定する.

注意点・治療

　治療は通常ステロイド外用を行うが，マラセチア属に抗菌活性を有する抗真菌薬（ケトコナゾール，ミコナゾール，イミダゾール）を外用するのも有効である. ステロイド外用薬はケトコナゾールより早く炎症を改善するが，中止後に再発しやすい. 一方でケトコナゾールは中止から再発までの期間が長い[3].

　時に乳房外 Paget 病との鑑別が困難なことがある. ためらうことなく生検で診断を確定させることが重要である.

文献
1）大原國章：J Visual Dermatol 4: 390, 2005
2）清水 宏：あたらしい皮膚科学3版, 中山書店, 東京, p.124, 2018
3）勝岡憲生, 前島英樹：J Visual Dermatol 4: 1180, 2005

3．接触皮膚炎

青山裕美

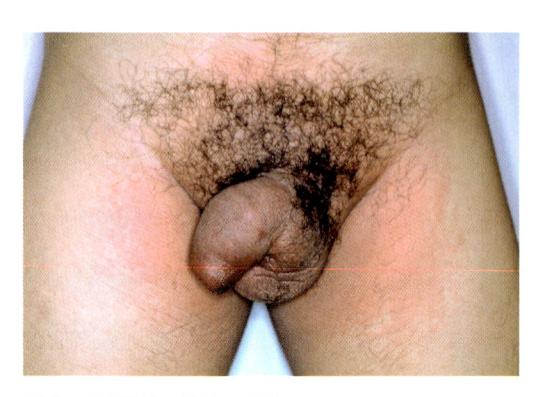

図1　成人男性．接触皮膚炎
手に付着したウルシにより接触皮膚炎を生じた．ウルシオールが原因物質．

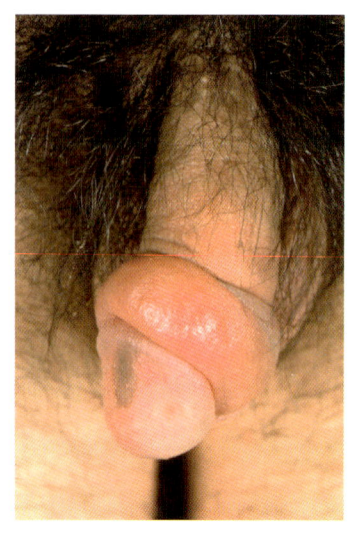

図2　成人男性．接触皮膚炎（写真提供：あたご皮ふ科 江藤隆史先生，文献1より転載）
陰茎が浮腫を伴って腫脹している．何が原因だろうか？

臨床像の特徴（図1〜3）

　陰部の接触皮膚炎を診断した場合，外用薬による治療だけでなく，原因を特定することが必要である．陰部に直接触れるアレルゲン（例，ウェットティッシュ，外用薬，生理用品，避妊具）以外に患者が思いつかないような原因もある．手で触れたものを問診することが重要である．

鑑別疾患

① **粘膜カンジダ症**……カンジダ性腟炎により拡大性に炎症がみられることもある．
② **刺激性皮膚炎（尿）**……尿による刺激性皮膚炎．尿漏れや尿取りパッドの使用を問診する．
③ **刺激性皮膚炎（クリーム，ワックスなど）**……陰毛の脱毛や除毛に使用するクリームやワックスで刺激性皮膚炎をおこすことがある．
④ **皮膚瘙痒症**……更年期以降，萎縮性腟炎に伴って限局性の瘙痒症を生じる．

注意点・治療

　原因となるアレルゲンを問診し，パッチテス

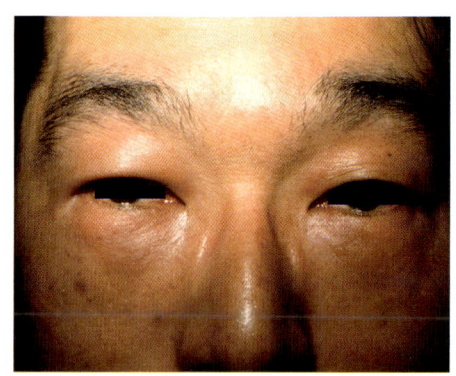

図3　同一症例の顔面の湿疹（写真提供：あたご皮ふ科 江藤隆史先生，文献1より転載）
寒いところでギンナンを拾っており，尿意をもよおしギンナンのついた手で陰茎に触れたため，接触皮膚炎を生じたと判明．

トで確定する．外用薬やケア製品など，話しづらいため聞き出せないこともあるので，同性が問診するなど配慮が必要である．ミディアムクラスのステロイド外用薬を外用する．炎症が強い場合は，短期間ステロイド内服を検討する．

文献

1）江藤隆史，松永佳世子：J Visual Dermatol 8: 334, 2009

4．固定薬疹（FDE）

塩原哲夫

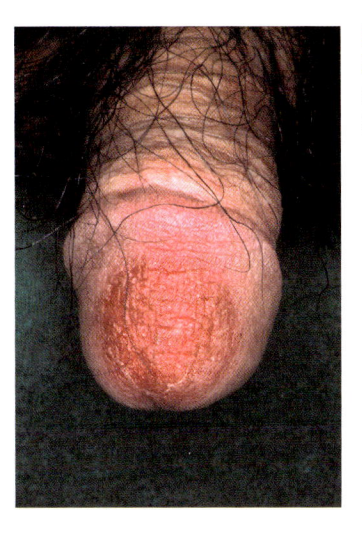

図1　症例1：成人男性．固定薬疹
亀頭に境界鮮明なびらん・発赤が生じている．

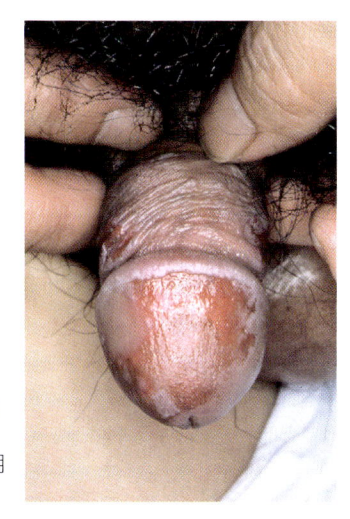

図2　症例2：成人男性．固定薬疹
亀頭と包皮に，境界鮮明なびらんがみられる．

臨床像の特徴

　固定薬疹（fixed drug eruption：FDE）は，原因薬剤摂取後，多くは数時間で身体の一定の部位にのみ紅斑を生じる薬疹の一型．くり返す度に治癒後に色素沈着を残すので，多くは色素沈着部に一致した円形〜楕円形の紅斑として認められる（図1，2）が，時には一部に水疱も伴う．若干の灼熱感や瘙痒を伴う．不定期に内服する薬剤により生ずることが多い．

鑑別疾患

　口囲，四肢，陰部などに好発し，以前に単純疱疹や帯状疱疹などを発症したと思われる部位に生じやすいため，これらとの鑑別が必要となる．

① **単純疱疹**……初感染は性行為などの数日後に陰部（亀頭，包皮，大陰唇，小陰唇）や口囲などに，疼痛を伴う紅暈を有する小水疱の集簇としてみられる．再発疹は同様の水疱を軽度のピリピリ感とともに認めるが，程度は軽い．

② **帯状疱疹**……単純疱疹と同様の水疱を生じるが，片側性で帯状に分布するのが特徴．

③ **接触皮膚炎**……瘙痒を伴う浮腫性紅斑が主体で，水疱はみられたとしても多くは軽度．

④ **その他**……原因薬剤を内服していなくても，性行為前に相手方が原因薬を摂取し，その体液中に残存していた微量の原因薬剤に曝露されて生ずる固定薬疹（**性行為後固定薬疹**）も報告されている．

注意点・治療

　本症は通常，数個以内の色素斑に一致して生じることが多いが，稀に全身に散在性に生じることもある．皮疹が円形〜楕円形であることが特徴で，数個以内であれば全身症状を伴うこともほとんどない．

　治療はステロイド外用薬の単純塗布で十分であり，ステロイドの全身投与が必要な症例は少ない．原因薬による内服試験を行う際，病変部にステロイド外用薬をあらかじめ投与しておくと，同部は誘発されない．

5. 乾癬

佐藤佐由里，大槻マミ太郎

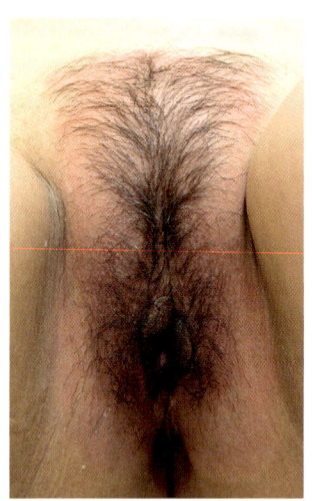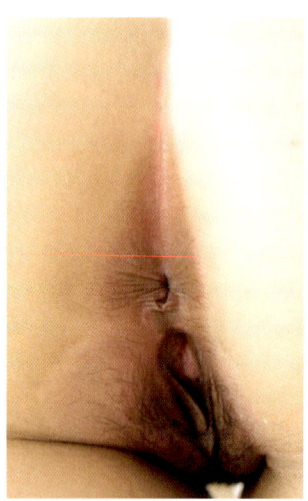

図1　症例1：20歳代，女性．乾癬
会陰部から肛囲にかけて，紅斑が存在する．

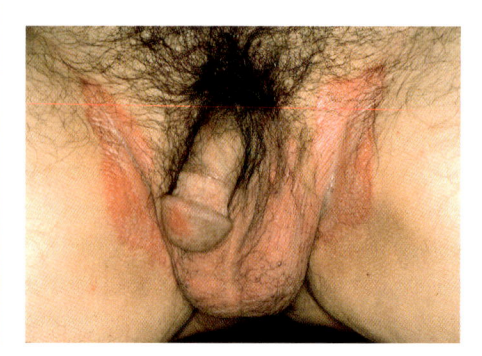

図2　症例2：陰部の乾癬の男性例
鼠径部・亀頭・陰嚢に紅斑が存在する．

臨床像の特徴（図1，2）

　乾癬（psoriasis）は，陰部から会陰，肛門周囲に境界明瞭で一般的に紅斑を認める．鱗屑を伴うが，体幹の乾癬ほど著明でないこともある．時に瘙痒を伴う．大小さまざまな個疹が複数生じる例や陰股部に地図状を呈する例もある．一般に男性の方が症状を訴えやすく，診察する機会も比較的多いと思われ，中には亀頭部のみに限局する場合もある．海外ではinverse psoriasis，乳幼児の場合はnapkin／diaper psoriasisとも呼ばれる．

鑑別疾患

① 陰股部白癬あるいはカンジダ性皮膚炎……鏡検により菌の陰性を確認して除外する．
② 接触皮膚炎……問診により外用しているものを中止およびパッチテストにて除外する．

③ 扁平苔癬……口腔内の病変の有無を確認．
④ Vidal苔癬・脂漏性湿疹・アトピー性皮膚炎……陰部以外の皮膚症状を確認する．乾癬の場合，頭皮や肘・爪などの好発部位に特徴的な皮疹を認めることが多い．痒みの強い陰部のみの乾癬の場合は，鑑別が困難である．

注意点・治療

　臨床的に診断困難な場合は，皮膚生検が確実である．診断がつかないまま抗真菌薬により接触皮膚炎を合併したり，長期のステロイド外用薬で皮膚の菲薄化を来すことがあり，正しい診断と治療が必要である．
　また，乾癬性関節炎の合併が疑われた際，生物学的製剤など全身的治療を要することもある．ちなみに，症例1では仙腸関節炎があり，皮疹の分布は広範囲ではなかったが，TNF阻害薬導入となった．

6. 扁平苔癬（LP）

青山裕美

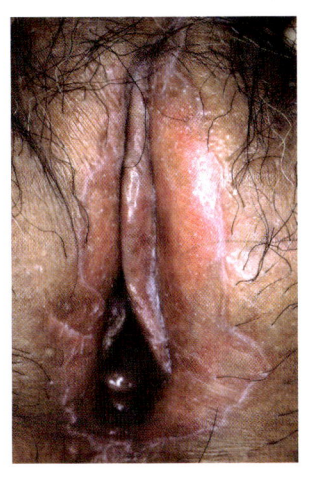

図1　76歳，女性．扁平苔癬
大陰唇が光沢性に潮紅し，外縁はピンク色の線条隆起で縁取られている．潮紅局面内にも白色線条が錯綜している．

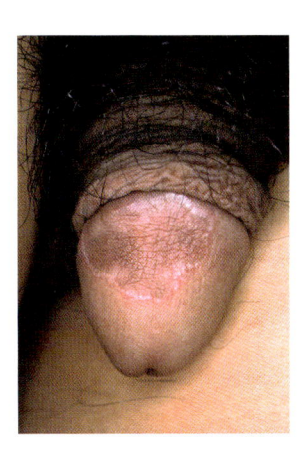

図2　40歳，男性．扁平苔癬
紅斑局面内の皮野が粗糙で，辺縁は図1と同様に細長い線条が取り囲んでいる．

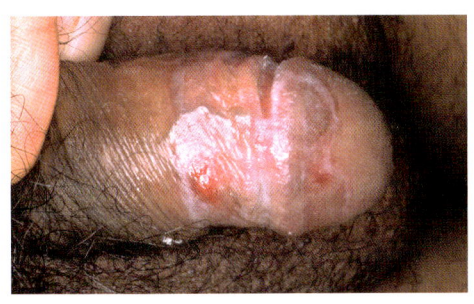

図3　成人男性．扁平苔癬
亀頭では図2，包皮では図1と同様な様相で，びらんも混じている．外周には白い縁取りがみられる．

臨床像の特徴

　扁平苔癬（lichen planus：LP）は，女性の外陰部に，白色調の表皮角化を伴う局面として発症し，瘙痒を伴う（図1）．しばしば中央が陥凹する．表面は光沢がある場合もある．男性の場合は陰茎に角化を伴う環状紅斑が多発する（図2，3）．

鑑別疾患

① **硬化性萎縮性苔癬**……女性の外陰部に好発する瘙痒を伴う白色扁平丘疹，集簇して局面を形成する．硬化によりひだが消失し膣口や尿道口が閉塞することもある．有棘細胞癌の発生に注意が必要．

② **陰茎の乾癬**……陰茎は尋常性乾癬の好発部位で，円形の鱗屑のある紅斑を生じる．

③ **皮膚粘膜カンジダ症**……カンジダ性膣炎から外陰炎になり慢性化すると，苔癬化を伴う紅斑局面を形成する．

④ **刺激性皮膚炎**……尿，分泌液による皮膚炎を生じる．

注意点

　外陰部のため，受診するまでに年単位かかるケースがほとんどである．瘙痒を伴っていることが多いので，痒みが軽快しないと転医するケースが多い．早めに生検するなど確定診断を心がける．毎回陰部を診察しにくいこともあるので，変化があれば必ず相談するよう説明しておく．

治療

　ステロイド外用薬を使用するが難治性であることが多い．タクロリムス軟膏が奏効するケースもあるが，使い始めに灼熱感を生じることが多いので，十分に説明をしてから使用する．

7. 多形滲出性紅斑（EEM）

椛島健治

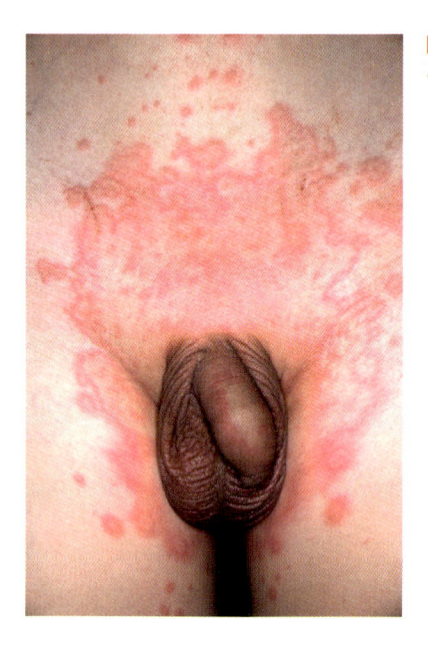

図1 ヘルペスウイルスによる陰股部の多形滲出性紅斑

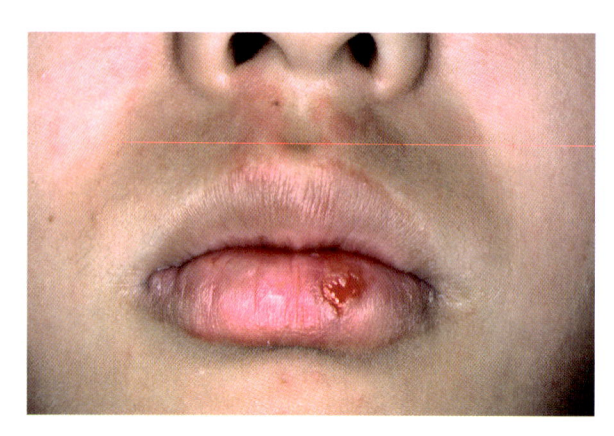

図2 図1の口唇
単純疱疹が確認できる.

臨床像の特徴（図1, 2）

多形滲出性紅斑（erythema exsudativum mutiforme：EEM），多形紅斑（erythema multiforme：EM）は，浮腫性で大型の標的様（target lesion）あるいは虹彩様（iris lesion）とよばれる同心円状・環状を呈する紅斑. 感染症（単純ヘルペスウイルスあるいはマイコプラズマ感染が多い），あるいは薬剤アレルギーとして生じることが多い. 粘膜症状を伴うものは EM major といわれ，さらなる重症化（Stevens-Johnson 症候群）を警戒する必要がある. 瘙痒は症状の程度によりさまざまである.

鑑別疾患

① 股部白癬……外陰部に発生する環状紅斑として鑑別にあがる. 真菌検査で確定する.
② 類天疱瘡……抗 BP180 抗体が陽性である.
③ その他……大型の環状紅斑を伴う疾患としては Sweet 病, Sjögren 症候群などもあがる.

注意点・治療

単純ヘルペスウイルス感染によるものは，単純疱疹発症から 1〜3 週後に本症を生じることが多い（単純疱疹後多形紅斑, postherpetic EM）[1].

マイコプラズマ感染によるものは，必ずしも呼吸器症状を伴うものではないため，呼吸器症状の有無に引っ張られすぎるとマイコプラズマ感染を見落とす危険がある[2].

軽症例はステロイド外用やヨウ化カリウムの内服. 粘膜症状および発熱・倦怠感など全身症状を伴うものは，前述のとおり重症化を疑い入院とし，ステロイド内服を考慮すべきである.

文献

1) 清水 宏：多形紅斑. あたらしい皮膚科学 第3版. 中山書店, 東京, p.139-141, 2018
2) 平原和久, 塩原哲夫：J Visual Dermatol 6: 1240, 2007

8．Behçet 病

安部正敏

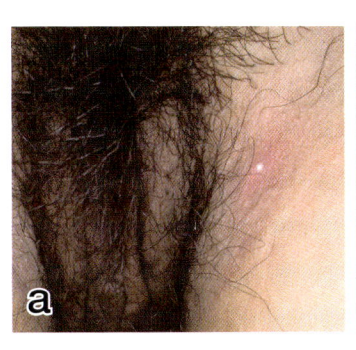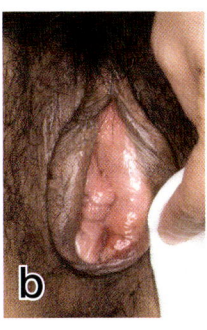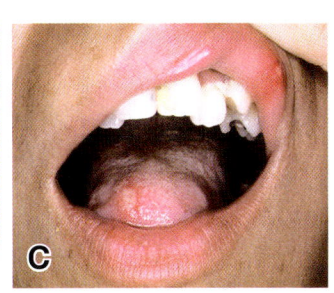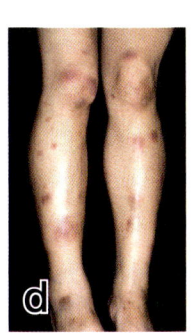

図1　症例1：30歳代，女性．Behçet 病
（a）外陰部の小膿疱，（b）陰唇部の潰瘍，（c）上口唇と舌
のアフタ，（d）下腿の多発する硬結性紅斑

臨床像の特徴

Behçet 病は，陰囊，陰茎，大陰唇内側，小陰唇，腟，子宮頸部に紅暈を伴う黄白色調の膿疱を生じ，その後大豆大程度の潰瘍となる（図1，2）．女性では大型の潰瘍となる場合がある．潰瘍は深く疼痛を伴う．その後2週間程度で瘢痕治癒する．

鑑別疾患

① **急性陰門潰瘍**……若い女性の小陰唇，前庭に小豆大程度の小潰瘍が多発する．疼痛を伴う．
② **硬性下疳**……冠状溝，亀頭，陰唇に小指頭大までの浸潤を触れる硬結がみられ，その後浅い潰瘍となる．自覚症状はない．梅毒でみられる．
③ **性器ヘルペス**……外陰部に鮮紅色調の紅暈を有する小水疱がみられる．疼痛を伴う．
④ **その他**……帯状疱疹，鼠径リンパ肉芽腫症，鼠径肉芽腫症などが鑑別にあがる．

注意点・治療

本症は，HLA-B51 が約60％に陽性であり，内的遺伝要因に加え何らかの外的環境要因が作

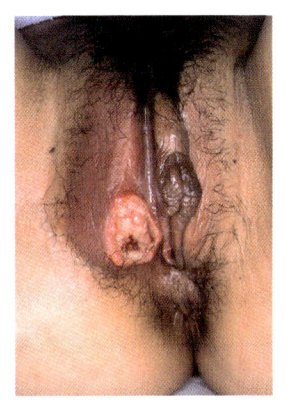

図2　症例2：Behçet 病
陰唇部の大きな潰瘍．

用して発症する多因子疾患と考えられている[1]．皮膚症状は，口腔粘膜→皮膚→外陰部の順に出現する場合が多く，必ず他の部位の皮膚症状の有無を確認すべきである．

外陰部潰瘍の治療は，ステロイド外用[2]，コルヒチン内服などであるが，近年アプレミラストが本症の口腔内潰瘍への有効性が明らかとなり，その効果が期待される[3]．

文献

1) 石ケ坪良明，寒川 整：日本臨床免疫学会会誌 34: 408, 2011
2) 中村晃一郎ほか：ベーチェット病の皮膚粘膜病変診療ガイドライン．日皮会誌 128: 2087, 2018
3) Hatemi G et al: Clin Exp Rheumatol S121: 3, 2019

9. Hailey-Hailey 病

椛島健治

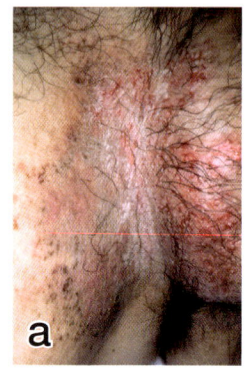 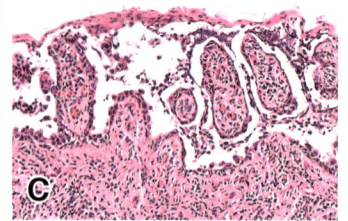

図　35歳, 男性. Hailey-Hailey 病
(a) 大腿, 股部から陰嚢にかけて, 不整型の紅斑・びらん局面を呈し, 浸軟した落屑を付す.
(b, c) 病理組織像では本症に特有の広範囲の棘融解像がみてとれる.

臨床像の特徴（図）

Hailey-Hailey 病（Hailey-Hailey disease），家族性良性慢性天疱瘡（familial benign chronic pemphigus）は，常染色体顕性（優性）遺伝を示す先天性皮膚疾患で，腋窩・鼠径部・頸部・肛囲などの間擦部に小水疱やびらん，痂皮を生じる．先天性だが出生時に皮膚病変はなく，青年・壮年期に発症する[1]．発症機序は不明だが，責任遺伝子はゴルジ装置のカルシウムポンプ遺伝子である *ATP2C1* と同定されている．そのため，表皮角化細胞におけるカルシウムシグナルの異常が病態に関与していることが示唆される．遺伝性疾患であるので家族歴聴取が重要だが，日本では約28％が家族歴のない孤発例であるとされている[2]．

臨床像は間擦部に白色の浸軟，紅斑，びらん／弛緩性水疱，色素沈着の入り混じった境界不鮮明な局面である．瘢痕化することはない．しばしば悪臭を生じる[3]．夏季に増悪し，冬季に軽快する傾向がある．増悪因子として，高温多湿，発汗，摩擦等が挙げられる．慢性に経過する．蛍光抗体直接法は陰性.

鑑別疾患

① 脂漏性皮膚炎……間擦部の脂漏部位に生じる糠糠様の鱗屑を伴う紅斑で，病像は比較的均一.

② カンジダ性間擦疹……KOH 直接鏡検陽性.

③ 乳房外 Paget 病……Hailey-Hailey 病は間擦部に生じるびらん・小水疱を認め，さらに家族歴や季節的消長があることが決め手となる．病理所見も似ていることがあるので注意が必要である[3]．

注意点・治療

軽度〜中等度（皮疹面積 10％未満）の場合，ステロイド外用により皮疹の軽快が期待できる[1]．重症例にはエトレチナート内服も考慮する．悪臭は細菌やカンジダによる二次感染のためであり，抗菌薬投与も考慮する．また，慢性のステロイド外用により，二次的に真菌感染を併発することも多いので，適宜 KOH 直接鏡検の施行を考慮する.

文献

1) 難病情報センター：家族性良性慢性天疱瘡（指定難病 161），https://www.nanbyou.or.jp/entry/4489
2) 上田恵一 ほか：ダリエ病とヘイリー・ヘイリー病，皮膚科 MOOK 15, 金原出版, 東京, p.121, 1989
3) 大原國章：J Visual Dermatol 4: 391, 2005

10．尋常性天疱瘡（PV）

薮内由季菜，鎌田昌洋

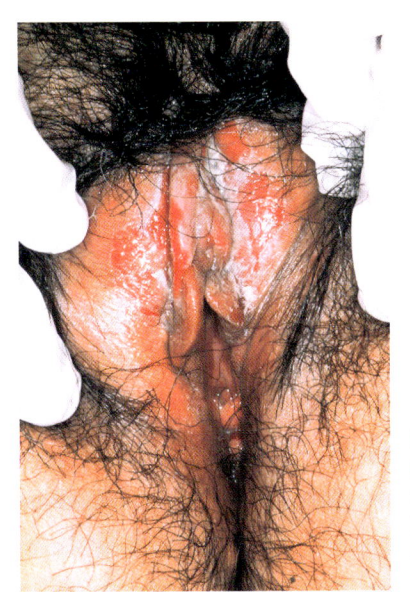

図1　尋常性天疱瘡，臨床像
大陰唇，小陰唇がびらんし，角層が浸軟している

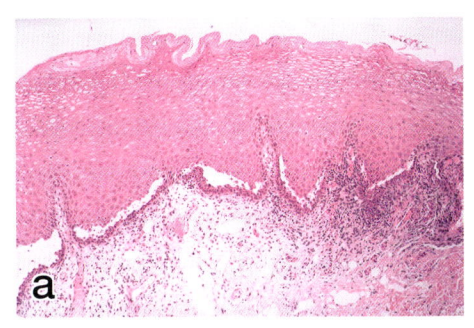

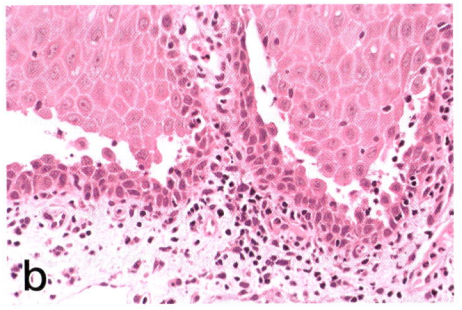

図2　病理組織像
（a）表皮基底層直上の表皮細胞間に裂隙が形成されている．
（b）棘融解細胞を認める．

臨床像の特徴

　尋常性天疱瘡（pemphigus vulgaris：PV）は，口腔粘膜の疼痛を伴う難治性のびらん，潰瘍が特徴で，初発症状として頻度が高い．約半数の症例で皮膚にも弛緩性水疱，びらんを生じる（図1）．好発部位は頭部，腋窩，鼠径部，上背部，臀部などの圧力のかかる部位である．

鑑別疾患

① 水疱性類天疱瘡……病理組織学的に表皮下水疱を認め，蛍光抗体直接法で表皮基底膜部へのIgGや補体の線状沈着を認める．
② 家族性良性慢性天疱瘡（Hailey-Hailey病）……常染色体顕性（優性）遺伝を示し，蛍光抗体直接法で自己抗体が検出されない．
③ Stevens-Johnson症候群……高熱や全身倦怠感などの全身症状を伴い，口唇，眼，外陰部などを含む全身に紅斑，びらん，水疱が多発する．

注意点・治療

　難治性の陰部のびらんでは，病理組織学的検査（図2），蛍光抗体直接法，抗デスモグレイン抗体価の測定を検討する．

　初期治療はプレドニゾロンが第一選択で，重症・中等症では，プレドニゾロン1.0 mg/kg/日が標準的投与量である．ステロイド単剤で効果不十分の場合には，免疫グロブリン大量静注療法，免疫抑制薬，血漿交換療法などを考慮する．

文献

1）　天疱瘡診療ガイドライン作成委員会：天疱瘡診療ガイドライン．日皮会誌 120: 1443, 2010
2）　森 志朋ほか：臨皮 66: 425, 2012

11．硬化性萎縮性苔癬（LSA）

塩原哲夫

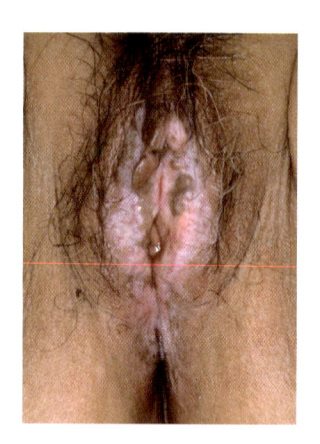 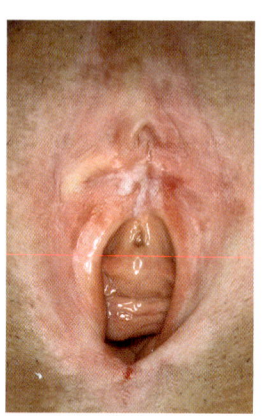 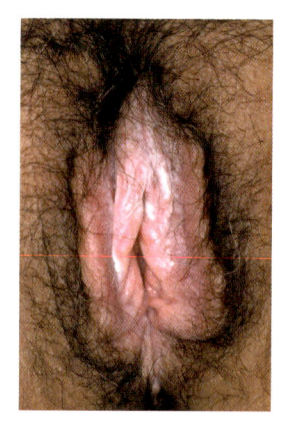 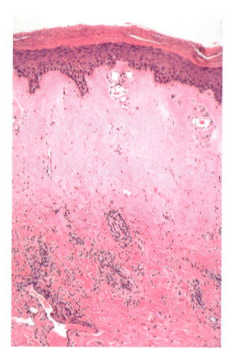

図1　症例1：60歳，女性．
大陰唇の2/3が白色に角化，
浸軟している．色が白いのは
角化を意味している．

図2　症例2：50歳，女性．
大陰唇全体が角化のために
白色となっている．部分的
には白苔も付着する．

図3　症例3：54歳，女性．
陰唇は萎縮して平坦とな
り，硬化している．前交連
には硬い角化も生じてい
て，前癌性変化を想起させ
る．

図4　図1の病理組織
学的所見
真皮上層に無構造のヒ
アリン化がみられる．

臨床像の特徴

　硬化性萎縮性苔癬（lichen sclerosus et atrophicus：LSA）は，女性に多くみられ，初経前と閉経後に2つのピークがある．象牙色の萎縮を伴う丘疹や局面で（図1〜3），外陰部を侵すが，膣や子宮頸部の粘膜部位は侵さない．経過中に瘢痕を生じやすく，小陰唇の消失やクリトリスの埋没などを生じうる．肛門周囲に病変が拡大することもある．瘙痒や痛みを伴うことが多い．

鑑別疾患

① 扁平苔癬……外陰部に認める場合には鑑別を要するが，本症は病理組織学的に真皮上層に特徴的な無構造のヒアリン化を認める（図4）ことで，鑑別可能である．
② 有棘細胞癌……表皮に増殖がみられる場合には，本症に有棘細胞癌が合併した可能性を考えて病理組織検査を行うべきである．
③ 限局性強皮症……通常，1〜数個の類円形の境界明瞭な硬化性局面がみられ，初期には辺縁にライラック輪を認める．
④ 尋常性白斑……境界明瞭な白斑であり，本症のような象牙色の萎縮局面はみられない．

注意点・治療

　治療としてはステロイド外用薬が第一選択であり，通常難治のためストロンゲストの適応となる．タクロリムス軟膏もしばしば使われるが，ステロイドの効果には及ばないばかりか，悪性腫瘍が発生したとの報告があり，使用に際しては注意が必要である．その他，UVA1光線療法が有用との報告もある．いずれにせよ，本症は悪性腫瘍を合併しやすいのと，経過により膣入口部の狭窄などを生ずるため，慎重に経過をみるべき疾患である．

12．亜鉛欠乏性皮膚炎

安部正敏

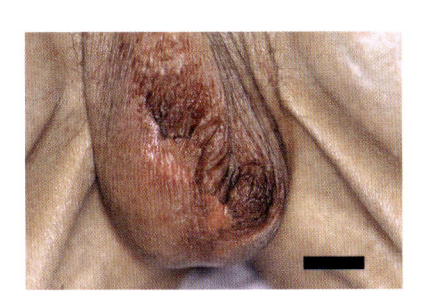

図1　症例1：50歳代，男性．後天性の亜鉛欠乏症（文献1，2より転載．写真提供：東京医科大学八王子医療センター皮膚科 梅林芳弘先生）
糖尿病性腎症，高カロリー輸液中．ALP低値．

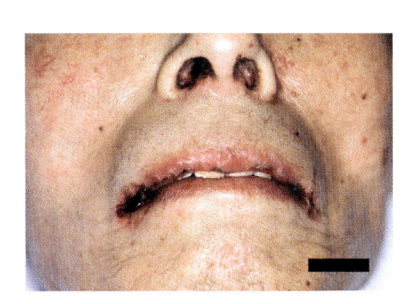

図2　症例1の口唇（文献2より転載）
両口角のびらん．

臨床像の特徴（図1，2）[1, 2]

　亜鉛欠乏性皮膚炎は外陰部のみならず，眼瞼や口囲などの開口部に境界明瞭な鮮紅色調を呈する紅斑が出現，続けてびらんや痂皮形成をみる．その後鱗屑や膿疱が出現し，一見すると膿痂疹に似た臨床像を呈する．外陰部以外では，爪囲炎や爪変形，脱毛を伴う．鮮紅色調から紅色調を呈する紅斑がみられ，表面には浸軟した膜様鱗屑を付す場合がある．また表面に白色被苔を付す場合もある．瘙痒を伴う場合が多い．

　男性では，亀頭包皮に紅色丘疹や膿疱が多発し，浸軟した膜様鱗屑を付す．

鑑別疾患

① 脂漏性皮膚炎……黄白色調の鱗屑を付す紅斑で，軽度浸潤を触れる．境界不明瞭のことが多い．
② 股部白癬……皮疹は中心治癒傾向を呈し，周囲に小水疱や膿疱，鱗屑がみられる．
③ 紅色陰癬……境界明瞭な紅色から紅褐色調で，表面に糠糠様鱗屑を付す局面がみられる．
④ その他……おむつ皮膚炎，間擦性湿疹，乳房外Paget病などが鑑別にあがる．

注意点・治療

　亜鉛は生体において300種以上の酵素に不可欠であり，その機能保持に重要である[3]．亜鉛欠乏症の診断には外陰部皮膚炎のほか，口内炎，脱毛症，褥瘡など皮膚症状の把握が重要である[4]．

　治療は，現在亜鉛補充療法によるが，必ず投与前に血清亜鉛値を測定する．その結果，亜鉛欠乏状態であれば，亜鉛として成人50〜100 mg/日，小児1〜3 mg/kg/日または体重20 kg未満で25 mg/日，体重20 kg以上で50 mg/日を分2で食後に経口投与する[5]．銅欠乏や鉄欠乏がみられた場合は，亜鉛投与量の減量や中止，あるいは銅や鉄の補充を行う必要がある．

文献

1）小笠原理雄, 梅林芳弘：皮膚臨床 41: 359, 1999
2）梅林芳弘：亜鉛欠乏症．梅林芳弘 編, 皮膚科医の「見る技術」！一瞬で見抜く疾患 100 Snap Diagnosis トレーニング帖, 学研メディカル秀潤社, 東京, p.63, 2014
3）児玉浩子ほか：亜鉛欠乏症の診療指針．日本臨床栄養学会雑誌 38: 104, 2016
4）児玉浩子ほか：亜鉛欠乏症の診療指針 2018．日本臨床栄養学会誌 40: 120, 2018
5）日本臨床栄養学会 編：亜鉛欠乏症の診療指針 2018, 日本臨床栄養学会, 東京, 2018

13. 化膿性汗腺炎

大原國章

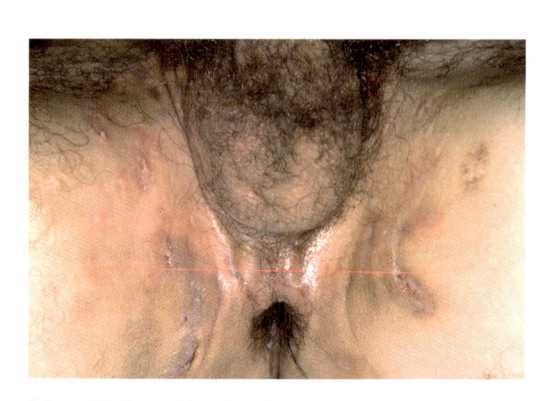

図1　29歳，男性．化膿性汗腺炎
股部，会陰に瘻孔形成，皮膚の拘縮，瘢痕，膿汁の排出．

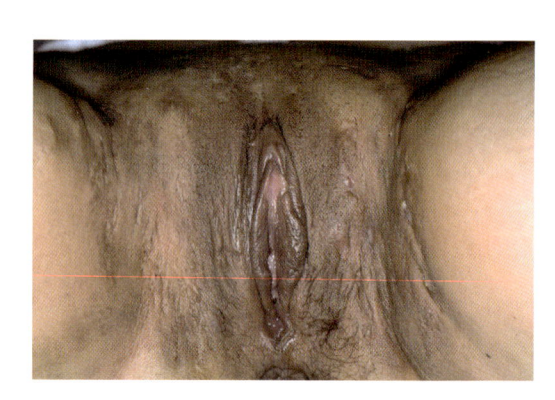

図2　33歳，女性．化膿性汗腺炎
多数の膿瘍が交通して瘻孔となり，膿汁が排出している．

臨床像の特徴（図1〜3）

従来は慢性膿皮症と称されていた疾患で，臀部，腋窩，頭部に好発する慢性化膿性の炎症性疾患である．多発性の毛包炎，炎症性粉瘤に似ているが，細菌感染が本態ではなく毛包の過角化，閉塞が発症のきっかけと考えられている．最近はサイトカインの異常が指摘されるようになってきた．日本人では肥満，糖尿病と関連する例は少ない．

病変が多発し，それぞれが皮下で瘻孔を作って融合し，瘢痕を形成する．青年期の男性に多く，女性例は少ない．

鑑別疾患

① 毛包炎，化膿性痤瘡，炎症性粉瘤などの化膿性疾患……これらは瘻孔を作ったり，瘢痕，ケロイド様の結節を作ることはない．
② 癤，癰……一見して迷うこともあるが，再発性，多発性，瘻孔形成といった点で異なる．

治療

テトラサイクリン，クリンダマイシンなどの

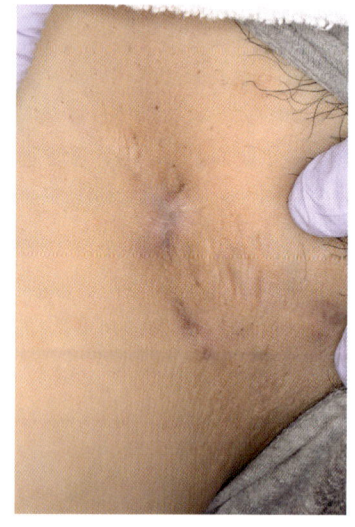

図3　〔参考症例〕鼠径部の化膿性汗腺炎の軽症例
多発性粉瘤と間違われやすい．

内服，あるいは外科的治療が行われている．

重症例では，生物学的製剤（抗 TNF-α 抗体）の投与も保険適用となったが，高額であること，瘻孔や結節には無効なことが問題となる．

外科治療としては，瘻孔開窓術（deroofing，瘻孔の表面を切開して自然治癒を待つ開放療法），切除縫縮，広範囲であれば植皮が行われる．

炎症が高度の場合には短期のステロイド内服も有効である（保険適用ではない）．

14. 股部白癬

塩原哲夫

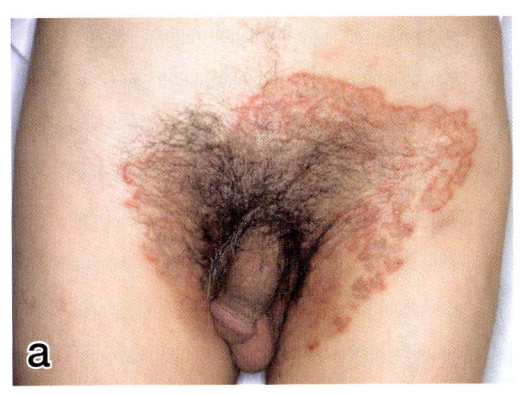

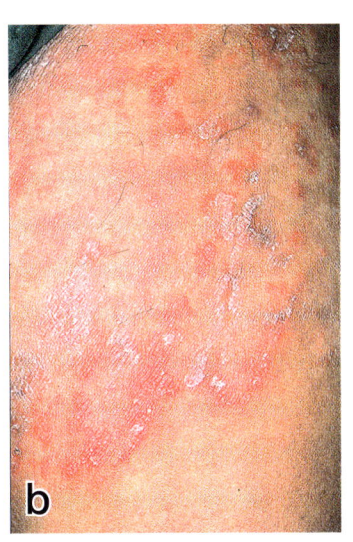

図　成人男性. 股部白癬
（a）かなり広い範囲の紅斑局面で,辺縁が連圏状,波打っているのが特徴である. また, 色素沈着となった中心治癒の部分もみられる. このような広範な病変はステロイド軟膏の誤用のことが多い.
（b）大腿の拡大像. 辺縁は軽度に隆起し, 薄い鱗屑を付けている. 線状, 丘疹上の紅斑が地図状, 島嶼状に分布している.

臨床像の特徴

　股部白癬（tinea cruris）は, 陰股部に丘疹, 小水疱, 鱗屑を伴う紅斑として生じ, しばしば遠心性に拡大し, 中心治癒傾向を示す（図）. そのためしばしば環状を呈し, 周囲がやや隆起し, 中央は色素沈着を呈する. 陰嚢は避けることが多く, 瘙痒を伴う. 多くの場合, 足白癬を合併する.

鑑別疾患

① **カンジダ性間擦疹**……股部の間擦部に紅斑を生じ, 周囲に薄い膜状の鱗屑縁を伴う. 紅斑の周囲に膿疱が散在することがある. 本症と比べ中心治癒傾向は少ない. 鱗屑の鏡検が決め手となる.
② **外陰カンジダ症**……抗菌薬やステロイド薬などを投与されている患者に生じやすく, 膣内の常在菌が増殖した状態である.

③ **接触皮膚炎**……紅斑, 鱗屑, 小丘疹の混在する局面を外陰部に認めるが, 陰嚢は避けずに中心治癒傾向も示さない.
④ **Hailey-Hailey 病**……鼠径部, 肛囲に加えて頸部, 腋窩などの間擦部に紅斑と水疱, 痂皮が集簇してみられる. 夏季に増悪する.
⑤ **伝染性膿痂疹**……ブドウ球菌や溶連菌により生ずる細菌感染症であり, 小児, 乳幼児に好発する.

注意点・治療

　抗真菌薬の外用により速やかに軽快するが, ときに抗真菌薬が接触皮膚炎をおこし, 逆に皮疹が増悪することがある. その場合には, 一時的に抗真菌薬を中止し, ステロイド外用薬を短期的に使用する. ときには, 抗真菌薬の内服を短期的に行うこともある. 本症は本質的には治癒しやすい病態であり, 足白癬が治っていなくても, 本症が先に軽快することが多い.

15. カンジダ症

安部正敏

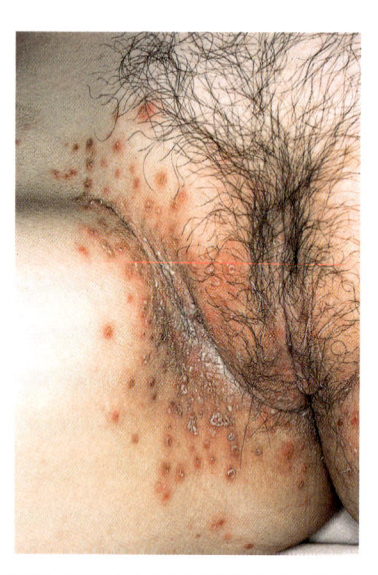

図1 59歳，糖尿病のある，肥満気味の女性．カンジダ症
紅色から紅褐色調を呈する紅斑．表面は浸潤し，中央部には白苔を付す．周囲には半米粒大までの小型の紅斑が多発している．

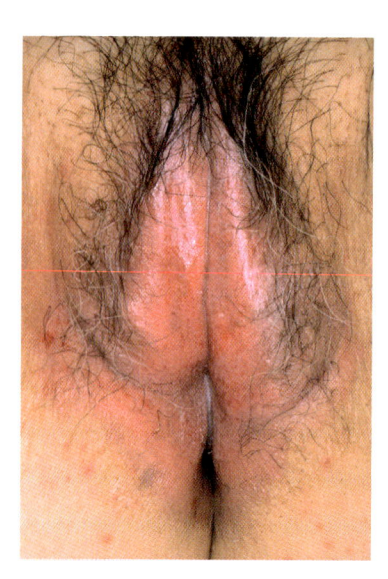

図2 68歳，女性．カンジダ症
鮮紅色調を呈する比較的巨大な紅斑．表面は浸潤しており，わずかに膜様鱗屑を付す．

臨床像の特徴（図1，2）

　カンジダ症（candidiasis）は，外陰部に鮮紅色調から紅色調を呈する紅斑がみられ，表面には浸軟した膜様鱗屑を付す場合がある．また表面に白色被苔を付す場合もある．瘙痒を伴う場合も多い．男性では，亀頭包皮に紅色丘疹や膿疱が多発し，浸軟した膜様鱗屑を付す．瘙痒を伴う場合が多い．

鑑別疾患

① 脂漏性皮膚炎……黄白色調の鱗屑を付す紅斑で，軽度浸潤を触れる．境界不明瞭のことが多い．
② 股部白癬……皮疹は中心治癒傾向を呈し，周囲に小水疱や膿疱，鱗屑がみられる．
③ 紅色陰癬……境界明瞭な紅色から紅褐色調で，表面に粃糠様鱗屑を付す局面がみられる．
④ その他……おむつ皮膚炎，間擦性湿疹，乳房外Paget病などが鑑別にあがる．

注意点・治療

　近年，看護領域で失禁した外陰部の皮膚障害は incontinence-associated dermatitis（IAD）とよばれている[1, 2]．この状態は尿や便の化学的刺激により惹起される刺激性接触皮膚炎いわゆるおむつ皮膚炎に加え，外陰部カンジダ症も包括する概念であることに注意が必要である．

　治療は，イミダゾール系抗真菌外用薬などによる．

文献

1) Gray M et al: J Wound Ostomy Continence Nurs 34: 45, 2007
2) Beele H et al: Drugs Aging 35: 1, 2018

16．紅色陰癬

安部正敏

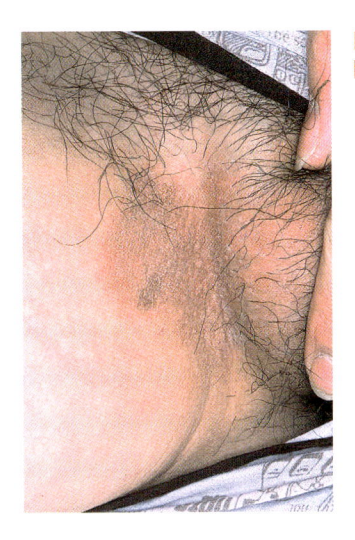

図1　症例1：紅色陰癬①

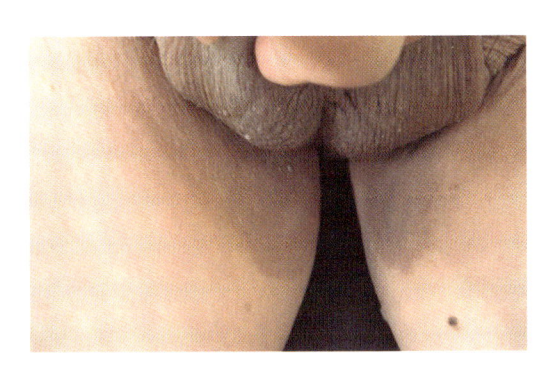

図2　症例2：紅色陰癬②（文献1より転載．写真提供：天理よろづ相談所病院皮膚科 田邉 洋先生）

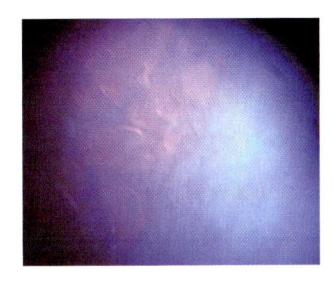

図3　図2のWood灯検査所見（文献1より転載．写真提供：天理よろづ相談所病院皮膚科 田邉 洋先生）

臨床像の特徴

　紅色陰癬（erythrasma）は，成人以降の陰股部のほか，腋窩，足趾などにみられる境界明瞭な紅色から紅褐色調で，表面に粃糠様鱗屑を付す局面がみられる（図1，2[1]）．浸潤を触れない．慢性に経過すると軽度苔癬化をみることもある．中心治癒傾向はみられない．

鑑別疾患

① 股部白癬……皮疹は中心治癒傾向を呈し，周囲に小水疱や膿疱，鱗屑がみられる．

② 股部カンジダ症……わずかに中心治癒傾向がみられる紅斑で，周囲に軽度浸軟する膜様鱗屑がみられる．

③ 脂漏性皮膚炎……黄白色調の鱗屑を付す紅斑で，軽度浸潤を触れる．境界不明瞭のことが多い．

④ その他……間擦性湿疹，乳房外 Paget 病などが鑑別にあがる．

注意点・治療

　本症は，外陰部に常在する *Corynebacterium minutissimum* を主体とするグラム陰性桿菌による感染症であり，肥満者や多汗による日和見感染症と考えられる．

　診断において，グラム染色とともに，Wood灯検査が有用であり，暗室で観察すると皮疹部が朱色から珊瑚紅色に光る[2]（図3[1]）．

　治療はイミダゾール系抗真菌外用薬が有効[3]であるが，1％ナジフロキサシンクリームが有効との報告もある[4]．広範囲の場合エリスロマイシン系抗菌薬内服を行う場合がある[3]．

文献

1） 田邉 洋：J Visual Dermatol 9: 1190, 2010
2） 渡辺晋一ほか：皮膚真菌症診断・治療ガイドライン．日皮会誌 119: 851, 2009
3） 武井 彰：皮膚病診療 28: 977, 2006
4） 藤田悦子，五十嵐敦之：J Visual Dermatol 1: 874, 2002

17. Fournier 壊疽

内田秀昭, 田中隆光

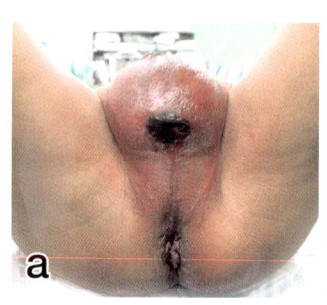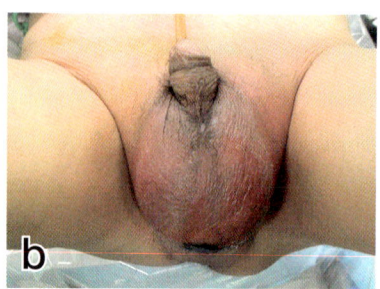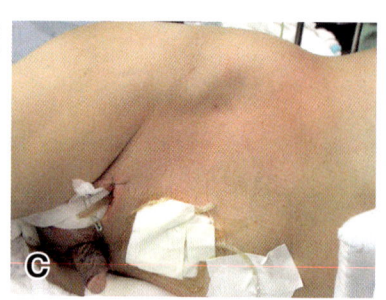

図1 坐骨直腸窩膿瘍からの Fournier 壊疽
陰嚢全体に発赤・腫脹があり, 陰嚢中央は黒色壊死もみられる. 鼠径から右下腹部に発赤がみられる.

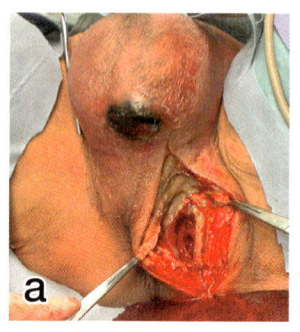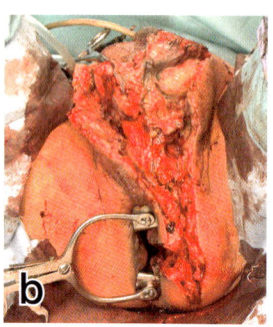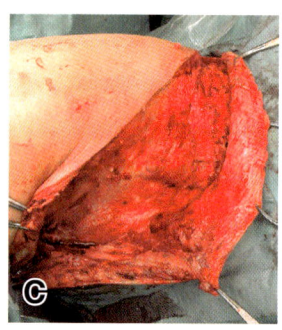

図2 デブリードマン, 切開ドレナージ

臨床像の特徴（図1, 2）

Fournier 壊疽は急速に進行する外陰部周辺のガス壊疽ないし壊死性筋膜炎と称され, 致死率は 24%[1] と報告されている. 発赤, 腫脹, 熱感, 疼痛に加えて, 水疱, 壊死, 握雪感などが出現し, 浅筋膜に沿って鼠径や臀部へ波及する.

鑑別疾患

① 蜂窩織炎……進行の速さや全身症状の有無で鑑別する. 紫斑や血疱は, 壊疽をより示唆する.

② 壊疽性膿皮症……炎症性腸疾患の有無や全身症状で鑑別する.

③ 化膿性筋炎……通常は骨格筋に膿瘍がみられることにより鑑別する.

注意点・治療

重症度評価として Uludag Fournier's gangrene severity index（UFGSI）[2] があり, 10点以上で死亡率が 94% とされている.

治療は早急な外科的介入が基本で, さらに抗菌薬投与を含めた全身管理が必要である.

起因菌は大腸菌がもっとも多いが, 嫌気性菌との混合感染が 36.5%[3] といわれ, 近年では extended spectrum beta lactamase（ESBL）産生菌となることも稀ではなく, 広域の抗菌薬でカバーすべきである.

文献

1) Yeniyol CO et al: Urology 64: 218, 2004
2) Yilmazlar T et al: Tech Coloproctol 14: 217, 2010
3) 庵地孝嗣ほか: 泌尿紀要 55: 545, 2009

18. 単純疱疹

塩原哲夫

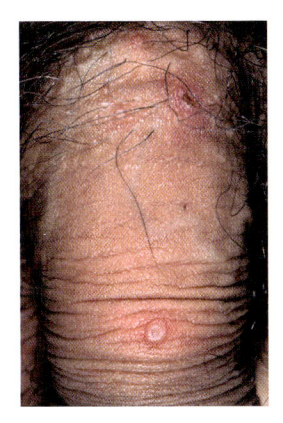

図1　発症初期の状態
包皮と陰茎根部に中心臍窩
を伴う小水疱が生じている.

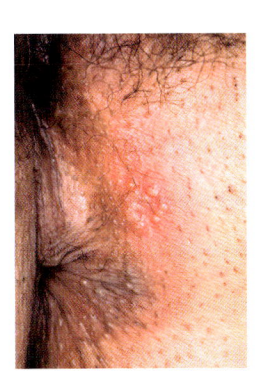

図2　女性例. 発症早期例
緊満性の小水疱が集簇し
ている.

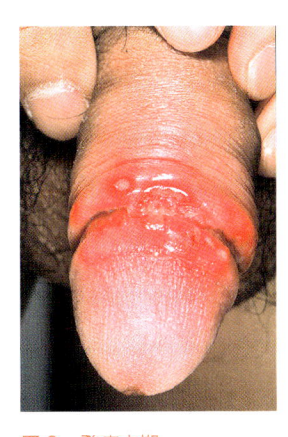

図3　発症中期
冠状溝に潰瘍・びらんが集簇
し, 発赤・浮腫の状態. ヘル
ペスの水疱はつぶれやすい.

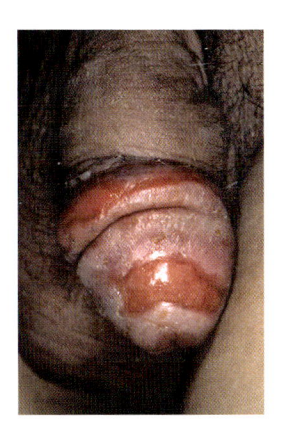

図4　重症型の晩期状態
亀頭, 包皮が潰瘍となって
いる.

臨床像の特徴

　単純疱疹(herpes simplex), 性器ヘルペス
(genital herpes)は, 単純ヘルペスウイルス
(HSV-1, HSV-2)感染により生ずる感染症で,
再発をくり返す. 陰部に生じる再発性のものは
HSV-2によるものが多い. 初感染の場合は性
行為後, 数日で, 陰部(亀頭, 包皮, 陰茎, 大
陰唇, 小陰唇)に, ぴりぴり感を伴い紅暈を周
囲にめぐらせる小水疱の集簇として発症する
(図1〜5). 初感染では発熱やリンパ節腫脹を
伴う.

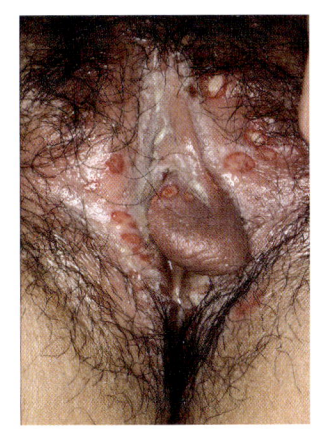

図5　女性の初発例
発熱・疼痛があり,
排尿痛も伴う.

鑑別疾患

① 帯状疱疹……原則として帯状疱疹は片側性
であり, 神経痛などの前駆症状, 随伴症状を伴
うことが多い.

② 第1期梅毒……性行為後3週間で外陰部に
自覚症の乏しい硬結(初期硬結)を生じ, それ
がやがて浅い潰瘍(硬性下疳)になる. この際
に, 鼠径部に痛みのないリンパ節腫脹(無痛性
横痃)を生じる.

注意点・治療

　再発性では, 疲労, ウイルス感染などにより
誘発されやすい. 治療としては抗ウイルス薬の
外用, 内服であるが, 再発を年に5, 6回もく
り返す患者では抗ウイルス薬の長期抑制療法の
適応となる. 再発性の陰部疱疹をくり返す患者
では, そのたびに抗ウイルス薬の内服をくり返
していると逆に再発しやすくなる可能性も指摘
されている.

19. 帯状疱疹

塩原哲夫

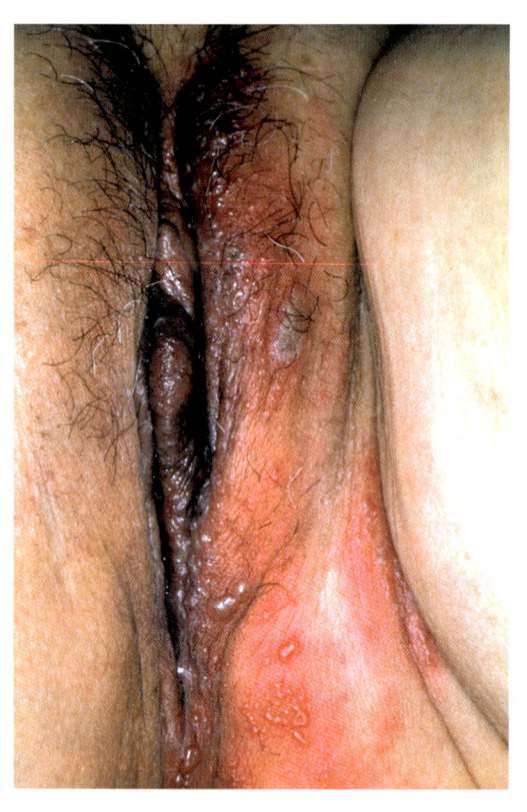

図　帯状疱疹
片側性に帯状に分布する. 紅暈を伴う小水疱の集簇. 一部は融合して壊死性となっている. 緊満性の初期疹もみられる.

臨床像の特徴

　帯状疱疹(herpes zoster)は, 中年以降(稀に小児でも起こりうる), 顔面や躯幹, 四肢などに片側性に(図), 痛みを伴い, 神経の走行に沿って配列する小水疱の集簇として発症する. 水痘・帯状疱疹ウイルス(VZV)の初感染が水痘として発症するのに対し, 一度感染した個体においてVZVが再活性化することにより生ずるのが帯状疱疹である.

鑑別疾患

① **単純疱疹**……HSV 1, 2の感染により生ずる疾患であり, 口囲, 陰部などの皮膚粘膜移行部に, 紅暈を伴う小水疱が集簇する. 帯状疱疹と異なり, 小水疱は片側性に分布しない. PCR法によって検査すると, 臨床所見のみから単純疱疹と思われていた疾患が, 実は帯状疱疹だった可能性も指摘されている.

② **線状苔癬, 線状扁平苔癬**……ともに線状の分布をとる角化性丘疹である. 水疱形成は稀である.

③ **光沢苔癬**……陰茎, 亀頭に自覚症のない光沢を有する小丘疹が, 散在性または集簇性にみられる. 小児に多い.

④ **接触皮膚炎**……下着などに付着した物質による接触皮膚炎が片側性の分布をとると本症と間違われやすいが, 接触皮膚炎では痛みはなく瘙痒が必発である.

注意点・治療

　本症では初期には水疱が明らかでないことがあり, その場合は虫刺症や接触皮膚炎との鑑別に迷うことがある. しかし, これらの疾患では分布が正確に片側性となることがないので, 分布に注意すれば鑑別は容易である.

　ときに激しい帯状疱疹後神経痛を伴うことがある.

　治療は抗ウイルス薬の1週間投与が原則だが, 高齢者では潜在性腎障害の可能性を考慮して, 投与量は適宜減量すべきである.

20．伝染性軟属腫

塩原哲夫

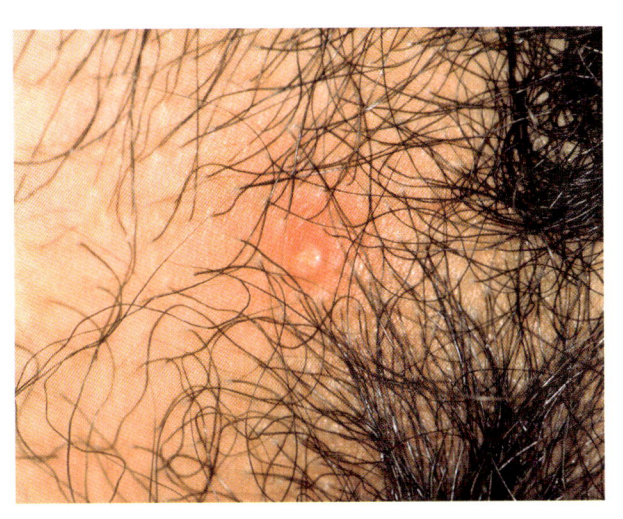

図1　23歳，女性．伝染性軟属腫
成人例では性行為感染症の可能性がある．充実性の丘疹で周囲に紅暈をめぐらす．

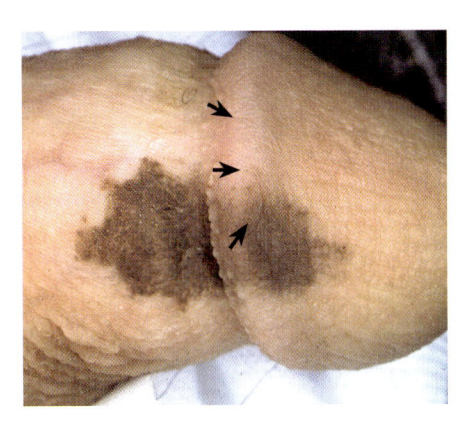

図2　〔鑑別疾患〕17歳，男子．pearly penile papules.
冠状溝に沿って白色の小丘疹（➔）が配列している（中央の色素斑は母斑）．伝染性軟属腫や尖圭コンジローマを心配して受診する場合があるが，生理的な変化であり心配ない．

臨床像の特徴

　伝染性軟属腫（molluscum contagiosum）は，乳幼児，小児に好発する伝染性軟属腫ウイルスによる感染症であり，皮膚への直接接触により感染する．中心臍窩を有する小型のドーム状に隆起した光沢ある小結節（図1）が多発する．プールなどで感染することが多い．周囲に炎症反応を伴うことが多い．

鑑別疾患

① 光沢苔癬……同じく小児に好発する光沢ある小型の丘疹からなる．伝染性軟属腫ウイルスが関与しているとの考えもある．
② 扁平疣贅……常色から淡紅色の扁平丘疹からなり，しばしば掻破痕に沿って線状配列をとる．
③ 尖圭コンジローマ……外陰部，陰茎，包皮や肛囲にみられる乳頭状〜カリフラワー状に増殖する疣状丘疹で，紅色〜紅褐色を呈する．青年期に好発する．
④ pearly penile papules（陰茎真珠様小丘疹，図2）……思春期の男性の亀頭の冠状溝や女性の小陰唇に左右対称に自覚症状のないドーム状の1〜2 mmの白色〜常色の小丘疹が配列する．性行為とは関係なく，感染させる可能性もないので，治療は必要ない．

注意点・治療

　治療として，他人にうつさないために摘除や凍結療法が行われることが多いが，基本的には自然消褪を待って経過観察しても，消褪までの期間は変わらないとの報告もある．とくに，周りに発赤を認める場合には自然消褪傾向にあると判断できるので，あえて治療をしなくてもよい．

257

21．尖圭コンジローマ

安部正敏

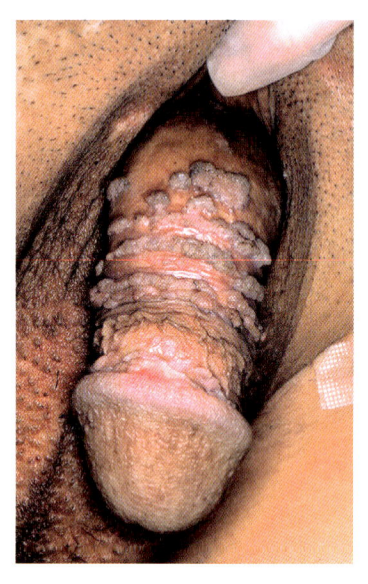

図1　成人男性，粟粒結核の患者，陰茎部の
尖圭コンジローマ
半米粒大程度の灰褐色調を呈する乳頭腫が
多発する．

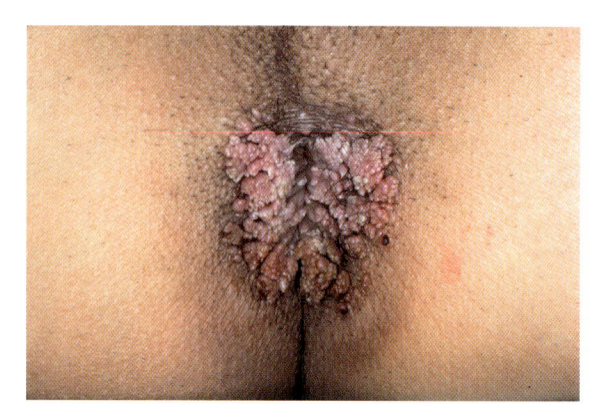

図2　〔参考症例（肛囲）〕成人男性．肛囲の尖圭コンジローマ
多くは男性同性愛者の肛囲に多発する．

臨床像の特徴

　尖圭コンジローマ（condyloma acuminatum）は，陰茎冠状溝や包皮，陰唇，陰嚢，肛囲に米粒大程度の乳頭状を呈する紅色から褐色，時に黒褐色調の乳頭腫がおおむね多発する（図1）．時に巨大な花野菜状の局面を呈することもある（図2）．時に表面が浸軟する場合もある．通常自覚症状はない．

鑑別疾患

① **Bowen 様丘疹症**……外陰部に黒褐色調を呈する丘疹が多発する．おおむね表面は平滑であることが多い．
② **脂漏性角化症**……黒褐色調から灰黒色調を呈する腫瘍．表面が顆粒状もしくは乳頭状を呈することもある．
③ **pearly penile papules**（陰茎真珠様小丘疹症，第4章20，p.257参照）……環状溝に沿って多発する皮膚常色から白色調を呈する

小丘疹が多発する．
④ **その他**……疣状癌や扁平コンジローマなどが鑑別にあがる．

注意点・治療

　本症は，HPV6，11などによる感染症である[1]．性感染症である例が多く，必ずパートナーの感染の有無をチェックする．
　治療は液体窒素による凍結療法や炭酸ガスレーザーによる焼灼が簡便である．またイミキモド外用も有効である[2]．
　なお，巨大な局面を呈し，角化傾向が強いものを，とくに Buschke-Lowenstein 腫瘍とよぶ[3]．

文献

1）三浦由宏, 三浦國輝：皮膚病診療 40: 1015, 2018
2）津田敏彦, 今田和則, 水口 清：日本薬理学雑誌 132: 55, 2008
3）Balik E, Eren T, Bugra D: Acta Chir Belg 109: 612, 2009

22. Bowen 様丘疹症

大原國章

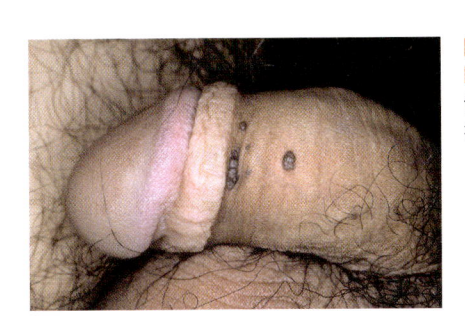

図1 25歳, 男性.
Bowen 様丘疹症
包皮に黒色小結節が
複数生じている.

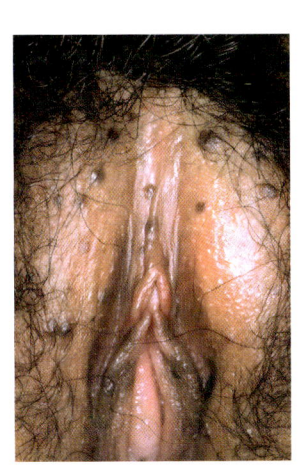

図2 21歳, 女性.
Hodgkin 病の患者
の Bowen 様丘疹症

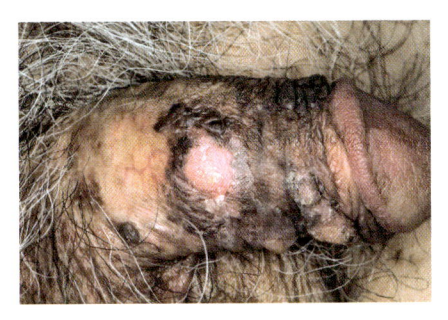

図3 55歳, 男性. Bowen
様丘疹症
多数の結節が融合し, 一部で
は潰瘍となっている.

臨床像の特徴（図1〜4）

　Bowen 様丘疹症は, ヒト乳頭腫ウイルス (human papillomavirus：HPV) の感染症で, 疣贅の一種である. 臨床的には黒・灰褐色の小結節で, 単発のこともあるが多発の場合の方が多い. 高リスク型のウイルス（HPV16など）が検出され, 病理的には Bowen 病と鑑別がつかず, 婦人科領域では vulvar intraepithelial neoplasia（VIN）という名称が使われるようになってきている. この疾患が注目されるようになったのは約40年前で, 当時は "消える Bowen 病", muliticentric pigmented Bowen's disease などと呼ばれていた.

鑑別疾患

① 脂漏性角化症……通常は単発性の軽度に扁平隆起する局面であり, 角化を伴う. 液体窒素治療によく反応する.

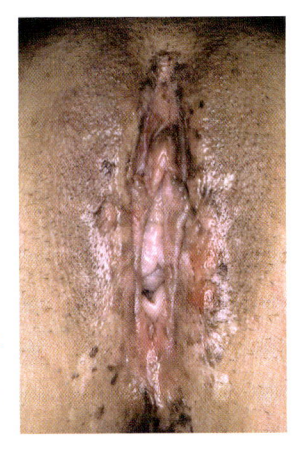

図4 19歳, 女性. 治療抵抗性 だった Bowen 様丘疹症
後年, 種々の免疫異常疾患を発症した.

② 母斑細胞母斑……増数傾向はなく, 大きさや色調の変動もない.

治療

　治療としては冷凍凝固, イミキモドなどであるが, AIDS などの免疫異常の個体では難治であり, 癌化することもある. 患者はこの病気が性行為感染症であることを自覚しておらずに病識も低いので, 他者への感染予防を教育する必要がある. また, 他の性行為感染症の合併についても検査しておく. 難治例では免疫異常などの基礎疾患の有無も調べる.

23．梅毒（初期硬結，硬性下疳）

大原國章

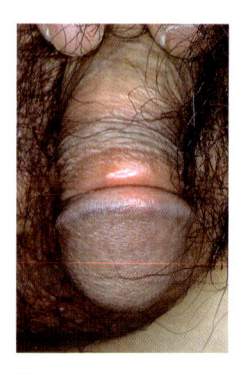

図1　梅毒，初期硬結①
包皮の皺に沿って硬結が生じている．

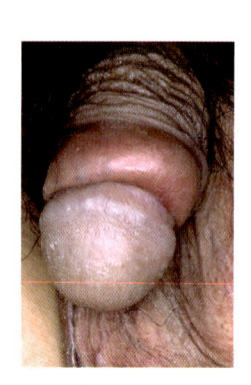

図2　梅毒，初期硬結②
包皮全周がきわめて硬い．

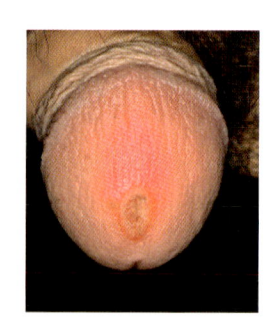

図3　47歳，男性．
梅毒，硬性下疳
硬結の中心は潰瘍となっている．

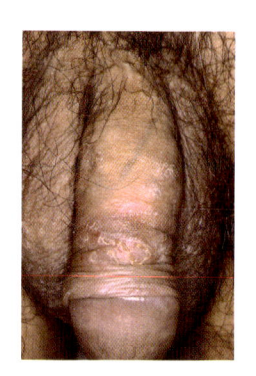

図4　47歳，男性．
梅毒2期疹
全身に生じた丘疹性梅毒の部分症状である．

臨床像の特徴

　痛みや痒みなどの自覚症がない，軟骨様の硬さの硬結を初期硬結とよび，感染機会から3週間で生じる．境界鮮明でつるっとした感触で，想像以上に硬い（図1，2）．この初期硬結はそのまま自然に軟化，消失することもあるが，さらに硬くなって，中心に潰瘍を生じてくると硬性下疳（図3）となる．初期硬結から硬性下疳というプロセスを経ずに，最初から硬性下疳として発症することもある．

　この時期に受診すれば治療が開始されるわけだが，放置されていると自然に消褪してしまい，2期疹の時期に進むことになる．2期疹は全身性に発症するので，陰部病変のみから梅毒の診断に至るわけではないが，図4のように湿疹様の発疹が生じることもある．

　典型的な1期疹であれば，血清反応の併用で診断に困ることはない．ただし，羞恥心や隠匿心から大学病院や基幹病院を受診する患者はむしろ少ないので，見慣れていないと見逃したり誤診したりする可能性はありうる．

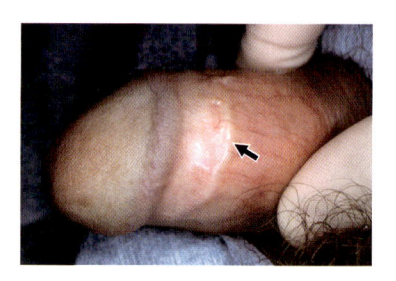

図5　〔鑑別疾患〕32歳，男性．nonvenereal sclerosing lymphangitis of the penis

鑑別疾患

① nonvenereal sclerosing lymphangitis of the penis（図5）……包皮に生じる蛇行性の紐状硬結．リンパ管あるいは静脈の閉塞，塞栓である．

治療

　合成ペニシリン（500 mgを1日3回）の内服が基本的である．病期によって，内服期間は2〜12週とされている．

　近年はベンジルペニシリンベンザチン（ステルイズ®）の1回筋注が使用可能となっている．

　治療の目途はSTS抗体価が8倍以下，あるいは加療前の1/4以下への低下が指標となる．

24．扁平コンジローマ

門野岳史

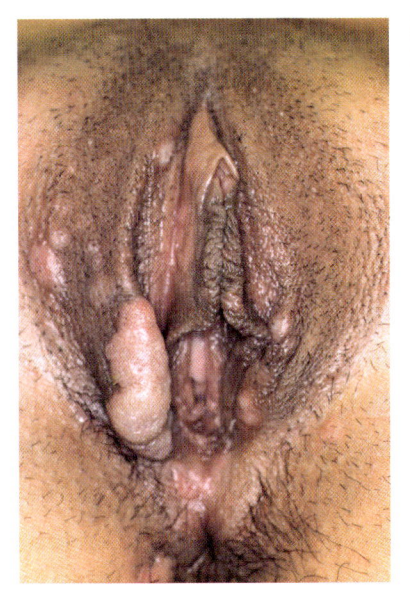

図1　外陰部の扁平コンジローマ
大陰唇から会陰部にかけて拇指頭大までの比較的軟らかい結節が多発している.

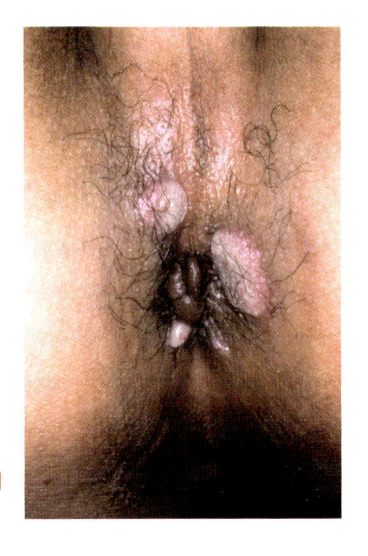

図2　〔参考症例〕肛門周囲の扁平コンジローマ

臨床像の特徴（図1，2）

扁平コンジローマ（condyloma latum）はバラ疹，梅毒性丘疹，梅毒性脱毛などと並ぶ梅毒2期疹の一つであり，外陰部や肛門周囲に多く発生する．扁平隆起し，やや湿潤した丘疹や小結節を示す．軽い痛みや瘙痒を伴う．多くの *Treponema pallidum* を含み感染力が強い．多くは数週間〜数カ月で自然消褪する．

鑑別疾患

① 陰部ヘルペス……水疱，びらん，潰瘍が主体であり，扁平隆起した丘疹や小結節は通常みられない.

② Behçet病……やはり潰瘍が主体で，丘疹や小結節は通常みられない．口内炎など他の症状が合わない.

③ 開口部形質細胞症……紅斑やびらんが主体で，結節は通常みられない．病理組織学的に形質細胞の浸潤が目立つ点は類似するが，梅毒血清学的検査で鑑別できる.

④ その他……Langerhans細胞組織球症なども鑑別にあがる.

注意点・治療

RPR，TPHA，FTA-ABSといった梅毒血清学的検査を行って，診断を確定させる．治療はペニシリンが基本となり，4〜8週投与し，RPR定量を効果判定の目安とする.

治療開始後に，発熱や皮疹の悪化を来すJarisch-Herxheimer反応がしばしばみられるので，事前に十分説明する.

25．ケジラミ症

青山裕美

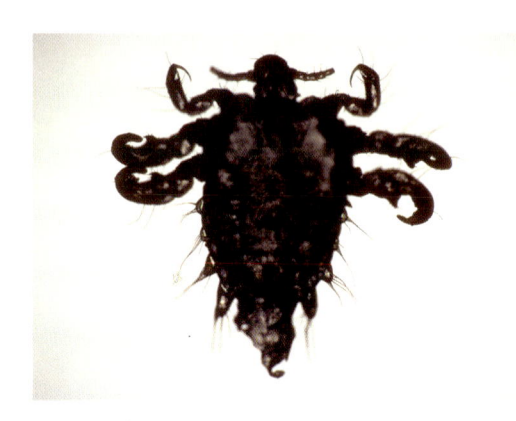

図1　ケジラミ

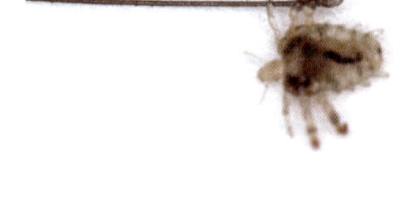

図2　髪を掴んでいる様子
体長は1mm前後．髪をしっかりと掴んで離さないように体の構造ができている．

臨床像の特徴

ケジラミ症（pediculosis）は，成人が陰部に限局した激しい痒みを訴える場合に考える．陰毛を観察し虫卵や虫体を確認することが重要である．ケジラミ *Pthirus pubis* の虫体は1~2 mmでカニのような形をしている（図1~3）．卵は毛の根元に付着している．粒がみえたら，毛を切り取って顕微鏡で確認する．茶色い粉状のケジラミのフンが下着に付着することがある．

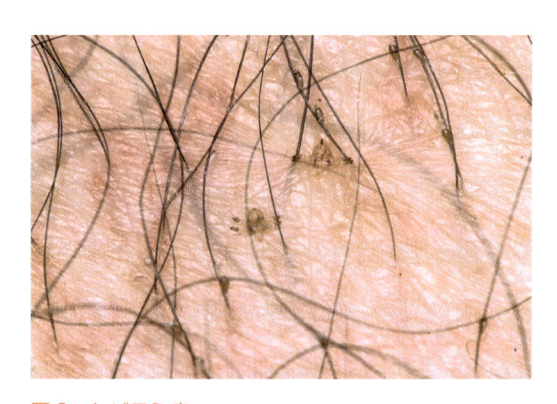

図3　ケジラミ症
陰毛の根元に虫体と虫卵がみられる．

鑑別疾患

① アタマジラミ……幼児や学童が頭皮の痒みを訴える場合に考える．髪の根元に白い粒状の卵が付着している．
② 陰部の皮膚炎……汗や蒸れにより陰部に湿疹がみられる場合．
③ 陰部瘙痒症……限局した陰部の痒みの訴えがあり，虫卵や虫体がない場合．
④ 頭部，腋窩のケジラミ……ケジラミが腋窩や頭部に感染することもある．

注意点・治療

ステロイド外用すると虫がいても痒みがなくなることがあるので，注意が必要である．0.4%フェノトリンシャンプー（スミスリン®シャンプー）かパウダーを使う．シャンプーは，患部に使用し5分後に洗い流す．パウダーは散布し1~2時間後に洗い流す．卵には効果が低いので，3~4日ごとに症状がなくなるまでくり返す．毛に卵が付着しているので，剃毛も有効である．

26. 疥癬

青山裕美

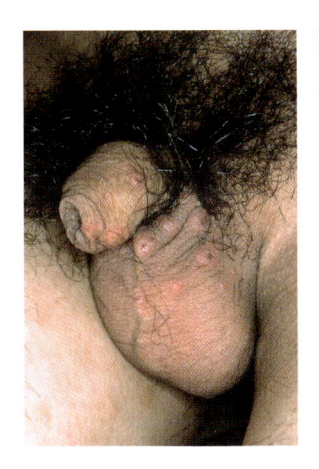

図1 成人男性. 疥癬
陰嚢から陰茎に結節が
多発している.

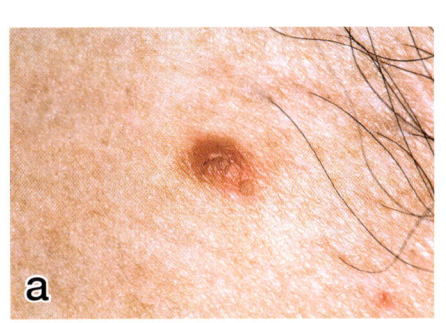

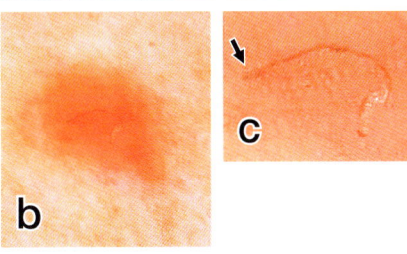

図2 成人男性. 疥癬
（a）外陰部の紅色丘疹. 瘙痒が強い.（b）紅
色結節の表面をよく観察すると疥癬トンネルが
みつかる.（c）さらに拡大すると疥癬トンネル
の先に成虫がみえる（→）.

臨床像の特徴（図1～3）

疥癬（scabies）は，ヒゼンダニの寄生により
丘疹や紅斑を生じる. 激しい瘙痒が特徴である.
陰部や臀部，手指の指間が好発部位である. 陰
嚢には特徴的な結節を形成する. ヒトからヒト
に感染する.

鑑別疾患

① アトピー性皮膚炎……もともとアトピー体
質の人が疥癬に感染するとアトピー性皮膚炎が
悪化するので疥癬に気づかないことがある. 注
意が必要である.
② 湿疹皮膚炎……通常の湿疹では，疥癬トン
ネルはみられない. KOH鏡検が陰性である.
③ 異汗性湿疹……手掌足底に，小水疱を伴う
湿疹が生じる. KOHが陰性である.
④ 寄生虫妄想……瘙痒感が先行し，虫が這っ
ていると訴える. 虫を持参するケースが多い.

注意点

疥癬は，湿疹と区別がつかないことがある.
激しい瘙痒を伴う湿疹に，ステロイド外用薬を
漫然と使用していると，感染力のある状態が継

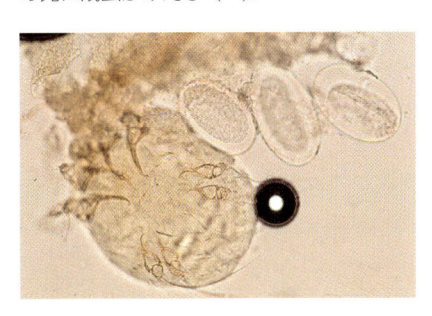

図3 ヒゼンダニ成虫の虫体と虫卵のKOH像

続し，集団発生につながる. 医療従事者や家族
に感染することもある. 角化型疥癬はヒゼンダ
ニが爆発的に増加した状態で，全身に角化した
皮疹を伴う. 免疫低下患者に発生し，感染力が
強い. 角化型疥癬は逆に瘙痒がないこともある.

治療

イベルメクチン（ストロメクトール®）内服，
フェノトリンローション，イオウ剤外用を行う.

27．Fordyce 状態

椛島健治

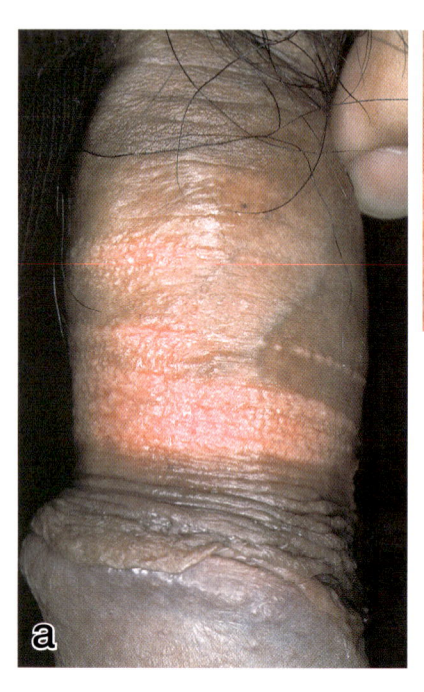

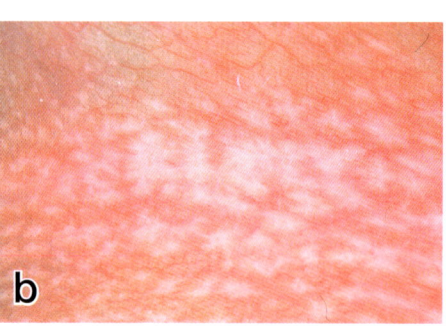

図1 陰茎のFordyce
状態
（a）臨床像.
（b）ダーモスコピー像.
開口した独立脂腺が帯
状に多数分布している.

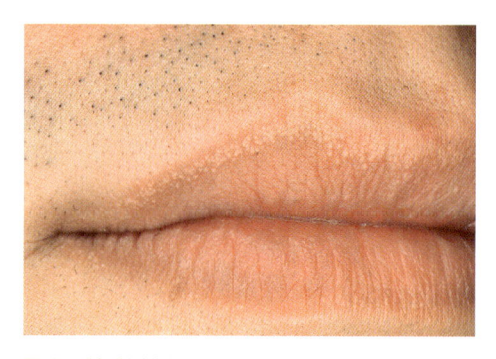

図2 〔参考症例〕口唇のFordyce状態

臨床像の特徴（図1）

通常，脂腺は毛包内に存在するが，毛包のない部分に直接表皮に開口する脂腺があり，これを独立脂腺（free sebaceous gland）とよぶ．これらは口唇（図2），頬粘膜，乳輪，肛門，眼瞼などの特定の領域に存在する．これらの独立脂腺が増殖した状態をFordyce状態（Fordyce's condition）とよぶ．男性に多い．

陰部においては，男性の包皮，および女性の大・小陰唇，子宮頸部において，帽針頭大～粟粒大（主には1～2 mm大まで）で境界明瞭の黄白色小丘疹が多数集簇する．

鑑別疾患

① 尖圭コンジローマ……男性陰茎においては白色かつ乳頭状の小丘疹が集簇する．尖圭コンジローマを心配して来院する患者が意外に多いので，注意を要する．

② 汗管腫……女性陰部においては，白色透明の小丘疹の集簇として現れる汗管腫も鑑別にあがる．

注意点・治療

病的なものではないので無治療で構わないが，整容面を気にして患者が治療を希望することがある．その際は，炭酸ガスレーザーや電気メスでの浅い焼灼を行う．自然消褪はしない．

なお，似た名前の疾患にFox-Fordyce病がある．こちらはアポクリン汗腺の閉塞により腋窩や乳暈に生じる瘙痒を伴う褐色丘疹の集簇（アポクリン汗疹）であり，混同しないように気をつける必要がある．

28. infantile perineal protrusion

青山裕美

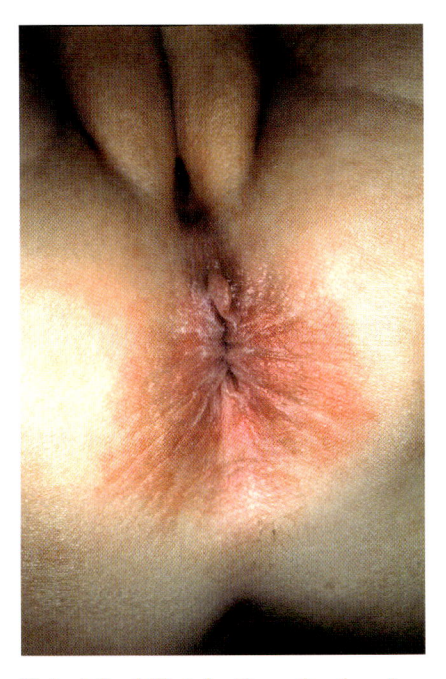

図1 1歳, 女児. infantile perineal protrusion
肛門周囲の炎症に連続して部分的に皮膚が突出している.

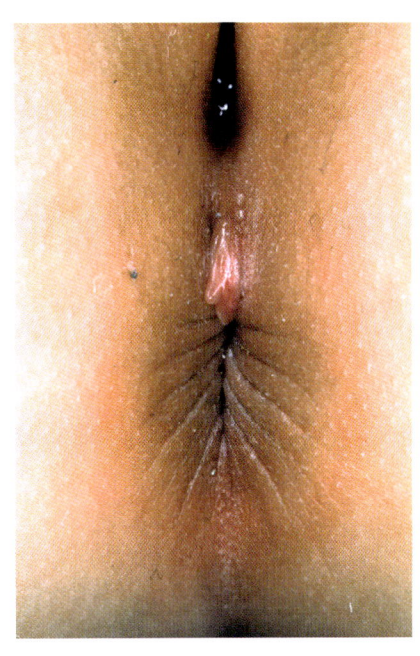

図2 2歳, 女児. infantile perineal protrusion
炎症を伴わず, 会陰部に皮膚の突出がある. 表面は平滑なことから尖圭コンジローマを除外する. ヨットの帆のように三角形に飛び出しているのが特徴である.

臨床像の特徴

infantile perineal protrusion（肛門垂）は, 肛門周囲や会陰に発症する常色の皮膚が突出した状態で, 幼女児の13%に特発性に発症する. 特発性と続発性があり, 遺伝性, 炎症後の変化, 硬化性萎縮性苔癬に続発する3型がある. 以前は skin tag や skin fold と報告されていた, 比較的新しい疾患概念である.

鑑別疾患

① 尖圭コンジローマ……HPV6, 11などによって外陰部に生じる乳頭状の丘疹.

② 瘢痕……外傷や下痢や便秘などの炎症後に生じる皮膚の隆起性変化.

③ 痔核……排便時のいきみや便秘によって直腸肛門部の静脈叢がうっ血して腫れる.

注意点

通常は自然に軽快することが多いので経過観察する. 尖圭コンジローマと誤診され, 不必要な治療を受けるケースも実在する. 外傷による瘢痕と誤診され, 患者が性的暴力を受けていると誤解される可能性があるので注意が必要で, 保護者に正しい説明をする必要がある.

29. 陰茎縫線嚢腫

門野岳史

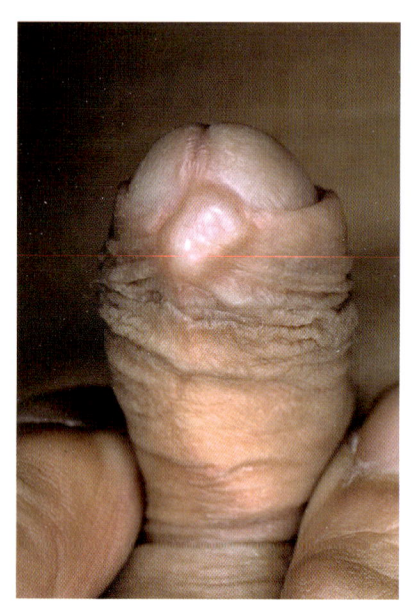

図1 陰茎縫線嚢腫
陰茎腹側の縫線に沿って，亀頭と包皮の境界部に小指頭大の嚢腫がみられる．

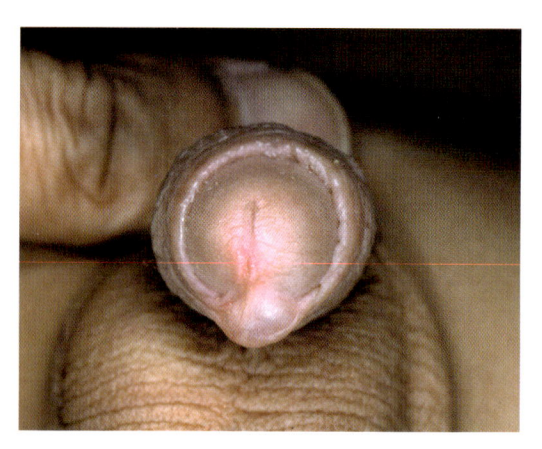

図2 嚢腫は尿道口に近接し，傍尿道口部嚢腫と考えられる．

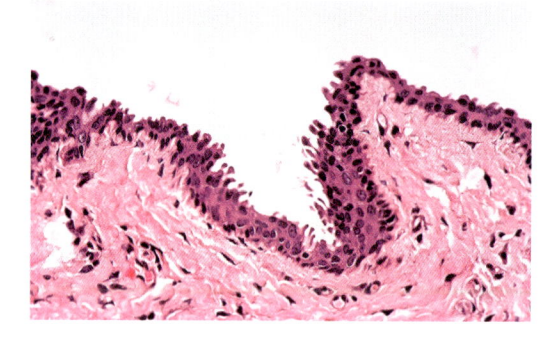

図3 病理組織像．嚢腫壁は円柱状の上皮細胞からなっている．

臨床像の特徴（図1～3）

　陰茎縫線嚢腫（median raphe cyst of the penis）は，陰茎腹側の外尿道口唇部から肛門にかけて走行する縫線に沿って生じる嚢腫である．多くは2cm程度までの単房性で，軟らかく，半球状で透明な小嚢腫である．自覚症状は通常はない．約半数が10歳未満に発症し，ほとんどが20歳代より前に出現する．嚢腫壁は円柱上皮，扁平上皮，あるいは移行上皮によって構成されている．尿道口近傍のものは傍尿道口部嚢腫ともよばれ，陰茎縫線嚢腫とあわせて会陰部縫線嚢腫とよばれる．

鑑別疾患

① 粉瘤・類皮嚢腫……不透明であり，やや充実性である．また，試験穿刺を行うと，陰茎縫線嚢腫では液状物であるのに対して，角質を混じた内容物が得られる．

② アポクリン腺嚢腫……しばしば鑑別が困難である．陰茎縫線嚢腫は陰茎縫線上という特徴的な部位に生じること，病理組織学的にアポクリン腺嚢腫には筋上皮細胞があること，免疫組織学的にアポクリン腺由来であることから鑑別する．

注意点・治療

　患者の希望に応じて切除を行う．嚢腫壁が薄いため，破かないように慎重に摘出を行う．

30. 軟性線維腫

向井 慶, 林 耕太郎

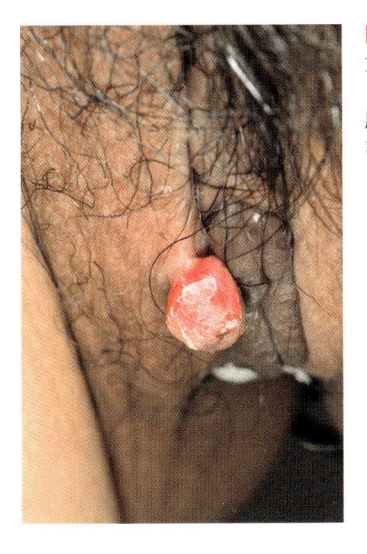

図1 40歳代, 女性. 大陰唇に生じた軟性線維腫 摩擦によりびらんを呈している.

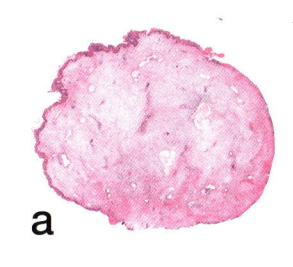

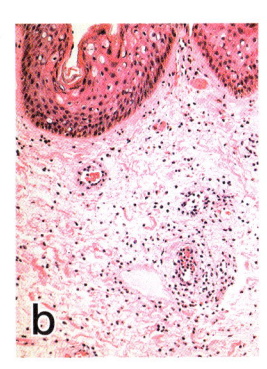

図2 図1の病理組織像
(a) 弱拡大. 外方向性に突出し乳頭状に増殖. 過角化, 表皮肥厚あり. (b) 強拡大. 真皮内結合組織は粗な膠原線維で構成され, 拡張した毛細血管あり.

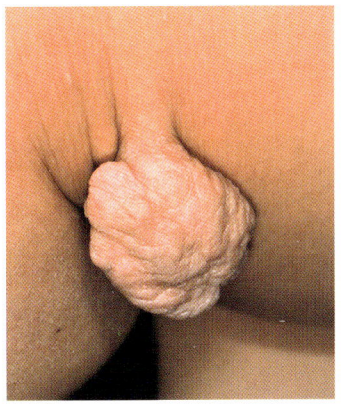

図3〔参考症例(臀部)〕臀裂部の軟性線維腫

臨床像の特徴 (図1～3)

軟性線維腫 (soft fibroma) は, 頸部・腋窩・眼瞼・鼠径に好発する半球状～有茎性の腫瘍である. 柔軟で常色～淡褐色で表面には皺がある. 小型・糸状の多発するものをアクロコルドンやスキンタッグ, 大型で皮膚から垂れ下がるものを懸垂性線維腫とよぶ.

鑑別疾患

① 真皮内母斑……軀幹に生じる有茎性・表面乳頭状の Unna 母斑では, 真皮内に母斑細胞の増殖がみられる.
② 神経線維腫……半球状に隆起する常色～淡紅色の軟らかい腫瘤が多いが, 有茎性のものも存在する.
③ 結合織母斑……白色～黄褐色の結節が集簇または不規則に配列. 膠原線維, 弾性線維, ムチンの増殖がみられる.
④ その他……表在性皮膚脂肪腫性母斑:臀部に多発集簇, 列序性に配列する常色～黄色調の結節. 膠原線維束に脂肪細胞増殖がみられる.

注意点・治療

治療は切除. 茎を剪刀で切除すればよい. 小型であれば麻酔は必要とせず, 凍結療法を行うこともある.

参考文献

1) 清水 宏:あたらしい皮膚科学 第3版, 中山書店, 東京, p.431, 2018
2) 木村鉄宣 編:1冊でわかる皮膚病理 (宮地良樹, 清水 宏常任編集), 文光堂, 東京, p.406, 2013
3) 宮地良樹, 古川福実編:皮膚疾患診療実践ガイド 第2版, 文光堂, 東京, p.636, 2009
4) 久木田淳 監, 石橋康正ほか編:部位別皮膚病図譜[III] 軀幹・臀部・外陰部・下肢, バイエル薬品, 大阪, 2014
5) 平林 恵, 帆足俊彦:臨皮 66: 235, 2012

31. 脂漏性角化症

安部正敏

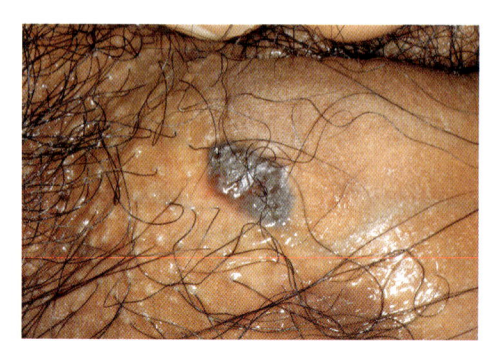

図1　成人男性．脂漏性角化症
小豆大程度の境界明瞭，灰褐色調を呈する腫瘍．
一部は扁平に隆起する．

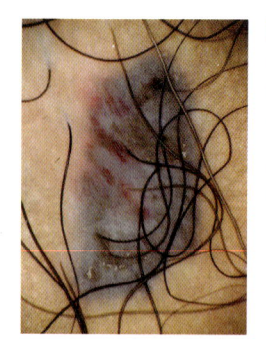

図2　図1のダーモスコピー像
青白く無構造な結節病変で，
globule や network といった
メラノサイト系疾患は否定的．
太めの血管構造と緑黒部分も混
在するが，診断に結びつける所
見に乏しい．

臨床像の特徴（図1，2）

　脂漏性角化症（seborrheic keratosis）は，外陰部のみならず手掌足底を除く全身に出現する良性腫瘍である．米粒大から拇指頭大までの境界明瞭な腫瘍で，色調は皮膚常色から褐色，黒褐色，灰褐色，黒色とさまざまである．表面は平滑から疣状で自覚症状はない．

鑑別疾患

① 尖圭コンジローマ……米粒大程度の乳頭腫がおおむね多発．時に巨大な花野菜状の局面を呈する．
② Bowen 様丘疹症……外陰部に黒褐色調を呈する丘疹が多発する．おおむね表面は平滑であることが多い．
③ 有棘細胞癌……包皮内板や亀頭に境界不明瞭乳頭状に隆起する腫瘍がみられ，後に中央が潰瘍化する．陰茎癌は包茎者に多発する．
④ その他……Bowen 病，基底細胞癌，ケラトアカントーマなどが鑑別にあがる．

注意点・治療

　脂漏性角化症は中年以降に生じる良性表皮腫

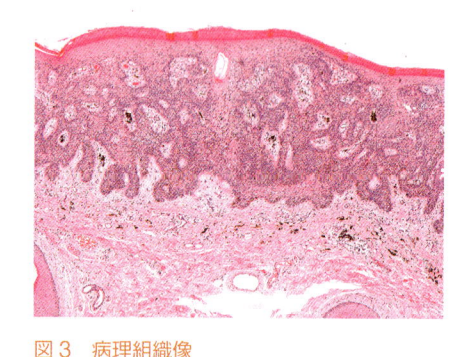

図3　病理組織像
表皮突起が延長・肥厚して融合し，網目状構造を呈している．表皮内のメラニンの他にも，表皮直下にも帯状の線維化とともにメラノファージが目立つ．

瘍であり，時に炎症症状を呈し自然消褪することがある[1]．臨床症状も多彩であるが，それ以上に病理組織学的所見（図3）は多彩であり，臨床診断に迷う場合には積極的に皮膚生検を行いたい．

　なお，外陰部の本症発症にヒト乳頭腫ウイルスの関与を示唆する報告もあるが，見解は一定していない[2,3]．

文献

1) 長町美野子ほか：皮膚の科学 2: 28, 2003
2) Joob B, Wiwanitkit V: J Low Genit Tract Dis 19: e26, 2015
3) Reutter JC, Geisinger KR, Laudadio J: J Low Genit Tract Dis 18: 190, 2014

32. 汗管腫

日下理絵，深谷早希

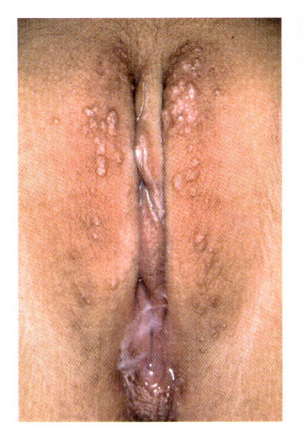

図1　11歳，女子．汗管腫

大陰唇に常色から褐色調の小丘疹が散在し，局面を形成するものもある．

図2　6歳，女児．汗管腫

（a）光沢性で充実性の小丘疹が多発している

（b）ダーモスコピー像．黄白色の円形で均一な構造．

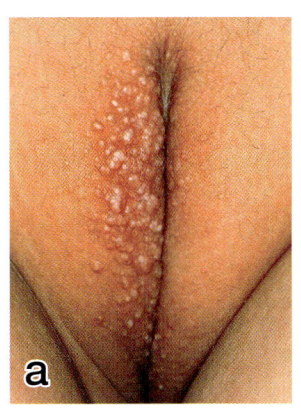

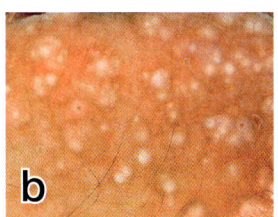

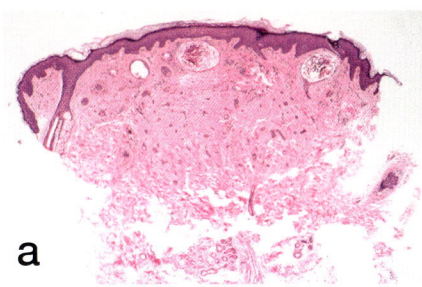

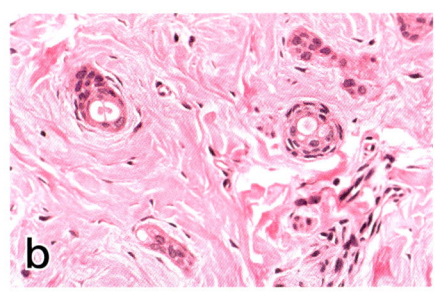

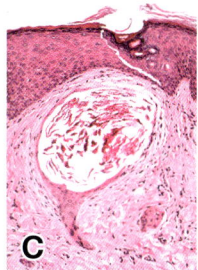

図3　図1の病理組織像

（a，b）真皮上層に1〜数層の上皮細胞からなる管腔構造を認め，（c）おたまじゃくし状を呈する．

臨床像の特徴（図1〜3）

　汗管腫（syringoma）は，外陰部に生じるものは約4.5%[1]と稀である．女性に多く，常色から褐色調の丘疹が散在し，時に瘙痒を伴う．病理組織では真皮上層に1〜数層の上皮細胞からなる管腔構造を認め，一部ではおたまじゃくし状を呈する．

鑑別疾患

① Fox-Fordyce病……アポクリン汗腺分布領域に瘙痒を伴う丘疹が集簇し，女性に多い．瘙痒は運動や興奮で増悪する．

② Bowen様丘疹症……外陰部に生じる茶褐色調の扁平隆起性丘疹で，HPV16などの感染による．

③ 青年性扁平疣贅……HPV3，10の感染による．自家播種するため線状に配列する常色から淡褐色の丘疹が多発する．

注意点・治療

　臨床所見のみでは鑑別が難しいため，確定診断するには生検と病理組織学的な検討が重要である．通常悪性化はしないため治療は不要であるが，自然治癒もない．そのため切除や液体窒素療法，電気焼灼，炭酸ガスレーザーが行われることもある．

文献

1）伊豆知子ほか：西日皮膚 57: 796, 1995

33. hidradenoma papilliferum

大原國章

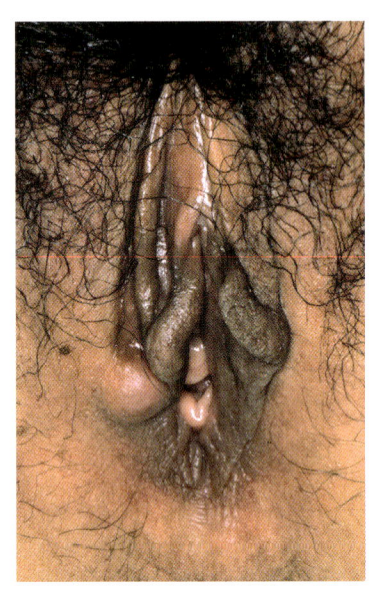

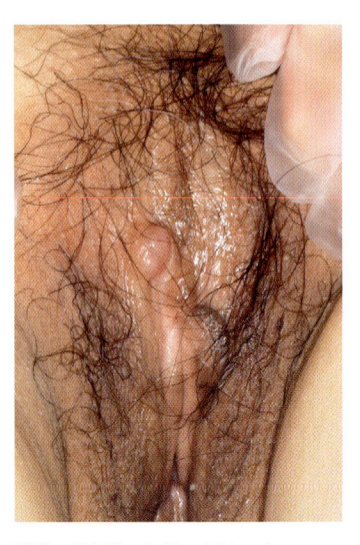

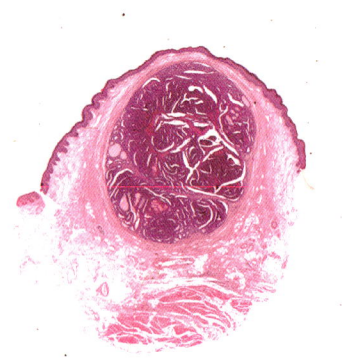

図3　病理組織像（弱拡大）
papillary（乳頭状）の入り組んだ構造.

図1　29歳，女性. hidradenoma papilliferum
皮内の球形結節.

図2　54歳. 女性. hidradenoma papilliferum
やや突出性の結節.

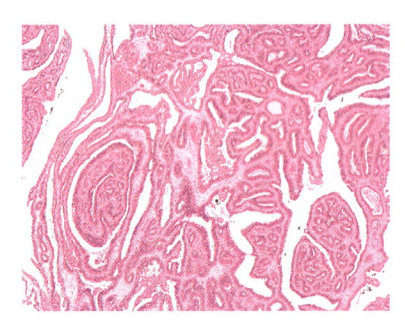

図4　病理組織像（強拡大）
入り組んだ細隙が目立つ.

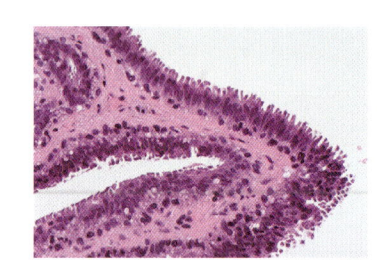

図5　病理組織像（強拡大）
筋上皮と腺上皮の2層で構成され分泌像が明らか.

臨床像の特徴（図1〜5）

　hidradenoma papilliferum（乳頭状汗腺腫）は，成人女性の外陰・肛門周囲に発生する，単発性の皮内結節. 自覚症はない. 外陰部や肛門に存在する，乳腺様器官（anogenital mammary-like apparatus）を発生母地とする良性腫瘍である.

鑑別疾患

① 粉瘤……粘膜面に生じることは少ないが否定はできない.
② バルトリン腺嚢腫……臨床的には鑑別困難で，病理検査が必要.

治療

　切除する.

34．バルトリン腺嚢腫

門野岳史

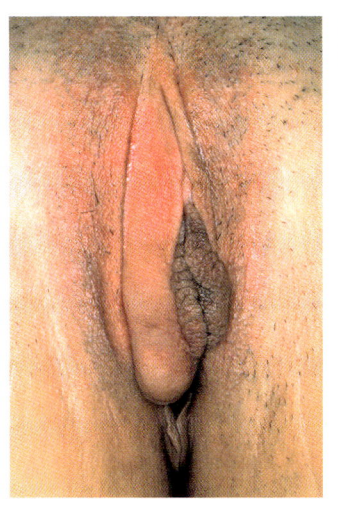

図1　バルトリン腺嚢腫．臨床像
右小陰唇近傍に拇指頭大の皮下腫瘤がみられる．

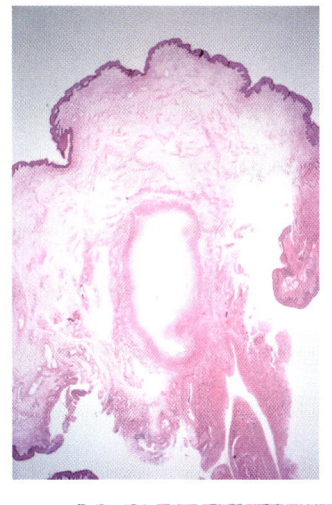

図2　病理組織像（弱拡大）
嚢腫構造がみられる．

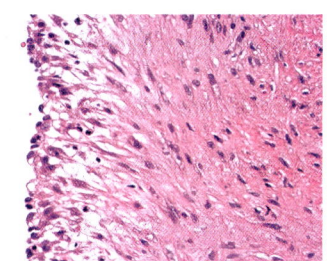

図3　病理組織像（強拡大）
嚢腫壁はさまざまな形状の上皮細胞より構成されている．

臨床像の特徴（図1〜3）

　バルトリン腺は小陰唇内側にみられ腟に開口するが，この開口部が感染などによる炎症で閉塞し，分泌物が貯留するのがバルトリン腺嚢腫（Bartholin gland cysts，Bartholin's cyst）である．20〜40歳代の女性に好発し，小陰唇の近傍に多くは拇指頭大までの大きさの嚢腫を触知する．皮膚側だけでなく，粘膜側から位置を確認すると診断にたどりつきやすい．

　病理組織では重層扁平上皮や移行上皮など多彩な上皮によって嚢腫は被覆されている．

鑑別疾患

① 乳頭状汗腺腫……中年女性にみられる腫瘤で，やや充実性である．位置は小陰唇とは関係が乏しい．病理組織学的に2〜3層の立方上皮より構成される乳頭状の腺様構造がみられる．

② 粉瘤……部位が小陰唇近傍にあると鑑別がまぎらわしい．どちらかというと充実性であり，また位置が皮膚側であり，バルトリン腺嚢腫より浅い．また，試験穿刺により角質を混じた内容物が得られる．

③ 脂肪腫……バルトリン腺嚢腫は比較的軟らかい場合もあり，一見脂肪腫のようにみえるが，部位と粘膜側からの診察で判断可能である．画像検査を行ってもよいが，試験穿刺で内容物を吸引することで鑑別できる．

注意点・治療

　自覚症状がない場合は経過観察でもよいが，ある程度大きくなったものや不快感を伴うものに対しては穿刺，切開，開窓術や嚢腫の摘出術を行う．また炎症を伴う場合は必要に応じて抗菌薬を用いる．出血しやすい部位であるので，摘出は慎重に行う．

35．乳児血管腫（IH）

大原國章

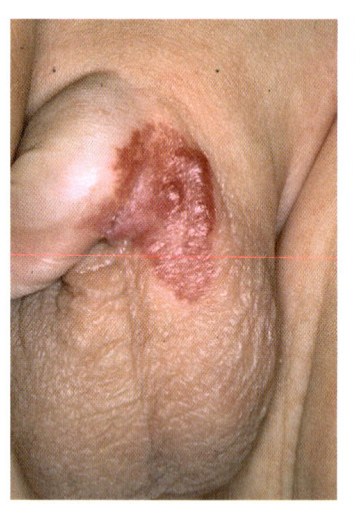

図１　３カ月，男児．乳児血管腫
陰茎から陰嚢にかけて鮮紅色局面となっていて，結節状隆起も散在している．

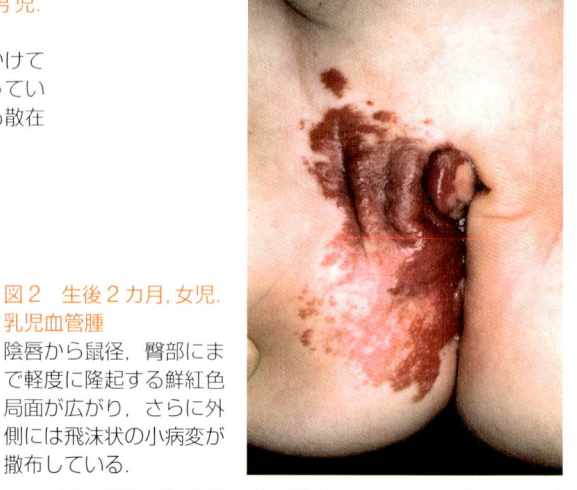

図２　生後２カ月，女児．乳児血管腫
陰唇から鼠径，臀部にまで軽度に隆起する鮮紅色局面が広がり，さらに外側には飛沫状の小病変が撒布している．

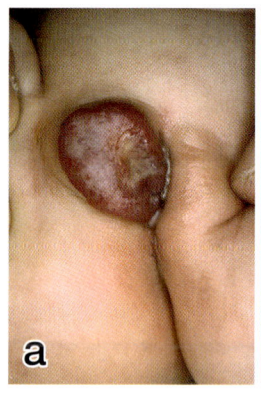 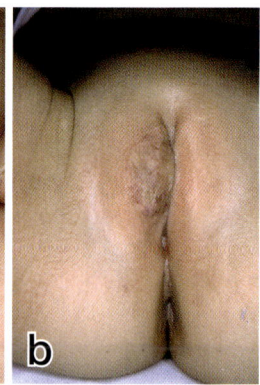

図３　生後２カ月，女児の経過．乳児血管腫
（a）初診時臨床像．大型の腫瘤病変で一部は潰瘍になっているが，表面は白くなりかけていて退縮が始まっている．（b）無治療で経過観察して１年11カ月後，ほぼ平坦となっている．触ってみるとふにゃふにゃと軟らかく，脂肪変性である．

臨床像の特徴

　従来は苺状血管腫とよばれていたが，近年は乳児血管腫（infantile hemangioma：IH）という名称に変わった．生後しばらくしてから当初は貧血斑として発症し，次第に赤みを帯びて，結節となり（図１，２），さらに経過を追うにつれて自然退縮する（図３）．毛細血管と内皮細胞の増殖から成り，局所熱感，発汗を伴うことがあり，動脈性の拍動を触れる場合もある．

　陰部の症例では，運動による擦過，排尿，排便での汚染，おむつ交換での刺激などで潰瘍化しやすい．

鑑別疾患

① 毛細血管奇形（capillary malformation〔CM〕，単純性血管腫 portwine stain）……発症初期の平坦な時期では鑑別は難しい．IHでは表面が細かな顆粒状を呈することが多いが，CMでは扁平である．

治療

　小型で隆起の低い症例では，無処置で自然経過を待つ．ハイドロコロイドの被覆材，ステロイド軟膏の外用など．色素レーザーも表面の赤みの軽減には有効である．軽めのドライアイス圧抵も，治癒の促進効果がある．大きな腫瘤で出血や潰瘍化が懸念される場合にはプロプラノロール内服も適応となる．

36．静脈奇形

大原國章

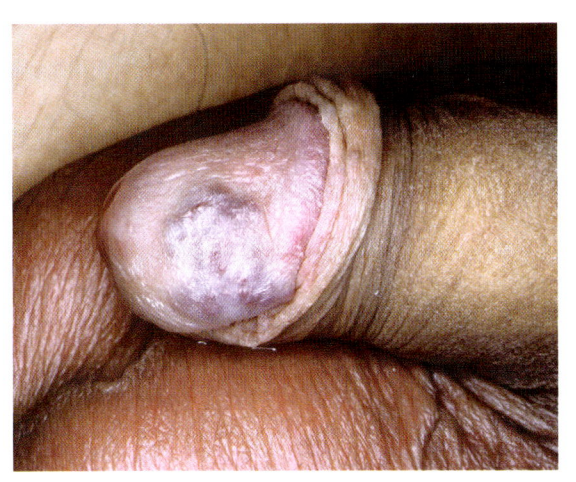

図1 17歳，男子．静脈奇形
亀頭の多房性で青紫色，圧縮性のある軟らかい結節．

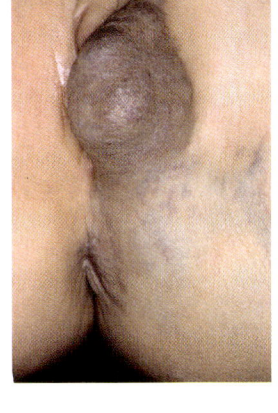

図2 7歳，女児．静脈奇形
大陰唇では大きな結節となり，大腿では血管拡張が広がっている．

臨床像の特徴

　静脈性血管腫，あるいは海綿状血管腫と呼ばれていた病態は，国際学会の提唱した命名法によって，静脈奇形という名称になった．臨床的には青紫色の，圧縮性に富む軟らかい病変である．局所熱感や拍動はない．

　開大した静脈で構成される多房性の結節の場合は，全体が薄い被膜で覆われて境界鮮明であり，増殖傾向はない（図1）．拡張した静脈が組織間隙にびまん性に広がっている病態では，境界は不鮮明であり，年齢とともに増殖する（図2，3）．

鑑別疾患

① 動静脈奇形（arteriovenous malformation：AVM）……局所熱感，発汗，拍動があり，圧縮した場合の戻りが早い．色も青みよりは赤みが強い．
② 血腫……外傷などの既往があり，後天性である．

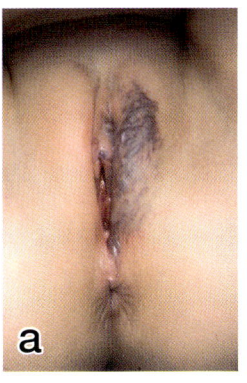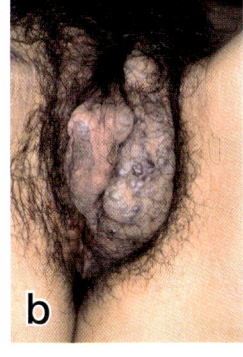

図3 4歳，女児．静脈奇形
（a）大陰唇に拡張した静脈が集簇している．
（b）同症例の無処置で経過した24年後．血管増生のために大陰唇が肥大している．

治療

　境界鮮明な結節病変の場合は，被膜に沿って外科的摘出が可能である．限局性の小さなものでは硬化療法も有効．

　びまん性に広がる場合（以前はこの状態を静脈性蔓状血管腫，venous racemous hemangioma と呼ばれていた）は全摘出は困難で，組織欠損も大きく，術中出血も多い．硬化療法などの姑息的治療とならざるを得ない．

37. 陰嚢被角血管腫

門野岳史

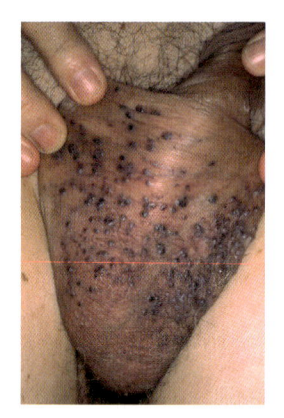

図1 陰嚢被角血管腫
(angiokeratoma scroti)
陰嚢に暗赤色の小結節が多発している. よくみると, 一部は表在血管に沿って配列している.

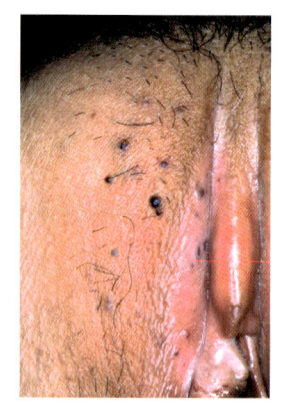

図2 外陰部被角血管腫
(angiokeratoma vulvae)
恥丘部に暗赤色の小結節が散在している.

臨床像の特徴

被角血管腫にはいくつかの型が知られ, 陰嚢被角血管腫 (angiokeratoma scroti) はその一型である. 陰嚢など陰部にしばしば多発する. 男性がほとんどで, 女性には少ない. 加齢とともに増数し, 70歳以上の男性の15%程度にみられるとされる. 通常は境界が比較的明瞭な暗赤色から青紫色の表面角化を伴う疣状の数mmから1cm程度までの円形の小結節である (図1, 2). 時に瘙痒を伴い, 搔破によって出血する場合もある. 病理組織学的には, 真皮上層に拡張した血管がみられ, 過角化と表皮肥厚を伴う (図3).

鑑別疾患

① 色素性母斑……多発することは少ない. ダーモスコピーでは被角血管腫では赤色が確認でき, red-blue lacunas がみられるのに対して, 色素性母斑は globules など, あくまでも黒色が主体である.

② 脂漏性角化症……色調が黒褐色から黒色であり, 赤味に乏しい. ダーモスコピーでも hairpin vessels はみられるが, lacunas はみ

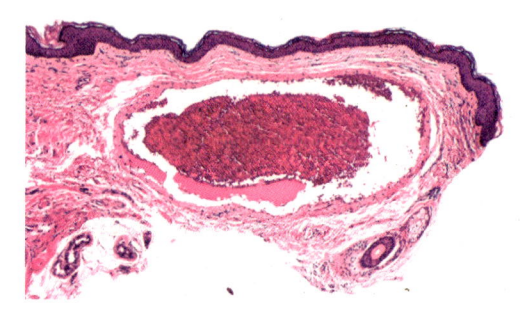

図3 図2の病理組織像
真皮上層に拡張した血管がみられ, 過角化と表皮肥厚を伴う.

られない.

③ 尋常性疣贅……表面が単なる角化というより乳頭状であり, 暗赤色であることは少ない. ダーモスコピーで点状の血管はみられるが, lacunas はみられない.

④ その他……悪性黒色腫, 老人性血管腫などの血管腫が鑑別にあげられる.

注意点・治療

通常は経過観察でよいが, 希望に応じて, 凍結療法, 炭酸ガスレーザーによる焼灼, 切除などを行う. また, 瘙痒に対して対症的にステロイド外用などを行う.

陰嚢以外に全身に病変がみられる場合は, Fabry 病なども考慮する.

38．リンパ管腫

加藤和夏，田中隆光

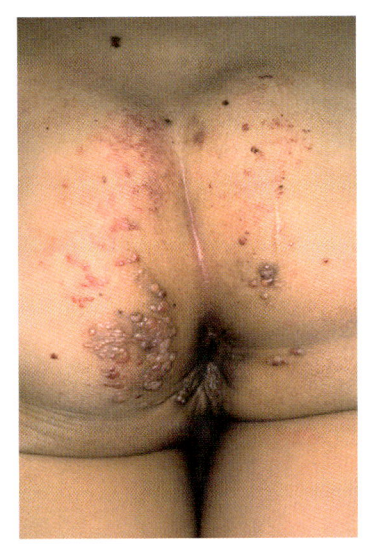
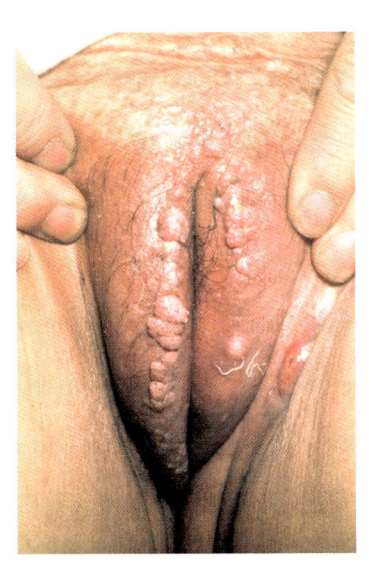
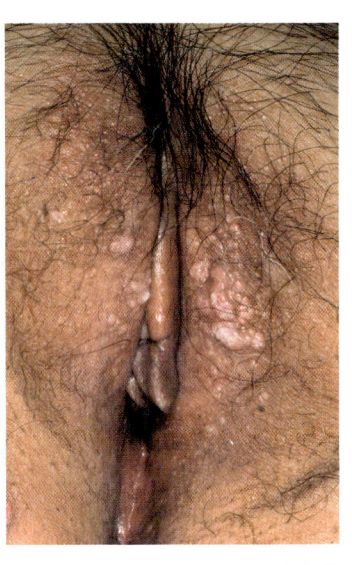

図1　12歳，男児．陰部から臀部にかけてのリンパ管腫

図2　子宮癌の術後の放射線治療に続発したリンパ管腫

図3　56歳，女性．子宮癌の術後放射線治療に続発したリンパ管腫

臨床像の特徴

　リンパ管腫（lymphangioma）は，多くは先天性で出生時または若年での発症が多く，カエルの卵状に小水疱や小丘疹が集簇する（図1）．出血，感染，リンパ漏や腫瘤増大に伴う圧迫症状など多彩な症状を呈する．後天性は手術や外傷が原因で，とくに女性の外陰部が多い（図2，3）．

鑑別疾患

① 血管奇形……病理組織学的に拡張しているのは血管であり，リンパ管ではない．
② Klippel-Trenaunay syndrome……静脈奇形や毛細血管奇形などの血管奇形が主体であり，リンパ管奇形と混合奇形を合併することがある．

注意点・治療

　1cmを超える囊胞が単独あるいは集簇する "macrocystic" と間質成分の多い小さい囊胞で構成される "microcystic"，これらが混在する "combined" に分類され，診断は超音波やMRIによる画像検査で比較的容易である．

　比較的小さい病変では根治切除可能で，切除不能例ではOK-432（ピシバニール®）やエタノールなどの硬化療法が有用である．macrocystic では感染後に自然消褪することもあるが，硬化療法の奏効率が高く，第一選択の治療法である．最近は漢方薬（越婢加朮湯（えっぴかじゅつとう）や黄耆建中湯（おうぎけんちゅうとう））やシロリムスの報告があり，期待できる．

参考文献

1）「難治性血管腫・血管奇形・リンパ管腫・リンパ管腫症および関連疾患についての調査研究」班：血管腫・血管奇形・リンパ管奇形診療ガイドライン2017，第2版，2017
2）野村 正：PEPARS 145: 27, 2019
3）小川恵子：PEPARS 145: 62, 2019
4）松本奈央子，畑 康樹：皮膚臨床 58: 310, 2016

39. nonvenereal sclerosing lymphangitis of the penis

水川伊津美, 深谷早希

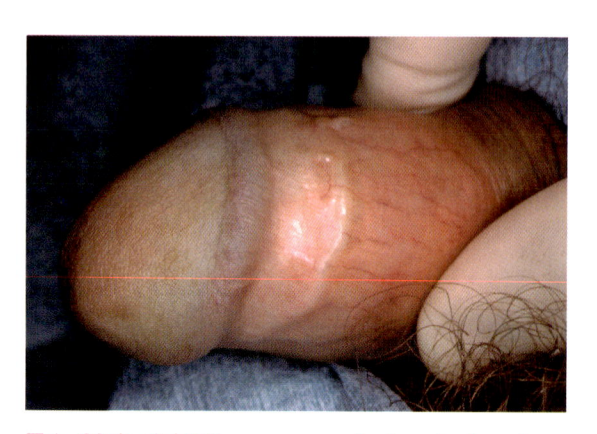

図1 32歳, 白人男性. nonvenereal sclerosing lymphan-gitis of the penis
冠状溝近くの包皮. 紐状の索状硬結が陰茎を取り巻いている.
自覚症はない. 摘まむとコリコリと硬い.

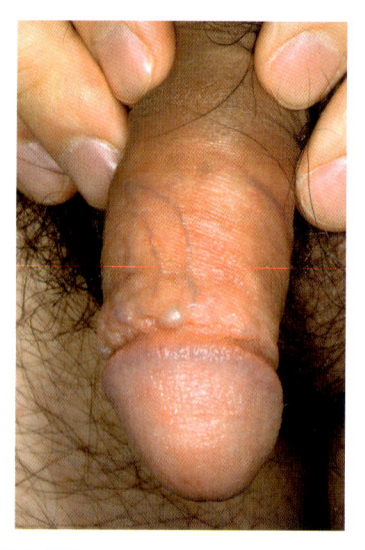

図2 26歳, 男性. nonvenereal sclerosing lymphan-gitis of the penis
弾力性のない, 球状の硬い小結節が連珠状に並んでいる.

臨床像の特徴

　nonvenereal sclerosing lymphangitis of the penis（非性病性陰茎硬化性リンパ管炎）は, 陰茎背面や冠状溝に生じる小丘疹や索状の結節で, 通常自覚症状は伴わない. 20〜40歳代の既婚男性に多いとされる（図1, 2）.

　病理組織所見では, 拡張した管腔と壁の不均一な肥厚, 時に閉塞像がみられる（図3）.

鑑別疾患

① Mondor病……陰茎に生じる索状の結節で, 通常痛みを伴う.

② pearly penile papules（陰茎真珠様小丘疹, 第4章20, 図2, p.257）……冠状溝や膣前庭から小陰唇にかけて多発, 集簇する良性の小丘疹.

③ Fordyce状態……口唇や包皮, 大小陰唇に淡黄色の小丘疹が多発集簇する. 独立脂腺の増殖.

注意点・治療

　自然消褪することも多く, 基本的に治療は必

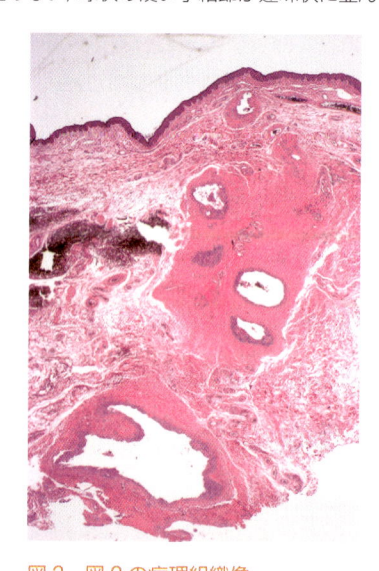

図3 図2の病理組織像
拡張した管腔と壁肥厚, 閉塞像あり.

要ない.

　本症はウイルス感染や外的刺激が原因という報告もあるが, 明らかにはなっていない. また, 病変のある脈管についても議論があり, 今後の症例の蓄積が待たれる.

40. verruciform xanthoma

大原國章

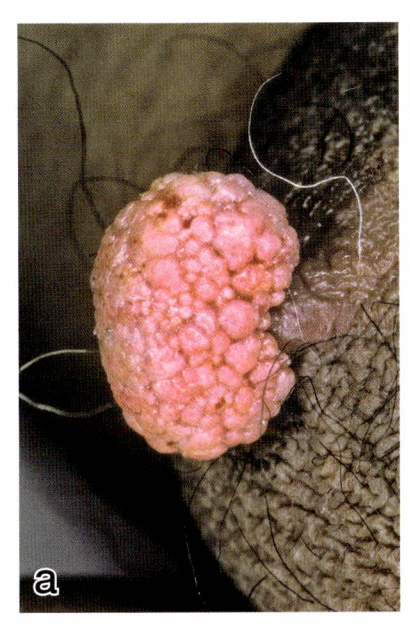

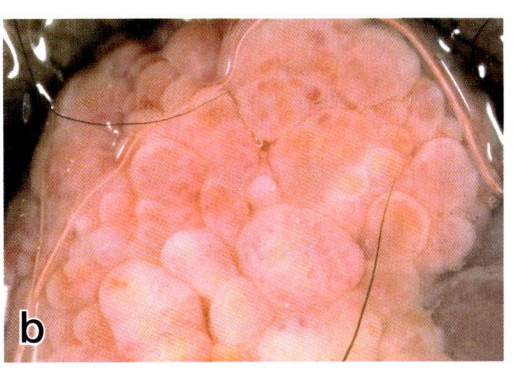

図1 70歳, 男性. 懸垂性で桑実状の紅色結節を示す verruciform xanthoma
(a) 臨床像.
(b)ダーモスコピー像. 黄色みが確認でき, 血管構造もはっきりする.

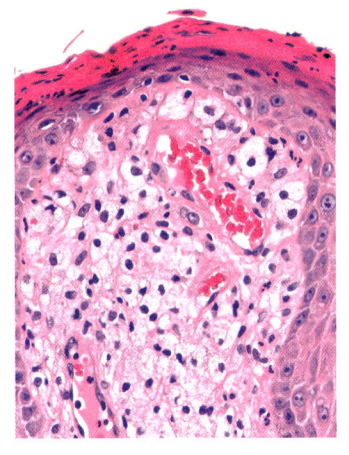

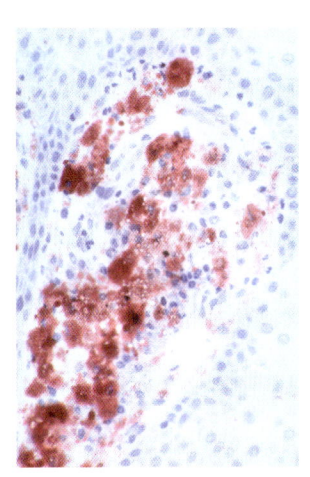

図2 病理組織像
角層の錯角化が白み, 泡沫細胞が黄色みを, 血管が赤みを演出している.

図3 oilred-o 染色像
泡沫細胞が赤茶色に染まっている.

臨床像の特徴

verruciform xanthoma（疣状黄色腫）は, 脂質貪食の泡沫細胞で構成されるポリープ様の結節で（図1a）, 病理組織像では泡沫細胞が増生している（図2, 3）. 陰嚢に好発する紅色～黄紅色で表面には皺が入り, 顆粒状・敷石状の外観を呈する. 有茎性, 懸垂性のことが多い. 軽度に圧抵気味に観察するとダーモスコピーで黄色調が確認できる（図1b）. 個々の粒状構造内には細かな血管が透見できる. 血中の脂質は正常である.

鑑別疾患

① 懸垂性の軟性線維腫……形状は類似するが, 色調が違う. ダーモスコピーが鑑別のポイント. 表面は皮膚色で, 赤み, 黄みがない.

治療

切除して一次縫縮する.

41. 陰嚢石灰沈着症

門野岳史

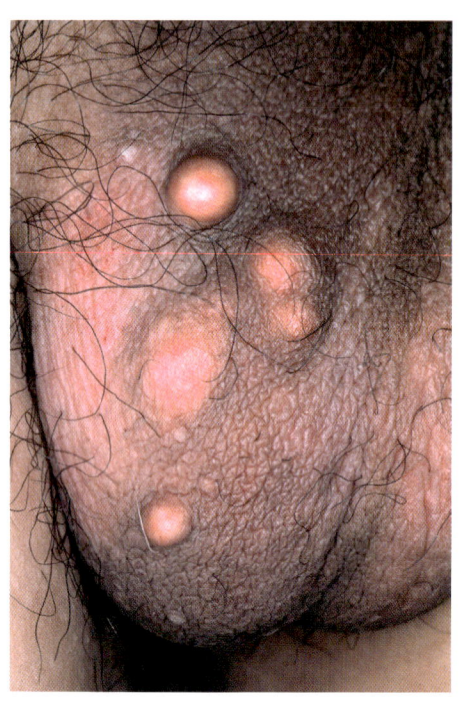

図1　陰嚢石灰沈着症. 臨床像
陰嚢に白色を帯びた硬い1 cm程度までの小結節が複数みられる.

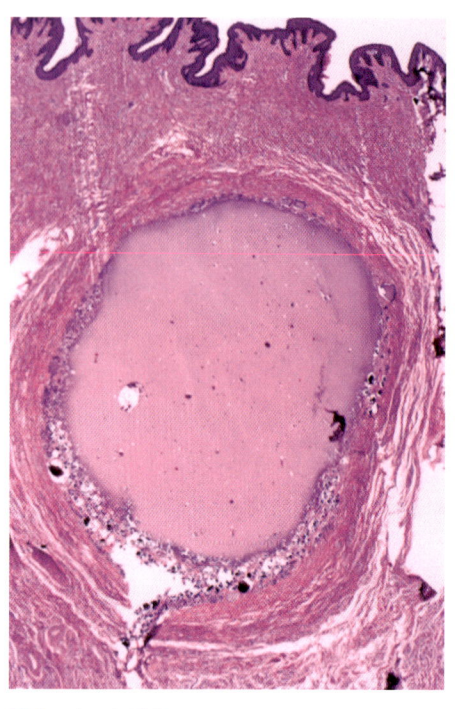

図2　病理組織像
好塩基性の石灰化物質がみられる. 囊腫壁ははっきりしない.

臨床像の特徴

　陰嚢石灰沈着症（scrotal calcinosis）は, 20〜40歳代の男性に好発し, 陰嚢に白色から黄白色の拇指頭大程度の硬い結節が多発し（図1）, 経過が長くなるほど結節数が増えることが多い. 自壊するとチョーク様の内容物が排出される. 病理組織像では好塩基性の石灰化物質が真皮内にみられ, 囊腫壁は通常確認できない（図2）. 血清カルシウム値やリン値は通常正常であり, 原因は不明で特発性のことがほとんどである.

鑑別疾患

① 粉瘤……石灰沈着症よりもやや軟らかい.

また, 陰嚢石灰沈着症ほど多発はしない. また, 内容物が角質である.

② 石灰化上皮腫……通常は単発であり, 陰嚢に生じることは稀である. 病理組織学的に好塩基性の細胞と好酸性の陰性細胞から構成される.

③ 陰嚢被角血管腫……暗紫色の角化性小結節が多発する. 病理組織学的に角質増殖と真皮乳頭部の毛細血管の増加と拡張がみられる.

注意点・治療

　自覚症状がない場合は経過観察でもよいが, ある程度増数したものに対しては適宜切除術を行う. 多くの場合は数こそ多いものの, 単純縫縮が可能である.

42．色素細胞母斑

椛島健治

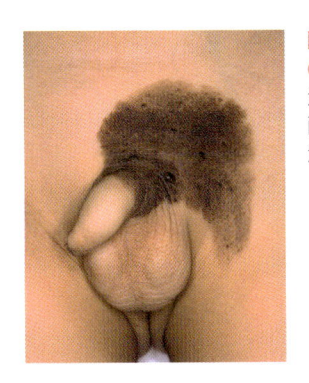

図1 5歳，男児．中型の大きさの先天性母斑 濃淡のある黒褐色の局面内に黒色の小結節も混在している．

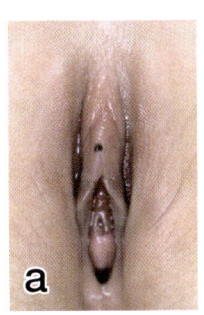 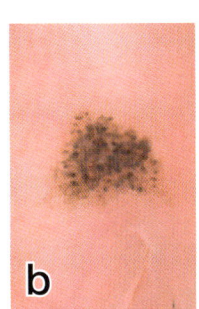

図2 5歳，女児．色素細胞母斑 （a）陰核皮膚に境界鮮明な小型の色素斑がある．（b）ダーモスコピー像．globules が集簇していて，色素細胞母斑である．

臨床像の特徴（図1〜3）

色素細胞母斑（melanocytic nevus），母斑細胞母斑（nevus cell nevus），色素性母斑（nevus pigmentosus）は，神経堤由来のメラノサイトや Schwann 細胞に分化しきれなかった母斑細胞の増殖によるもので，色素性（一部は無色素性）病変である．全身どこにでも生じ，陰部はもちろんのこと，粘膜にも生じる．先天性・後天性それぞれある．後天性はいわゆる "ほくろ"であり，一方，亀頭部と包皮に一体化して出現する分離母斑はほぼすべて先天性である．

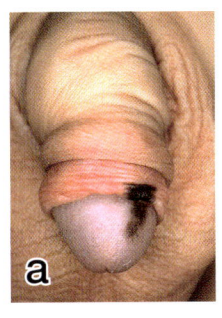 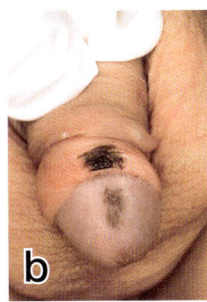

図3 7歳，男児．包皮から亀頭にかけての分離母斑 （a）自然な状態では一つながりだが，（b）包皮を引っ張ると2つに分かれる．

鑑別疾患

① 脂漏性角化症……ダーモスコピーで多発稗粒腫様嚢腫，面皰様開口などがみられる．

② 悪性黒色腫……ダーモスコピーで不規則，非対称の所見がみられるが，最終的には臨床像・病理組織とあわせて総合的に診断する．

③ その他……種々の色素性病変があげられるが，いずれもダーモスコピーが診断の鍵となる．

注意点・治療

外陰部および手掌・足底，milk line，頭頚部，結膜に生じる色素細胞母斑は，その他の部位に生じた色素細胞母斑とは異なるタイプ（特殊部位の色素細胞母斑）に分類される．その臨床的特徴から，病理組織学的に悪性黒色腫との鑑別が必要となる[1]．

悪性への転化については，ナーバスになる必要はないが，成人で急速な拡大や結節・出血が生じてきたという主訴があった場合には，慎重に経過を追う必要がある．

明らかに良性の場合は経過観察で問題ないが，必要に応じて適宜生検や切除を行う．

文献

1) 安齋眞一：16 色素細胞母斑．皮膚科臨床アセット 15 母斑と母斑症（古江増隆 総編集，金田真理 専門編集），中山書店，東京，p.76, 2013

43．悪性黒色腫（MM）

大原國章

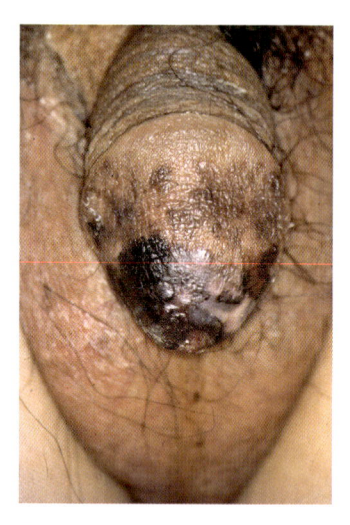

図１ 57歳，男性．悪性黒色腫
亀頭の不整型で濃淡のある色素斑．

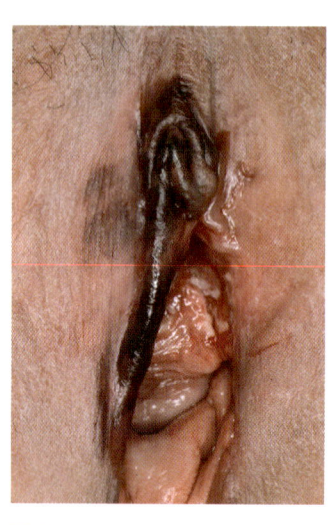

図２ 65歳，女性．悪性黒色腫
前交連から小陰唇に色素斑が広がっていて，大陰唇の皮膚にも及ぶ不定形の色素斑．

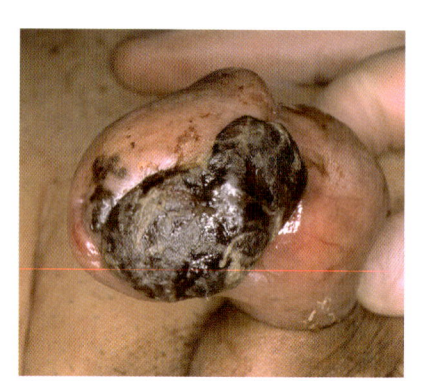

図３ 78歳，男性．悪性黒色腫
連峰状の結節で一部に色素斑を伴う．

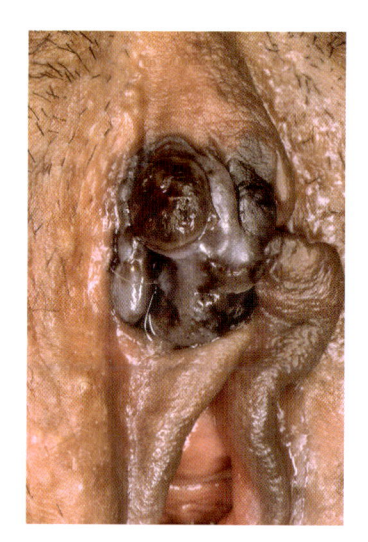

図４ 41歳，女性．悪性黒色腫
中心が潰瘍化した結節．

臨床像の特徴

悪性黒色腫（malignant melanoma：MM）は，不整形の色素斑（図１，２），結節（図３，４）である．表面がびらんして紅色肉芽様となり，易出血性のこともある．この部位では特徴的なダーモスコピー所見に乏しい．

鑑別疾患

① 脂漏性角化症……図5aのような青黒い結節では臨床診断は難しいが，境界鮮明であり，周囲には色素斑を伴っていない．ダーモスコピーではほぼ均一な色調を呈する（図5b）．しかし病理検査は必要である．

② 母斑細胞母斑……境界は比較的に鮮明で，色調も均一（図6a）．ダーモスコピーでは辺縁に網目模様がなく，globules が散在している（図6b）．確定には病理検査が望ましい．

③ 基底細胞上皮腫（癌）……緩慢な経過の黒色結節で，症例・病型によって臨床像が違うが（図7a），ダーモスコピーで葉状構造や潰瘍・血管拡張といった所見がみられる（図7b）．

④ 血腫……発症経過が短期，急であり，ダーモスコピーで赤・紫色を呈し，平坦な局面である．経過観察すれば，消褪・吸収される．

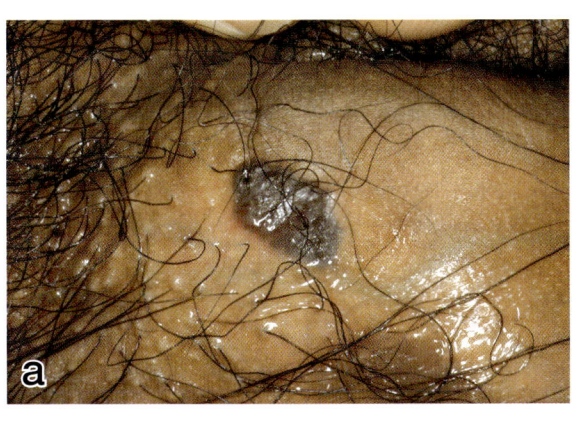

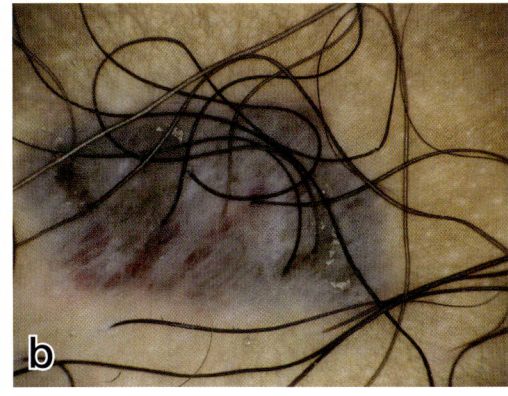

図5 〔鑑別疾患〕36歳，男性の包皮．脂漏性角化症
（a）臨床像．
（b）ダーモスコピー像．

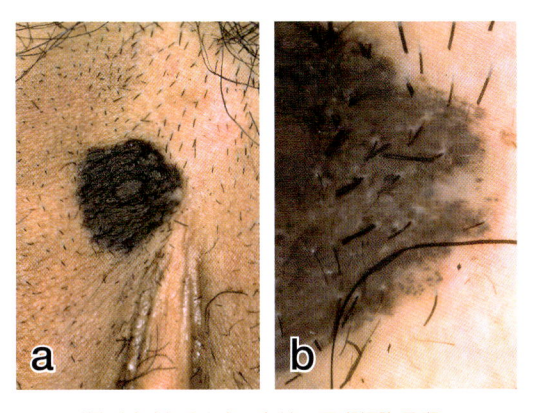

図6 〔鑑別疾患〕24歳，女性．母斑細胞母斑
（a）臨床像．恥丘部の境界鮮明な色素斑．中央に結節
がある．色調はほぼ均一．
（b）ダーモスコピー像．辺縁にdotsがみられる以外は，
ほぼ無構造．

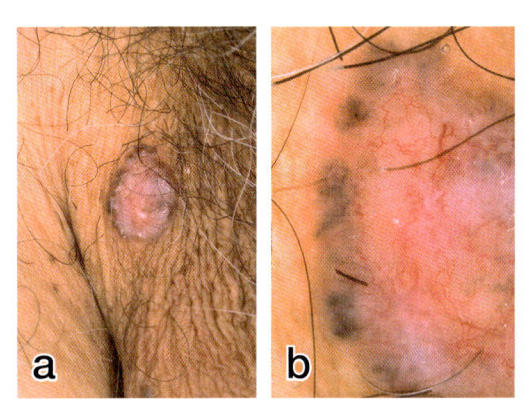

図7 〔鑑別疾患〕75歳，男性．基底細胞上皮腫
（a）臨床像．指圧痕のように中央が陥凹した境界鮮明
な結節で，辺縁に黒色小結節が分布している．
（b）ダーモスコピー像．辺縁にはぼんやりしてはいる
が葉状構造があり，ピンク色の内部には樹枝状血管が
見てとれる．

注意点・治療

　手術に関して，泌尿器科や婦人科の癌取り扱
い規約をそのまま適用するのは適切でない．男
性例では，1～2cm程度の切除範囲，そして
植皮あるいは縫縮し，症例に応じてセンチネル
リンパ節生検を行う．陰茎切断は必ずしも，全
症例には適応されない．女性では膣，尿道，肛
門管の扱いは個々の症例ごとに決めるが，初診
時にすでに進行例のことが多く，予後は不良で
ある．

44. Bowen 病

大原國章

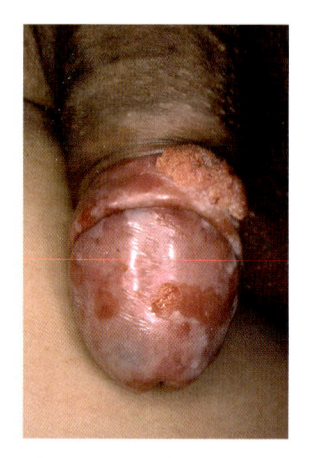

図1 64歳, 男性. Bowen 病
亀頭から包皮にかけてびらんが散在・多発している. 冠状溝に近い部位には, 表面が細顆粒状の紅色結節も生じている.

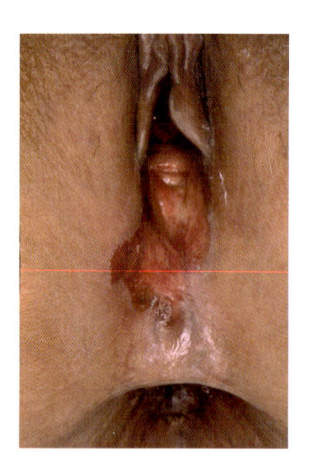

図2 74歳, 女性. Bowen 病
後交連から会陰にかけて, 境界鮮明な光沢性の紅色びらん局面がある.

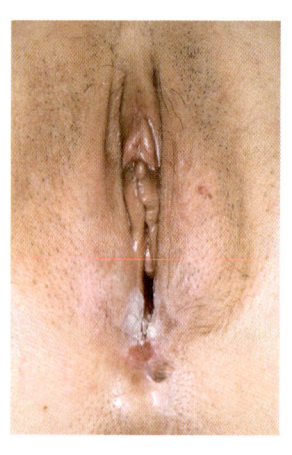

図3 成人女性. Bowen 病
左右の大陰唇の後交連寄りに白色の浸軟した角化局面があり, それに連続して会陰部にはびらん局面と色素沈着を伴う角化性隆起もみられる.

臨床像の特徴

Bowen 病 (Bowen's disease) は, 男性では紅色のびらん, 顆粒状局面が多く, 鶏冠状結節 (図1) もみられる. 女性では紅色のびらん局面 (図2), 湿潤した白色の角化局面 (図3) や色素沈着を伴う粗大顆粒状局面 (図4) のことがある. 高リスク群のヒト乳頭腫ウイルスがしばしば検出される.

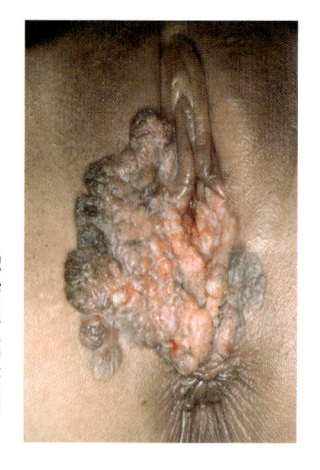

図4 49歳, 女性. Bowen 病
粗大顆粒状の結節が融合して, 陰唇から皮膚面までの広い局面を形成している. 個々の結節は紅色調あるいは茶褐色とさまざまな色調を呈する.

鑑別疾患

① **有棘細胞癌**……色素沈着はなく, 白色浸軟も稀だが, 確定には病理組織検査を要する.

② **Bowen 様丘疹症**……色素性の小型結節の多発が通例.

③ **ウイルス性疣贅**……光沢性の鶏冠状結節で軟らかい. 多発傾向があり, 液体窒素に反応する.

治療

外科的切除が原則. 男性の包皮であれば, 残余の健常皮膚を進展させれば被覆できる. 亀頭の場合は, 欠損の大きさにより, 縫縮, 植皮, あるいは包皮の進展とする. 恐れるほどには出血しない. 女性では一次縫縮が可能な場合が多いが, 欠損が広ければ植皮で閉鎖する.

患者が手術を希望しない, 合併症や全身状態から手術適応でなければ, 抗がん剤軟膏やイミキモドの外用を考慮する. ただし, イミキモドには保険は適用されない.

45. 有棘細胞癌（SCC）

門野岳史

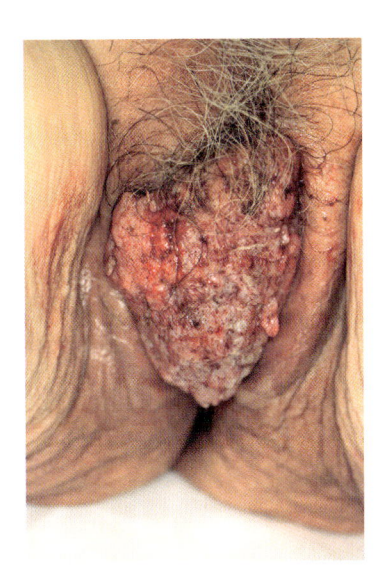

図1　外陰部の有棘細胞癌
外陰部に外方に突出する巨大な腫瘍塊がみられる.

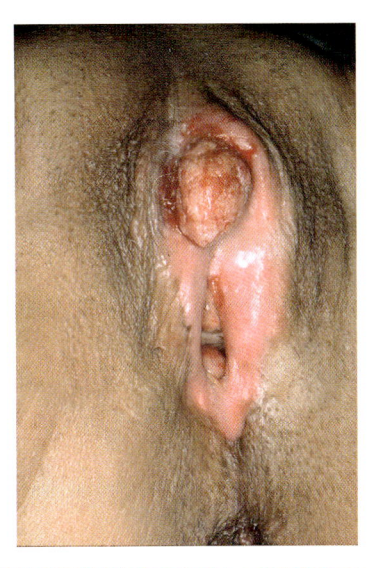

図2　硬化性萎縮性苔癬に続発した有棘細胞癌
外陰部の紅白色で硬結を伴う局面の上に，肉芽様の腫瘍が出現してきた.

臨床像の特徴（図1，2）

有棘細胞癌（squamous cell carcinoma：SCC）は外陰部にも比較的多くみられ，**外陰癌**ともいわれる．角化型，非角化型，類基底細胞型，湿疣型，疣状型に分かれる．発生母地として硬化性萎縮性苔癬，扁平苔癬が知られ，またヒトパピローマウイルス（HPV）ことにHPV16型と18型との関連がいわれている．このような病変に対して外陰上皮内腫瘍（vulvar intraepithelial neoplasia：VIN）という名称が用いられる.

鑑別疾患

① **硬化性萎縮性苔癬**……腫瘍や潰瘍までは形成せず，脱色素斑や色素沈着，表皮の肥厚や硬化が主体である．病理組織学的に細胞異型に乏しい.

② **乳房外Paget病**……進行期では結節を伴うが周囲に不規則な色素斑を伴い，角化は目立たない.

③ **Bowen様丘疹症**……HPV関連のVINに相当する．自然消褪することもあるが，病理組織学的にBowen病に類似する．良性と悪性の中間的性格と考えられる.

④ **尖圭コンジローマ**……乳頭状の結節で，比較的軟らかい．多発することが多く，びらんや潰瘍は形成しにくい．HPV感染症であり，Bowen様丘疹症と異なり病理組織学的に異型がみられない.

注意点・治療

陰部の有棘細胞癌は，病理組織学的には異型な角化細胞より構成され，癌真珠が特徴的である．比較的鼠径リンパ節に転移しやすく，注意を要する.

治療は手術が基本であり，放射線治療は主に術後補助療法として用いられる．進行例に対する治療は確立していない.

46. 基底細胞上皮腫（BCE）

江川昌太, 福安厚子

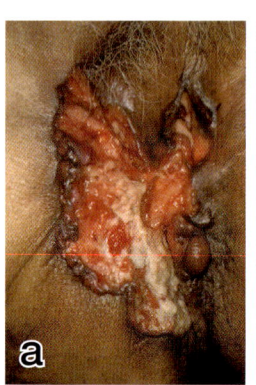
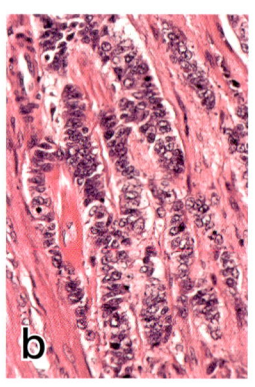

図1 70歳代, 女性. 大陰唇に生じた基底細胞上皮腫
（a）潰瘍を伴う黒褐色腫瘤が内側は小陰唇, 外側は肛門周囲まで浸潤している.
（b）病理組織像では, 基底細胞様細胞が柵状配列し周囲に裂隙を認める.

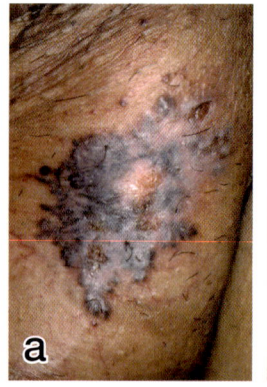
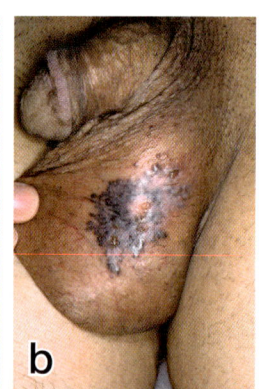

図2 60歳, 男性. 陰嚢に生じた基底細胞上皮腫
コイン大で不正形の蠟様光沢を伴う黒褐色局面.

臨床像の特徴（図1, 2）

基底細胞上皮腫（basal cell epithelioma：BCE）は, 硬い黒褐色蠟様の光沢性小結節が生じ, 病巣辺縁部を縁取るように配列する[1]. 70％以上が顔面に発生し鼻が多く, 単発例が多い[2]. 臨床像より①結節・潰瘍型, ②表在型, ③斑状強皮症型, ④その他（Pinkus型など）に分類される[1].

鑑別疾患

① **色素性母斑**……母斑細胞の増殖による. 臨床症状は褐色〜黒色の大小の色素斑で扁平または隆起する[3].

② **悪性黒色腫**……メラノサイトの悪性腫瘍. 悪性度が高く, 境界不鮮明, 色調濃淡のある臨床像を呈する[3].

③ **脂漏性角化症**……中年以降の頭頸部, 軀幹にみられる疣贅状良性腫瘍. 表皮や毛包漏斗部の角化細胞由来の腫瘍[1].

④ **Bowen病**……高齢者に単発する. 境界明瞭な直径数cm程度の紅褐色〜黒褐色調の浸潤性局面を形成する[3].

注意点・治療

基底細胞上皮腫の外陰部発生率は稀であり, 男性では陰嚢, 女性では大陰唇に好発する[4]. 臨床症状として刺激感や疼痛, 出血があるが, 無症状の例もあり, 羞恥心のため治療開始が遅れる例も多い[4].

もっとも確実な治療は手術のみで, 腫瘍細胞がとりきれるよう, 十分な組織量を切除する必要がある[5].

文献

1) 清水 宏：あたらしい皮膚科学 第3版, 中山書店, 東京, p.444, 2018
2) 山崎直也 専門編集：皮膚科臨床アセット17 皮膚の悪性腫瘍, 中山書店, 東京, p.282, 2014
3) 大塚藤男：皮膚科学 第10版, 金芳堂, 京都, p.612, 2011
4) 草島英梨香ほか：Skin Cancer 31: 21, 2016
5) 金 宗訓ほか：皮膚病診療 40: 1047, 2018

47. 乳房外 Paget 病

門野岳史

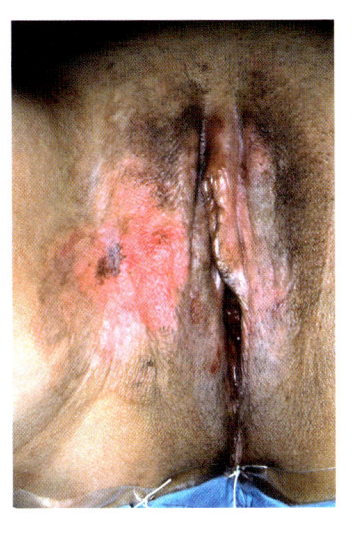

図1　乳房外 Paget 病. 女性例
大陰唇から股部まで広がる，びらん局面．紅色びらんが目立つが，白色浸軟，色素沈着，色素脱失も混じる．外縁の皮膚はごく軽度に隆起し，境界鮮明である．

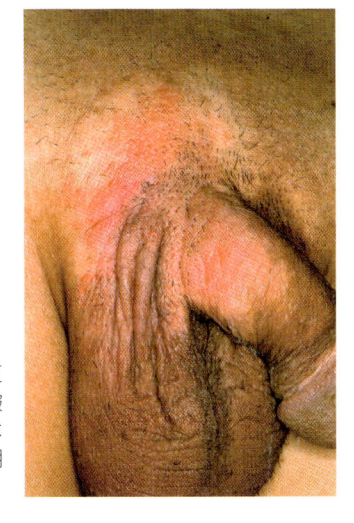

図2　乳房外 Paget 病. 男性例
恥丘部から陰茎，陰囊に広がる紅斑と脱色素局面．陰囊では粗い皺壁となっている．恥丘部の辺縁は軽度に色素沈着となり，境界鮮明である．

臨床像の特徴（図1，2）

乳房外 Paget 病（extramammary Paget's disease）は，外陰部に多く発生し，このほか腋窩，肛囲，臍周囲などにみられる．由来ははっきりしないが，アポクリン腺や Toker 細胞由来とされ，男性に多い．不規則な地図状の紅斑がみられ，表面は粗糙で色素沈着や色素脱失を混じる．進行に伴い病変部が肥厚するようになり，やがて結節が出現する．病変の境界は，よくよくみると皮膚側は追いやすいが，粘膜側の境界は不明瞭である．

病理組織学的には大型で胞体の明るい細胞質を有する Paget 細胞が，基底層に沿って大小さまざまな胞巣を形成する．進行に伴って基底層を破り，真皮へ浸潤すると転移の可能性が出てくる．

鑑別疾患

① 慢性湿疹……落屑が目立ち，色調が比較的一様である．瘙痒が乳房外 Paget 病よりも強く，丘疹を混じる．ステロイド外用で改善する．た
だし，乳房外 Paget 病もステロイド外用により，いったん炎症がとれて改善したようにみえるので，注意を要する．

② Bowen 病……かなり鑑別が困難な場合もあるが，乳房外 Paget 病よりも角化が強く，病変がやや肥厚している．また，乳房外 Paget 病ほど大型になりにくい．

③ 股部白癬……形状が整った類円形のことが多く，辺縁に鱗屑を伴う．もちろん，鏡検することで診断できる．

注意点・治療

乳房外 Paget 病は多発したり，スキップリージョンがみられたりするので，剃毛などにより周囲を念入りに観察するのに加えて，腋窩や肛囲など他の部位に病変がないかよくチェックする．粘膜側などはとくに病変の範囲がわかりにくいため，必要に応じてマッピングバイオプシーなどを行う．

治療は手術が基本であるが，進行例に対する治療は確立していない．

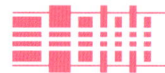
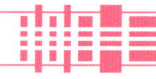

日光角化症

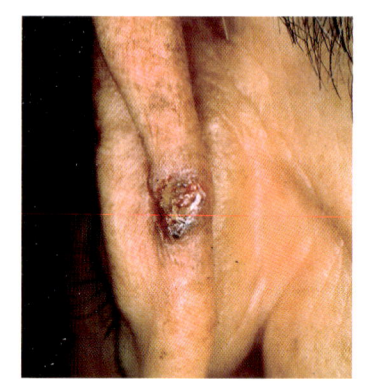

【頭部・顔】
第1章 耳（p.51）

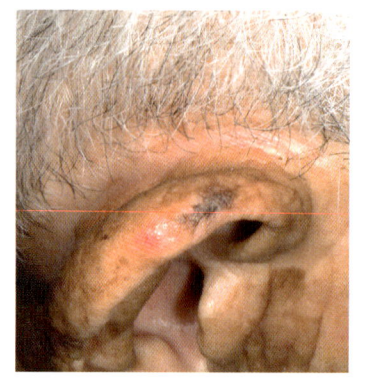

【頭部・顔】
第1章 耳（p.51）

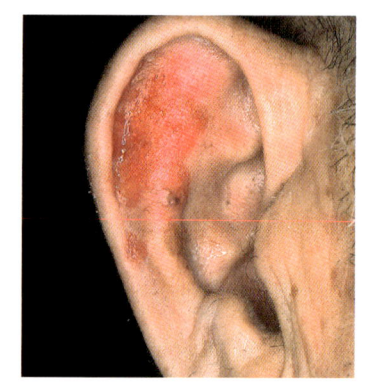

【頭部・顔】
第1章 耳（p.52）

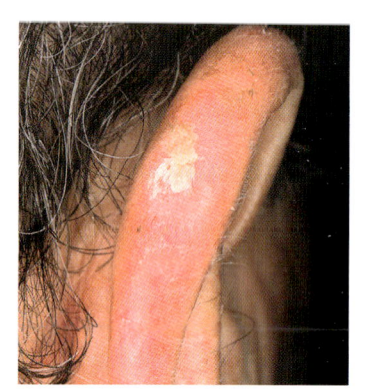

【頭部・顔】
第1章 耳（p.63）

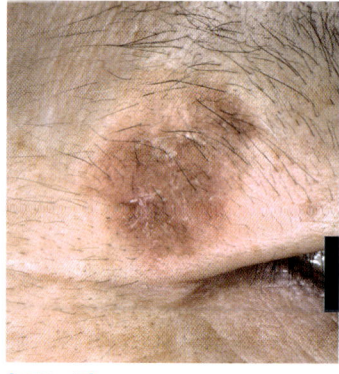

【頭部・顔】
第2章 眼瞼（p.116）

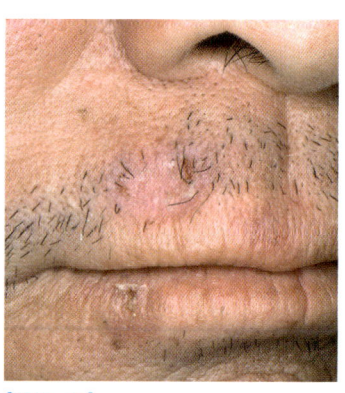

【頭部・顔】
第3章 口唇（p.164）

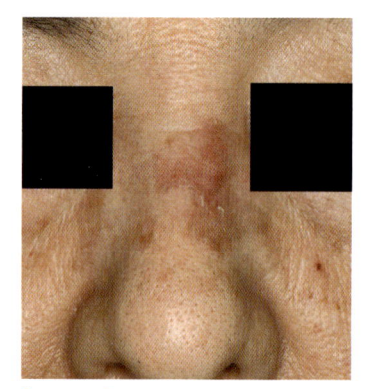

【頭部・顔】
第4章 鼻（p.184）

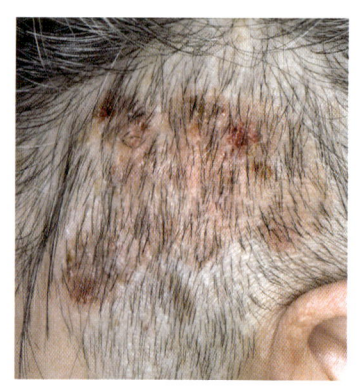

【頭部・顔】
第5章 頭部（p.246）

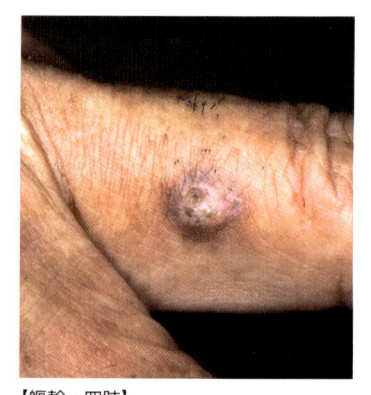

【軀幹・四肢】
第2章 手（p.170）

※青字は『好発部位でみる皮膚疾患アトラス 頭部・顔』の章・ページ番号

第5章 臀部・肛囲

1. 悪性黒色腫（MM）

大原國章

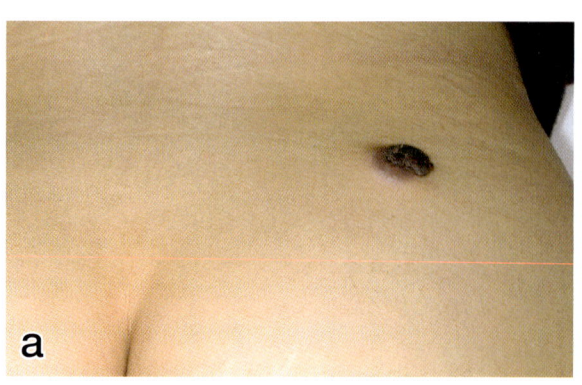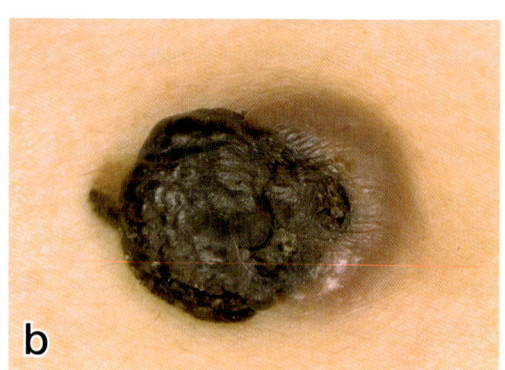

図1　30歳，女性．悪性黒色腫
（a, b）表面粗糙な炭色の結節がみられる．

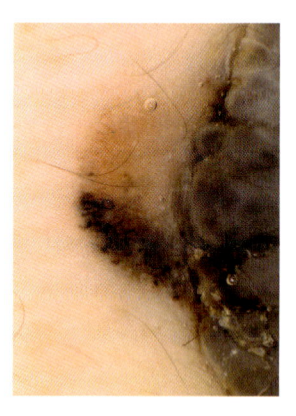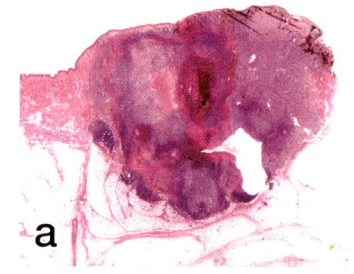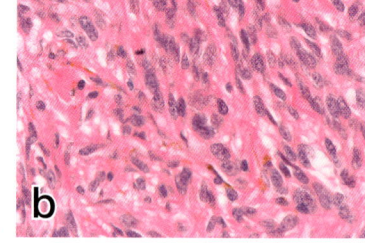

図3　病理組織像．悪性黒色腫
（a）マクロ像．濃淡の細胞集塊が脂肪織に及んでいる．
（b）強拡大像．多型，異型な細胞の増殖．

**図2　9時方向のダーモスコピー.
悪性黒色腫**
淡褐色はregressionを想起させる．

臨床像の特徴

　30歳，女性の臀部上方に表面が粗糙な黒色結節が突出していて，9時方向には淡褐色の滲みだしがあり，12時から5時にかけては紅褐色の弧状の隆起が取り囲んでいる（図1）．ダーモスコピーでは紫黒色の大小の胞巣が集簇し，その表面には青白い薄靄（うすもや）がかかっている（図2）．滲みだし部分では異型な網目模様がみられる．

　病理の全体像はメラニン分布が不規則，細胞成分の色調や分布も不整であり（図3a），拡大像では楕円形，紡錘形の異型細胞が増殖している（図3b）．

鑑別疾患

　青色母斑とは，色調の不均一さ，滲みだしの存在，発症経過で鑑別される．

治療

　本症例では初診時にすでに鼠径リンパ節転移があり，手術に加えて化学療法も追加したが，病勢は急速に進行した．

2. 先天性母斑

椛島健治

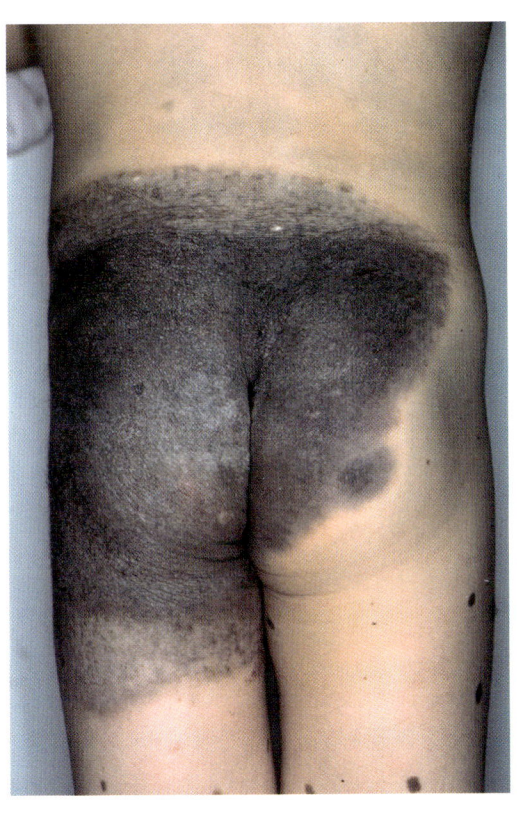

図1 3歳，男児．先天性母斑
右臀部には蒙古斑があり，先天性母斑との境界部は"干渉現象"で色が抜けている．母斑の頭側と足側はレーザー治療によって色が薄くなっている．

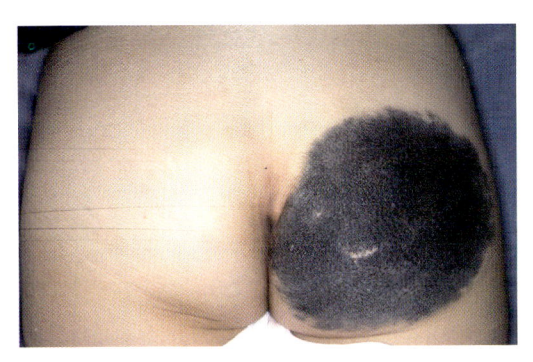

図2 40歳代，女性．先天性母斑
生来，右臀部に黒色斑が存在．形状はこれまで不変．

臨床像の特徴

先天性母斑（あるいは先天性色素性母斑：congenital nevus）（図1，2）とは，出生時より存在する色素性母斑であり，種々の大きさがある[1]．先天性母斑の中でも，巨大な先天性（色素性）母斑は，悪性黒色腫を後に生ずる頻度が高いので注意を要する．また，剛毛を有し，巨大で獣皮様のものを獣皮様母斑とよぶ．

鑑別疾患

出生時の母斑から自明である．

注意点・治療

治療は基本的には経過観察であるが，患者や両親の希望によってはレーザー療法や切除などを考慮する．巨大な先天性色素性母斑は，悪性黒色腫を後に生ずる可能性があるために切除を考慮すべきだが，サイズが大きいために数回に分けて手術を行うことが必要となることが多い．

文献

1) 大原國章：大原アトラス5 色素性の母斑，学研メディカル秀潤社，東京，p.25, 2020

3．細胞増殖性青色母斑

大原國章

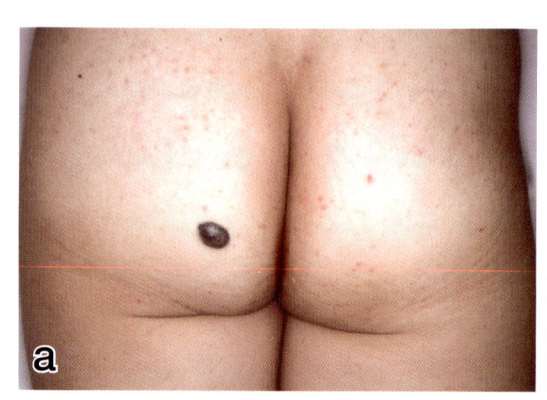

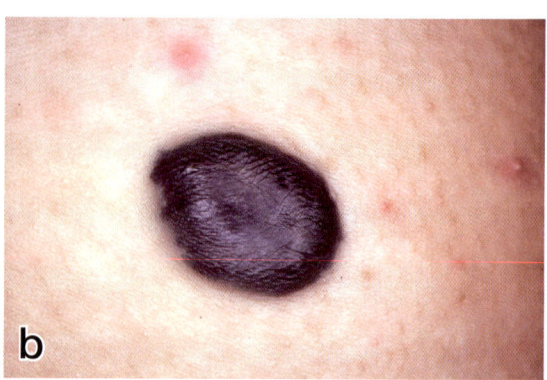

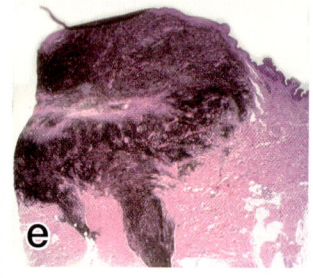

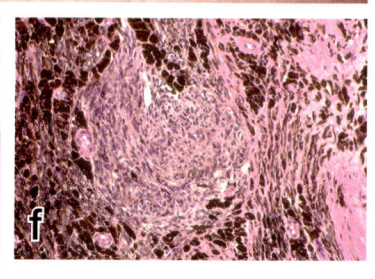

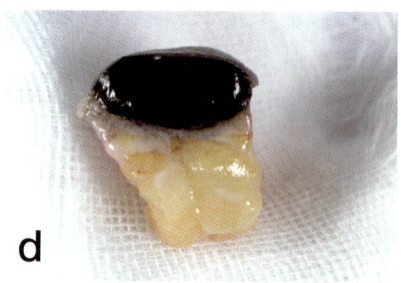

図 35歳，女性．細胞増殖性青色母斑
（a）左臀部の青黒色結節．（b）結節は台地状に扁平隆起している．（c）ダーモスコピーでは青白さが目立つ．（d）切除検体の半割面．（e）半切された病理組織像（弱拡大像）．（f）病理組織像（中拡大像）．

のメラニン塊が取り巻いている．拡大像では紡錘形と円形の細胞が胞巣を作り，周囲にはメラノファージが充満している（図 f）．

臨床像の特徴

提示例は 35 歳，女性の臀部，青黒色の境界鮮明で充実性の結節（図 a，b）．以前からホクロがあったが最近になり増大してきたと言う．ダーモスコピーでは結節の表面はまだらに青白い（図 c）．切除検体の半割面は均一な漆黒色を呈する．深部断端では真皮内に薄青い滲みがみえる（図 d）．病理組織の全体像では，半割面とは切り出し面が違っているために深層に向かう突起が目を惹く（図 e）．結節の下面を砂粒状

鑑別疾患

結節型の悪性黒色腫とは，発症の経過，色調の均一さ，ダーモスコピーでの globules のないことで鑑別できる．

注意点・治療

提示例（図）のような症例に対して，近年は疾患概念として melanocytoma という名称が提唱されるようになった．

治療は単純切除でよい．

4. 汗孔腫

外山雄一，前川武雄，大槻マミ太郎

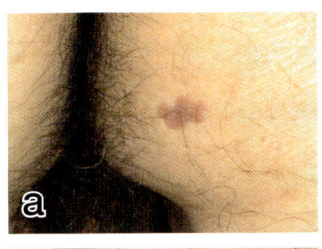

図1 右臀部にみられた分葉状，扁平隆起の紅褐色結節，汗孔腫
境界明瞭で表面に角化はなく顆粒状を呈する.

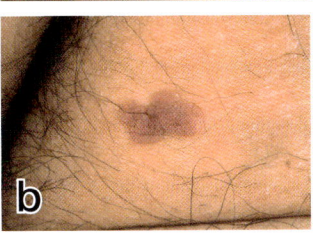

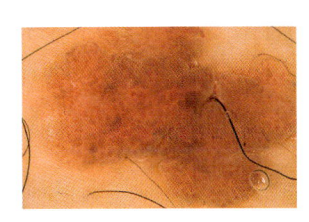

図2 図1の同症例のダーモスコピー像，汗孔腫
魚卵様の血管構造を認める.

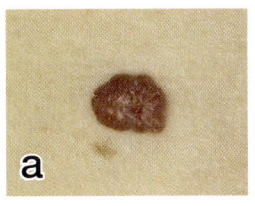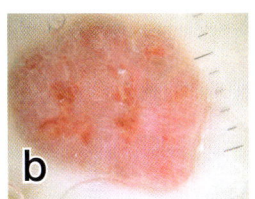

図3 左臀部にみられた軽度に隆起する暗赤色の境界明瞭な結節，汗孔腫
（a）表面は角化がなく光沢性で粗大顆粒状を呈する.
（b）ダーモスコピー像. 白い隔壁に包まれた魚卵様構造物が融合している.

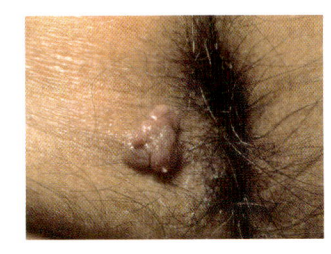

図4 右臀部にみられた有茎性の紅色結節，汗孔腫
表面は角化がなく光沢性である.

臨床像の特徴（図1〜4）

汗孔腫〔（eccrine）poroma〕は暗赤色で易出血性の赤色肉芽様の広基性ないし有茎性結節を呈する. 掌蹠・四肢に好発するが，臀部・肛囲に出現することもある.

鑑別疾患

① 化膿性肉芽腫……毛細血管の増殖と血管腔の拡張を主体とした血管腫の一種. 外傷などが誘因となって急速に出現し，易出血性でびらん・潰瘍を形成する.
② 汗孔癌……汗孔腫の悪性腫瘍型. 良性の汗孔腫内に発生することが多いが，必ずしも良性成分が確認できるとは限らない.
③ 悪性黒色腫……メラノサイトの悪性腫瘍. 多くはメラニン産生により黒褐色病変となるが，メラニン産生に乏しい場合は紅色を呈する. 逆に汗孔腫がメラニン産生により黒褐色を呈する場合もある.

注意点・治療

脂漏性角化症のような角化は伴わず，ダーモスコピー像で魚卵様の構造がみられる点が診断の助けとなる. 病理組織学的には，表皮から真皮にかけて腫瘍細胞（poroid cell）の充実性の増生を認め，好酸性のクチクラ細胞（cuticular cell）による管腔形成を伴う.

治療は，稀に悪性化（汗孔癌）するため，外科的に切除するのが基本である.

参考文献

1) 佐藤伸一ほか：今日の皮膚疾患治療指針 第5版, 医学書院, 東京, p.756, 2022
2) 大原國章：大原アトラス1 ダーモスコピー, 学研メディカル秀潤社, 東京, p.356, 2014
3) 清水宏：新しい皮膚科学 第3版, 中山書店, 東京, p.414, 2018

5．基底細胞癌（BCC）

大原國章

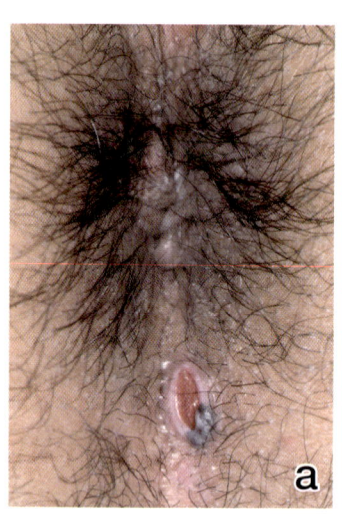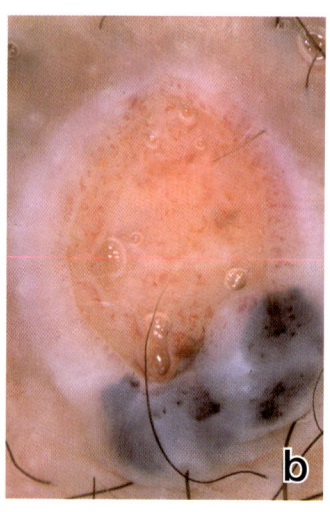

図1　症例1：54歳，男性．基底細胞癌
（a）肛門の6時方向の結節．境界鮮明な楕円形の潰瘍．
（b）ダーモスコピー．鮮紅色の潰瘍をピンク色の周堤が取り囲む．3時から6時に ovoid nest あり．

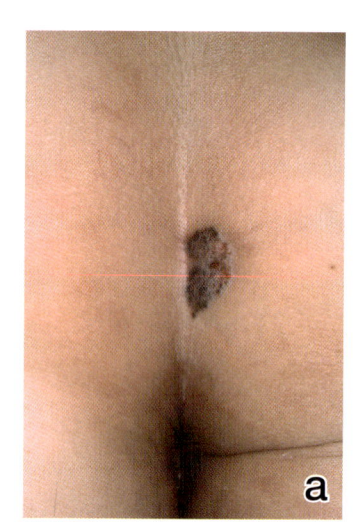

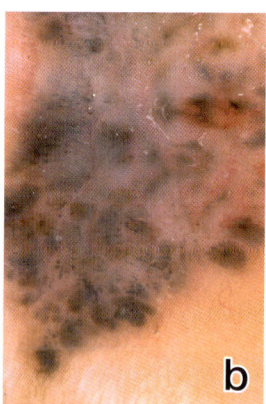

図2　症例2：52歳，女性．基底細胞癌
（a）臀裂部位の黒色局面．
（b）車軸構造，葉状構造，dots や潰瘍がみられ，白っぽい薄もやがかかっている．

臨床像の特徴

症例1：54歳，男性．肛囲の6時方向に境界鮮明な楕円形の潰瘍があり，その辺縁に黒色の小結節が付着している．縁取り部分は軽度に隆起し，白く浸軟している（図1a）．ダーモスコピーでは潰瘍内に細かな血管拡張があり，黒色結節は複数の小結節の融合から成り，均一な色調を呈する（図1b）．

症例2：52歳，女性．臀裂の右側に，不整形ではあるが境界鮮明な黒色局面がみられ，3時方向には小さなびらんがある（図2a）．ダーモスコピーでは葉状構造（leaf-like structure）が辺縁を取り巻き，中央にはピンク色の部分（regression）や小さなびらん・潰瘍もある（図2b）．

鑑別疾患

症例1（図1）では部位的に痔瘻があげられ

るが，排便時に異常なく，ゾンデが貫通しない．黒色結節の存在で鑑別できる．

症例2（図2）では脂漏性角化症，色素性母斑があげられるが，ダーモスコピー所見で決着がつく．

治療

臀部に生じる基底細胞癌（basal cell carcinoma：BCC）はあまり大きな病変ではないので，切除して一次縫縮が可能である．汚染されやすい部位なので，術後の保清に注意する．

6．Bowen 病

上松 藍，鎌田昌洋

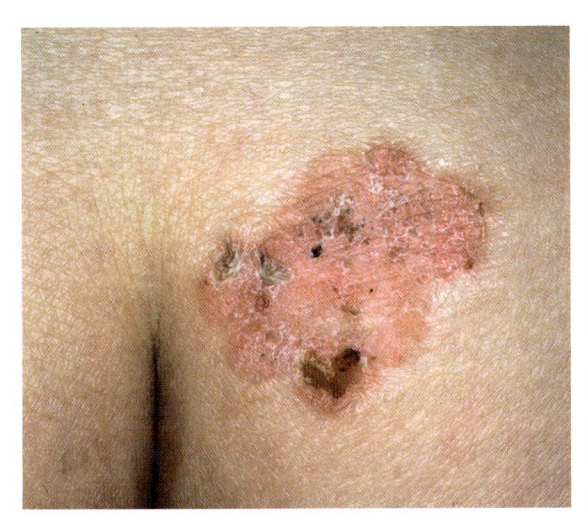

図1　臀部の境界明瞭な紅斑，Bowen 病
不整形で軽度扁平隆起し角化を伴う．

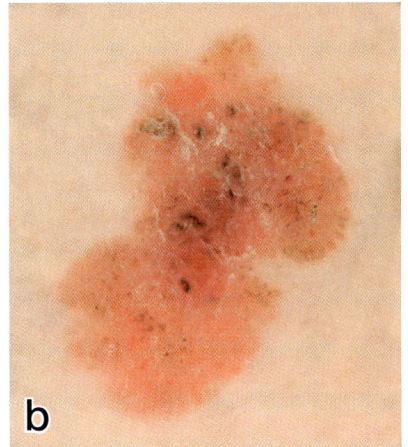

図2　痂皮が付着した臀部の角化性紅斑，Bowen 病
（a）痂皮は異常角化の現れである．
（b）ダーモスコピーでは glomerular vessels，辺縁に褐色の dots が配列しているのが確認できる．

臨床像の特徴（図1，2）

　Bowen 病（Bowen's disease）は皮膚の表皮内癌（SCC *in situ*）の一型であり，角化性紅斑が基本的な形態で，色素沈着も伴う．病変が増殖,肥厚すると隆起性の紅色肉芽様腫瘤となる．

鑑別疾患

① 尋常性乾癬……多発性であり，個疹が肥厚することは少ない．比較的短期間に改善したり悪化したり変化がある．ステロイド外用薬に反応する．
② 貨幣状湿疹……びらんになり滲出液が痂皮となって固着すると臨床的な鑑別が難しい．出現した期間やステロイド外用の反応性をみる．
③ 日光角化症……角化傾向が強いが，臨床的な鑑別が難しい．露光部に出現する．

治療

　根治的には外科的切除である．液体窒素凍結療法（保険適用），イミキモド外用，CO_2 レーザーや電気メスでの焼灼，光線力学的治療（いずれも保険適用外）もある．

参考文献

1）　大原國章：J Visual Dermatol 20: 1048, 2021

7. 有棘細胞癌（SCC）

室田浩之

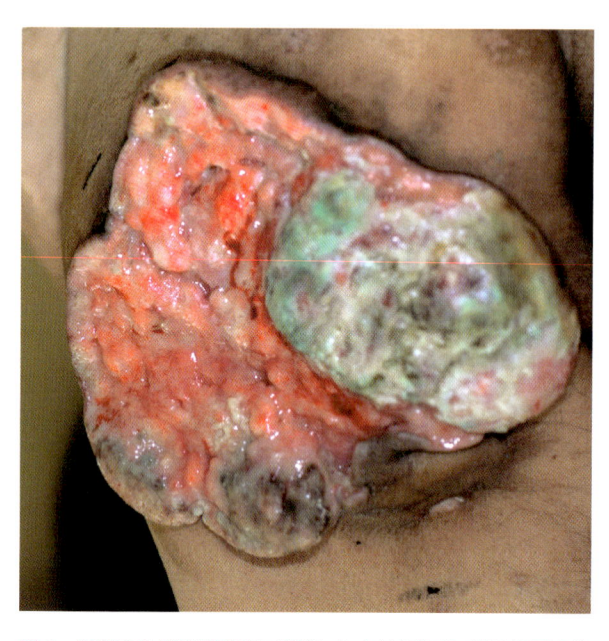

図1 臀部の化膿性汗腺炎に続発した有棘細胞癌（当科経験例）
壊死組織と潰瘍を伴う巨大腫瘤.

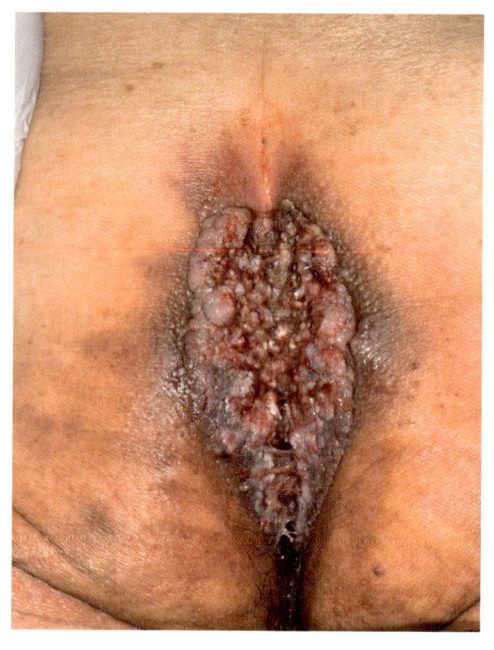

図2 肛門周囲の有棘細胞癌
肛門周囲を取り囲む潰瘍形成を伴う疣状隆起性腫瘍.

臨床像の特徴

有棘細胞癌（squamous cell carcinoma：SCC）は，化膿性汗腺炎や Bowen 様丘疹症，Bowen 病等を発生母地とする角化性腫瘍病変を呈し，時に疣状の隆起や潰瘍を伴う（図1，2）．化膿性汗腺炎を母地とする有棘細胞癌は男性に多く，転移により予後は悪い．HPV16 など特定の HPV 型は肛門周囲および臀部の有棘細胞癌発生の危険因子とされる．HPV 陰性肛門癌の危険因子として喫煙の関与が示唆されている．閉経後の女性よりも閉経前の女性に多くみられる.

鑑別疾患

① Bowen 様丘疹症……外陰部に直径2 cm 程度までの扁平隆起した黒褐色調の丘疹が多発する．HPV16 が発生に関わる.

② 尖圭コンジローマ……陰部に疣状，乳頭状の丘疹〜腫瘍となる．HPV6，11 などが関わる.

注意点・治療

手術による治療が行われる．根治的手術不可能有棘細胞癌では症状緩和を目的とした放射線治療を検討する．患者の全身状態を総合的に検討し，細胞障害性薬剤や免疫チェックポイント阻害薬による化学療法も試みられることがあるが，保険適用外である.

8. pigmented neurofibroma

室田浩之

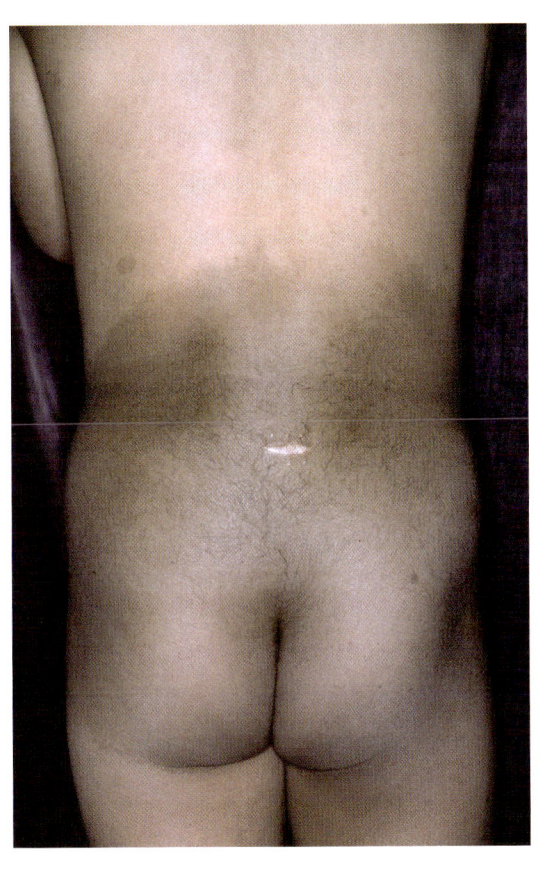

図1 臀部の pigmented neurofibroma
臀部から腰部にかけて青色〜褐色を呈し，軽度隆起を伴う叢状神経線維腫.

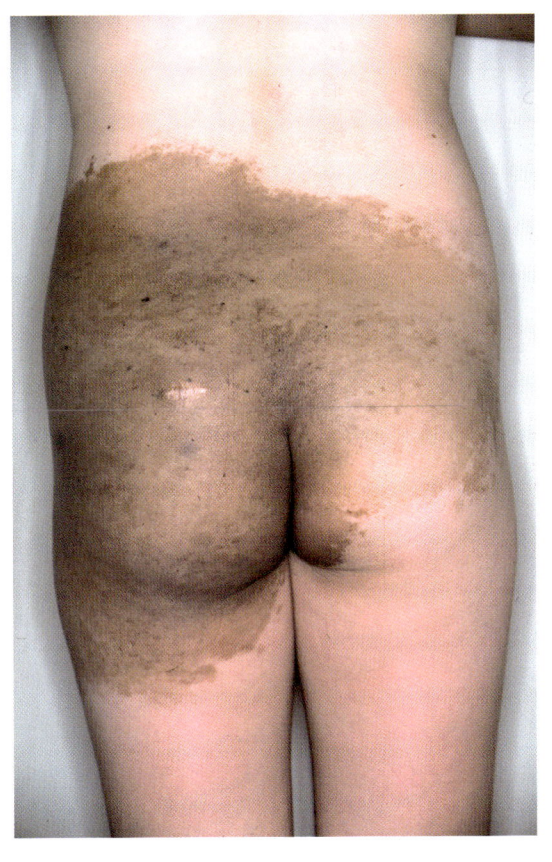

図2 臀部の pigmented neurofibroma
図1とは別症例．臀部から腰部にかけて青色〜褐色を呈し，軽度隆起を伴う叢状神経線維腫.

臨床像の特徴

Recklinghausen 病に伴わない神経線維腫で，病理組織学的に叢状増殖とメラニン産生細胞の混在を認め，他覚的に青色調あるいは黒褐色調を呈するものを pigmented neurofibroma と呼称する．単発のことが多い．本症例のように臀部にみられることがある（図1，2）.

鑑別疾患

① 表皮母斑……Blaschko 線に沿って配置する褐色調を呈する過誤腫である.

② 血管腫……色調や隆起の性状が類似することもある.

注意点・治療

外科的治療を行う．叢状神経線維腫内にメラニン産生細胞が混在する原因として，青色母斑の一部が神経線維腫様に分化する，あるいは神経線維腫内の Schwann 細胞がメラニンを産生する細胞に分化する，などの考え方がある.

295

9. 乳房外 Paget 病

椛島健治

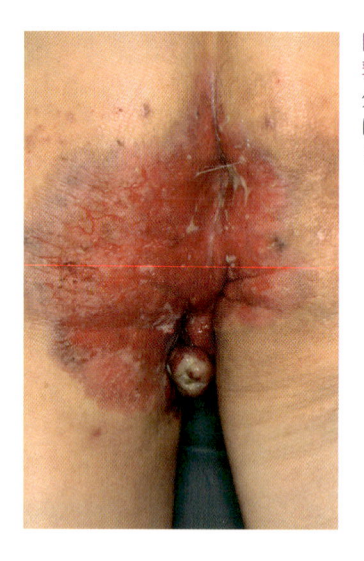

図1 80歳代, 男性. 乳房外 Paget 病
外陰部から肛囲にかけて広範な病変がみられる.

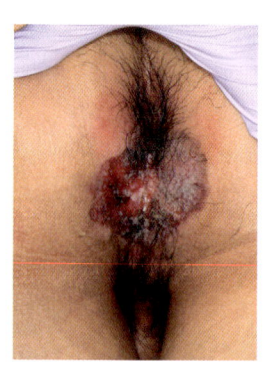

図2 70歳代, 男性. 乳房外 Paget 病
陰嚢から肛囲にかけての病変.

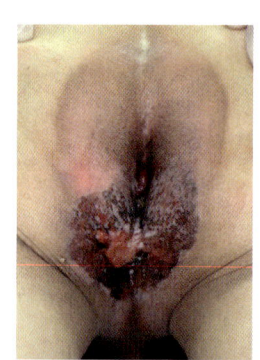

図3 60歳代, 男性. 乳房外 Paget 病
一部は結節を形成している.

臨床像の特徴 (図1〜3)

　乳房外 Paget 病は, 湿疹に似た瘙痒のある紅斑が陰股部・肛囲・腋窩などに出現し, 拡大する. 表皮内癌の状態を経て皮膚原発の腫瘍細胞が浸潤し, Paget 癌に移行する.

　乳房外 Paget 病は比較的稀な疾患であるが, 初期の臨床像や瘙痒などの症状が股部白癬・慢性湿疹と類似しているため, その後の予後を鑑みても, 初期病変での鑑別が非常に重要となる.

　乳癌の表皮内進展である乳房 Paget 病と病態の本質が異なることから, 大原は皮膚原発の本症を「皮膚 Paget 病」と呼称することを提案している[1].

鑑別疾患

① 股部白癬……鏡検で鑑別できる. 抗真菌薬に反応する.
② 慢性湿疹……ステロイドに反応する. そう痒が乳房外 Paget 病より強く, 丘疹を生じる. ただし, 乳房外 Paget 病もステロイド外用により一時的に改善したようにみえるので, 注意が必要である[2].
③ Bowen 病……臨床像では鑑別が困難なことがある. 病理組織で診断する.

注意点・治療

　肛門部に生じる乳房外 Paget 病には, 皮膚原発のものと, 肛門・直腸癌が肛囲皮膚まで進展した状態の2つの異なった病態があるが, 治療方針が全く異なるため両者の鑑別を正しく行う必要がある[3]. その鑑別は免疫染色が有用とされているが, 100% ではない. 前者が片側性, 後者が対称性に拡大することが多いため, 鑑別の役に立つことがある.

　皮膚原発性の Paget 病の治療は, 境界明瞭な部位では境界から基本的に 1 cm のマージンをとり切除することである[4].

文献

1) 大原國章：J Visual Dermatol 18: 235, 2019
2) 門野岳史：J Visual Dermatol 19: 723, 2020
3) 大原國章：J Visual Dermatol 18: 289, 2019
4) 村田洋三, 熊野公子：J Visual Dermatol 17: 734, 2018

10. 直腸癌の皮膚浸潤

門野岳史

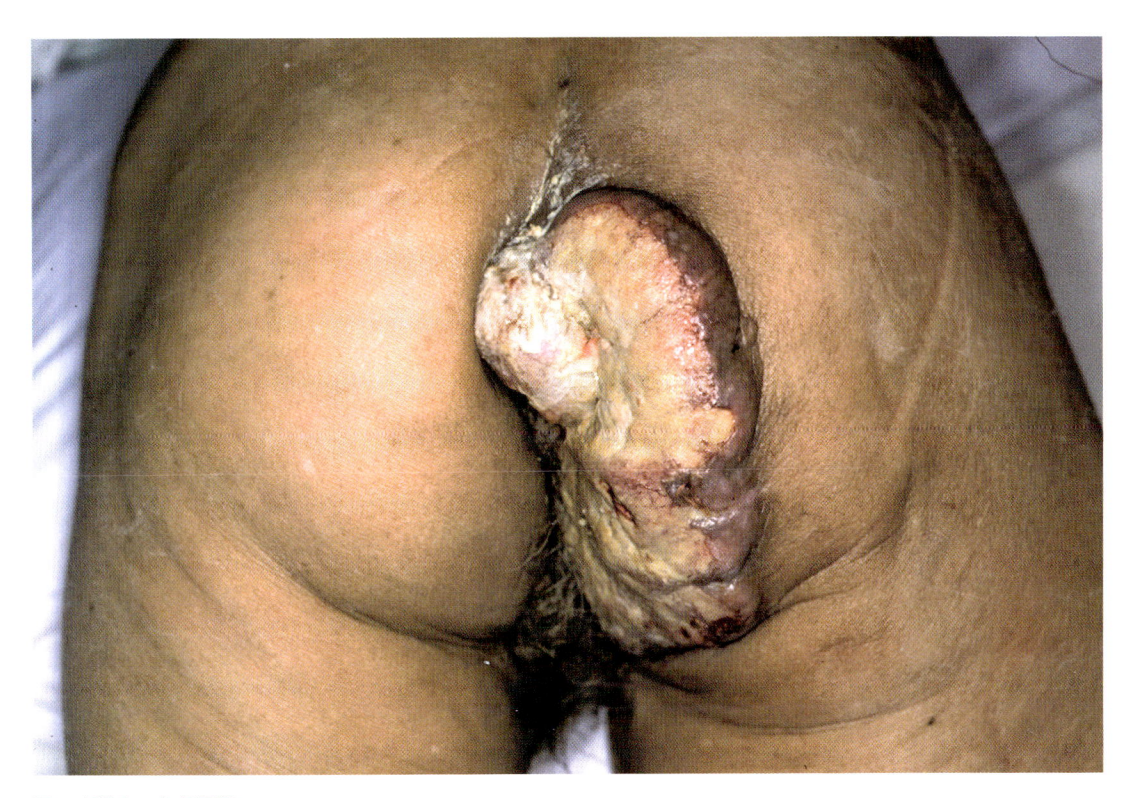

図　直腸癌の皮膚浸潤
肛門から右臀部にかけて巨大な腫瘤がみられる.

臨床像の特徴

　直腸癌の皮膚浸潤は，肛門を中心として，紅斑，びらん，結節，腫瘤（図）が出現する．臀部の場合，転移よりも直接浸潤が多い．大腸癌の既往や手術歴を確認するとともに，肛門鏡や下部内視鏡などにより，直腸病変の有無を確認する．

鑑別疾患

① 有棘細胞癌……時に肛囲に有棘細胞癌が出現することもあり，病理組織学的に鑑別する．また，肛門癌は扁平上皮癌であることも多く，その皮膚浸潤でないかを確認する必要がある．
② 外陰部 Paget 病……肛囲にもみられ，紅斑が主体の場合は外見上，類似する．外陰部 Paget 病は免疫染色では CK7 は陽性，CK20 は陰性であることが多く，肛門内病変がないことから直腸癌の皮膚浸潤と鑑別する．
③ 皮膚リンパ腫……急速に大きくなりうる点では類似する．病理組織学的に鑑別を行う．

注意点・治療

　直腸癌は CK20 は陽性であることが多く，外陰部 Paget 病との鑑別に有用である．CK7 の発現は陽性の場合も陰性の場合もあり，まちまちである．治療は直腸癌の他の病変がどのくらい進展しているかに応じて決めていくが，進行期であることが大半である．

11. Becker 母斑

大原國章

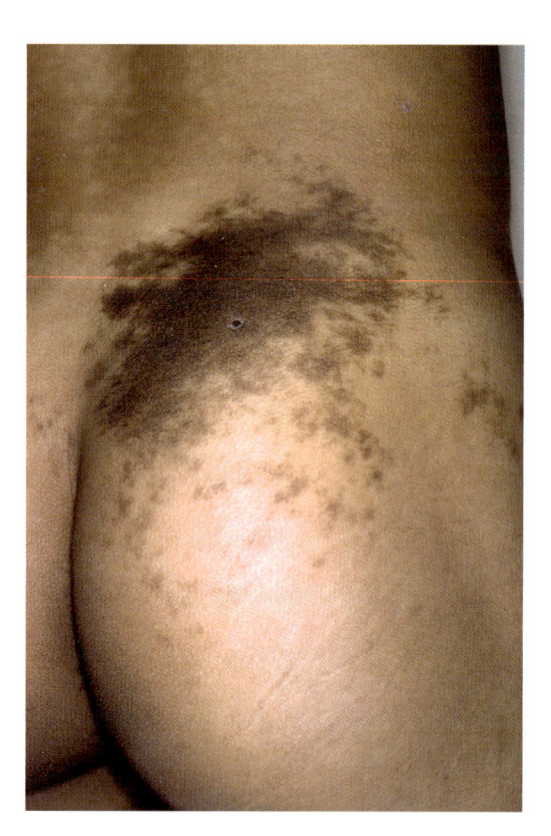

図1 23歳，男性．Becker 母斑
濃褐色の小色素斑が散在性，融合性に分布している．

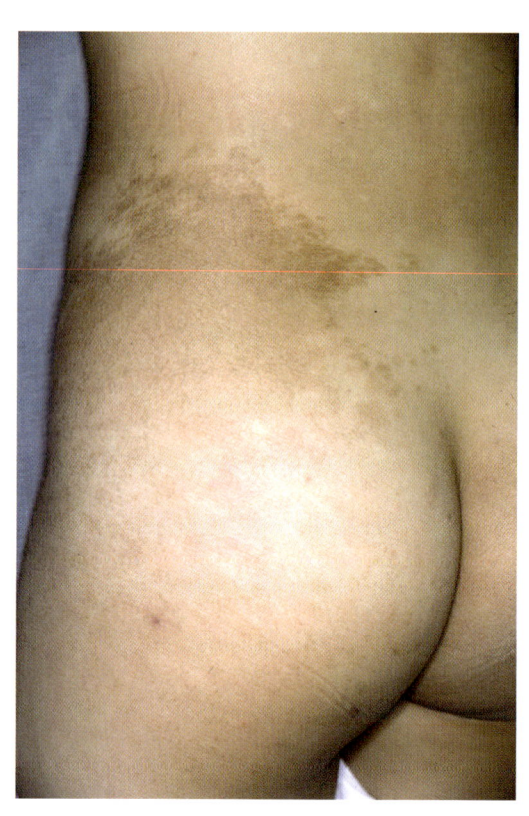

図2 18歳，女性．Becker 母斑
淡褐色斑が分節性にみられる．

臨床像の特徴

　提示例は 23 歳の男性（図1），18 歳の女性（図2）．腰から臀部にかけて，褐色〜濃褐色の大型色素斑とその周囲に散布する小色素斑で構成されている．出生時にはなく後天発症で，片側性，褐色調という特徴から Becker 母斑の診断は可能である．

鑑別疾患

　大型の色素斑という点からは先天性の色素性母斑が鑑別にあげられるが，後天性であり，褐色調という点で否定できる．レックリングハウゼン病（神経線維腫症Ⅰ型（NF1，Recklinghausen 病）の大型色素斑に類似するが，皮内，皮下に索状硬結（plexiform neurofibroma）を触れないこと，後天発症で鑑別できる．

治療

　希望に応じてレーザー治療を行う．図1，2では毛髪が目立たないので脱毛処理は不要であるが，毛の多い例では脱毛が必要となることもある．

12. McCune-Albright 症候群

門野岳史

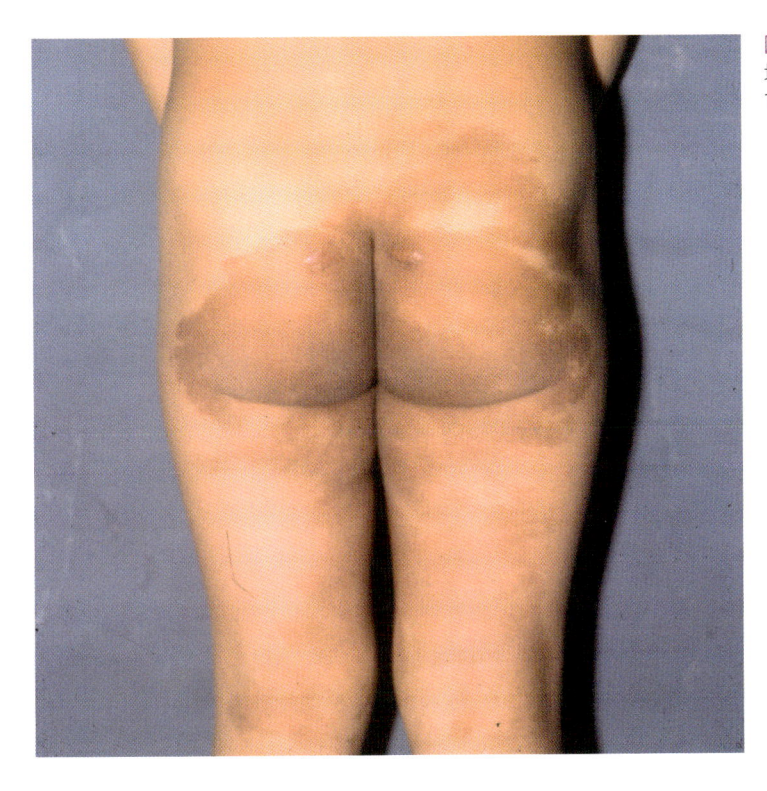

図　女児. McCune-Albright 症候群
地図状の茶褐色斑が臀部〜大腿にかけて広範囲にみられる.

臨床像の特徴

McCune-Albright 症候群は，皮膚カフェ・オ・レ斑，線維性骨異形成症，ゴナドトロピン非依存性思春期早発症の三主徴を有する．皮膚カフェ・オ・レ斑は，軀幹四肢を中心に臀部にみられることも多い（図）．片側性のことが多く，通常，Blaschko 線に沿ってみられ，大型のことが多く，辺縁は不規則なことが多い．また，年齢とともに濃くなる傾向がある．

鑑別疾患

① 扁平母斑……色調は似ているが，皮膚症状のみであり，McCune-Albright 症候群のように軀幹に広範囲に及ぶことは少ない.

② 神経線維腫症Ⅰ型（NF1）……皮膚カフェ・オ・レ斑は小型の場合が多く，神経線維腫，脊柱側彎症，虹彩小結節などがみられる.

注意点・治療

McCune-Albright 症候群は Gs α タンパクをコードする遺伝子（*GNAS* 遺伝子）に活性型変異がみられる疾患で，adenylate cyclase 活性が上昇し，細胞内の cAMP が増加する．cAMP は tyrosinase 活性を高めるため，これが色素斑につながると考えられる．皮膚カフェ・オ・レ斑に対して Q スイッチルビーレーザーが有効であったとする報告があるが，扁平母斑や神経線維腫症Ⅰ型の皮膚カフェ・オ・レ斑と比較して効きやすいかどうかは明らかでない.

13. 蒙古斑

門野岳史

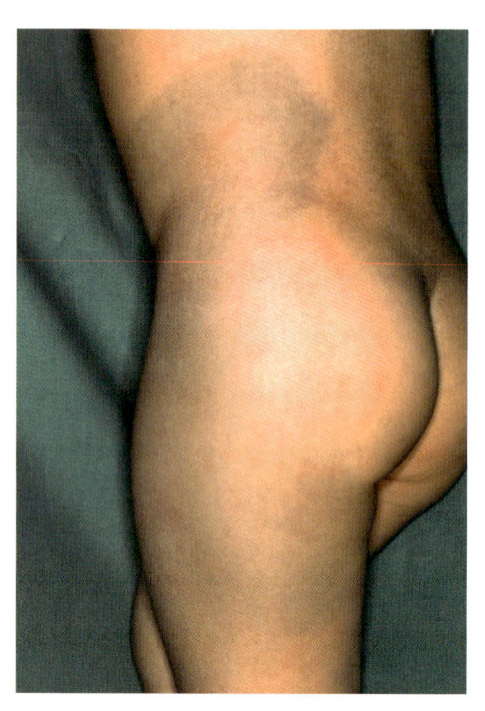

図1 1歳，女児．蒙古斑
左腰臀部から大腿にかけて灰青色斑がみられる．

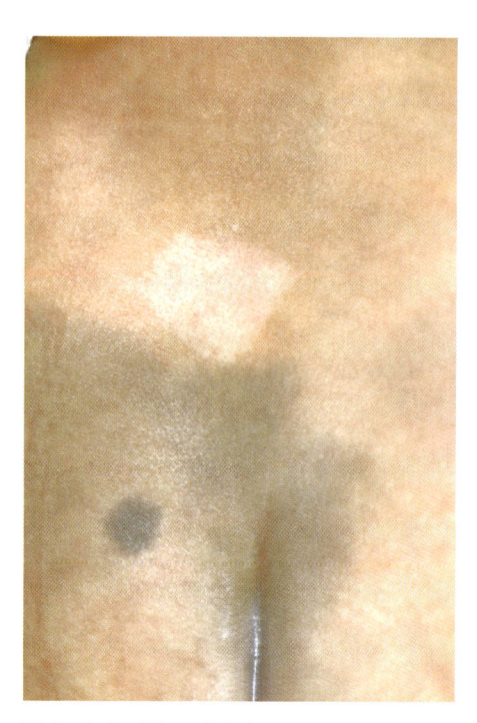

図2 1歳，男児．蒙古斑
仙骨部に青灰色斑がみられ，一部色調の濃い部分がある．蒙古斑に接して，頭側に脱色素性母斑もみられる．

臨床像の特徴（図1，2）

　蒙古斑（mongolian spot）は，出生時からみられる仙骨部から腰臀部にかけての灰青色〜青黒色斑であり，真皮メラノサイトーシスによる真皮のメラニン色素を反映している．それ以外の部位に生じるものを異所性蒙古斑とよぶ．異所性蒙古斑に毛細血管奇形など，他の色素病変を合併する場合は色素血管母斑症とよぶ．

鑑別疾患

① ashy dermatosis……後天性の疾患であり，灰青色の斑状色素斑が多発する．色素はメラニンの真皮への滴落によるもので，真皮メラノサイトーシスではない．

② 太田母斑，伊藤母斑……蒙古斑と同じく真皮メラノサイトーシスではあるが，発症部位が太田母斑は三叉神経第1枝，第2枝領域，伊藤母斑は肩と異なる．

注意点・治療

　病理組織学的には真皮中層から下層にかけて，紡錘形のメラノサイトが増加している．5，6歳くらいで自然消褪することがほとんどであるため，通常，治療は行わない．異所性蒙古斑はやや自然消褪しにくいため，Qスイッチルビーレーザーなどのレーザー照射を症例に応じて行うが，どの段階から始めたらよいかについては一定の見解はない．なお，レーザー光の深達度の関係で，深い病変では効果が出にくい．

14．平滑筋母斑

安部正敏

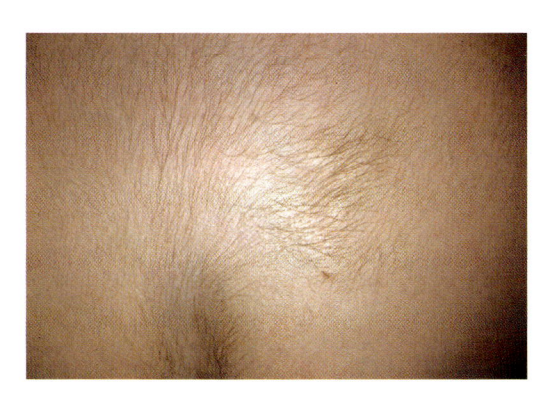

図1 3歳，女児．平滑筋母斑
臀部に境界不明瞭で淡褐色調を呈する色素沈着を認める．中央に多毛を伴う．

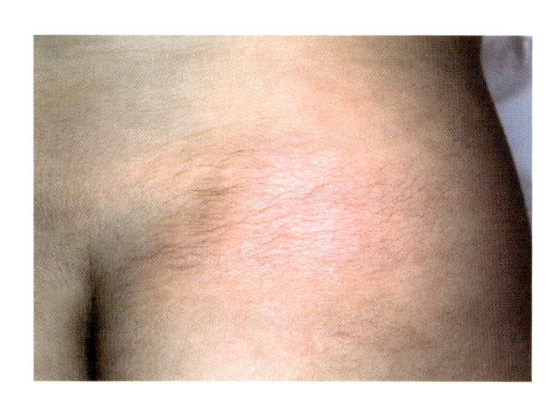

図2 1歳，女児．平滑筋母斑
多毛が軽度な例．

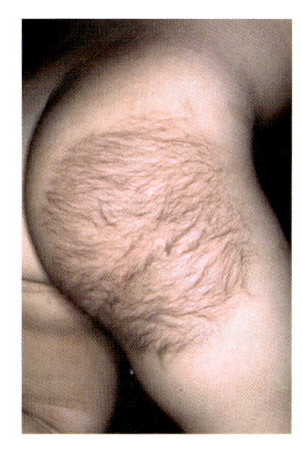

図3 1歳，男児．平滑筋母斑
多毛が顕著な例．

臨床像の特徴（図1〜3）

　平滑筋母斑（smooth muscle hamartoma）は，乳児の臀部などの躯幹，四肢に生ずる，境界不明瞭で，淡紅色から淡紅褐色調を呈する色素沈着である．触ってみると周囲の健常皮膚よりも湿潤があり，圧痛を伴う．その後，成長に伴い，皮疹部は多毛となる．毛の性状はさまざまである．病変は片側性で，通常，自覚症状を伴わないが，圧通を伴う報告もある[1]．

鑑別疾患

① Becker母斑……思春期に生ずる淡褐色調を呈する色素斑で，多毛を伴う．肩甲部から胸部に発症することが多い．

② 色素性母斑……通常は境界明瞭な色素斑で，時に隆起する．多毛を伴う場合もある．

③ 表皮母斑……出生時から幼少時に発症する．淡褐色から褐色調を呈する，軽度隆起し，表面が粗糙な局面である．

④ 限局性多毛症……多毛を呈するが，色素沈着などは伴わない．先天性と後天性が存在する．

注意点・治療

　診断の手掛かりは多毛を伴う色素沈着であるが，発症初期をはじめ，多毛を伴わない場合もあり[2]，診断には真皮における楕円形〜紡錘状の核をもつ平滑筋線維束が被膜をもたずに束状に増生する病理組織学的所見が重要である[1]．最近はダーモスコピー所見が診断に有用であるとする報告もある[3]．治療は外科的切除を行う．

文献

1）安部正敏ほか：臨皮 52: 152, 1998
2）清水忠道ほか：臨皮 45: 73, 1991
3）Chauhan P et al: Pediatr Dermatol 37: 251, 2020

15．炎症性線状疣贅状表皮母斑（ILVEN）

中野尚美，前川武雄，大槻マミ太郎

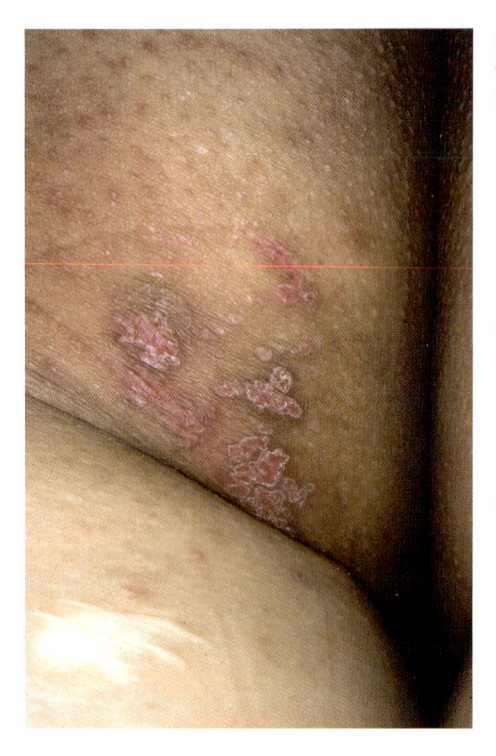

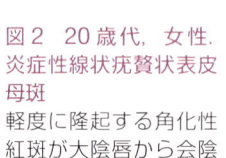

図1　10歳代，女性．炎症性線状疣贅状表皮母斑
角化性の紅色小結節が集族していて，痒みがある．

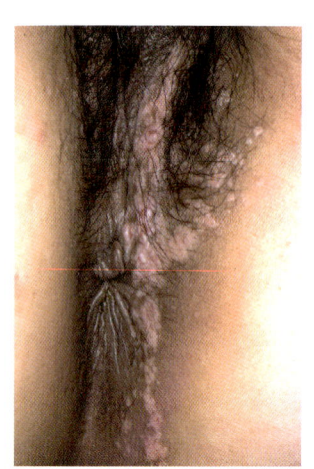

図2　20歳代，女性．炎症性線状疣贅状表皮母斑
軽度に隆起する角化性紅斑が大陰唇から会陰にかけて列序性に分布している．

臨床像の特徴（図1，2）

　炎症性線状疣贅状表皮母斑（inflammatory linear verrucous epidermal nevus：ILVEN）は，Blaschko 線上に沿う列序性帯状に分布する，角化性皮疹を生ずる疾患である．先天性奇形あるいは過誤腫とされる．臨床的に①幼少時に発症，②女児に好発，③下肢に好発，④強い瘙痒，⑤治療に抵抗性，を特徴とする[1]．

鑑別診断

① 線状苔癬（lichen striatus）……小児に好発，角化性紅色局面が線状に配列．

② superimposed linear psoriasis……小児に好発，四肢片側性に淡紅色丘疹が線状に分布．

③ 線状扁平苔癬（lichen planus striatus）……紫紅色浸潤性紅斑が神経走行に一致して線状〜帯状に配列．

④ 色素失調症（incontinentia pigmenti）第2期（疣状・苔癬期）……体幹四肢中枢側に線状〜播種状に苔癬状角化性症丘疹が多発．

注意点・治療

　ステロイドやビタミン D_3 の外用，レチノイド外用，ステロイド局注，液体窒素療法などが試みられるが，治療抵抗性のことが多い．外科的切除も選択肢だが，術後瘢痕が問題となる．ステロイド軟膏とビタミン D_3 軟膏混合剤 ODT[2]，CO_2 レーザー治療[3]，トリクロロ酢酸ケミカルピーリング[4]の奏効例の報告がある．また，外陰部 ILVEN を母地とした有棘細胞癌の報告[5]もあり，稀ながら悪性腫瘍の発生にも留意が必要と考える．

文献

1) Altaman J, Mehregan AH: Arch Dermatol 104: 385, 1971
2) 秋山俊洋ほか：臨皮 67: 1058, 2013
3) 玉嶋恵美ほか：臨皮 70: 157, 2016
4) Toyozawa S et al: J Dermatol 37: 384, 2010
5) Turk BG et al: Cutis 89: 273, 2012

16. 表在性皮膚脂肪腫性母斑

室田浩之

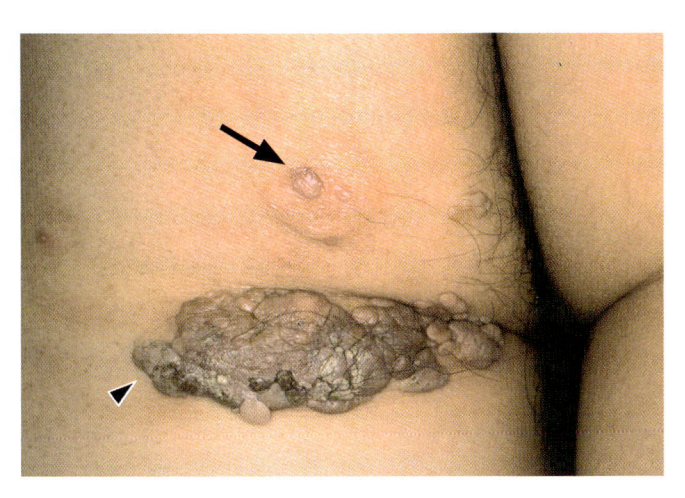

図1 臀部の暗褐色疣状隆起性腫瘤，表在性皮膚脂肪腫性母斑
皮膚常色の隆起性病変（➡）と褐色調の脳回状腫瘤（▶）.

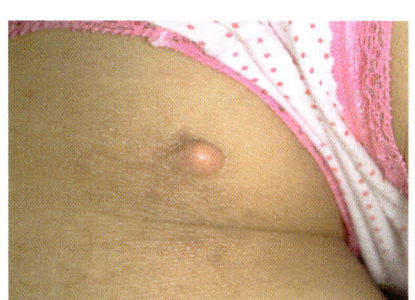

図2 臀部の隆起性病変（当科経験例），表在性皮膚脂肪腫性母斑
表面平滑で黄色みがかった淡い紅色を呈する表面平滑な隆起性病変.

臨床像の特徴（図1，2）

表在性皮膚脂肪腫性母斑（nevus lipomatosus cutaneous superficialis）は黄色または皮膚常色の丘疹または結節が特徴で，腰仙部，臀部に好発する．臨床型として単発で部位的特徴のない結節と，骨盤部と臀部に多発する線状病変（古典型）の2つがある．表現型は，脳回状の腫瘤から表面平滑な隆起性病変までさまざまである．病理組織学的には脂肪細胞が真皮内で異所性に増殖している．

鑑別疾患

① **軟性線維腫**……多くの場合，懸垂性の腫瘤を呈し，病理組織学的に膠原線維の増生が主体となる．

② **結合組織母斑**……細胞外基質である膠原線維，弾性線維，グリコサミノグリカンのいずれかが異常に増殖する過誤腫である．

注意点・治療

病理組織学的所見が診断に有効である．治療法は外科的切除である．

17. 毛細血管奇形

室田浩之

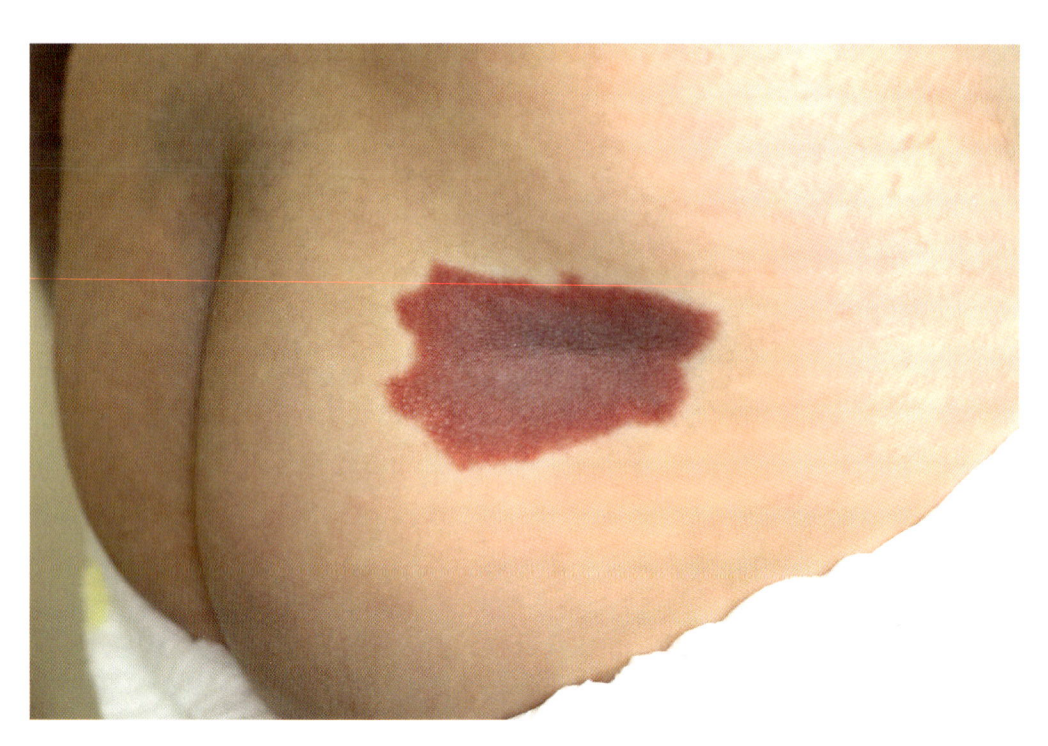

図　乳児の右側臀部にみられた毛細血管奇形（ポートワイン母斑）
境界明瞭な鮮紅色斑を認める.

臨床像の特徴（図）

　毛細血管奇形〔単純性血管腫（ポートワイン母斑，portwine stain nevus）〕は，真皮浅層に拡張した毛細血管により限局的かつ境界明瞭な鮮紅色斑を呈する. 出生時からみられ，経年齢的に色調が濃くなり隆起することがある. 自然消褪することはない. 顔面でみられることが多く，顔面以外に生じることもある. 顔面に生じた場合はSturge-Weber症候群に伴う脳や眼の病変に留意する必要がある.

鑑別疾患

① 皮膚動静脈奇形……先天的に生じた血管奇形と動静脈瘻で，経過中に増大し，熱感と拍動を伴い増大することがある.
② 静脈奇形（海綿状血管腫）……奇形性静脈が皮膚深層で増生する皮下腫瘍である.

注意点・治療

　他の合併症を検索する. 病変の隆起・膨隆を伴う場合は手術を考慮する. それ以外はレーザー治療を検討する. 色素レーザー照射は早期に開始すると効果が高い可能性がある. 下肢の病変はレーザーによる治療反応性が乏しく，色素沈着などの合併症を来す危険性がある.

18. 乳児血管腫（IH）

椛島健治

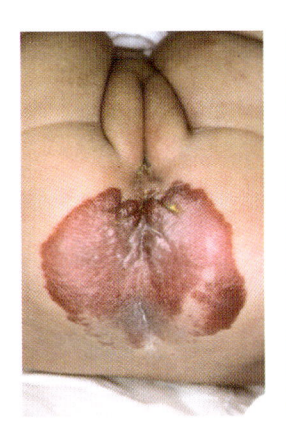

図1　生後6週，女児．乳児血管腫

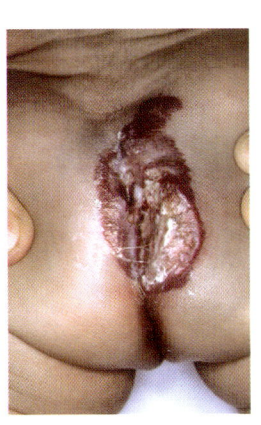

図2　3カ月，女児．乳児血管腫
肛囲．

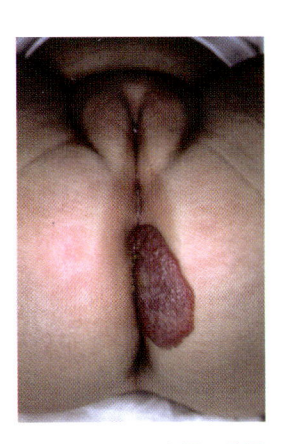

図3　3カ月，女児．乳児血管腫
肛囲の左側．

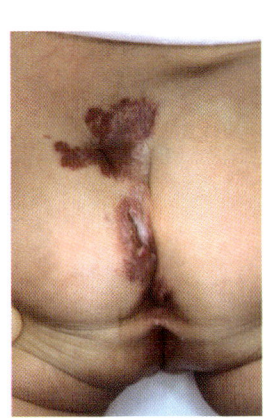

図4　3カ月，女児．乳児血管腫
肛囲から仙骨部にかけての病変．

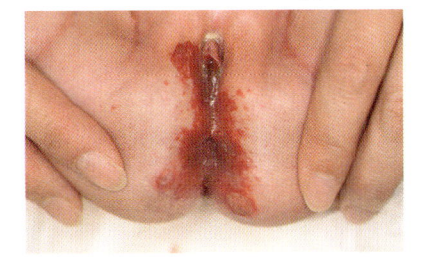

図5　2カ月，女児．乳児血管腫
外陰部から肛囲にかけて血管腫がみられる．

臨床像の特徴（図1〜5）

　乳児血管腫（infantile hemangioma：IH）は，苺状血管腫ともよばれる疾患であり，生後2〜4週間程度の乳児に紅色から鮮紅色で軟らかい隆起性病変が生じ，6〜7カ月ほどまで増大する．腫瘍は真皮内の未熟な血管内皮細胞の増殖が主体である．

鑑別疾患[1]

① 毛細血管奇形（単純性血管腫）……出生時よりみられる．平坦な赤色斑（隆起しないことが特徴）であり増大傾向はないものの，自然消褪せずに，加齢により色調がやや濃くなる．

② 静脈奇形（海綿状血管腫）……同じく出生時よりみられる．幼児期に気づかれることが多い．若干青みがかってみえる．自然消褪しない．通常は単発性である．

注意点・治療

　乳児血管腫の多くは自然消褪するため，従来は経過観察の方針が主流であった．ただし，瘢痕を残したり病変の一部が残存したりすることもあるため，注意が必要である．大きな腫瘤型の場合，治療の第一選択はプロプラノロール塩酸塩内服であるが，肛囲に発生する場合は，排便などの刺激で潰瘍化しやすく，潰瘍の処置が必要となる．必要に応じて潰瘍の治療を行うが，急速拡大する可能性もあるため，ダイレーザーや液体窒素などの積極的治療により血管腫自体を縮小傾向へ導くといった対応も選択肢に入る[2]．

文献

1)　門野岳史：J Visual Dermatol 20: 500, 2021
2)　新谷洋一，大原國章：J Visual Dermatol 4: 378, 2005

19. S-1による薬剤性色素沈着

門野岳史

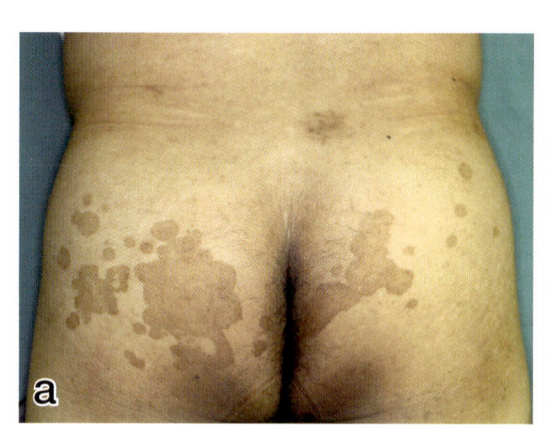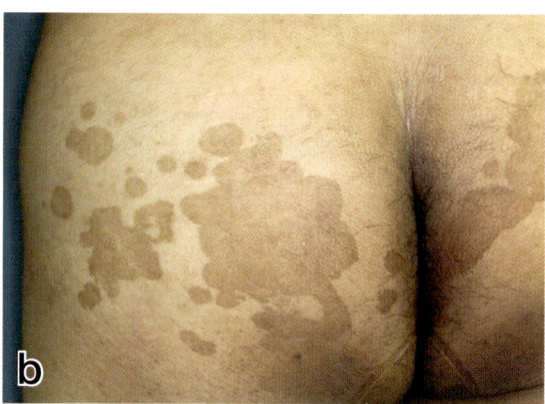

図 30歳代，男性. S-1による薬剤性色素沈着
（a, b）両臀部に地図状の茶褐色斑がみられる．落屑はみられない.

臨床像の特徴（図）

S-1（テガフール・ギメラシル・オテラシルカリウム）による色素沈着は内服数週間くらいより生じ，臨床試験のデータでは患者全体の25％くらいにみられている．手足や爪にみられるのが一般的だが，顔面や臀部など，躯幹にも生じる.

鑑別疾患

① ナイロンタオルによる色素沈着……臀部よりも，背部や肩など摩擦が強く加わる部分にでき，色素沈着の形状もさざなみ様である.
② 日光皮膚炎，熱傷，接触皮膚炎などに伴う色素沈着……経過と問診，および薬剤歴から区別する.
③ 癜風……著明な落屑を伴うことが多く，真菌検査でマラセチアが確認できる.

注意点・治療

色素沈着を生じる薬剤としてはミノサイクリン塩酸塩が有名であるが，フルオロウラシル系の薬剤を忘れてはならない．なかでもS-1は色素沈着を生じやすく，メラノサイトを活性化することによるとされる．治療は確立しておらず，投薬の中止，あとはビタミンCやトラネキサム酸の内服になるが，原病の治療が優先されるため，なかなか難しい.

20．肛囲皮膚炎

門野岳史

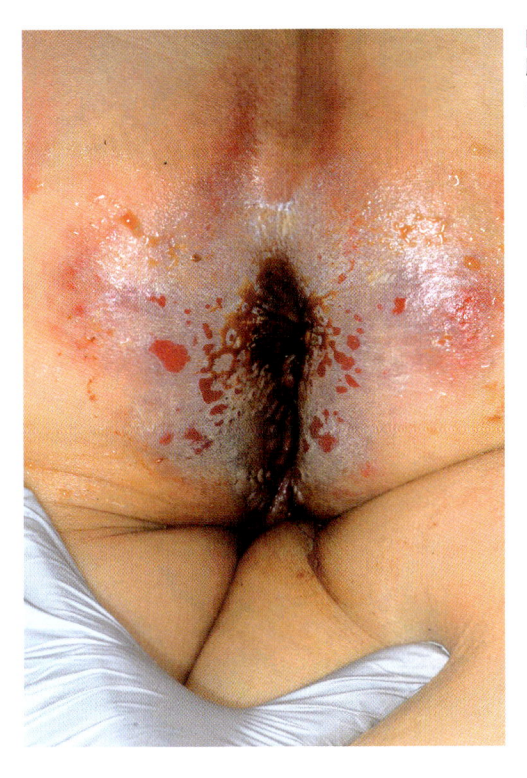

図　肛囲皮膚炎の臨床像
肛囲を中心に紅斑やびらんがみられ，浸軟を伴っている．膿疱はみられない．

臨床像の特徴

肛囲皮膚炎は，尿やことに便汚染がある場合に生じる．おむつ皮膚炎ともよばれる．

肛囲を中心に浸軟を伴う紅斑や丘疹，びらんがみられる（図）．慢性化すると小結節を混じてくるようになり，臀部肉芽腫の状態にいたる．

鑑別疾患

① **皮膚カンジダ症**……紅斑に加えて，膿疱がみられ，浸軟と落屑を伴う浅いびらんがみられる．真菌検査により，診断を確定する．

② **褥瘡**……肛囲皮膚炎と比べて，より仙骨寄りで，荷重部にみられる．肛門周囲は通常は荷重部ではないので，褥瘡はできにくい．

③ **乳房外Paget病**……肛囲皮膚炎より境界がわかりやすく，左右対称のことは少ない．色調も褐色や脱色素斑を混じる．表面も，肛囲皮膚炎のように擦れた感じではない．

注意点・治療

下痢便は，消化酵素が残存し，pHが高く，アルカリ性を示すため，皮膚障害性である．したがって，肛囲皮膚炎は，主として便による一次刺激性皮膚炎とみなされる．治療は排便のコントロールが基本になる．外用薬としてはジメチルイソプロピルアズレン軟膏や亜鉛華軟膏が主に用いられ，主たる目的は皮膚の保護となる．

21．亜鉛欠乏性皮膚炎

椛島健治

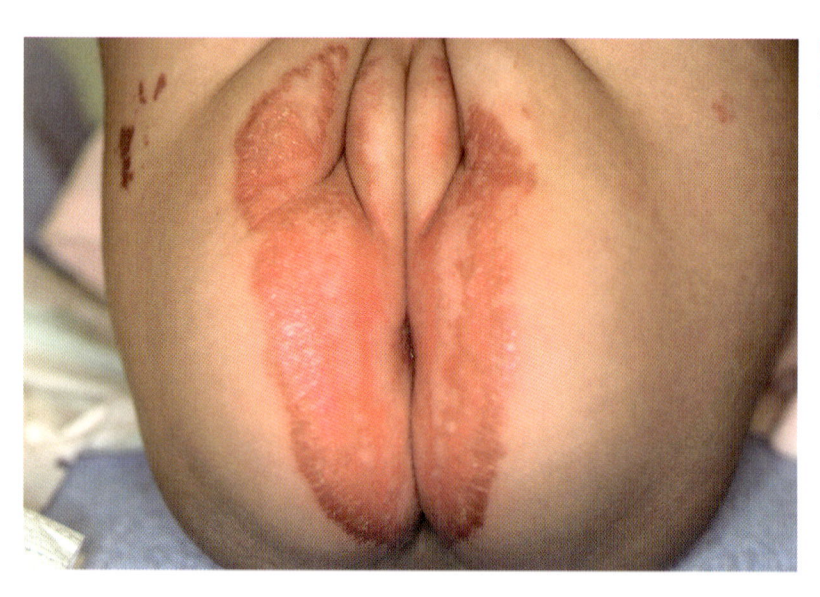

図　生後7カ月，女児．亜鉛欠乏性皮膚炎
肛囲にびらんを伴う紅斑がみられる．

臨床像の特徴

亜鉛欠乏性皮膚炎は，亜鉛欠乏により皮膚炎，脱毛，下痢の三大症状がみられる[1]．この皮膚炎は口囲，指趾末端，肛囲などの主に間擦部に紅斑が出現するため（図），腸性肢端皮膚炎ともいう．先天性（亜鉛の輸送タンパク質である ZIP4 をコードする *SLC39A4* 遺伝子の変異による），後天性に分類される．皮膚炎の主体は刺激性皮膚炎と考えられている[1]．

鑑別疾患

① 伝染性膿痂疹……乳幼児に発生する場合，伝染性膿痂疹として治療されていることも多い．

② 脂漏性湿疹……黄白色の鱗屑を付す[2]．

③ その他の疾患……皮膚カンジダ症，紅色陰癬，接触皮膚炎など．

注意点・治療

亜鉛欠乏性の症状は多岐にわたり，前記以外に易感染性，創傷治癒遅延，貧血などがあげられる．また疾患に合併する亜鉛欠乏症としては肝疾患・糖尿病・炎症性腸疾患・腎不全などが知られている[3]．

治療は亜鉛の補充療法であり，治療開始3〜7日で皮疹の改善を認める．食事性の亜鉛欠乏に加え，亜鉛キレート作用をもつ薬剤による亜鉛欠乏にも注意する必要がある．

文献

1）　川村龍吉：J Visual Dermatol 14: 1050, 2015
2）　安部正敏：J Visual Dermatol 19: 685, 2020
3）　児玉浩子 ほか：日臨栄会雑誌 40: 120, 2018

第5章 臀部・肛囲

22. 乾癬

石川武子

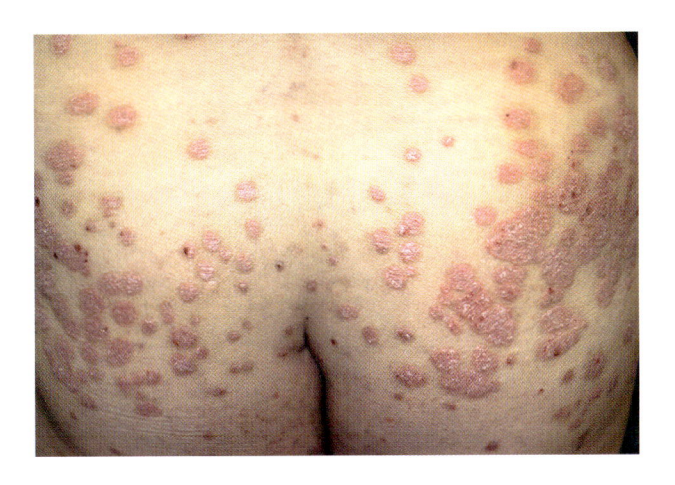

図1　30歳代，女性．尋常性乾癬

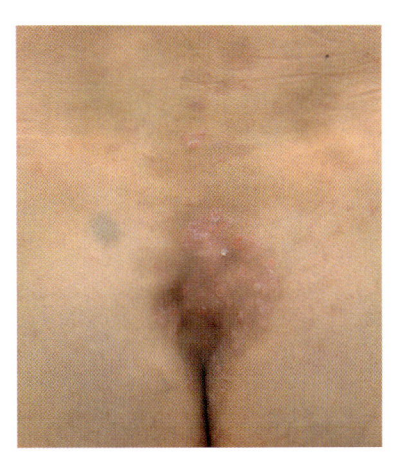

図2　30代，男性．尋常性乾癬
臀裂部に一致する皮疹（当科経験例）.

臨床像の特徴

乾癬（psoriasis）は，代表的な炎症性角化症であり，尋常性乾癬（図1，2），急性滴状乾癬，膿疱性乾癬，乾癬性紅皮症，乾癬性関節炎に分類される．物理的刺激の多いところが好発部位であり，厚い鱗屑を付す角化性紅斑を生じる．Köbner現象やAuspitz現象がみられる．

鑑別疾患

① 類乾癬……局面状類乾癬，苔癬状粃糠疹に分かれる．いずれも軀幹が好発部位で，上肢・下肢にも皮疹を生じる．掌蹠に皮疹は生じない．
② 毛孔性紅色粃糠疹……掌蹠に紅斑が生じ，その後，頭部・膝・間擦部などに角化性紅斑を形成する．紅斑は毛孔一致性である．
③ 掌蹠膿疱症……掌蹠に紅斑・角化とともに無菌性膿疱が多発する慢性の疾患．胸鎖関節痛を伴うこともある．
④ Hallopeau稽留性肢端皮膚炎……指趾末端に生じる無菌性膿疱と紅斑を主徴とし，再発性，慢性の疾患.

注意点・治療

治療は，飯塚の「乾癬治療のピラミッド計画」に沿う[1]．TNF-α，IL-23，IL-17などを標的とした生物学的製剤が現在11種類あり，治療の選択肢が広がっている．

乾癬性関節炎は，骨破壊が不可逆的に進行し，関節変形や機能障害をひきおこすため，早期の診断と治療介入を必要とする疾患である．発症を予測する確立された方法はないが，臀裂部や肛門周囲の皮疹は，爪症状，頭皮や臍部の皮疹とともに，将来の関節炎発症に関する臨床予測因子とされている[2,3].

文献

1)　飯塚 一：J Visual Dermatol 16: 850, 2017
2)　Wilson FC et al: Arthritis Rheum 61: 233, 2009
3)　林耕太郎：帝京医学雑誌 42: 9, 2019

23．膿疱性乾癬

安部正敏

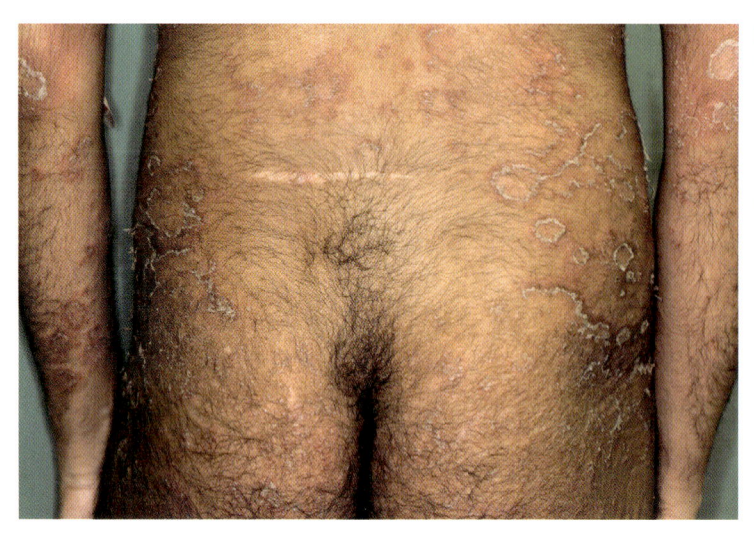

図　膿疱性乾癬の臨床像
臀部を中心として拇指頭大程度で紅褐色から褐色調を呈する環状の紅斑とともに半米粒大の黄白色調を呈する膿疱が多発する．皮疹は融合し，一部連環状となり，ところによっては辺縁に環状鱗屑を付している．

臨床像の特徴（図）

　膿疱性乾癬（pustular psoriasis）は，発熱や全身倦怠感などの全身症状とともに，急速に全身が浮腫性に潮紅し，その紅斑上に無菌性小膿疱が多発する．膿疱は小型で容易に破れ，融合して環状・連環状配列をとる．その後，皮疹は紅斑辺縁に環状鱗屑を残す．尋常性乾癬が先行することが多いが，特発例もある．

鑑別疾患

① 角層下膿疱症……全身症状はないことが多く，間擦部中心に米粒大前後の弛緩性膿疱が多発する．
② 急性汎発性発疹性膿疱症……鼠径部などの間擦部位に，紅斑に続いて無菌性小膿疱が多発し，全身に急速に拡大する．
③ 急性汎発性膿疱性細菌疹……上気道感染に引き続き，軽度の発熱とともに，掌蹠に膿疱が出現し，その後，軀幹に拡大する．
④ 敗血症……発熱や全身倦怠感などの全身症状とともに，紅斑や紫斑の出現および全身に膿疱が多発する．紅皮症化する場合も多い．

注意点・治療

　本症急性期の治療では，全身管理が必要な場合がある．乾癬治療において，副腎皮質ステロイドホルモン全身投与は膿疱化を促すことがあるために通常は行わないが，本症急性期には必要な場合がある．近年では TNF-α 阻害薬，IL-17 阻害薬，IL-23 阻害薬などの生物学的製剤が治療に用いられ，高い有効性が得られる[1, 2]．また，症例によっては，シクロスポリン，エトレチナート内服を行う．近年，本症に対する IL-36 阻害薬であるスペソリマブの有用性が注目を集めている[3]．

文献
1) Hoegler KM et al: J Eur Acad Dermatol Venereol 32: 1645, 2018
2) Wang WM, Jin HZ: Expert Opin Drug Saf 19: 969, 2020
3) Gooderham MJ, Van Voorhees AS, Lebwohl MG: Expert Rev Clin Immunol 15: 907, 2019

24．毛孔性紅色粃糠疹（PRP）

軽部大希

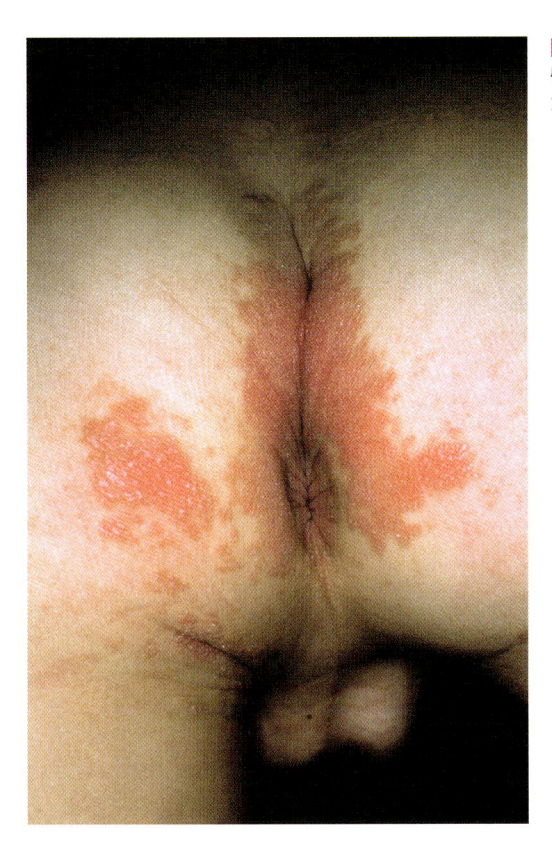

図　4歳，男児．毛孔性紅色粃糠疹
臀裂部に毛孔一致性丘疹が多発し，ほぼ左右対称に境界明瞭な落屑性紅色局面を形成する．

臨床像の特徴

　毛孔性紅色粃糠疹（pityriasis rubra pilaris：PRP）は通常は掌蹠，四肢伸側（肘・膝など），胸腹部に好発し，1～2 mm 大の毛孔一致性角化性丘疹が多発，融合して境界明瞭な橙色～紅色局面を形成する（図）．その上に鱗屑が付着し，白色の角化性丘疹も多数出現して，おろし金様の外観を呈することもある．

鑑別疾患

① **乾癬**……臨床所見が類似する場合もあるが，PRP では病理組織学的に表皮内への好中球浸潤が目立たない．
② **体部白癬**……鱗屑からの KOH 直接鏡検法にて白癬菌を検出する．
③ **皮膚 T 細胞性リンパ腫**……慢性の経過（数年～数十年）であることや，病理組織学的には表皮内に異型リンパ球の浸潤がみられるかどうかで鑑別．
④ **その他**……脂漏性皮膚炎，薬疹，魚鱗癬など．

注意点・治療

　発症のピークが小児期（若年型）と 40～50 歳頃（成人型）に分かれ，若年型では常染色体顕性（優性）遺伝形式をとることがあり，一部は *CARD14* 遺伝子変異の関与が指摘されている．治療はステロイド外用や活性型ビタミン D_3 外用，レチノイド内服などが用いられる．
　通常若年型は 1 年以内，成人型は数年で自然治癒するとされるが，皮疹が汎発化すると紅皮症に移行することがある．

25．CHILD 症候群

杉原夏子, 前川武雄, 大槻マミ太郎

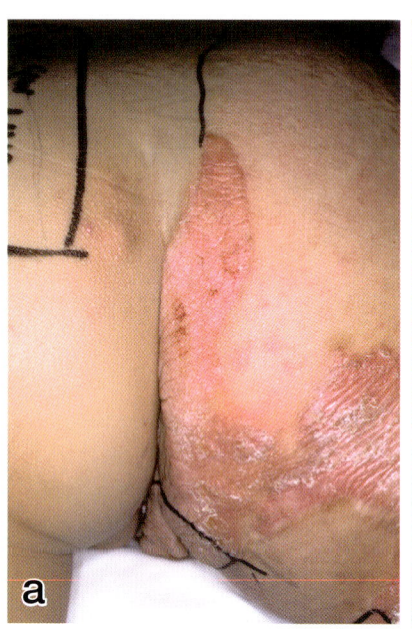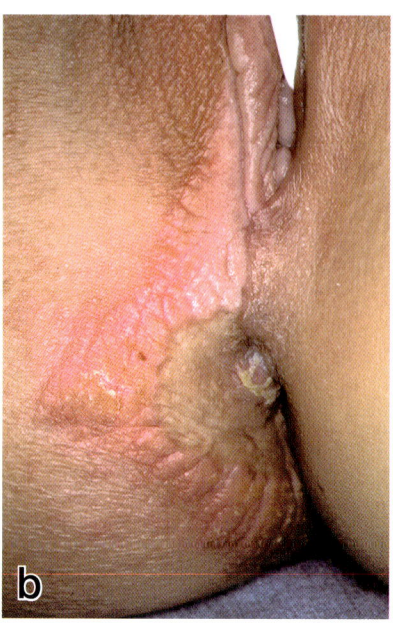

図　10歳代, 女子. CHILD 症候群
（a, b）外陰部から臀部にかけて, 片側性に境界明瞭な角化性紅斑がみられる.

臨床像の特徴（図）

　CHILD（congenital hemidysplasia with ichthyosiform erythroderma and limb defects）症候群は, 半身の低形成, 魚鱗癬様紅皮症と上下肢異形成を特徴とする. *NSDHL* 遺伝子の変異により, 生後早期に腋窩や鼠径部等の間擦部中心に皮疹が出現する. 心血管系等の内臓臓器に異常が発生する症例もある.

鑑別診断

① 尋常性乾癬……半身の低形成や骨格異常を伴うことは稀.
② 炎症性線状疣贅状表皮母斑（inflammatory linear verrucous epidermal nevus： ILVEN）……原因遺伝子が異なることがわかっ

ている.
③ 体部白癬……真菌鏡検にて鑑別が可能.

注意点・治療

　コレステロールの生合成過程において, *NSDHL* の活性が低下して蓄積する中間代謝物が皮疹をひきおこすと考えられている.
　治療としては, 自家調剤によるスタチンとコレステロールの混合外用薬が有効だったとの報告もある. 骨格, 内臓臓器に異常を来すこともあるため, 小児科をはじめ複数の科と連携して治療を行う必要がある.

参考文献

1)　久保亮治：臨皮 70: 53, 2016
2)　Paller AS et al: J Invest Dermatol 131: 2242, 2011

26. 毛巣洞

室田浩之

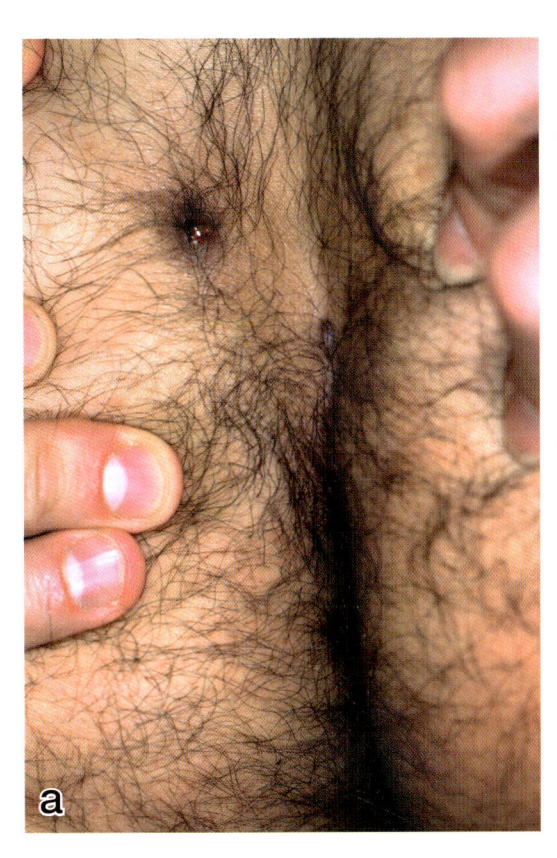

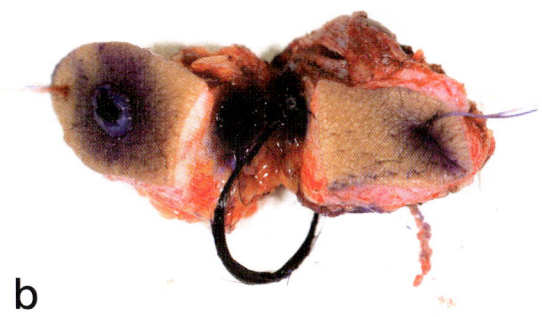

図 毛巣洞の初診時臨床像（a）と切除組織（b）（当科経験例）
（a）臀裂部の外側から中央部分にかけて連続する瘻孔形成.
（b）切除した組織の瘻孔内腔には毛髪が貯留している.

臨床像の特徴（図）

毛巣洞（pilonidal sinus）は，毛髪や壊死組織を含む皮膚の囊胞である. 多くの場合，尾骨の近く，臀部の裂け目の上部に発生する. 囊胞は毛髪が皮膚に穴を開け，埋め込まれることで発生する.

毛巣囊腫が感染すると，膿瘍を生じ，強い痛みを伴うことがある. 若い男性に多く，再発しやすい. 自動車やトラックの運転手など長時間座っている人は，毛巣洞を発症するリスクが高い.

鑑別疾患

① 化膿性汗腺炎……類似した痤瘡様の症状を呈する.

② 痔瘻……毛巣洞に類似した膿瘍を生じ，痛みを伴うことがある. 自壊し血性排膿すると膿疱と鑑別が困難になる.

注意点・治療

症状に応じて小さな切開で排出するか，外科的に摘出する. 慢性的に感染をくり返す毛巣洞は扁平上皮癌になるリスクが少し高まるため，適切な処置を要する.

27. 化膿性汗腺炎

安藤貴代

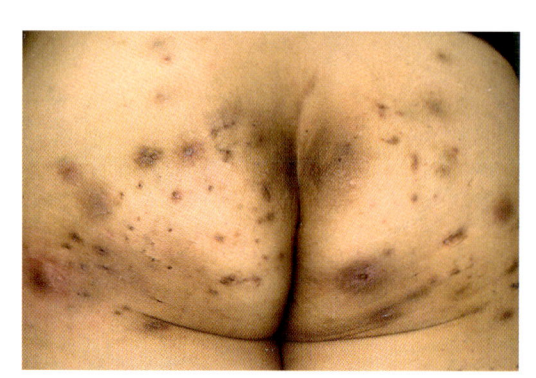

図1 20歳代，女性．化膿性汗腺炎
広範に炎症性結節＋瘻孔がみられる．

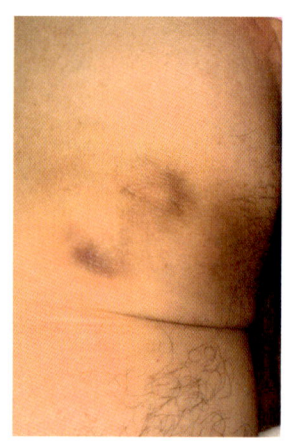

図2 50歳代，男性．化膿性汗腺炎
左臀部に連続する硬結をふれる．

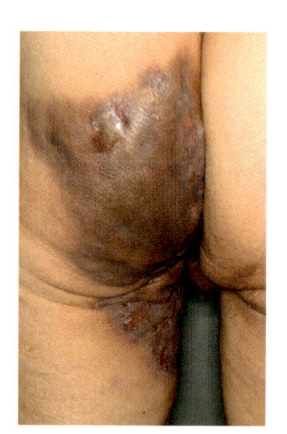

図3 70歳代，男性．化膿性汗腺炎
左臀部から大腿にかけて硬結を伴う局面を形成．

臨床像の特徴（図1〜3）

　化膿性汗腺炎は，アポクリン汗腺の多い臀部や鼠径部，腋窩などに有痛性結節や瘻孔，瘢痕が慢性再発性にみられる．病変部位に二次感染を伴うことがあるが，本態は慢性炎症性疾患である．本邦を含む東アジアでは男性に多く，臀部や肛囲は男性における好発部位である．

鑑別疾患

① 細菌感染症（癤腫症など）……既存の病変に感染症が併発することがある．複数の解剖学的部位に病変が多発することは，細菌感染症でも生じうるが，化膿性汗腺炎に特徴的と言える．
② 悪性腫瘍（汗腺系など付属器悪性腫瘍を含む）……画像評価や皮膚生検により鑑別する．
③ 炎症性腸疾患に伴う皮膚病変……体表における病変部位が類似している点や，皮膚病変が消化器症状に先行することがある点に注意が必要である．
④ その他……毛巣洞，表皮嚢腫，皮膚放線菌症など．

治療における注意点

　これまで化膿性汗腺炎は細菌感染症と考えられていた経緯から，抗菌薬主体の治療が行われてきたが，慢性炎症が本態であるという疾患概念の変化とともに，アダリムマブが保険適用となっている．しかし，臀部や会陰部の病変は有棘細胞癌の発生母地となりうることが知られており，アダリムマブの投与に際しては有棘細胞癌の出現に注意が必要である．

　外科的治療に関しては，病変部位や重症度に応じて切除範囲や再建方法を選択する．アダリムマブと外科的治療を組み合わせることも有用であり，適切な治療選択が求められる．

参考文献

1) van der Zee HH, Jemec GB: J Am Acad Dermatol 73: S23, 2015
2) Prens L M, et al: Br J Dermatol 185: 177, 2021
3) 葉山惟大ほか：化膿性汗腺炎診療の手引き 2020, 日皮会誌 131: 1, 2021

28. 壊疽性膿皮症

向井 慶, 福安厚子

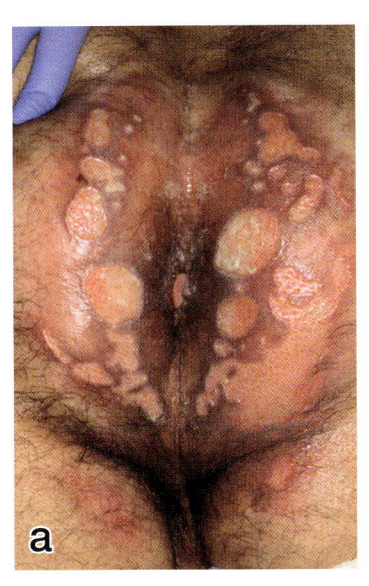 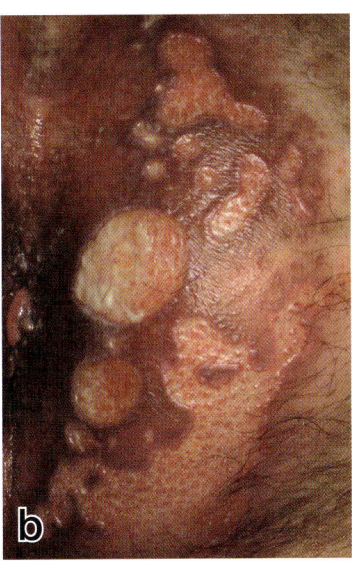

図　70歳代, 男性. 壊疽性膿皮症
（a）両側臀部に類円形の境界明瞭な潰瘍が多数散在し, 一部癒合している.
（b）周囲は暗赤色に潮紅し, 辺縁は堤防状に隆起する. 潰瘍底には膿苔が付着している.

臨床像の特徴（図）

　壊疽性膿皮症は, 有痛性の紅斑, 丘疹, 水疱, 膿疱から始まり, 短期間で遠心性に拡大する穿堀性潰瘍となり多発し融合する. 潰瘍底は膿苔・壊死組織に覆われ易出血性で, 辺縁は堤防状に隆起する[1~4].

鑑別疾患

① ヘルペス（HSV）性潰瘍……疼痛を伴う水疱, 紅斑に始まり痂皮化するが[1], 免疫不全では時に潰瘍化[5]する. 水疱内容液の抗原迅速検出, 血清学的検査, 免疫染色, 病理組織像から診断[1,5]する.

② 褥瘡……仙骨・座骨部など圧迫部に発赤, 潰瘍が生じ, ときに二次感染する.

③ 多発血管炎性肉芽腫症……肛囲に斑状の出血, びらん, 潰瘍など多彩な皮疹を認める[6]. 活動期では9割でC-ANCA陽性である[1].

注意点・治療

　真皮〜脂肪織の好中球の密な浸潤像, 好中球優位の白血球増多やCRP上昇を呈するが非特異的所見であるため, 除外診断となる[2]. 血液疾患や炎症性腸疾患などの基礎疾患の有無を検索する[1~2].

　副腎皮質ステロイドを含む免疫抑制薬の内服が有効であるが, 難治例やステロイド漸減中の再発例ではアダリムマブが適応となる[7]. 病勢のコントロールができた症例で植皮術や陰圧閉鎖療法の良好な結果も報告されている[8].

文献

1）清水 宏：あたらしい皮膚科学 第3版, 中山書店, 東京, p.171, 176, 487-489, 2018
2）渡辺晋一, 古川福実：皮膚疾患最新の治療2017-2018, 南江堂, 東京, p.97, 2017
3）山本俊幸ほか：日皮会誌 132: 1415, 2022
4）高旗博昭, 西岡和恵：皮膚病診療 29: 141, 2007
5）赤城久美子：日皮会誌 117: 1715, 2007
6）西山茂夫：皮膚病診療 29: 183, 2007
7）山本俊幸ほか：日皮会誌 131: 479, 2021
8）岡本 修ほか：臨皮 74: 641, 2020

29. Behçet 病

室田浩之

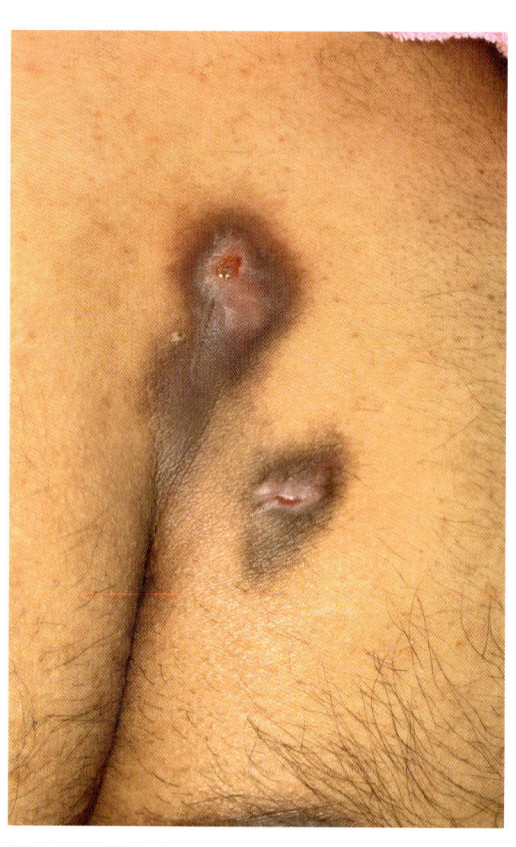

図1　臀裂部付近の病変，Behçet 病
臀裂部およびその近傍の結節と潰瘍.

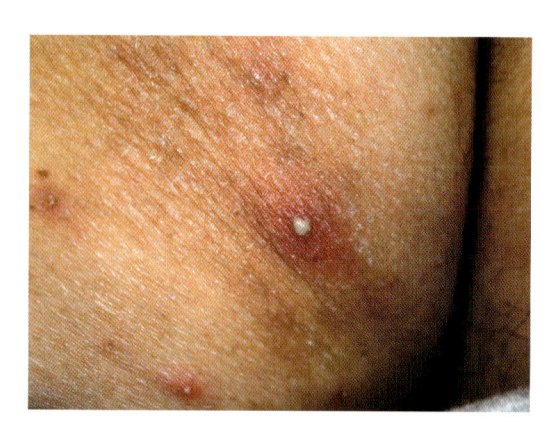

図2　臀部病変，Behçet 病（当科経験例）
臀部の炎症を伴う膿疱.

臨床像の特徴（図1，2）

　Behçet 病により肛囲潰瘍は痛みを伴い，形態的には口腔内潰瘍に類似しているが，より大きく，深く，辺縁不規則な縁を持つ．白色または色素沈着を伴う瘢痕を呈して治癒する．穿掘性潰瘍や瘻孔病変の場合，感染リスクの評価が不十分だと予後不良となる.

鑑別疾患

① **単純疱疹**……疱疹形成と浅いびらんを伴うため，Behçet 病と類似した表現型となる．細胞診（Tzanck 試験），ウイルス抗原検出法，ウイルス核酸検出法で診断する.
② **梅毒の硬性下疳**……第1期に梅毒トレポネーマ感染部に硬結が生じ，その中央が徐々に潰瘍化して硬性下疳となる．通常無痛性である.
③ **固定薬疹**……色素斑に一致した瘙痒と灼熱感を伴い，時に水疱を形成し，水疱蓋が破れるとびらんになる.

注意点・治療

　皮疹の治療には副腎皮質ステロイド外用薬を使用する．難治な場合にコルヒチン，あるいは副腎皮質ステロイド全身投与が考慮される．また，複数の症例報告において，TNF 阻害薬がBehçet 病による難治性外陰部潰瘍に対して有効性を示したとする報告がある.

30. 硬化性萎縮性苔癬（LSA）

椛島健治

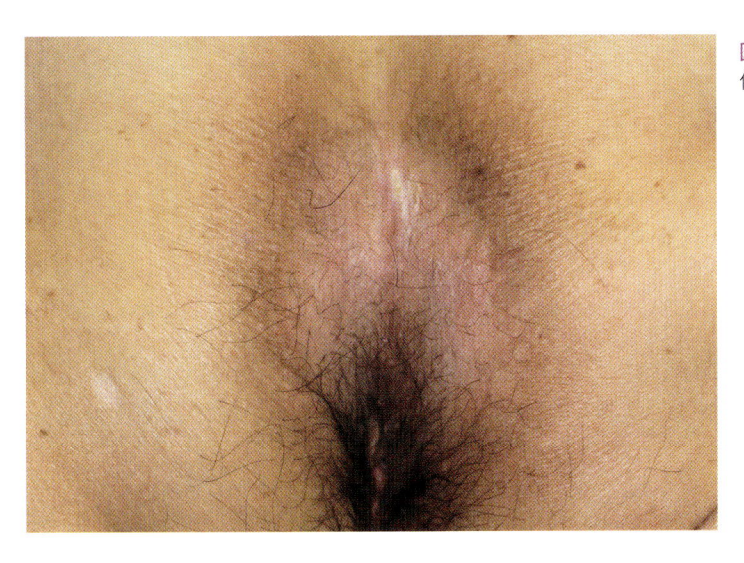

図　60歳代，男性．硬化性萎縮性苔癬
仙骨部に白色の萎縮性局面がみられる．

臨床像の特徴（図）

硬化性萎縮性苔癬（lichen sclerosus et atrophicus：LSA．近年は硬化性苔癬ともよぶ）は光沢を伴う白色硬化局面を生ずる病変であり，思春期・閉経期の女性陰部，肛囲に好発する．瘙痒を伴うことが多い．ただし，男性や陰部以外の部位（頸部，肩，軀幹上部の報告が多い）に生ずる例もある．男性の陰茎では，尿道口の狭窄を来すことがある．

病理組織学的に表皮の萎縮，真皮上層における膠原線維の均質化，浮腫状となり細胞成分が減少する[1]．

鑑別疾患

① 扁平苔癬……病理組織学的に鑑別する．
② 限局性強皮症……LSA と異なり，病理組織学的に硬化は真皮下層から始まるとされる．硬化性萎縮性苔癬では，表面に角化性変化がみられ，そう痒や痛みがみられることが多い．
③ 尋常性白斑……境界明瞭な白斑であり，硬化性局面はみられない．
④ その他……慢性湿疹など．

注意点・治療

第一選択は strongest のステロイド外用とされるが，治療に難渋することが多い．

外陰部の LSA は有棘細胞癌の発生母地となりやすく，注意が必要である．

文献

1）尾山徳孝：J Visual Dermatol 15: 48, 2016

参考文献

1）塩原哲夫：J Visual Dermatol 19: 684, 2020
2）小島千明, 戸倉新樹：J Visual Dermatol 19: 301, 2020

31. 限局性強皮症

安部正敏

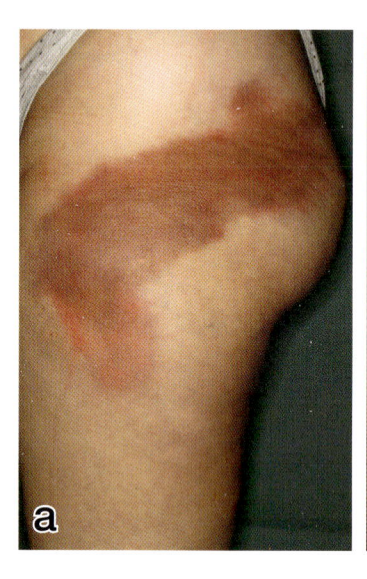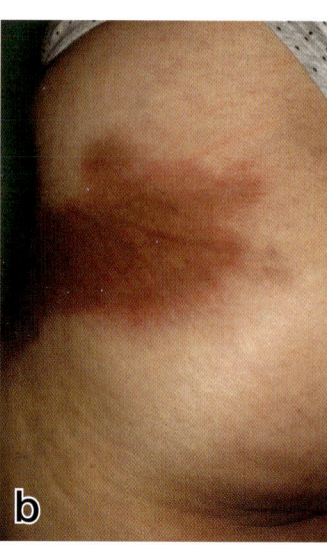

図 左臀部の限局性強皮症
（a）左臀部臀裂に，比較的境界明瞭，大型で全体として長方形を形成する紅褐色調から暗褐色調を呈し，一部鮮紅色調を呈する紅斑を伴う硬化局面がみられる．表面はわずかに光沢を伴う．
（b）左臀部臀裂に境界不明瞭，紅褐色調から暗褐色調を呈し，周囲に紅色調を呈する紅斑を伴う硬化局面がみられる．

臨床像の特徴（図）

　限局性強皮症（morphea）は，臀部に，円形から卵円形を呈し，比較的境界明瞭で，表面にわずかに光沢を有する周囲皮面より軽度陥凹する硬化局面がみられる．硬化局面は若干褐色調を呈する場合もある．また，早期病変の場合，陥凹が明らかでなく，浸潤の強い局面としてみられることもあり，注意を要する．

鑑別疾患

① **深在性エリテマトーデス**……圧痛を伴う皮下硬結とともに，表面は陥凹する．表面に円板状皮疹を伴うことがある．
② **褥瘡（再構築期）**……臀部においては，治癒後の褥瘡が，色素沈着を伴う硬化性病変となる場合がある．
③ **褥瘡（炎症期）**……臀部において真皮以下のみが侵される場合，硬化性病変としてみられ，deep tissue injury とよばれる．

④ **蜂窩織炎**……暗紫紅色を呈する紅斑と硬化を伴う局面であるが，急性の経過をとり，通常，熱感や疼痛を伴う．

注意点・治療

　本症は，全身性強皮症と異なり，皮膚に限局する場合局所療法が選択されることが多く，副腎皮質ステロイド外用療法が用いられる[1]．また，タクロリムス外用療法が有効[2]との報告があるが，本邦においては保険適用の対象ではない．なお，光線療法もよい適応であり，narrow band UVB とともに，真皮深層まで届く UVA1 の有用性が明らかとなっている[3]．重症例に対しては副腎皮質ステロイドや免疫抑制薬による全身療法が選択されることもある．

文献

1) Dytoc MT, Kossintseva I, Ting PT: Br J Dermatol 157: 615, 2007
2) Kroft EB et al: Am J Clin Dermatol 10: 181, 2009
3) Andres C et al: Br J Dermatol 162: 445, 2010

32．好酸球性多発血管炎性肉芽腫症（EGPA）

門野岳史

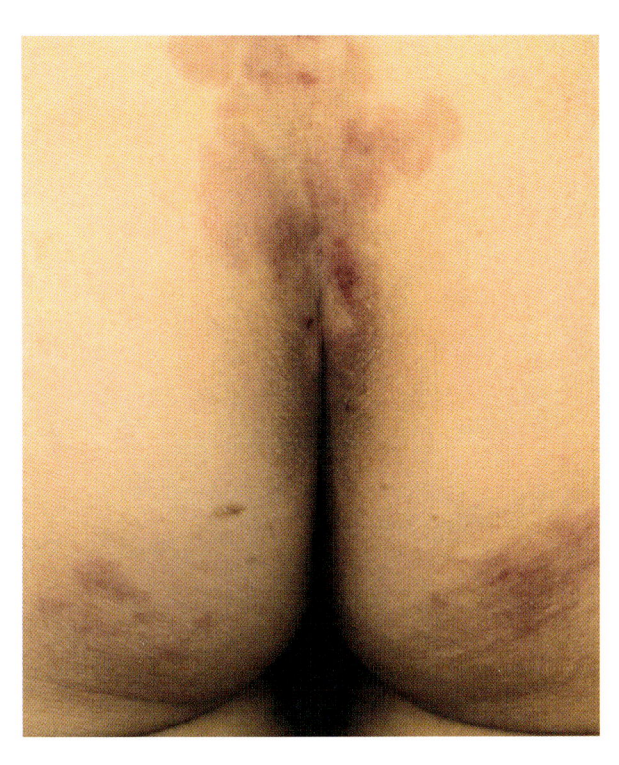

図　40歳代，女性．好酸球性多発血管炎性肉芽腫症
臀部，仙骨部の荷重部を中心に紫斑の混じる紅斑が
みられる．

臨床像の特徴

好酸球性多発血管炎性肉芽腫症（eosinophilic granulo-matosis with polyangiitis：EGPA）は，他の血管炎と同様に網状皮斑もみられるが，紫斑，紅斑，褐色斑，丘疹・結節，皮下硬結，水疱・血疱など，皮疹は多彩である（図）．皮疹は下肢に好発するが，臀部など軀幹にもみられる．気管支喘息の前駆症状がみられ，好酸球の組織浸潤，全身性血管炎の合併を特徴とする．末梢神経症状が高頻度でみられる．

鑑別疾患

① **皮膚血管炎**……皮膚症状のみでの鑑別は難しい．病理組織学的に血管炎の所見を示すが，好酸球増多はみられず，ANCA（抗好中球細胞質抗体）は陰性で，喘息も合併しない．

② **抗リン脂質抗体症候群**……皮膚症状のみでは鑑別はしばしば難しい．家族歴，習慣性流産や脳梗塞の既往が有用．抗リン脂質抗体の有無や病理組織学的所見に基づいて鑑別する．

③ **蕁麻疹様血管炎**……蕁麻疹を思わせる膨疹が主体で，紫斑を伴う．好酸球の増多は通常みられない．

④ **多形紅斑**……浮腫性紅斑が主体で，紫斑は通常伴わない．好酸球数は通常増加しない．

注意点・治療

ANCA関連血管炎 MPO-ANCA は約半数でみられる．治療はステロイド内服が中心で，免疫抑制薬や，抗IL-5抗体メポリズマブを組み合わせていく．

33. サルコイドーシス

大原國章

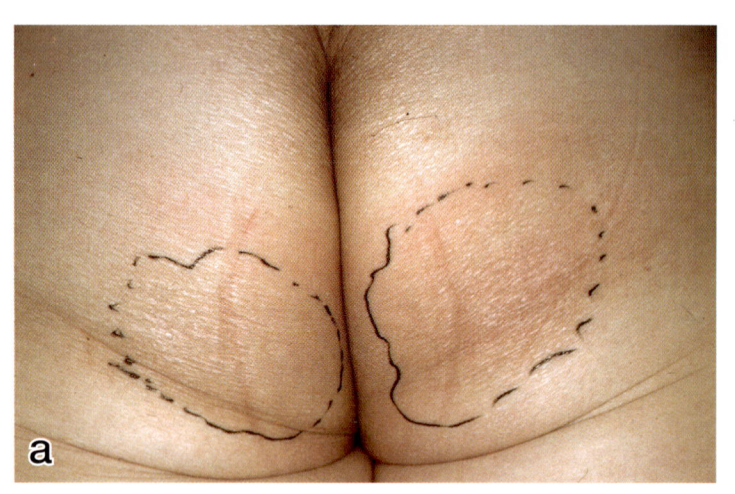

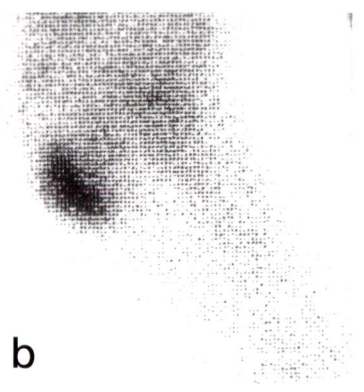

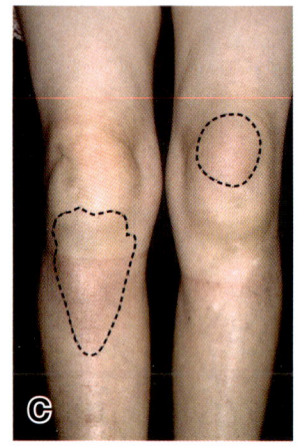

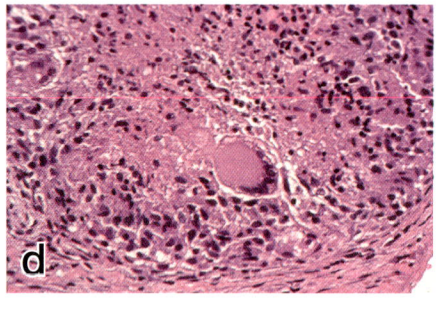

図　70歳，女性．サルコイドーシス
（a）両側の座骨部の皮下に硬結あり．
（b）ガリウムシンチグラフィー．硬結に一致した取り込みがある．
（c）膝蓋，下腿にも板状硬結が触知される．
（d）病理組織像（中拡大）．類上皮細胞肉芽腫．中心部に変性像，辺縁に細胞の索状配列，多核巨細胞．

臨床像の特徴

　座骨部に一致した，自覚症状のない皮下深層の板状硬結．表面皮膚にはごく軽度の色素沈着があるが，皮膚の性状自体には変化なし（図a）．

　ガリウムシンチグラフィーで硬結に一致した集積が描出されている（図b）．膝周辺にも同様な皮下硬結があり（図c），病理では類上皮細胞肉芽腫の所見であった（図d）．胸部X線では肺門リンパ節腫脹が確認された（非提示）．

鑑別疾患

　座骨部という点で滑膜包炎があげられる．炎症の時期によって症状に差異があるが，触感がややぼんやりしている，硬結が皮膚に向かって索状のことがある，表面皮膚がやや陥凹といったところが鑑別点となりうる．

治療

　診断が確定すれば，基本的には経過観察でよい．

34 . tumoral calcinosis

大原國章

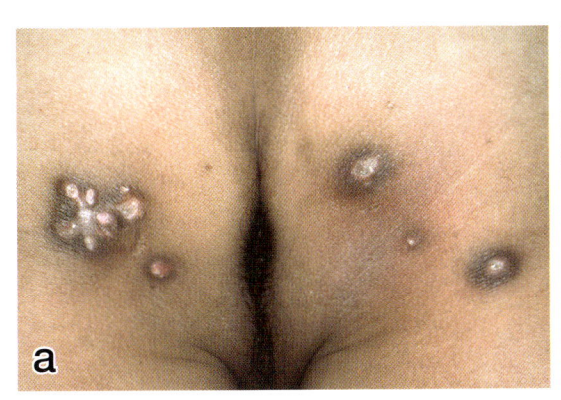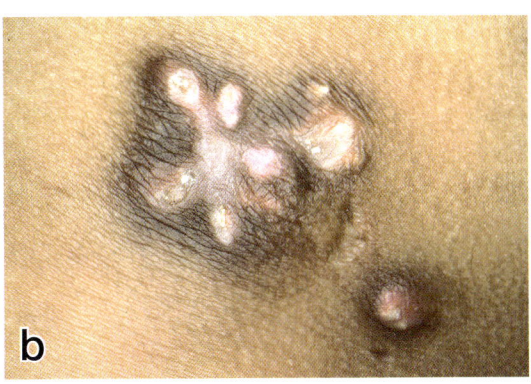

図1　23歳，男性．tumoral calcinosis
（a）多発性の皮内結節．（b）左臀部の拡大図．骨様に硬い結節で，中央から白色の結晶が排出されている．

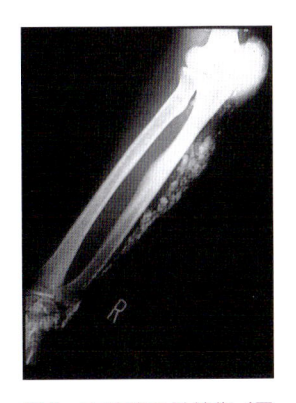

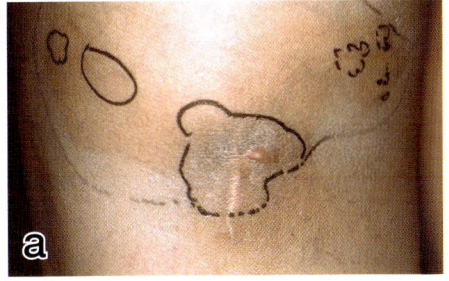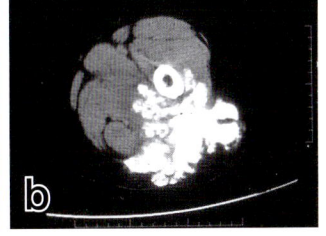

図3　〔参考症例〕39歳，女性．透析に伴う石灰沈着，tumoral calcinosis
（a）皮下の深部にまで及ぶ硬結．（b）CT像．石灰化は筋層内まで広がっている．

図2　右前腕のX線像（図1と同一症例），tumoral calcinosis
皮下に無数の石灰化像が連続している．肘関節ではびまん性の陰影を示す．

臨床像の特徴

　23歳，男性．弾力性のない硬さの皮内結節が単発あるいは集簇性に融合している．場所によっては皮膚表面に乾燥性の白色結晶性の固形物が露呈している（図1a，b）．臀部以外にも足底や四肢にも同様に皮疹が多発していて，硬結局面となっていたり，肘関節では白色の混濁した液体が貯留する囊腫を作っている（図2）．

鑑別疾患

　きわめて特徴的な臨床像であり，診断に困ることはない．血液検査ではCa，Pなどに異常のないことを確認しておく．単純X線は石灰化がはっきりと映るので有用である．
　代謝疾患や透析に伴う石灰沈着，痛風の尿酸結晶などは血液検査や病理所見で鑑別される．
　参考症例は39歳，女性の透析による巨大な皮下の石灰化（図3a，b）である．

治療

　慢性に進行する疾患であり，病勢を抑えられる有効な治療法がない．

35. 肛門垂

安部正敏

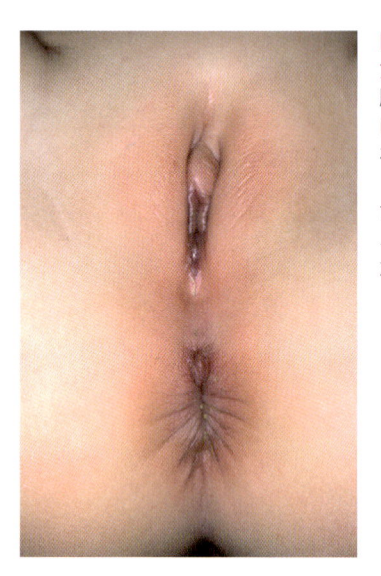

図1　1歳2カ月，女児．肛門垂
肛門部12時方向に，表面は平滑でわずかに光沢を伴う淡紅色調から紅色を呈するピラミッド様の小結節がみられる．

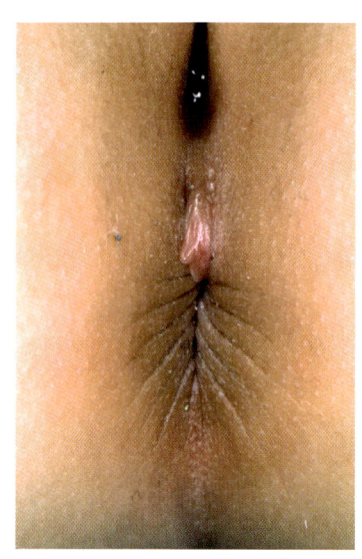

図2　2歳9カ月，女児．肛門垂
肛門部12時方向に，表面は平滑でわずかに光沢を伴う淡紅色調から紅色を呈するピラミッド様の小結節がみられる．

臨床像の特徴（図1，2）

　肛門垂（pyramidal protrusion）は，乳幼児の肛門部に，表面は平滑で淡紅色調から紅色を呈し，わずかに光沢を伴うピラミッド様の小結節を認めるものである．女児に好発する．通常，自覚症状はない．通常，肛門部12時方向にみられるが，6時方向にみられることもある．

鑑別疾患

① 肛門皮垂……肛門周囲に生ずる小結節．妊娠女性や出産後にみられることがある．好発年齢が異なる．
② 外痔核……排便時に肛門周囲が隆起するとともに，急速に増大して激しい痛みを伴うことがある．
③ 肛囲溶連菌感染症……生後半年から学童期にみられる．肛門を中心として鮮紅色から暗赤色調を呈する境界明瞭な紅斑．隆起することは少ない．
④ 乳児分芽菌性紅斑……肛囲および陰股部に

境界明瞭な紅斑および乾いた鱗屑を付す乾燥型（Beck型）と，小水疱や小膿疱が混在する湿潤型（Ibrahim型）が存在する．通常，隆起することはない．

注意点・治療

　本症の発症機序は不明であるが，遺伝的素因や肛門周囲への刺激，硬化性萎縮性苔癬との関連などが指摘されている[1]．自然軽快が期待されるまで治療せず，経過観察でよい[2]．しかし，肛門周囲の保清とともに物理的刺激を回避する必要がある．難治な場合に副腎皮質ステロイド外用療法の有用性が報告[3]されており，本症が乳幼児に好発することを踏まえると，まずは非侵襲的な保存的療法が第一選択となろう．

文献
1)　Cruces MJ et al: Arch Dermatol 134: 1118, 1998
2)　渡辺徹心ほか：西日皮誌 67: 569, 2005
3)　Kim BJ et al: J Eur Acad Dermatol Venereol 21: 263, 2007

36. coccygeal pad

椛島健治

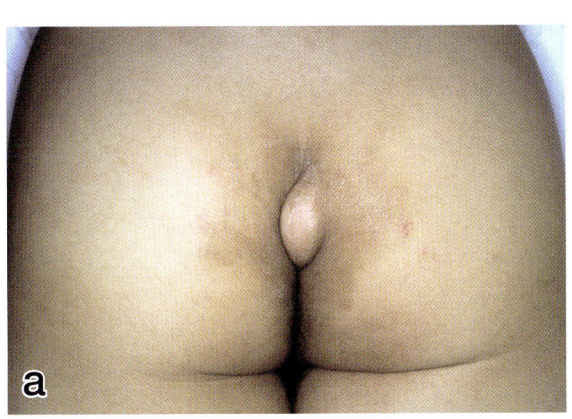

図1 20歳代，男性．coccygeal pad
（a, b）紡錘形の弾性硬の結節．

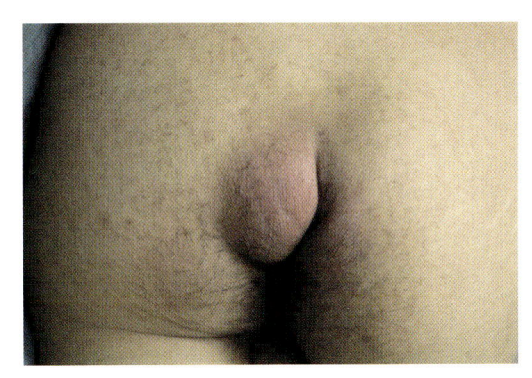

図2 10歳代，男性．coccygeal pad
左尾骨部に一致して，硬い皮下硬結を触れる．圧迫と摩擦のためかやや赤みが強い．

臨床像の特徴

尾骨部胼胝腫様皮疹とも呼ぶ．臀部正中の仙骨から尾骨にかけての正常皮膚色〜淡紅色の腫瘤である（図1，2）．腫瘤は真皮内の膠原線維が増生したものであり，さらに表皮肥厚も認める．二分脊椎や尾骨前方屈曲偏位が背景として知られる[1]．男性発症が圧倒的に多く，とくに10歳代の男児の発症が多い（図2）[2]．

鑑別疾患

① 臀部老人性苔癬化局面……長年の坐位による圧迫や摩擦により，coccygeal pad に似た結節を作ることがある．加齢による皮膚変化であり，表面が粗糙で，色素沈着を伴う点が異なる．

② 胼胝……coccygeal pad には角層の胼胝様肥厚はみられない．

注意点・治療

治療は腫瘤の切除や尾骨の切除などである．

文献

1) 門野岳史：J Visual Dermatol 20: 1246, 2021
2) 梅林芳弘，長門 一，輪湖雅彦：J Visual Dermatol 10: 584, 2011

参考文献

1) 村田 哲：J Visual Dermatol 8: 82, 2009

37．褥瘡

門野岳史

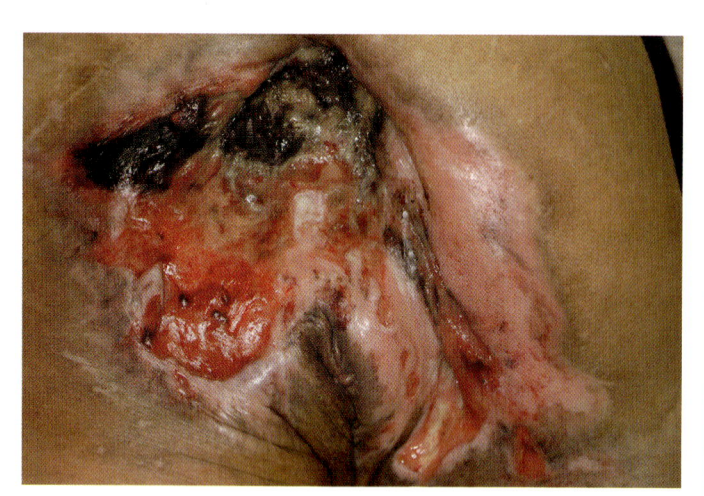

図1 50歳代，女性．褥瘡
知覚障害があり，仙骨部から臀部にかけて，一部皮下組織に達する大型の褥瘡がみられる．

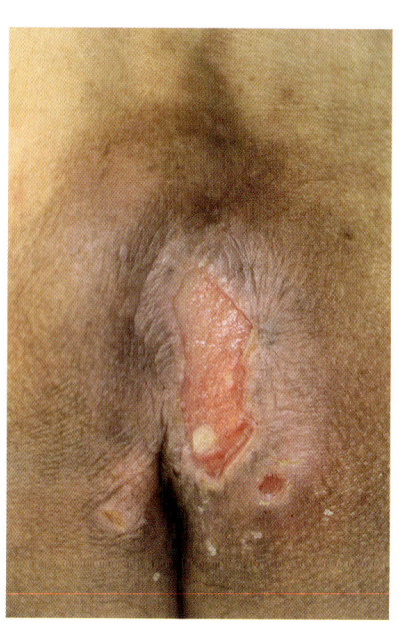

図2 90歳代，男性．褥瘡
全身状態が悪く，仙骨部から右臀部を中心に多発するd2の褥瘡がみられる．

臨床像の特徴（図1，2）

褥瘡（pressure injury）は，仙骨部や坐骨部の荷重部を中心に，消褪しない紅斑，水疱，びらん，潰瘍が生じ，進行とともに壊死組織を伴う．通常，重い基礎疾患や麻痺，知覚障害，意識消失などがあり，長時間連続する体圧やずれ力によって生じる．

鑑別疾患

① **皮膚カンジダ症**……浅い褥瘡との鑑別が問題になるが，浸軟した落屑と膿疱がみられる．真菌検査により診断する．
② **有棘細胞癌**……潰瘍を形成する場合があり，また深い褥瘡から生じることもあるので要注意である．生検を行い，病理組織学的に鑑別する．
③ **coma blister**……褥瘡との異同が問題になるが，バルビツール酸系などの薬剤などによる昏睡後，圧迫部位に水疱などが生じる．水疱は多発することもあり，体圧だけでなく，薬剤が発症に関わる．
④ **肛囲皮膚炎**……肛囲を中心に紅斑やびらんがみられ，荷重部からは外れている．褥瘡との合併もあるため，便汚染を伴う褥瘡では注意を要する．

注意点・治療

褥瘡の治療は，体圧分散による除圧がもっとも重要で，また基礎疾患にもよるが，全身状態や栄養状態の改善を目指す．局所治療は，深さ，感染の有無，肉芽の状態に応じて，外用薬やドレッシング材を選択する．麻痺や知覚障害がある場合は，再発をくり返しやすいため，生活全体を見直す必要がある．

38. 深部損傷褥瘡

門野岳史

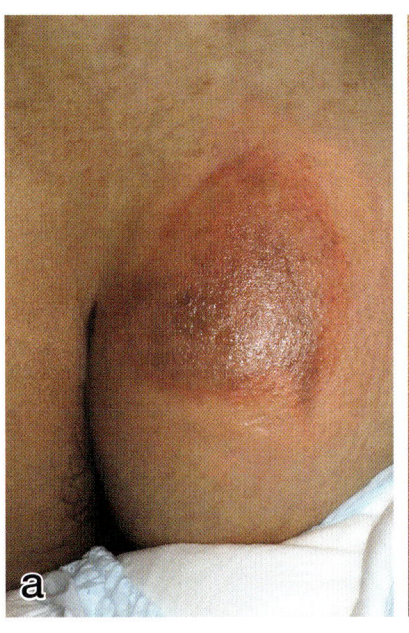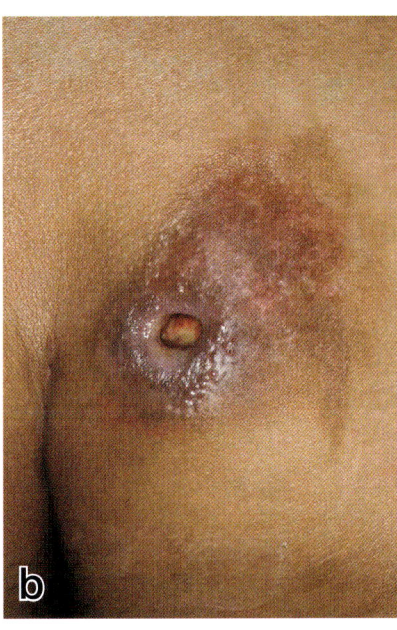

図 30歳代, 男性. 深部損傷褥瘡
(a) 意識消失して倒れていたところを発見された. 右臀部にやや浸潤を伴う浮腫性紅斑がみられ, わずかにびらんを伴っている.
(b) (a)の3カ月後の像. 中央は皮下組織に及ぶ潰瘍を形成し, ポケットを伴っている.

臨床像の特徴

深部損傷褥瘡 (deep tissue pressure injury) は, deep pressure injury (DTI) ともよばれる. 初期の段階では, 皮表から判断すると一見, 軽症の褥瘡にみえるが, 時間の経過とともに深い褥瘡へと変化する. 皮下組織や筋肉が, 皮膚よりも荷重やずれ力, 虚血に弱いために生じるとされている. 何らかの原因で意識を消失して倒れていた事例に多くみられる. 水疱が形成されている場合は, coma blister との異同が問題となり, 議論されている.

鑑別疾患

① 浅い褥瘡……深部損傷褥瘡は, 通常の浅い褥瘡と比較すると外見上は類似していても疼痛や硬結が強く, 皮膚温の変化がみられやすい.

また, 皮膚エコーで深部組織の損傷がみられる.
② coma blister……バルビツール系などの薬剤などにより昏睡となった患者において, 一定時間以上の圧迫が加わった部位に熱傷様の水疱, びらん, 浮腫性紅斑が生じる疾患である. 褥瘡と重なる部分も多いと思われるが, 水疱が主体で, 比較的治りやすく, 薬剤の影響が強い.

注意点・治療

深部損傷褥瘡は, 自然の経過で深くなり, 悪化していく. そのため, 予想される経過を患者・家族に事前に十分説明することが大切である. 臀部は好発部位だが, 図a, bのように, 仙骨部や坐骨部といった骨突出部でないところによくみられる. 治療は通常の褥瘡と同じであり, 除圧, 全身状態の改善, 局所治療の3本立てで行う.

39. 伝染性膿痂疹

室田浩之

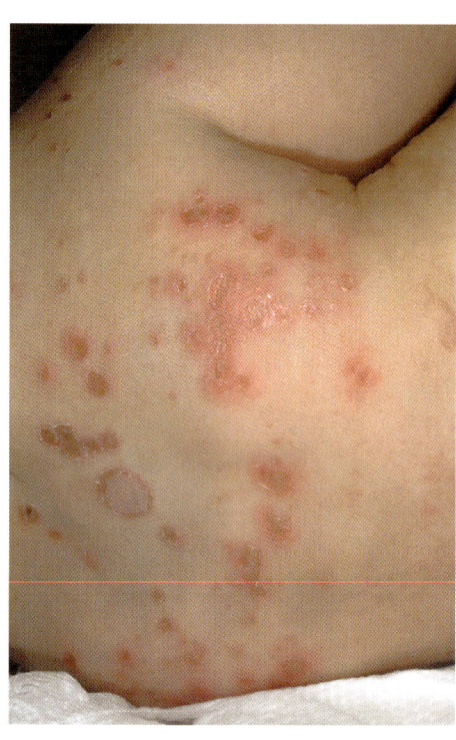

図1 幼児の臀部に多発する陳旧性の水疱性膿痂疹，伝染性膿痂疹（当科経験例）
遠心性に拡大する紅斑にびらん，小水疱，落屑を伴う．

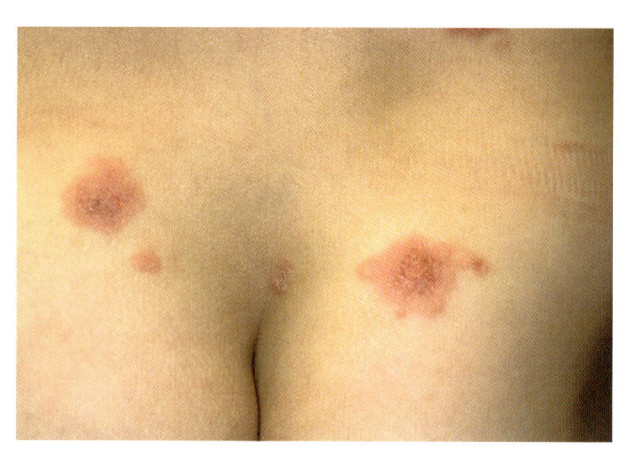

図2 小児の臀部に生じた水疱性膿痂疹，伝染性膿痂疹
比較的境界明瞭な紅斑に小水疱を伴う．

臨床像の特徴（図1，2）

黄色ブドウ球菌による水疱性膿痂疹は，湿疹病変等に続発し，その周囲に小水疱を形成し，水疱蓋が弛緩して膿疱やびらんを生じながら遠心性に拡大する．大型のびらんを形成することがある．多くの場合瘙痒を伴い，搔破によって遠隔部位に広がる．

レンサ球菌による痂皮型膿痂疹は，炎症を伴う丘疹に水疱，膿疱・痂皮形成を伴う病変が突如広範囲に現れるのが特徴である．

鑑別疾患

① Kaposi水痘様発疹症……単純ヘルペスが播種することで生じる．

② 落葉状天疱瘡……デスモグレイン1に対する自己抗体が生じる自己免疫疾患である．水疱性膿痂疹は黄色ブドウ球菌の産生する表皮剝脱毒素がデスモグレイン1を切断することによって生じる．

注意点・治療

抗菌薬が主体となる．水疱性膿痂疹では，範囲が狭く限られる場合は抗菌外用薬を塗布して経過を観察し，病変が広範囲に及ぶ場合はセフェム系やマクロライド系の抗菌薬を全身投与する．痂皮性膿痂疹はペニシリン系やセフェム系抗菌薬を全身投与する．

40．ガス壊疽

田中隆光

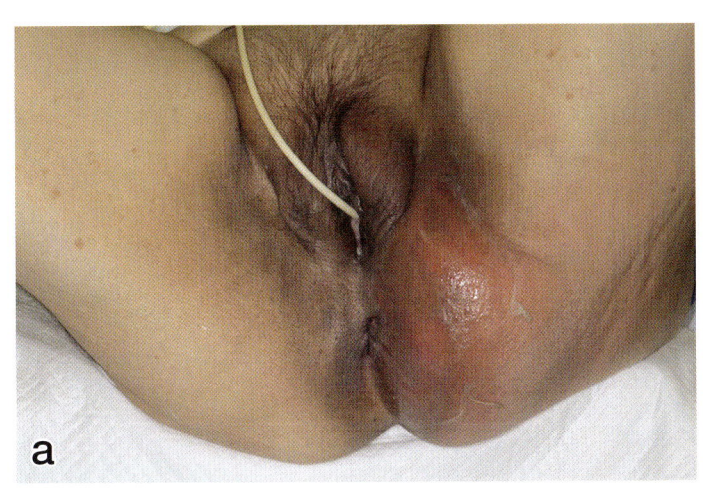
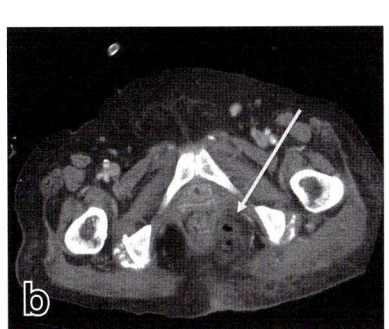

図 70歳代，女性．ガス壊疽
(a) 左臀部に発赤腫脹あり．
(b) 単純CTで，皮下にガス像あり（⇨）．

臨床像の特徴（図）

ガス壊疽（gas gangrene）は急速に拡大する局所の発赤や腫脹で，進行し青銅色〜黒ずんだ色調を呈し悪臭を伴う．触診で捻髪音や握雪感が特徴的で，陰部や肛門周囲では Fournier 壊疽となり，直腸の腹膜翻転部近傍や睾丸，鼠径管周囲，さらに後腹膜臓器まで波及することがある．

鑑別疾患

① 蜂窩織炎や丹毒……重症を示す検査所見（WBC 25,000/μL 以上，CRP 25 mg/dL 以上）がないこと，捻髪音や握雪感があれば本症を疑う．
② 丹毒様癌……膀胱癌や卵巣癌の皮膚浸潤や皮膚転移による丹毒様にみえる進行癌．

注意点・治療

壊死性筋膜炎とともに最重症の壊死性軟部組織感染症であり，死亡率は約20〜40％とされる[1]．診断治療も含めてCTがもっとも有用で（図b），ガスが存在する範囲を把握し，速やかに筋膜周囲や筋間を開放し，デブリードマンおよび皮膚切開を進める．起因菌が判明するまで広域の抗菌薬を投与し，敗血症や腎不全に対する血液透析およびDICの対応を迅速に行う．さらに，高気圧酸素療法を併用することで死亡率の減少が示されている[1]．

感染が鎮静化したら，局所陰圧閉鎖療法（negative pressure wound therapy：NPWT）などを利用して創閉鎖していく[2]．

文献

1) 井上 治ほか：日本高気圧環境・潜水医学会雑誌 45: 49, 2010
2) 紀平麻帆ほか：皮膚臨床 55: 197, 2013

41. 扁平コンジローマ

深谷早希

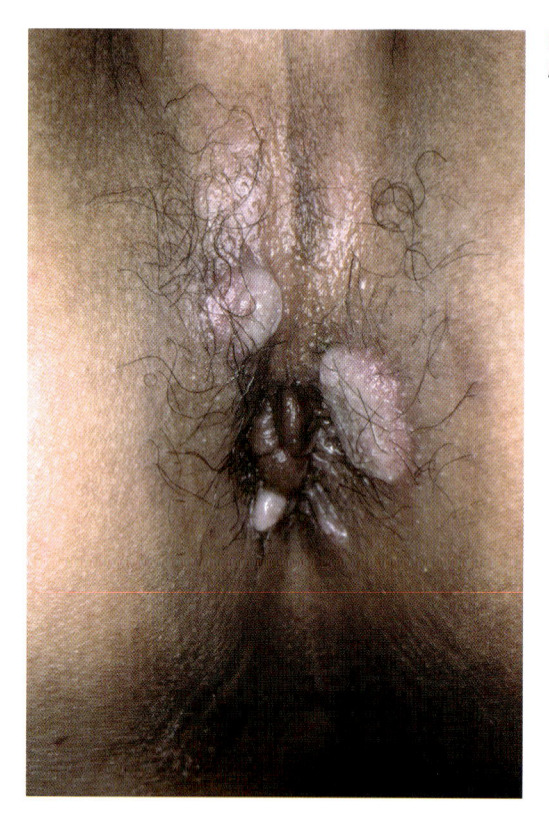

図　初診時臨床像，扁平コンジローマ
肛囲に米粒大から拇指頭大の浸軟した紅色結節が多発する.

臨床像の特徴（図）

扁平コンジローマ（condyloma latum）は，梅毒トレポネーマによる性感染症である. 第2期梅毒に，肛囲，外陰部，腋窩，乳房下などの間擦部にみられる扁平隆起性の丘疹で，表面に浅い潰瘍を伴うことが多い. 通常痛みは伴わず，多量のトレポネーマを含み，感染力が高い.

鑑別疾患

① 尖圭コンジローマ……ヒトパピローマウイルス（HPV）6型，11型などによる性感染症で，外陰部に乳頭腫状，カリフラワー様の小丘疹が多発する.

② Bowen様丘疹症……HPV16型により，外陰部に茶褐色調の扁平隆起性の小丘疹が多発する. 病理組織はBowen病様で，稀に悪性化する.

③ Crohn病……消化管の他に皮膚病変の合併があり，その8割は肛囲に多彩な皮疹を来す. 小児から30歳までに多い.

治療

ペニシリン系抗菌薬の投与が第一選択で，内服に加え，2022年1月に筋注製剤が承認された. これにより早期梅毒であれば単回投与で治療が可能となった. マクロライド系やテトラサイクリン系抗菌薬が第二選択となる. 3カ月後にSTS定量で1/4以下となっていれば治癒と判断する.

注意点

パートナーの治療も同時に行う. HIVなど他の性感染症の合併にも注意する. 抗菌薬投与後数時間で発熱と皮疹の増悪（Jarisch-Herxheimer反応）が出現する可能性について患者に説明する.

42. 尖圭コンジローマ

竹内周子, 鎌田昌洋

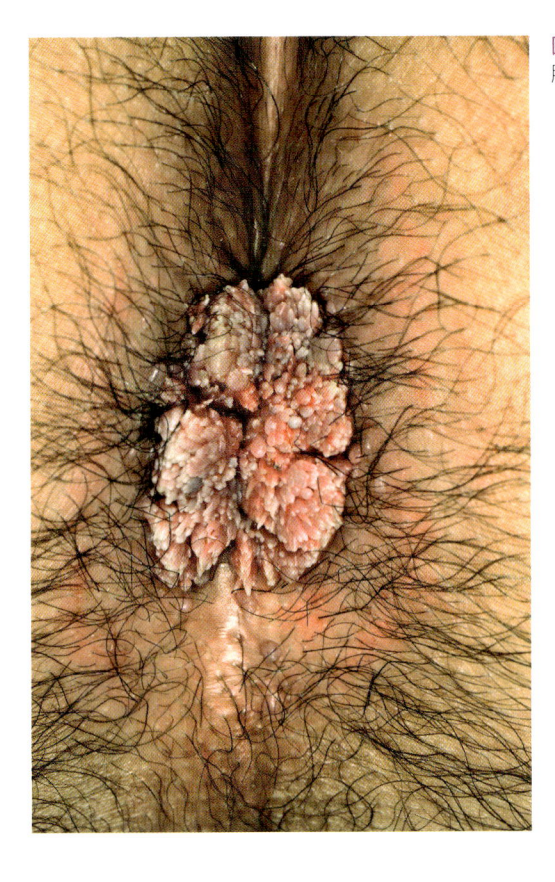

図 初診時臨床像, 尖圭コンジローマ
肛門周囲に紅色〜褐色の乳頭腫状の隆起病変を認める.

臨床像の特徴（図）

尖圭コンジローマ（condyloma acuminatum）は肛門周囲に淡紅色から褐色の乳頭腫状あるいは鶏冠状, カリフラワー状の角化性隆起性病変を呈する. 時に巨大化することもある. 通常自覚症状はないが, 疼痛や瘙痒がみられることもある.

鑑別疾患

① Bowen 様丘疹症……通常多発する黒, 褐色の小結節で, 表面は比較的平坦である. ヒト乳頭腫ウイルス（human papillomavirus：HPV）16 が原因のことが多い.
② 脂漏性角化症……通常単発性で, 扁平隆起する境界明瞭な角化性局面である.
③ 扁平コンジローマ……梅毒第 2 期疹の 1 つであり, 扁平隆起する丘疹や小結節で, 軽度湿潤する. 軽度の痛みや瘙痒を伴う.
④ その他……疣状癌や光沢苔癬など.

注意点・治療

治療は液体窒素による凍結療法, CO_2 レーザーや電気メスによる焼灼法, 切除, イミキモド塗布などを単独ないし併用する. 30％程度は 3 カ月以内に自然消褪する.

HPV6, 11 などが原因となる性感染症であり, 必ずパートナーの感染の有無を確認する. また, ウイルスの感染から発症には 3 カ月程度かかるため, 治療終了後も 3 カ月は経過観察をする.

43．単純疱疹

安部正敏

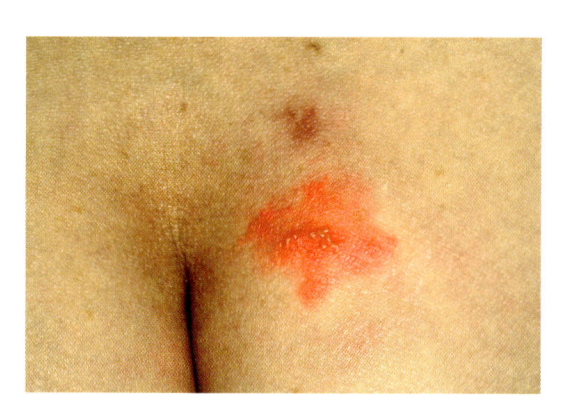

図1 単純疱疹の臨床像，単純疱疹
右臀部臀裂より 2 横指外側に，全体として胡桃大程度の鮮紅色調を呈する紅斑上に米粒大の小水疱が集簇する．

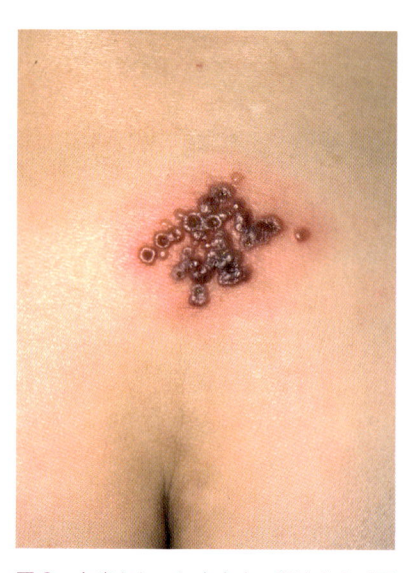

図2 血疱となった小水疱，単純疱疹（図1とは別症例）
小水疱は経過とともに血疱となることもある．

臨床像の特徴

単純疱疹（herpes simplex）は，臀部に淡紅色調〜鮮紅色調の紅暈を伴う粟粒大から米粒大までの小水疱が単発，もしくは多発集簇する（図1）．水疱は中心臍窩を有する．通常，疼痛を伴う．水疱はしだいに膿疱となり，時に血疱となる（図2）．その後，痂皮となり，脱落する．

鑑別疾患

① 帯状疱疹……紅暈を伴う小水疱が多発し，通常身体片側に帯状に配列する．単純疱疹に比較し，紅暈は大きく，色調が濃いことが多い．
② 虫刺症……単純疱疹よりも比較的大きな紅斑の中心部に緊満性水疱を生ずる．通常，瘙痒を伴う．
③ 接触皮膚炎……比較的大型の紅斑の表面に粟粒大程度の漿液性丘疹が多発する．通常，瘙痒を伴う．
④ 体部（股部）白癬……大小さまざまな環状紅斑の辺縁部に，鱗屑とともに時に小水疱や膿疱を伴う．

注意点・治療

本症が肛門周囲や直腸粘膜にみられる場合，男性同性愛者であることがあり注意を要する[1]．治療は，バラシクロビルを 1 日 1,000 mg（分 2）もしくはファムシクロビルを 1 日 750 mg（分 3）で 5 日間経口投与する．なお，発症早期から投与開始することが重要である[2]．軽症例に対しては，5％アシクロビル軟膏を 1 日数回塗布する．なお，再発頻度が高い患者では抑制療法が行われ，バラシクロビルを 1 日 1 回 500 mg で 1 年間経口投与し，投与終了時点で効果を判定する[3]．

文献

1) Tuddenham S, Hamill MM, Ghanem KG: JAMA 327: 161, 2022
2) Strand A et al: Sex Transm Infect 78: 435, 2002
3) Patel R et al: Genitourin Med 73: 105, 1997

44．帯状疱疹

安部正敏

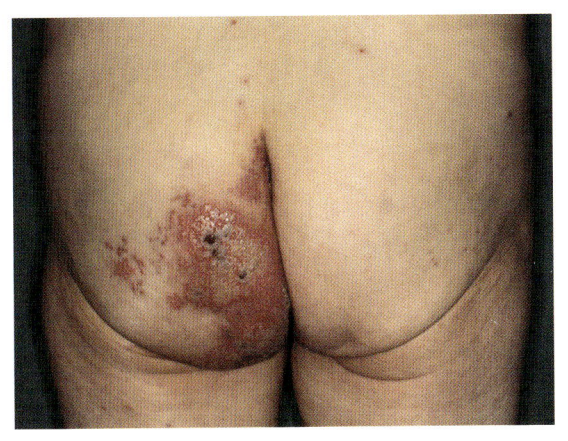

図1　臀部の帯状疱疹
左臀部臀裂に接する部位に比較的境界明瞭，手拳大程度の鮮紅色から紅褐色調を呈する紅斑あり．中央部には小豆大程度の小水疱とともに，膿疱，血疱が多数みられる．

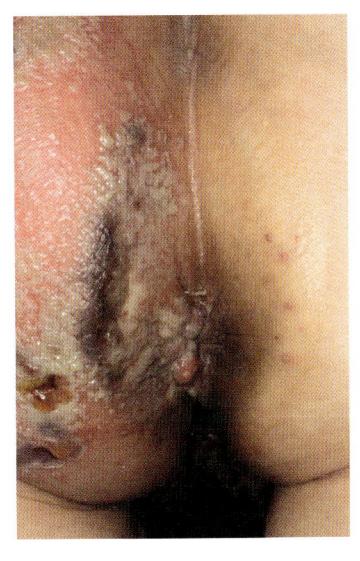

図2　肛門周囲の帯状疱疹
帯状疱疹が肛門周囲に発症する場合，肛門管を観察することも重要である．

臨床像の特徴

　帯状疱疹（herpes zoster）は，臀部に鮮紅色調〜紫紅色調の紅暈を伴う粟粒大〜米粒大までの小水疱が多発し，全体として帯状に配列する．原則片側に発症する（図1，2）．水疱は中心臍窩を有する．通常比較的強い疼痛を伴う．水疱はしだいに膿疱となり，時に血疱となる．その後，痂皮となり脱落する．

鑑別疾患

① 単純疱疹……紅暈を伴う小水疱が単発もしくは多発集簇する．帯状疱疹に比較し，紅暈は比較的小さく，色調も淡いことが多い．
② 接触皮膚炎……比較的大型の紅斑の表面に粟粒大程度の漿液性丘疹が多発する．通常，瘙痒を伴う．
③ 体部（股部）白癬……大小さまざまな環状紅斑の辺縁部に，鱗屑とともに時に小水疱や膿疱を伴う．
④ 水疱性類天疱瘡……大小さまざまな紅暈を

有する緊満性水疱を生ずる．通常，左右対称性に生ずる．

注意点・治療

　肛門周囲に強い疼痛を訴える患者の場合，臀部に明らかな皮疹がみられなくとも，肛門管に皮疹がみられる場合があり，注意深い診察が必要である[1]．治療は，バラシクロビル1日3,000 mg（分3），ファムシクロビル1日1,500 mg（分3），アメナメビル1日400 mg（分1）のいずれかを用い，原則として7日間投与する．内服療法は帯状疱疹関連疼痛にも有効である[2]．なお，バラシクロビルおよびファムシクロビルと異なり，アメナメビルは，クレアチニンクリアランスのレベルに応じて投与量を調節する必要はなく，腎機能低下患者や高齢患者に投与しやすい．

文献

1) 加藤英毅ほか：日臨麻会誌 31: 473, 2011
2) Tyring SK et al: Arch Fam Med 9: 863, 2000

45. 体部白癬

安部正敏

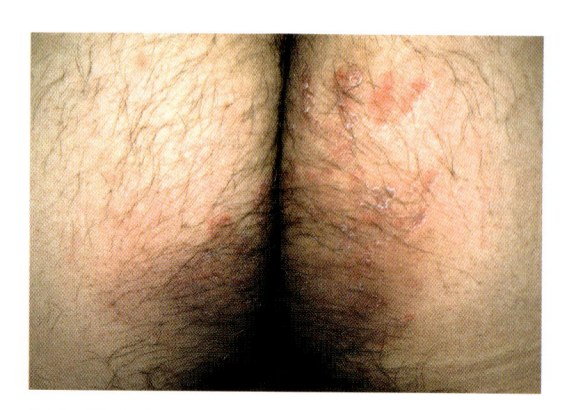

図1 臀部の体部白癬
臀部に，手拳大から小児頭大程度で境界不明瞭，紅褐色調から淡褐色調を呈し，表面に白色調の鱗屑を付す局面がみられる．

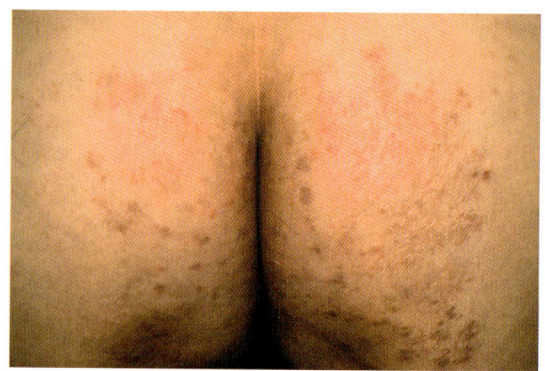

図2 小型の皮疹が多発する例，体部白癬
小型の皮疹が臀部全体に多発する．

臨床像の特徴（図1，2）

体部白癬（tinea corporis）は，大小さまざまで，境界明瞭，淡紅色〜紅褐色調を呈し，中心治癒傾向をもつ環状紅斑が多発する．皮疹の辺縁部は，白色調の鱗屑とともに，時に小水疱や膿疱を伴う．皮疹は多発する場合や巨大な局面を呈する場合など，さまざまである．

鑑別疾患

① 接触皮膚炎……比較的大型の紅斑の表面に粟粒大程度の漿液性丘疹が多発する．通常，瘙痒を伴う．

② 皮膚疣状結核……皮膚常色から淡褐色調の結節が拡大融合し，疣状局面となる．中心治癒傾向がみられる．

③ 肛門・仙骨部皮膚アミロイドーシス……高齢者の肛門・仙骨部にみられる黒褐色調の色素斑．表面に鱗屑を伴う．

④ 慢性単純性苔癬……境界不明瞭な褐色調の色素沈着とともに，苔癬化がみられる．通常，比較的強い瘙痒を伴う．

注意点・治療

KOH直接鏡検法による真菌検査を行い，確定診断する．この場合，検体採取部位が重要であり，皮疹辺縁部の鱗屑を採取する．治療は，抗真菌薬外用療法が第一である．われわれ皮膚科専門医が注意すべきこととして，臀部にみられる失禁スキンケアにおいて incontinence-associated dermatitis（IAD）とよばれる概念がある[1]．IADの和訳は"失禁関連皮膚炎"である[2]が，この場合の皮膚炎はあくまで皮膚の炎症という意味であり，皮膚表在性真菌感染症も含まれる用語であり，皮膚科専門医が使用する"皮膚炎"の概念とは一致しない．他職種と理解の相違が生ずる可能性があり，注意すべきであろう．

文献

1) Gray M et al: J Wound Ostomy Continence Nurs 34: 45, 2007
2) 日本創傷・オストミー・失禁管理学会 編：IADベストプラクティス, 照林社, 東京, 2019

46. 皮膚カンジダ症

薮内由季菜

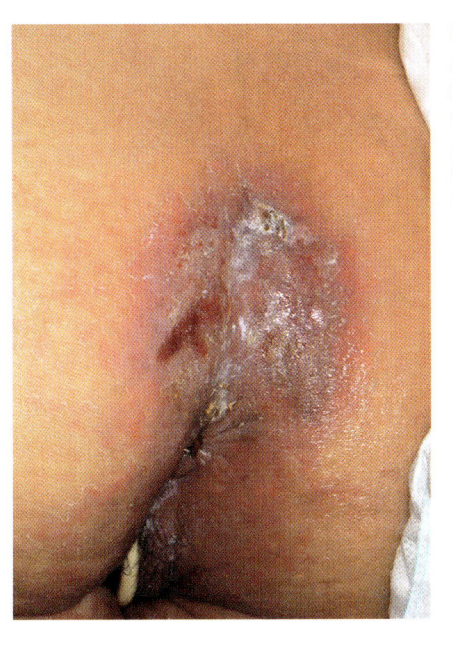

図1 浸軟とびらんを伴う紅斑，皮膚カンジダ症
臀部の浸軟とびらんを伴う紅斑．辺縁では膜様落屑を伴う．

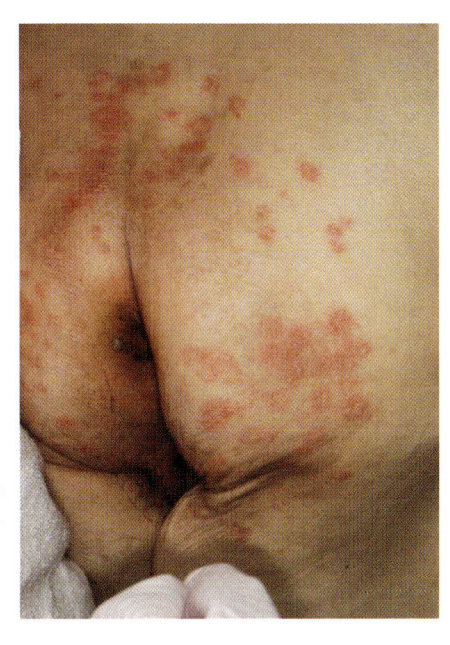

図2 小膿疱を伴う紅斑，皮膚カンジダ症
臀部に小膿疱を伴う紅斑が散在する．

臨床像の特徴（図1，2）

皮膚カンジダ症（candidiasis）は，臀裂部などの間擦部に局所的な多湿の影響で発症する．皮疹は紅斑で初発し，時に小水疱，小膿疱を伴う．しだいに拡大し，びらん，浸軟した薄い膜状鱗屑を生じ，周囲に小紅斑や膿疱からなる衛星病変を呈する．瘙痒を伴う場合も多い．

鑑別疾患

① 接触皮膚炎……おむつ着用部で尿や便の皮膚への刺激によって紅斑，小丘疹，びらんなどが生じる．

② 体部白癬……境界明瞭な紅斑が環状に生じ，鱗屑を付す．中心治癒傾向があり，通常瘙痒が強い．

③ 乳房外 Paget 病……脱色素斑や境界不明瞭な紅斑局面を呈する．進行するとびらんや結節を伴う．

④ その他……Hailey-Hailey 病，脂漏性皮膚炎などが鑑別にあがる．

注意点・治療

KOH 直接鏡検により診断する．治療は，イミダゾール系抗真菌薬外用などを行う．

治療と併行して，カンジダ症の発症要因となる蒸れた状態，不潔，多汗などの要因を改善することが重要である．浸軟やびらんを伴う場合は，外用抗真菌薬による接触皮膚炎に注意が必要であり，刺激性の少ない軟膏基剤を選択する．

参考文献

1） 望月 隆ほか：日本皮膚科学会皮膚真菌症診療ガイドライン 2019: 日皮会誌 129: 2639, 2019
2） 望月 隆 専門編集：皮膚科臨床アセット 4 皮膚真菌症を究める, 中山書店, 東京, p.143, 2011
3） 安部正敏：J Visual Dermatol 19: 688, 2020

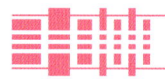
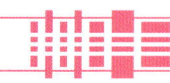
ケラトアカントーマ

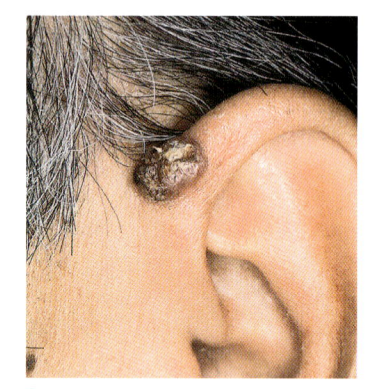

【頭部・顔】
第1章 耳（p.62）

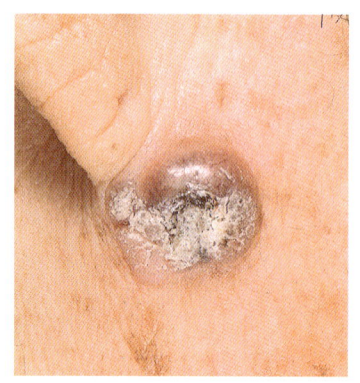

【頭部・顔】
第1章 耳（p.63）

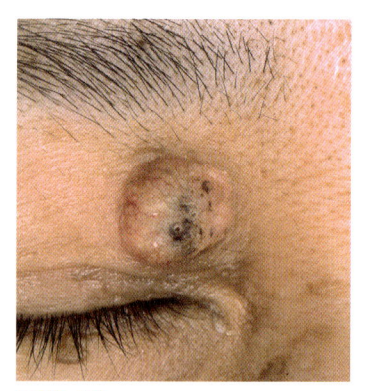

【頭部・顔】
第2章 眼瞼（p.76）

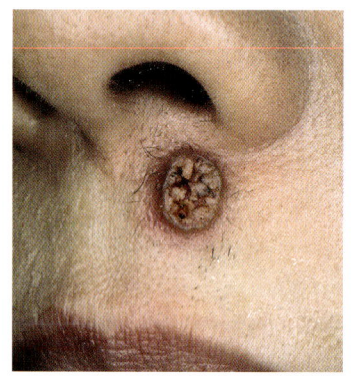

【頭部・顔】
第3章 口唇（p.160）

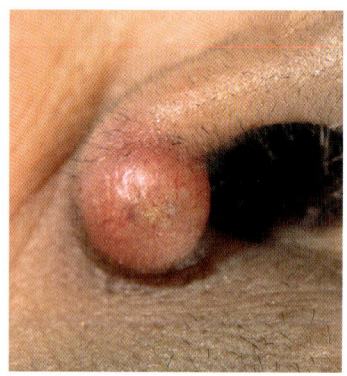

【頭部・顔】
第4章 鼻（p.188）

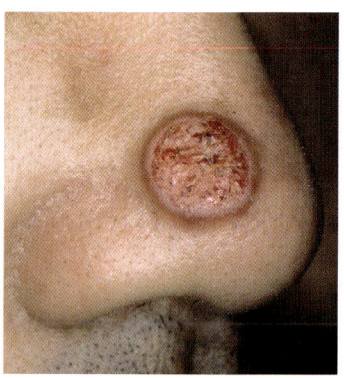

【頭部・顔】
第4章 鼻（p.189）

※青字は『好発部位でみる皮膚疾患アトラス 頭部・顔』の章・ページ番号

第6章 足

1. 慢性湿疹

安部正敏

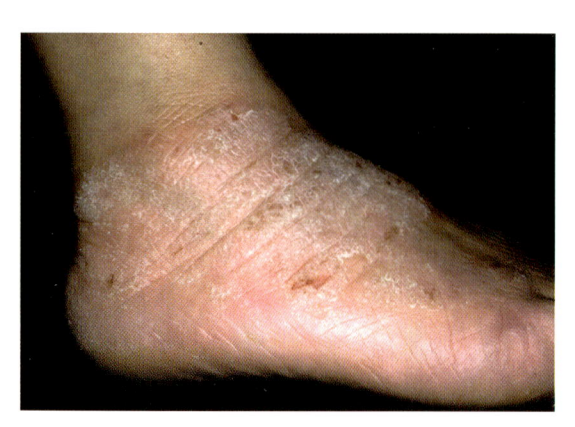

図1　慢性湿疹．足の臨床像
左足底から一部足背にかけて，境界明瞭で，周囲からわず
かに隆起する淡紅色から紅色調を呈する局面がみられる．
表面には白色調の鱗屑を付し，一部に小型の痂皮を付着す
る．比較的強い浸潤を触れる．一部苔癬化局面がみられる．

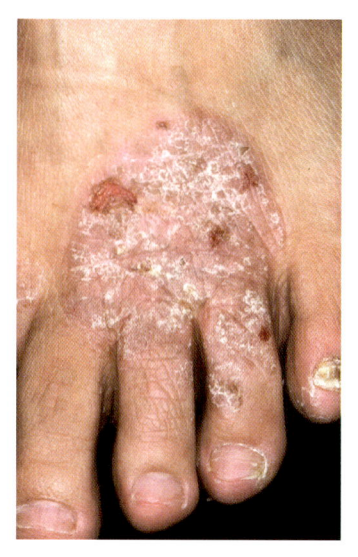

図2　同症例の足背～足趾の像
左足背遠位 PIP 関節付近に胡桃大程度の比較的境界明
瞭，周囲からわずかに隆起する淡紅色から紅色調を呈
する局面がみられる．表面には大小さまざまな白色調
の鱗屑を付し，一部に小豆大程度のびらんおよび小型
の痂皮を付着する．比較的強い浸潤を触れる．

臨床像の特徴（図1，2）

　慢性湿疹（chronic eczema）の臨床像は境界
明瞭で，周囲からわずかに隆起する淡紅色から
紅色調を呈する局面．比較的強い浸潤を触れる．
表面には白色調を呈する大小さまざまな鱗屑を
付着する．苔癬化を呈することもある．急性湿
疹と異なり，湿潤傾向はみられない．

鑑別疾患

① **急性湿疹**……境界明瞭な鮮紅色調を呈する
紅斑とともに，漿液性丘疹，鱗屑を伴う．湿潤
傾向がみられる．
② **貨幣状湿疹**……臨床所見が円形で貨幣状に
みられる．中央が湿潤する紅斑を伴うことも多
い．
③ **尋常性乾癬**……境界明瞭な淡紅色調の紅斑
上に厚い鱗屑を付す．Auspitz 現象陽性．
④ **その他**……接触皮膚炎，扁平苔癬，毛孔性
紅色粃糠疹など．

注意点・治療

　副腎皮質ステロイド外用薬による外用療法が
基本であり，必要に応じて密封療法や亜鉛華軟
膏などとの重層療法を行う．抗ヒスタミン薬内
服を併用することも多い．これらの治療に反応
しない場合，光線療法や副腎皮質ステロイドを
選択するが，保険適用外ながらシクロスポリン[1]
やメトトレキサート[2]の有用性の報告がある．
　なお，慢性湿疹の一型である異汗性湿疹（汗
疱型湿疹）の発症に金属アレルギーの関与が知
られており，注意を要する[3]．

文献

1) Rademaker M et al: Australas J Dermatol 62: 17, 2021
2) Tétart F, Pascal J: Eur J Dermatol 30: 663, 2020
3) Nishizawa A: Curr Probl Dermatol 51: 80, 2016

2. 痒疹

塩原哲夫

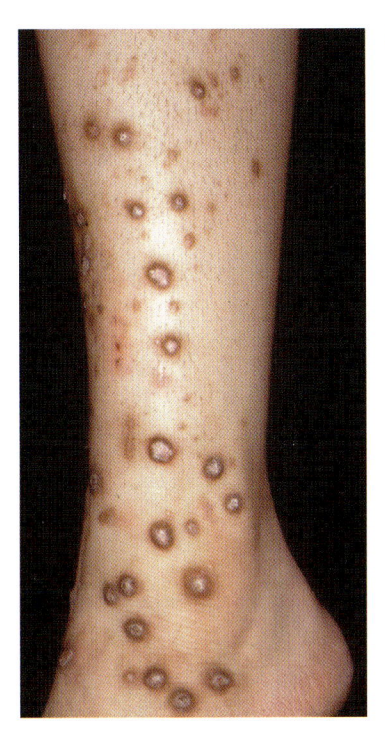

図1　症例1：結節性痒疹
下腿から足背にかけて認める結節性痒疹.

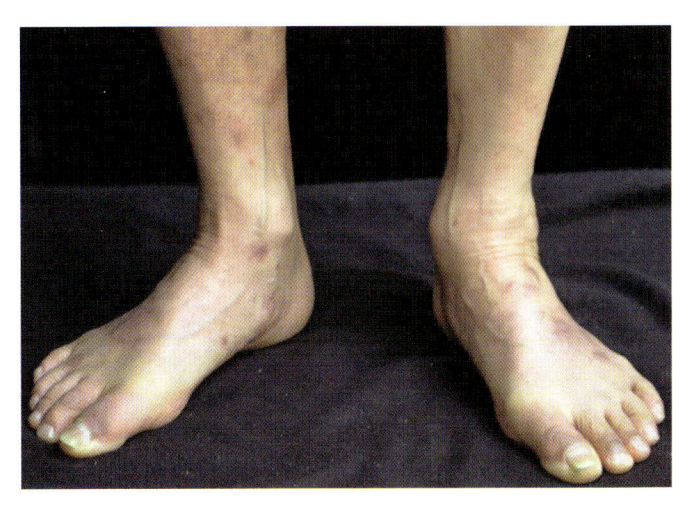

図2　症例2：多形慢性痒疹
下腿から足背にかけてみられる多形慢性痒疹. 腰部に典型的な発疹を認めた.

臨床像の特徴

　痒疹（prurigo）は一般的に，急性，亜急性，慢性に分ける分類法が一般的であるが，実際的に痒疹と診断される頻度が高いのは，慢性痒疹に含まれる結節性痒疹と多形慢性痒疹であり，これについて述べることにする.

　結節性痒疹（prurigo nodosa：PN，図1）は，四肢伸側に角化性の硬い褐色調のドーム状の結節を散在性に認める疾患で，結節と結節の間には健常の皮膚が存在する. 多形慢性痒疹（prurigo multiformis chronica，図2）は中高年の腰部，腹部を中心に褐色〜淡褐色の丘疹が多発，集簇する疾患である.

　慢性痒疹が足にみられる場合は必ず下腿の病変に引き続き足背に生じ，足底に生ずることはない.

鑑別疾患

① **乾燥性湿疹**……下腿の湿疹病変に連続して足背に乾燥性湿疹を認めることはあるが，本症では湿疹と違い，個疹は硬い角化性丘疹となる.
② **結節性類天疱瘡**……全身性病変として認められ，水疱形成を伴う. 基底膜部にIgG，C3の沈着がみられる.

注意点・治療

　本症は痒みが強いため，掻破して増悪することが多い. 個疹の周囲をよくみると皮膚の乾燥を認めることが多い. しかも慢性になるほどステロイド外用に抵抗性になることが多い. そのため，そのような症例に漫然とステロイド外用を続けることは好ましくない. IL-4/IL-3シグナルを阻害するデュピルマブの有効性が報告され，本症に適応追加されたので，難治例では試みてよい.

3. 接触皮膚炎

安部正敏

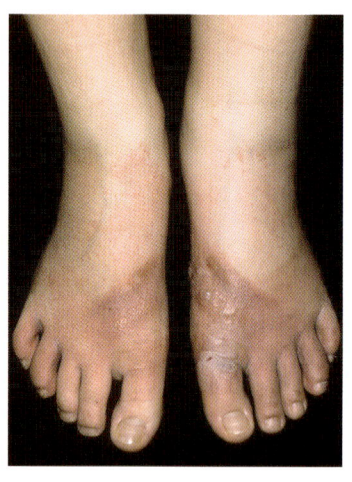

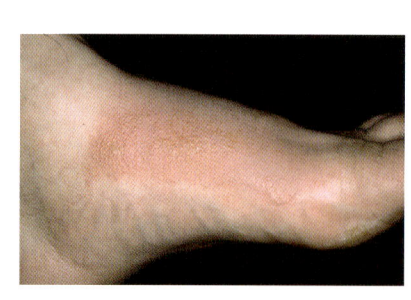

図2 30歳代, 男性. 消炎鎮痛テープ剤による接触皮膚炎
左足背に, 境界明瞭で全体として長方形を呈する紅褐色調の紅斑がみられる. 表面には多数の漿液性丘疹がみられる.

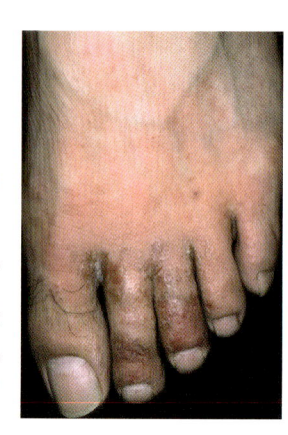

図3 白癬治療外用薬による接触皮膚炎
左足背遠位1/3の部位に, 一部境界不明瞭で, 紅色調から紅褐色調を呈する紅斑とともに, 漿液性丘疹, 小水疱がみられる. 足趾背では紅褐色調の色素沈着を呈する部分もある.

図1 70歳代, 女性. 靴による接触皮膚炎
両足背遠位1/3の部位に, 境界明瞭で, 紅褐色調を呈する紅斑とともに, 漿液性丘疹, 小水疱, 水疱がみられる.

臨床像の特徴 (図1〜3)

接触皮膚炎の臨床像は境界明瞭で, 鮮紅色調を呈する紅斑上に, 漿液性丘疹, 小水疱, 水疱がみられる. その後びらんし, 痂皮化する. 長期化すると, 苔癬化し, 慢性湿疹の像を呈するようになる.

鑑別疾患

① 慢性湿疹……境界明瞭で, 周囲からわずかに隆起する淡紅色から紅色調を呈する乾燥性の局面. 浸潤を触れる.
② 貨幣状湿疹……臨床所見が円形で貨幣状にみられる. 中央が湿潤する紅斑を伴うことも多い.
③ 尋常性乾癬……境界明瞭な淡紅色調の紅斑上に厚い鱗屑を付す. Auspitz現象陽性.
④ その他……急性湿疹, 扁平苔癬, 毛孔性紅色粃糠疹など.

注意点・治療

治療は副腎皮質ステロイドによる外用療法が基本である. 必要に応じて亜鉛華軟膏などとの重層療法や抗ヒスタミン薬内服を併用する. 併せて, 接触原を確認するとともに, 貼付試験を行い原因物質を同定する. その上で接触原を除去できれば完治が期待できる.

足の接触皮膚炎で頻度が高いのは衣類や植物, サンスクリーン剤を含めた外用薬や湿布であり, 光接触皮膚炎にも注意が必要である[1,2]. また, 下腿潰瘍を有する患者にも接触皮膚炎が好発する[3,4].

文献

1) 高山かおる ほか: 接触皮膚炎診療ガイドライン 2020. 日皮会誌 130: 523, 2020
2) Bryden AM et al: Br J Dermatol 155: 737, 2006
3) D'Erme AM et al: J Wound Care 25: S23, 2016
4) Jean SE, Moreau L: J Cutan Med Surg 13: S38, 2009

4. 重症薬疹

塩原哲夫

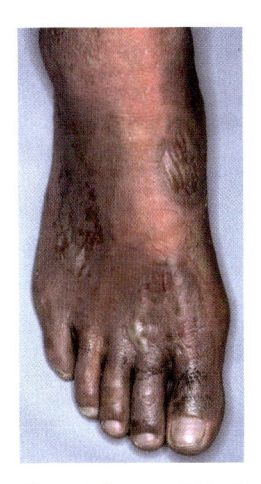

図1 症例1：中毒性表皮壊死症
中毒性表皮壊死症（TEN）が足まで拡大すると，足背にも水疱，びらんが多発する．

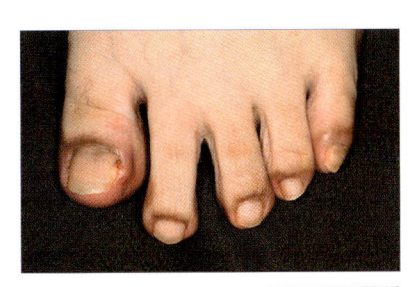

図2 症例2：手足症候群
ゼローダ®による手足症候群．

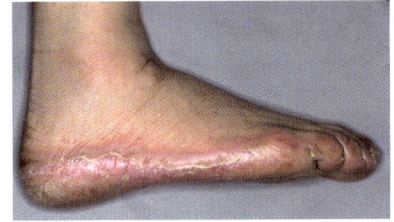

図3 症例3：手足症候群
フトラフール®による手足症候群．

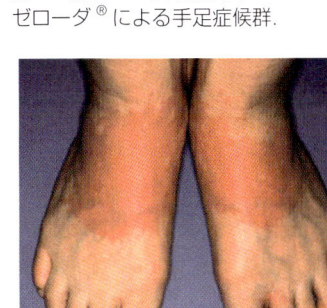

図4 症例4：光線過敏型薬疹
NSAIDs内服後に生じた光線過敏型薬疹．サンダルを履いて光に当たったため，露光部に限局して紅斑を生じているのがわかる．

臨床像の特徴

Stevens-Johnson syndrome/toxic epidermal necrolysis（SJS/TEN）や薬剤性過敏症症候群（DiHS）などの重症薬疹が足まで拡大し，水疱，びらんを生じる場合（図1）がある．

フッ化ピリミジン系薬剤（ゼローダ®，TS-1など）やキナーゼ阻害薬などの抗癌剤は，手掌や足底に「手足症候群」と総称される知覚過敏や紅斑，落屑，亀裂，疼痛などを生じる（図2，3）．

光線過敏型薬疹において，足背の露光部に一致して紅斑，水疱を認める場合がある（図4）．光線の関与を疑わないと診断に迷う場合が少なくない．

鑑別疾患

① 接触皮膚炎……足背の一部に接触皮膚炎を認める場合には，接触源として靴や靴下の成分を疑うことになるが，この場合は接触部位に一致した境界明瞭な紅斑，落屑，小水疱がみられる．

② 固定薬疹……原因薬剤摂取のたびに，同一部位に境界明瞭な円形の紅斑～紫紅色斑を認める．水疱，びらんを伴う場合もある．光線過敏型薬疹の場合には，サンダル部などを避けるため円形の紅斑とはならないので，鑑別は容易である．

注意点・治療

全身性の重症薬疹として足に生じた場合には診断は容易であり，治療も重症薬疹に対する全身療法が中心となる．それに対して，手足症候群では原因薬剤の休薬，保湿剤やステロイドなどの外用が必要になる．光線過敏型薬疹の場合には皮疹の分布，形状が診断のカギとなる．

光線過敏型薬疹の原因薬剤を決定するには詳細な問診が必要となる．例外的にケトプロフェン外用による光線過敏型皮膚炎では，ケトプロフェン外用薬を貼付した部位に光が照射されて生ずるが，貼布されて1年後でも生ずるため，貼付薬を使用したという既往を聴き出さないと，診断に至らない場合が多い．

5. 足底の角化（胼胝・鶏眼・亀裂）

椛島健治

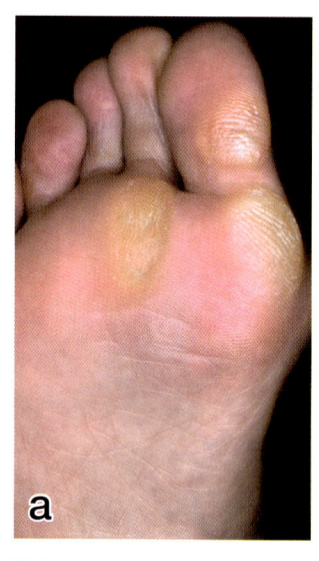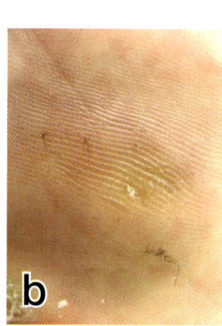

図1　(a) 足底に多発する胼胝，(b) 鶏眼

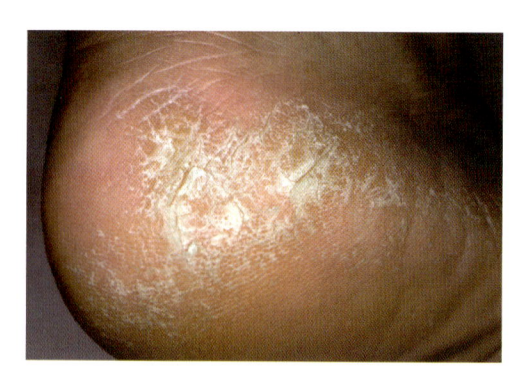

図2　踵部の亀裂

臨床像の特徴（図1, 2）

　胼胝（たこ）は長期間の物理的刺激によって反応性に角化を来したものである．角層がマウンド状に一様に肥厚し黄色調を帯びることが多い．好発部位は圧迫や摩擦など機械的な刺激が反復される足底・足背・足趾，手指では第2，第3指末節骨対抗部（ペンや鋏を握る際あたる部分）などであり，圧痛はほとんどない．

　鶏眼（うおのめ）は，主に下床に骨を有する部位に肥厚した角層が芯を作って楔状に皮内に侵入したものであり，足底・足趾に好発し，圧痛を伴う．

　亀裂（ひびわれ）は表皮〜真皮に至る細く深い線状の切れ目のことをいう．手足・関節部，間擦部，皮膚粘膜移行部に生じやすい[1, 2]．また踵部も体重を支えかつ，靴との物理的摩擦から分厚い角化をおこし皮膚の伸展性を失うことにより，亀裂を生じやすい．

鑑別疾患

　① 足底疣贅……胼胝と鶏眼の鑑別は核の有無と圧痛の有無である．足底疣贅は鶏眼に似ているが，角層を削ると点状出血がみられるが，ダーモスコピーはその点において有用である[1, 2]．

注意点・治療

　治療は角質溶解薬（スピール膏TM）などの貼布，角質除去後の保湿，緩衝材（パットやインソール）の使用など．

　また，難治性で疼痛を伴う胼胝や鶏眼ができやすい患者では，専門医の定期的なケアも必要である．

　また，2型糖尿病患者に生じた足趾の胼胝から細菌感染症を合併し足趾切断に至った例もある[3]．末梢循環障害や糖尿病を合併している患者には注意が必要である．

文献

1) 岩澤うつぎ：J Visual Dermatol 18: 698, 2019
2) 清水 宏：あたらしい皮膚科学 第3版：p.69-71, p.296, 東京，中山書店，2018
3) 木村友香，中西健史：J Visual Dermatol 12: 1156, 2013

6. 掌蹠角化症（長島型）

椛島健治

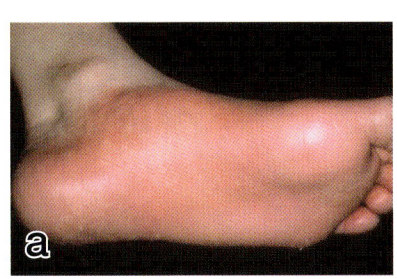
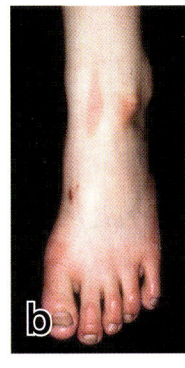
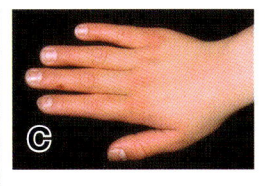
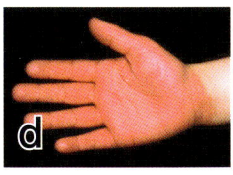

図　掌蹠角化症（長島型）の臨床像
（a, b）足底全体から足趾にかけての潮紅を伴った過角化. 足背・踵部にも一部過角化がみられる.
（c, d）同症例の手掌・手背. 潮紅を伴う過角化は手掌をこえて手首まで及んでいる.

臨床像の特徴（図）

　掌蹠角化症は, 掌蹠の過角化を主症状とする遺伝性疾患群であり, 全身症状を伴う型もある.

　なかでも長島型掌蹠角化症は国内で高頻度にみられ, 乳児期に発症し, 手掌を超えて手足背やアキレス腱部, 時に前腕や下腿にも拡大する. 多汗を伴う.

　Unna-Thost 型掌蹠角化症は乳児期から掌蹠に限局した角化性病変で, 亀裂とともに多汗を伴う. ケラチン1の遺伝子変異を認めることが特徴とされる.

　Vörner 型掌蹠角化症は, Unna-Thost 型と臨床は同様であり両者の病型の決定が困難な症例も少なくない[1, 2]. 病理組織学的に顆粒変性を認め, ケラチン9の遺伝子変異が特徴とされる.

鑑別疾患

① 乾癬……全身に境界明瞭な浸潤のある落屑性紅斑局面が, 慢性の経過で出現する. 皮疹は毛孔非一致性である. Auspitz 現象, Köbner 現象がみられる[3].
② 掌蹠膿疱症……手掌足蹠に無菌性膿疱が多発する慢性疾患. 疼痛を伴い, QOL を大きく障害する[2]. 喫煙, 扁桃腺炎, 金属アレルギーが発症に関与するともいわれている[4]. 一部には CARD14 や IL36RN の遺伝子異常が関係しており, 自己炎症性角化症の範疇に含まれる.
③ **毛孔性紅色粃糠疹**……掌蹠に紅斑が生じ, その後掌蹠や頭部・膝・間擦部などに角化性紅斑を形成する. 紅斑は毛孔一致性である[3]. 本症の1型であるV型は CARD14 遺伝子変異が原因であり, 自己炎症性角化症の1つとされる.

注意点・治療

　根本的治療は未だなく, 対症療法が主となる. 外用薬治療が中心であり, 他に皮膚切削術, レチノイド内服も試みられる[5]. 足はとくに角化による亀裂ができやすく, 患者自身のケアが必要となる[5].

文献

1) 常深祐一郎, 甲斐宏通：J Visual Dermatol 8: 1172, 1176, 2009
2) 福田俊平 ほか：J Visual Dermatol 8: 1176, 2009
3) 江藤隆史：J Visual Dermatol 17: 1017, 1019, 1045, 1176, 2018
4) 田中 紅, 岩田洋平, 松永佳世子：J Visual Dermatol 14: 152, 2015
5) 掌蹠角化症診療の手引制作委員会：日皮会誌 130: 2017-2029, 2020

7. 毛孔性紅色粃糠疹 (PRP)

椛島健治

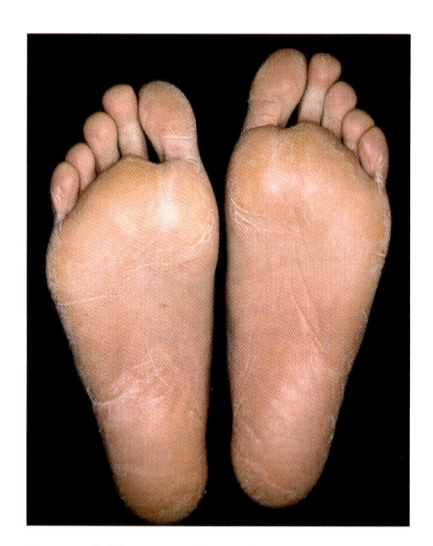

図1 症例1：毛孔性紅色粃糠疹
足底のびまん性の角化性紅斑.

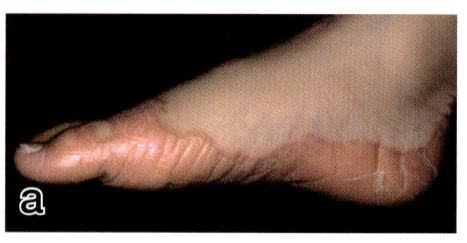

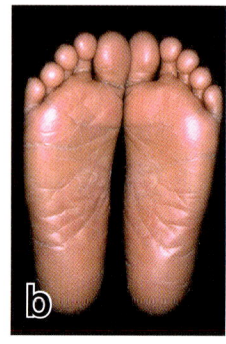

図2 症例2：毛孔性紅色粃糠疹
足底の境界明瞭なびまん性角化性紅斑. 両手掌にも同様の所見がみられた.

臨床像の特徴 (図1, 2)

毛孔性紅色粃糠疹〔pityriasis rubra pilaris：PRP〕は，小型で毛孔一致性の炎症性角化性丘疹が手指背，四肢伸側，関節屈側，腹部などに多発する. 丘疹の中央部では尖状で，"おろし金"様である. 進展すると紅皮症になる. 大きく若年型と成人型に分類され，成人型は上気道感染や重症疾患に続発することが多く，通常は数年で自然治癒する. 一方, 若年型は遺伝的背景〔常染色体顕性 (優性) 遺伝〕が強く，難治である[1].

毛孔性紅色粃糠疹は6つのタイプに分かれるが，近年V型 (小児非定型) の原因遺伝子として CARD14 が同定され，「自己炎症性角化症」の範疇の1つとされる[2].

鑑別疾患

① 乾癬……全身に境界明瞭な浸潤のある落屑性紅斑局面が，慢性の経過で出没する. 皮疹は毛孔非一致性である. Auspitz 現象，Köbner 現象がみられる.

② 掌蹠膿疱症……手掌足蹠に紅斑・角化とともに無菌性膿疱が多発する慢性疾患. 疼痛を伴い，QOL を大きく阻害する.

③ 掌蹠角化症……掌蹠の過角化を主症状とする. 臨床系や遺伝形式により長島型，Unna-Thost 型，Vöner 型などに分類される.

注意点・治療

通常は数年で自然治癒するとされるが[3]，対症療法としてビタミン D_3 軟膏外用，サリチル酸ワセリン，ステロイド外用薬，レチノイド内服，重症時にはエトレチナート内服も選択される[1]. また，エキシマライトなど光線療法やTNF 阻害薬などの生物学的製剤の有用性の報告もある[3].

文献

1) 江藤隆史, 安部正敏：J Visual Dermatol 17: 1045, 2018
2) 秋山真志：J Visual Dermatol 20: 670, 2021
3) 安部正敏, 石橋昌也, 根本 治：J Visual Dermatol 19: 522, 2020

8．乾癬

椛島健治

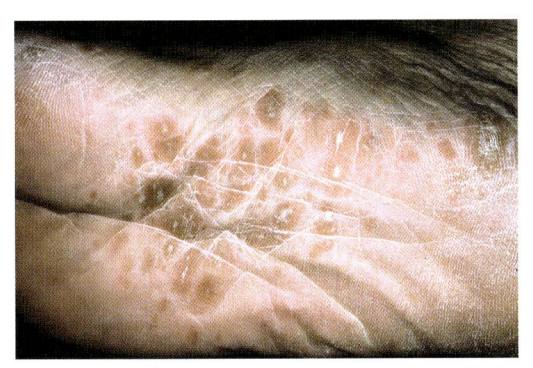

図1　足底の乾癬①

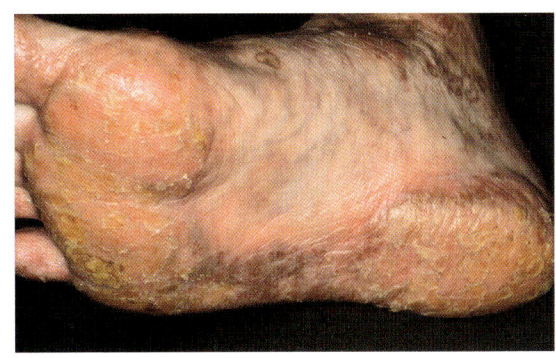

図2　足底の乾癬②

臨床像の特徴（図1，2）

　乾癬（psoriasis）は代表的な炎症性角化症であり，表皮の肥厚・過角化，分化の異常，真皮の炎症細胞浸潤，毛細血管増殖・拡張が特徴である．全身のどこにでも皮疹は生じうるが，とくに肘や膝，軀幹，臀部，腰部，下腿などの物理的刺激が多いところが好発部位であり，青年〜中年に好発する．毛孔非一致性である．特徴的所見としては，Köbner現象やAuspitz現象があげられる．痒みの程度はさまざまである．

　乾癬は，尋常性乾癬，滴状乾癬，膿疱性乾癬，乾癬性紅皮症，関節症性乾癬の5つの型に分類される．

　根本的な病因は不明であるが，遺伝的要因，外的要因（物理的刺激，刺激薬剤，感染症等），免疫学的要因が考えられている[1〜3]．膿疱性乾癬の一部では*CARD14*あるいは*IL-36RN*の変異がみられる．

鑑別疾患[4]

① 類乾癬……局面状類乾癬，苔癬状粃糠疹に分かれる．いずれも軀幹が好発部位で上肢・下肢にも皮疹を生ずる．手掌足底には皮疹を生じない．

② 毛孔性紅色粃糠疹……掌蹠に紅斑が生じ，その後掌蹠や頭部・膝・間擦部などに角化性紅斑を形成する．紅斑は毛孔一致性である．

③ 掌蹠膿疱症……手掌足蹠に紅斑・角化とともに無菌性膿疱が多発する慢性疾患．疼痛を伴い，QOLを大きく阻害する．

④ Hallopeau稽留性肢端皮膚炎（アロポー）……指趾末端に生ずる無菌性膿疱と紅斑を主徴とし再発性，慢性に経過する．

注意点・治療

　近年，TNF-α，IL-23，IL-17などを標的とした生物学的製剤が承認され，治療の選択肢が広がった．

文献

1)　佐野栄紀：J Visual Dermatol 14: 1038, 2015
2)　飯塚 一：J Visual Dermatol 14: 785, 2015
3)　森田明理：J Visual Dermatol 13: 1195, 2014
4)　清水 宏：あたらしい皮膚科学 第3版：中山書店，東京，p.281-290, 417, 2018

9. 掌蹠膿疱症（PPP）

塩原哲夫

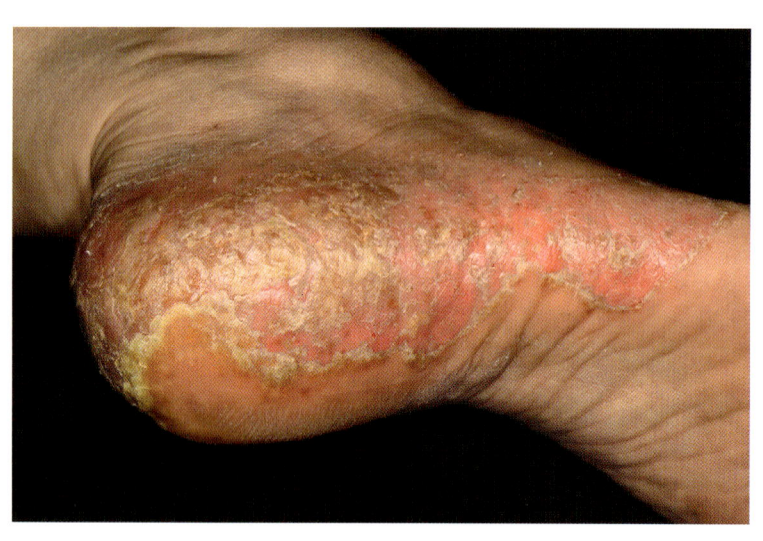

図1 掌蹠膿疱症. 足底の臨床像
踵部から外側縁にかけて典型的な紅斑性局面を認める.

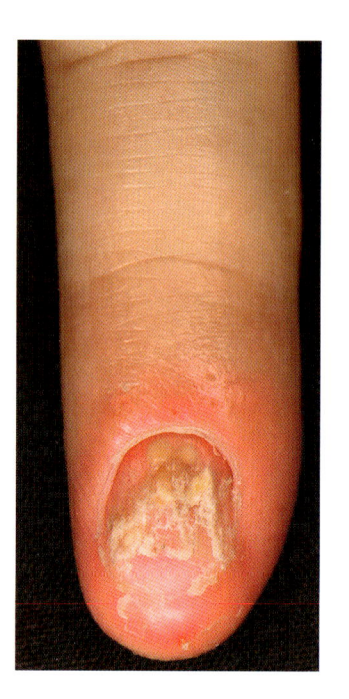

図2 図1の示指
足底の典型病変とともに増悪した爪甲の変形と爪囲の紅斑, 落屑.

臨床像の特徴

　掌蹠膿疱症（palmoplantar pustulosis：PPP）は手掌と足底に水疱, 膿疱, 痂皮, 落屑が混在する紅斑性局面を認め（図1）, 寛解, 増悪をくりかえす. 下腿にも同様の皮疹を認めることがあり, 爪にも変形を伴う（図2）. 胸肋鎖関節症を合併することがある. 特徴的な皮疹と経過から診断は容易だが, 軽快している時は汗疱と区別しがたい.

鑑別疾患

① 足白癬……本症に対してステロイド外用を頻用していると足白癬を合併することがあり, くり返し真菌鏡検を行う必要がある.
② 汗疱……本症が軽快している時は区別するのは難しいが, 増悪時の症状をよく聴取すれば鑑別可能である. 汗疱では水疱, 膿疱, 痂皮が混在する局面となることはない.

注意点・治療

　本症は扁桃や歯根部, 中耳炎などの慢性の感染病巣を持つ症例が多く, それらに対する治療を合わせて行うことで軽快することが多い. 歯科金属アレルギーにより生ずるとの報告もあるが, 実際に歯科金属のアレルギーにより生じる症例は多くはない. しかし, 歯根部の慢性感染病巣が関与していることがあり, その場合, 歯科治療を合わせて行うことで軽快する.

　本症と喫煙の関連はよく知られており, 禁煙をさせるべきである.

　ペニシリン系抗菌薬の長期投与が奏効することが多い.

10. symmetrical lividities

塩原哲夫

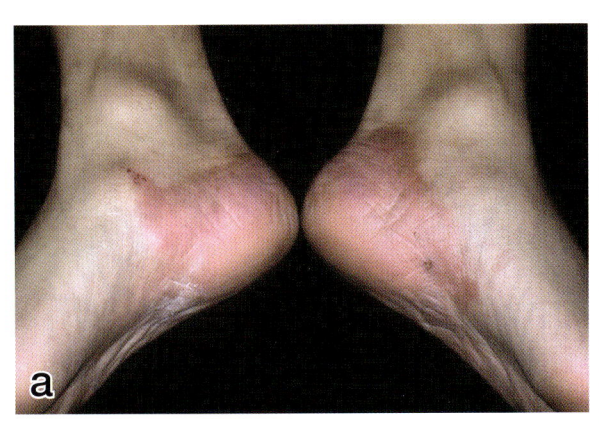
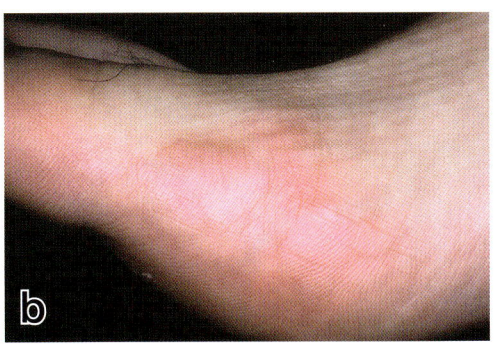
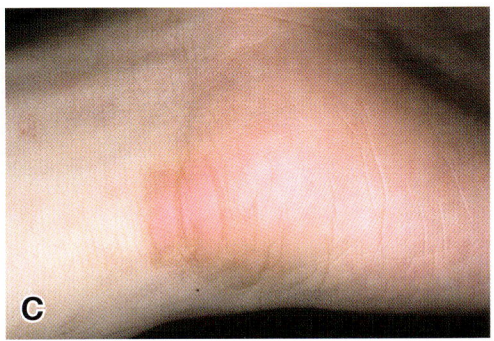

図　symmetrical lividities の臨床像
(a) 両足底に対称性に生じている.
(b) 足底から足縁にかけての境界明瞭な紅斑としてみられる.
(c) 境界部ではやや浮腫状に隆起する（手関節）.

臨床像の特徴

　symmetrical lividities は，両足底の荷重の かかる部位に左右対称性に軽度隆起する紅斑を 認める（図）. 時に足背や指背にみられること もある. 運動をしている若い人に多く，内側縁 に境界明瞭な紅斑としてみられることが多い. 男性に多いとされてきたが,女性の報告も多い. 多汗との関連が推測されている. 見逃されてい ることが多く，稀な疾患ではない.

鑑別疾患

① aquagenic keratoderma……主に小児の 手足を水に漬けていると小水疱様の丘疹が出現 し，シワが著明になる疾患で，本症と異なるの は皮膚を乾かすと 1 時間以内に正常の皮膚に 戻る点である.
② 接触皮膚炎……何らかの接触源に触れた部 位に生じ，瘙痒が必発である.
③ 凍瘡……四肢末端に浮腫を伴う鮮紅色〜紫 紅色の皮疹を生ずる. 水疱，びらんに進行する

場合もある. 本症と異なり，圧迫だけでなく低 温の関与が考えられる.

注意点・治療

　多汗の関与が指摘されており，ホルマリンア ルコールの外用や，イオントフォレーシスが有 効との報告もある.
　長期間汗をかいた状態で圧迫されるために生 ずる. 頻回に乾いた靴下に変えるだけで軽快す ることもある. ステロイド外用薬は通常奏効し ないため，用いない方がよい.
　掌蹠の多汗は，躯幹や四肢の減汗の代償性に 生じている場合があり，制汗剤の効果は疑問で ある. 時に皮膚筋炎や SLE の患者に本症がみ られるため，これら全身疾患を否定しておく必 要がある.

11．皮膚筋炎 (DM)

塩原哲夫

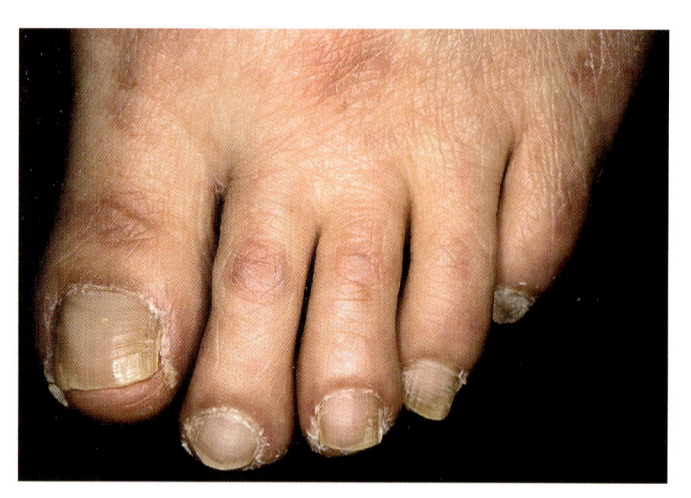

図1　皮膚筋炎の臨床像
足趾背にみられる Gottron 徴候.

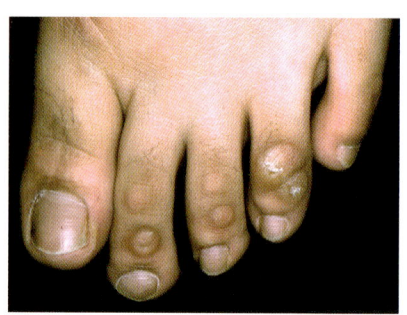

図2　〔鑑別疾患〕靴による足趾背の角化

臨床像の特徴（図1）

　皮膚筋炎 (dermatomyositis：DM) は, 筋と皮膚をおかす自己免疫疾患であるが, 本症ではしばしば物理的刺激を受けやすい部位に皮疹を生ずるのが特徴である. 足趾では, 爪囲の紫紅色斑と亀裂, 足趾関節屈側に紫紅色斑を認める. 爪上皮の出血点は手指爪甲に認められるが, 足趾爪甲にもみられることがある.

　他部位に Gottron 徴候やメカニックハンドなどの特徴的皮疹を認めることも診断に有用である.

鑑別疾患（図2）

① 凍瘡……寒暖差の激しい季節になると, 手指や足趾に紫紅色斑を認める. 本症の場合にはむしろ足趾というより, 足趾の爪囲に紫紅色斑がみられることが多い.

② 凍瘡状ループス……足趾というより, むしろ指趾背や耳介などに凍瘡状の紫紅色斑を認める. 寒冷により増悪する.

③ symmetrical lividities of the palms and soles……足趾ではなく足底の荷重の加わる部位に左右対称性に浮腫性の紫紅色斑がみられる.

注意点・治療

　男女比は女性に多く, 筋症状を伴うものと伴わないものがある. 筋症状を伴わないものは amyopathic dermatomyositis と呼ばれ, 悪性腫瘍や, 急速に進行して予後不良となる急速進行性間質性肺炎などを合併することがあるが, 自己抗体の存在がそれらの鑑別診断に有用である.

12. 尋常性疣贅

内田秀昭, 石川武子

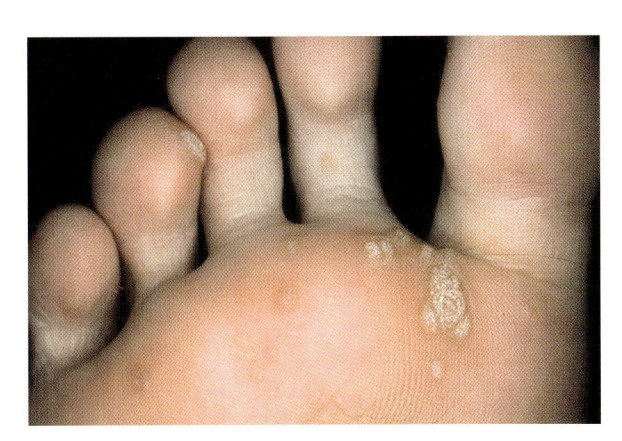

図1 症例1：10歳代，女性．尋常性疣贅
外方増殖性の乏しい足底疣贅．

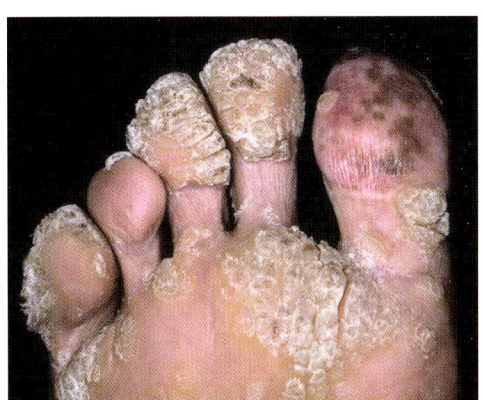

図2 症例2：60歳代，男性．尋常性疣贅
下垂体手術にてステロイド内服中．丘疹が複数融合したモザイク疣贅．

臨床像の特徴

尋常性疣贅（verruca vulgaris）はhuman papillomavirus（HPV）の感染により生じ，その臨床像は主にHPV型と感染部位によって規定される[1]．足底の尋常性疣贅は通常HPV2a/27/57による感染で，足底疣贅やモザイク疣贅といった病型をとる．

鑑別疾患

① ミルメシア……主にHPV1aの感染による．小児の掌蹠に好発し，蟻塚状の丘疹が特徴．
② 鶏眼……下床に芯を認める．ダーモスコピーにて点状出血がない．
③ 胼胝……主に物理的刺激により角質が限局的に肥厚したもの．点状出血を認めない．

注意点・治療

尋常性疣贅が足底に生じると，外方増殖性の目立たない表面粗糙な角化性局面や隆起に乏しい丘疹状の臨床像を呈し，足底疣贅とよばれる（図1）．また免疫抑制状態が存在する場合には，

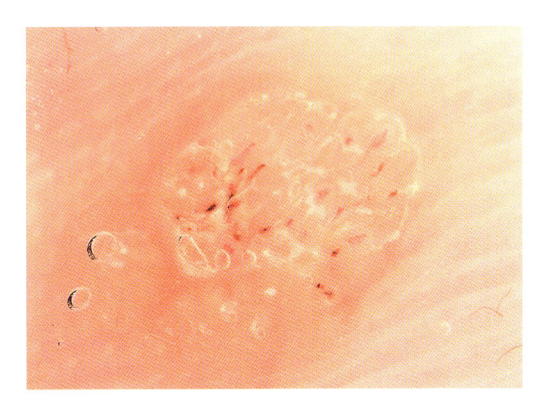

図3 症例3：尋常性疣贅のダーモスコピー所見
点状出血を認める．血管を取り巻く白色細胞集塊も特徴である．

丘疹が複数個融合して生じるモザイク疣贅の病型をとることがあり，治療抵抗性である（図2）．治療は角質除去と液体窒素凍結療法が基本となる[2]．

文献

1) 江川清文：疣贅［いぼ］のみかた，治療のしかた：学研メディカル秀潤社，東京，p.50, 2017
2) 渡辺大輔ほか：尋常性疣贅診療ガイドライン2019（第1版）．日皮会誌 129: 1265, 2019

13. 足白癬

塩原哲夫

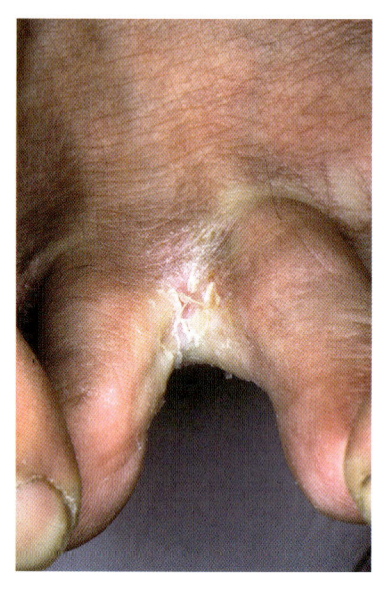

図1 症例1：足白癬（趾間型）
趾間に白く浸軟した局面を認める趾間型白癬.

図2 症例2：足白癬（小水疱型）
小水疱型の足白癬.

臨床像の特徴

足白癬（tinea pedis）の臨床は趾間型（図1），小水疱型（図2），角質増殖型に分けられるが，しばしば前二者は混在している．趾間型は主に第4趾間に白色の浸軟局面，あるいは鱗屑を付す紅斑性局面として認められる．小水疱型は足底の外側縁の小水疱，落屑としてみられ，瘙痒を伴う．鏡検で真菌要素陽性である．角質増殖型は，踵部の角化増殖性局面として認められるが，瘙痒に乏しいことが多い．いずれの型も春〜夏に増悪する．

鑑別疾患

① 汗疱……足趾や足底に小水疱，落屑をくり返す．しばしば他部位の湿疹や足白癬の増悪時にみられる．鏡検では糸状菌陰性である．
② 掌蹠膿疱症……手掌と足外側縁などに小水疱，膿疱，痂皮，落屑が混在する紅斑性局面を認める．糸状菌は検出されず，細菌培養も陰性である．増悪，寛解をくり返し慢性に経過する．
③ 接触皮膚炎……瘙痒のある紅斑が主体で，一部に小水疱，痂皮が混在する．糸状菌検査は陰性である．

注意点・治療

抗真菌薬の外用が基本であり，難治性の場合や，爪白癬を合併している時には，内服の適応となる．

本症はしばしば市販の外用薬で自己治療されて，湿潤病変に対してローションを頻用して湿疹化している場合が少なくない．そういう場合は，まずステロイド外用薬で湿疹を軽快させてから，抗真菌薬を開始したほうがよい．

風呂場の足拭きマットを共有することで家族に感染させてしまうことがあり，共有しないことが大事である．

14. pitted keratolysis

塩原哲夫

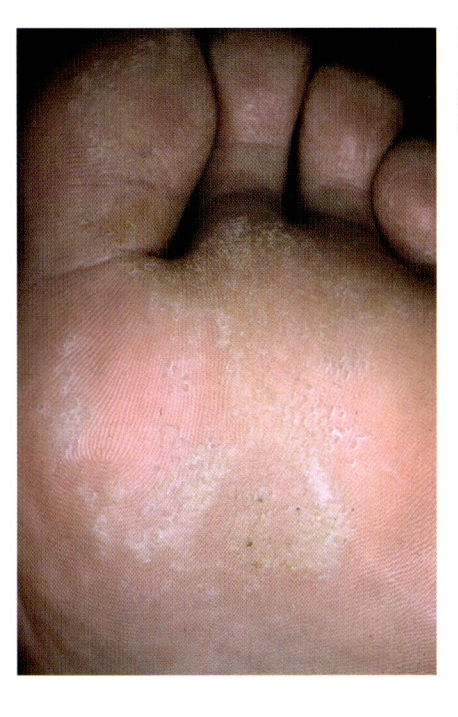

図1 症例1:
足底にみられた
pitted kerato
lysis

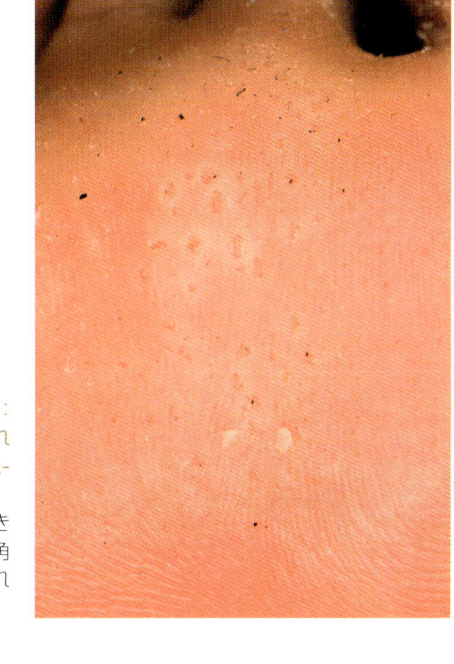

図2 症例2:
足底に認められ
た pitted kera-
tolysis
さまざまな大き
さの点状の小角
質融解がみられ
る.

臨床像の特徴

pitted keratolysis は, 足底, 時に手掌の体重の負荷のかかる部位に生じる点状の角質融解症である(図1, 2). 長い期間湿った靴下を履いている人に生じやすい. *Corynebacterium* などの細菌が角質内で増殖し, 角質を融解させることにより生ずる.

鑑別疾患

① 足白癬……足白癬は同様に湿った靴下を履き放しにしている人に多いが, 発症部位はむしろ趾間や土踏まずに多く, 水疱や落屑が主体で, 本症のように点状の角質融解の形を取ることはない. しかし, 足白癬患者の一部に本症を認めることはある. 鏡検で真菌陽性である.
② 汗疱……多汗に伴い手足の小水疱及び落屑として生ずる. 足白癬と異なり真菌はみられない.
③ 掌蹠膿疱症……手掌, 足趾の拇指(拇趾)球部などに小水疱, 膿疱, 落屑の混在する局面を生じる. 周期的に増悪, 寛解をくり返し難治である. それに対して, 本症はそのような周期的な増悪は認めず慢性の経過をたどる.

注意点・治療

湿った靴下を長く履いている人に生じやすいため, 汗をかきやすい人は, こまめに乾いた靴下に履きかえることが必要である. 足を石鹸でよく洗うことも大事である. 治療としては抗菌薬を含む外用薬を用いるだけで軽快する. 足の臭いを気にするあまり, 抗真菌薬の入った外用薬や制汗剤の外用を続けていると, これらの外用薬はしばしば皮膚を乾かせるよりむしろ湿らせてしまうため, 逆効果となる.

15. 壊死性筋膜炎

山口祐子, 深谷早希

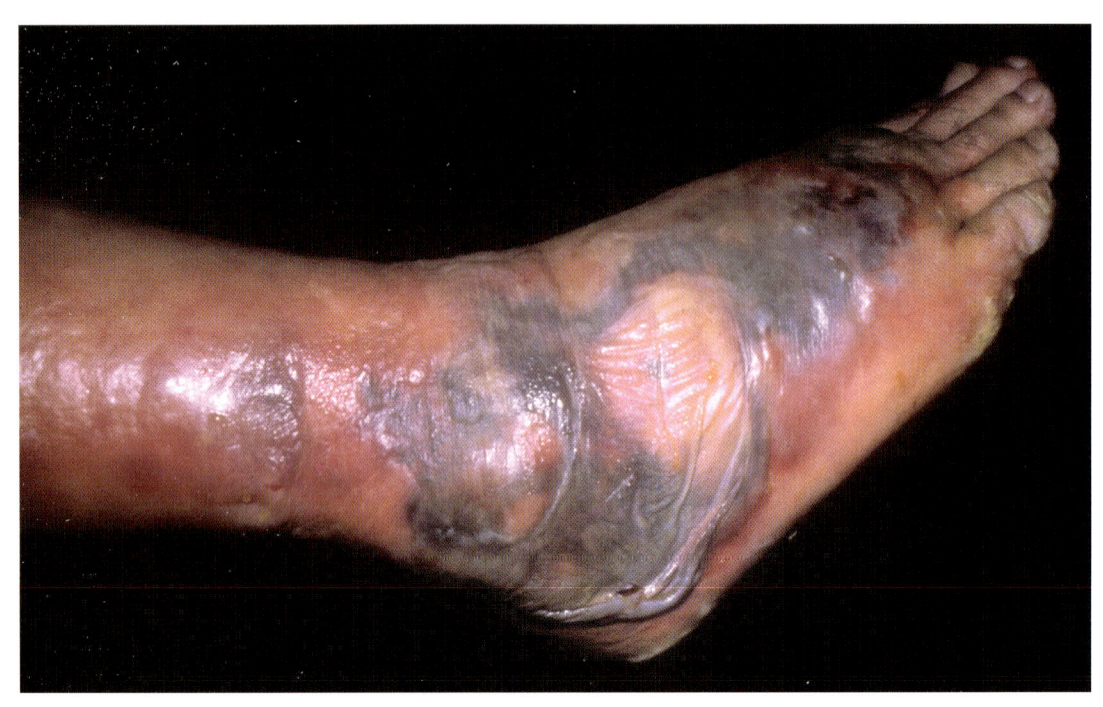

図 壊死性筋膜炎の臨床像
足背から下腿にかけて発赤腫脹. 血疱や潰瘍を伴う.

臨床像の特徴（図）

　壊死性筋膜炎（necrotizing fasciitis）は浅在性筋膜を主座とする細菌感染症で, 発熱などの全身症状を伴う発赤, 腫脹から始まり, 水疱, 紫斑から組織の壊死へと急速に進行する. A群溶連菌や嫌気性菌が原因となることが多く, 皮下にガス像を呈することもある.

鑑別疾患

① 丹毒・蜂窩織炎……進行が比較的に緩徐で, 血疱や壊死を来すことはほとんどない. 採血所見も比較的に軽微.
② 壊疽性膿皮症……膿疱や丘疹が急激に拡大し潰瘍化する. デブリードマンで悪化し, 炎症性腸疾患や白血病に合併することが多い.
③ 重症下肢虚血（CLI）……疼痛を伴う暗紫紅色斑, 紫斑, 水疱を呈し進行すると潰瘍化する. 冷感があり, 造影CTが診断に有効.

注意点・治療

　診断に難渋するときは試験切開を行い, 米のとぎ汁様の排液や finger test を確認する. LRINEC score も診断の助けとなる.
　またCTやMRIは壊死の範囲や深達度の確認に有効である. 壊死部に抗菌薬は届きにくいため, 抗菌薬投与（起因菌が判明するまで広域）に加えて早期のデブリードマンが不可欠である.

16. 手足口病

椛島健治

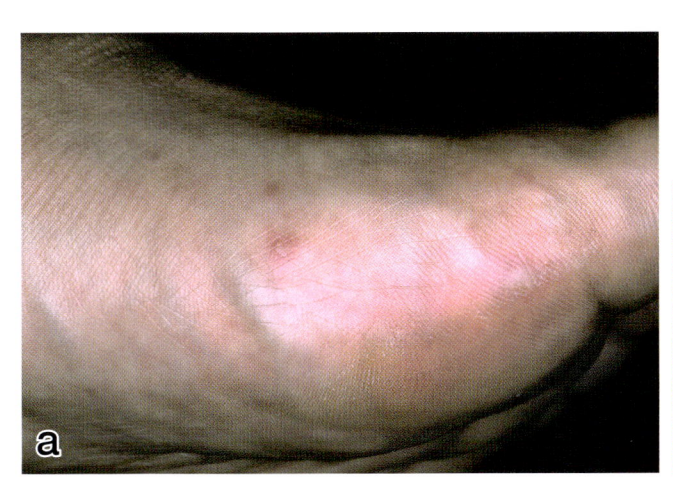
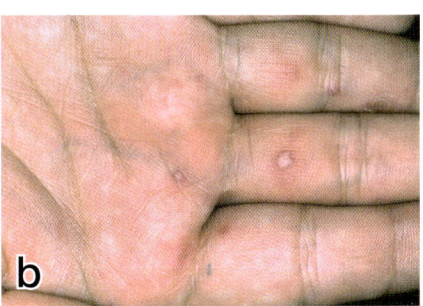

図　手足口病
足趾（母趾側）（a）・手掌（b）の楕円形で紅暈を伴う，紋理に沿った小水疱.

臨床像の特徴（図）

手足口病は，夏季に流行するエンテロウイルス感染症の一型で，コクサッキーウイルス A16，6，10，エンテロウイルス71によるものが多い．37℃以上の発熱，手掌，足蹠，臀部，口腔粘膜に小水疱．小丘疹を生じる[1]．瘙痒を伴うことが多く，紋理に沿って長軸に楕円形の水疱として生じることが特徴的である．小児に好発するが成人にも感染する[2]．成人発症の場合は重症化することが多い．皮疹消褪の数カ月後に爪甲の脱落がみられることもある[3]．稀に無菌性髄膜炎・脳炎・心筋炎などを伴う．

鑑別疾患

① 単純疱疹……小児発症，ウイルス感染症という点で似ているが，痛みを伴う小水疱ときに血疱が集簇して，特徴的な皮疹の形をとる[4]．
② 水痘……頭部や口腔内も含めて全身に出現する．
③ 疥癬……瘙痒を伴う小水疱が手掌・軀幹・陰部に生じる．下肢の場合，大腿～下腿～足背に生じることが多く，足底は稀である．

注意点・治療

治療は対症療法．皮疹消褪の数カ月後に一部の爪に横線（Beau's line）がみられたり，爪甲の脱落がみられることがある．

コクサッキーウイルスA6による手足口病は小児だけではなく成人にも生じる．成人では大型の水疱や水疱を伴わない有痛性紅斑もみられる[5]．

子から親への家族内感染に注意が必要である．

文献

1) 日野治子：口腔粘膜病変アトラス：口の中をのぞいてみよう！見えない病気が見えてくる，学研メディカル秀潤社，東京，p.64-67, 2018
2) 江藤隆史：J Visual Dermatol 17: 1054, 2018
3) 渡部裕子：J Visual Dermatol 11: 1280, 2012
4) 江藤隆史：J Visual Dermatol 17: 1050, 2018
5) 馬場直子：J Visual Dermatol 16: 50, 2017

17. gloves and socks syndrome

塩原哲夫

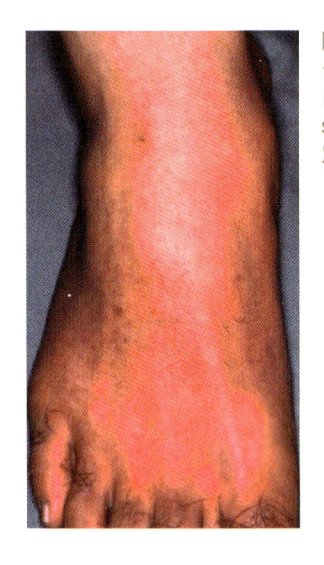

図1 症例1：デング熱に伴って認められた gloves and socks syndrome. 足背の臨床像

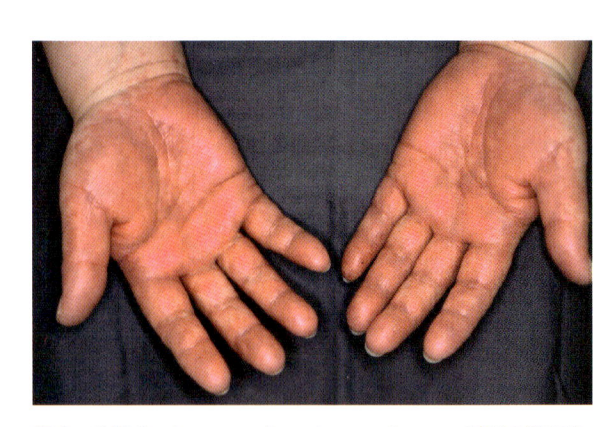

図2 症例2：gloves and socks syndrome. 手掌の臨床像
ウイルス感染に伴って手，足に限局してみられた紅斑，落屑.

臨床像の特徴（図1，2）

papular-purpuric gloves and socks syndrome の別名があるように，グローブとソックスの部位に一致して，細かい紅斑～丘疹，紫斑が分布する一連の疾患群を指す．しばしば軽度の浮腫を伴う．手足以外の部位に拡大することは少なく，多くはウイルス感染症（伝染性紅斑，麻疹，デング熱，サイトメガロウイルス，EB ウイルス感染症など）の一症状として生ずる．

鑑別疾患

① IgA 血管炎（アナフィラクトイド紫斑）……主に下肢にやや隆起する紫斑が多発し，発熱や関節痛，腹痛などを伴う．蛍光抗体直接法で血管壁に IgA の沈着を認める．
② 手足口病……コクサッキーウイルス（Cox）A6，A10，エンテロウイルス（EV）-17 などの感染による疾患で乳幼児に多い．手掌，足蹠，口腔粘膜に紅暈を伴う小水疱を認める．
③ 伝染性紅斑……ヒトパルボウイルス B19 感染による感染症で，小児に多い．本症は頬部の平手打ち様紅斑と四肢のレース状紅斑を特徴とするが，時に本症と同様の分布をとることがある．
④ 多形紅斑……四肢末梢優位に浮腫性の紅斑を生じるが，個疹はやや大型でしばしば口唇や口腔内に粘膜疹を伴う．マイコプラズマ感染に伴って生ずることが多い．

注意点・治療

本症はウイルス感染，とくにパルボウイルス B19 感染に伴って生ずる皮膚症状と考えられ，とくに治療をすることなく，多くは1週間以内に自然治癒する．

パルボウイルスはしばしば家族内感染をおこしやすく，重要なことはしばしばおのおのがまったく異なった皮膚症状を呈することである．幼少児では頬部の紅斑で気づかれることが多いが，成人の場合には強い関節痛のみを呈する場合や，半年ほど続く手足の蕁麻疹を生ずる場合がある．

18．汗孔腫

大原國章

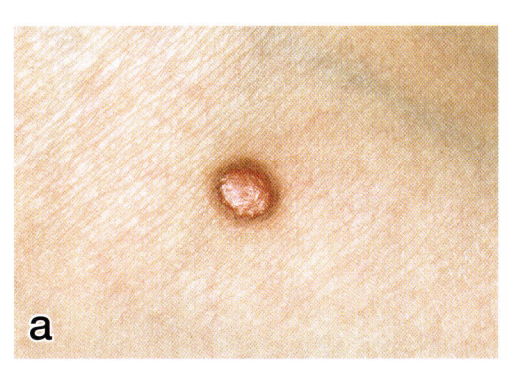
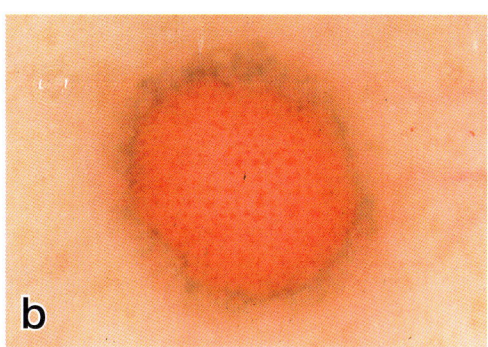

図1　44歳，男性．汗孔腫．足背の症例
（a）左右対称性で扁平に隆起する橙色の結節．（b）ダーモスコピーで点状・hairpin 様の血管拡張がみえる．

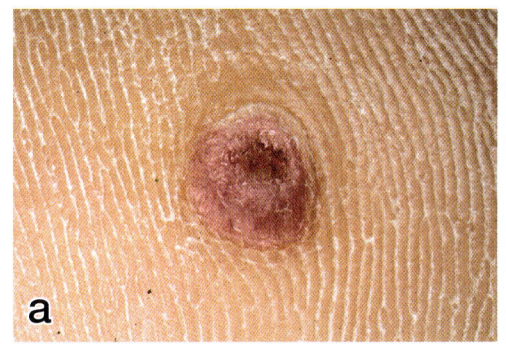
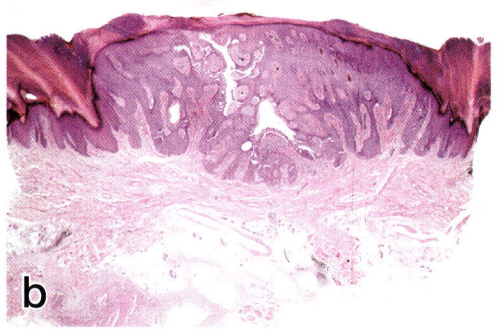

図2　59歳，男性．汗孔腫．足底の紅色結節
（a）周囲の皮膚と細い溝で区分されている．（b）同症例の病理組織像．汗管上皮の表皮内増殖でテーブル状に隆起し，健常皮膚と明瞭に境されている．

臨床像の特徴

　（エクリン）汗孔腫〔（eccrine）poroma〕は表皮内あるいは真皮内の汗管上皮への分化を示す腫瘍で，広基有茎性（図1a）ないしドーム状（図2）の結節の形態をとり，表面は微細顆粒状を示す．ダーモスコピーでは特有の血管構造（図1b）が見出せる．

　真皮病変が主体の場合は表面皮膚には変化を伴わずに，皮内の弾性軟の結節として触れる．

鑑別疾患

① **化膿性肉芽腫**……赤みがあざやか，出血の既往，つまむと軟らかい，ダーモスコピーでの血管構造が poroma では hairpin vessels なのに対し全体に無構造な形態である．

② **悪性黒色腫**……足底で肉芽様の外観を呈する場合には鑑別に迷うことがある．既往に色素性病変が先行していたか，周囲に衛星病変があるか，ダーモスコピーで不規則血管なのかなどが臨床的鑑別点となる．びらんしている症例では免疫染色も含めて，擦過細胞診も試してみる．

治療

　ほとんどの場合，単純切除で済む．

19. traumatic epithelial cyst

加藤和夏, 福安厚子

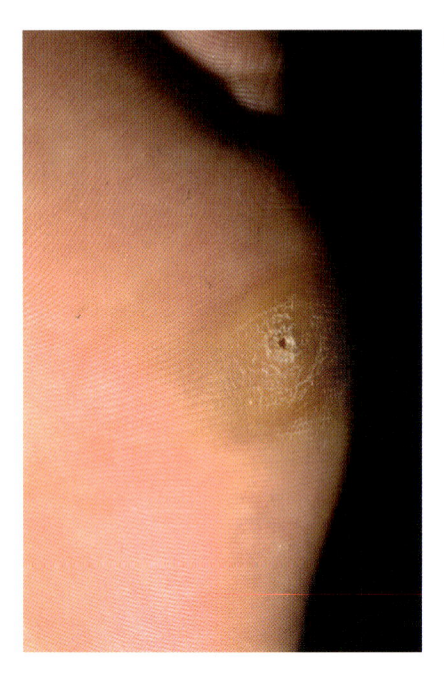

図1 traumatic epithelial cyst の臨床像
小趾球に胼胝を伴う皮下結節がみられ, 中央にコメドがある.

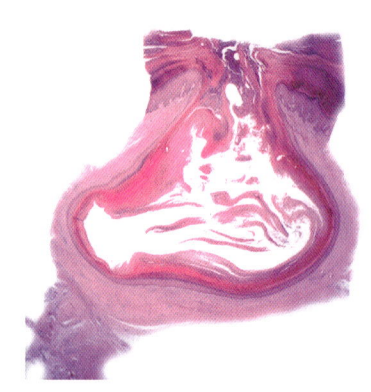

図2 病理組織像
表皮と連続して重層扁平上皮に覆われた嚢腫がみられる. 内部には角化物質を認める.

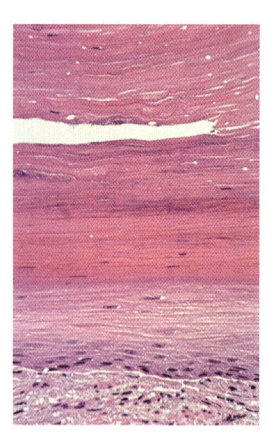

図3 病理組織像
この症例では顆粒層を経る角化, 細胞内封入体, 空胞様構造はみられない.

臨床像の特徴（図1〜3）

traumatic epithelial cyst は, 10〜20歳代の女性の利き足であることの多い右足に発症する傾向があり, 1〜2 cm 程度の弾性硬で有痛性の結節として触知される. 母趾腹, 母趾球, 小趾球, 踵などの荷重部位にみられ, 土踏まずなどの非荷重部での発生はみられない[1].

鑑別疾患

① HPV 関連嚢腫（cystic papilloma）……足底に発症した epithelial cyst のうち, 組織学的に細胞内封入体や空胞様構造を認め, それらの細胞の核が HPV 抗原陽性であり, 発症に HPV 感染の関与が示唆される[2].
② 足底腱膜線維腫（plantar fibromatosis）……足底腱膜の線維腫様増殖を来す（Ledderhose 病ともいう）. 手掌腱膜が線維腫性に肥厚する Dupuytren 拘縮の類似疾患.

③ ガングリオン……関節液や腱と腱鞘の滑液による貯留嚢腫である. 足より手関節・指関節に好発する.

注意点・治療

epithelial cyst の起源は毛嚢上皮の漏斗部に由来されると考えられているが, 毛包の存在しない手掌や足底にも発生することがある. その発生機序として外傷によって表皮が埋没すると考えられ traumatic epithelial cyst と呼ばれている[3]. 圧痛や胼胝を伴うため, 外科的切除が治療となる. 侵襲の低い超音波検査や MRI 検査などで嚢腫様所見を確認した後に切除を計画する.

文献

1) 大塚 壽ほか：日形会誌 15: 800, 1995
2) 三石 剛, 石黒直子, 川島 眞：皮膚臨床 42: 1604, 2000
3) 石川武子 ほか：皮膚病診療 26: 1505, 2004

20. acquired digital fibrokeratoma

大原國章

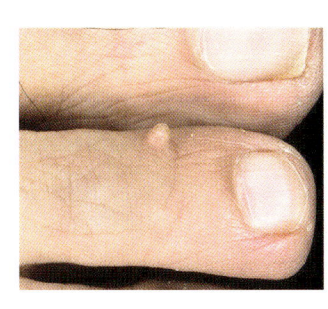
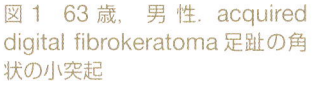
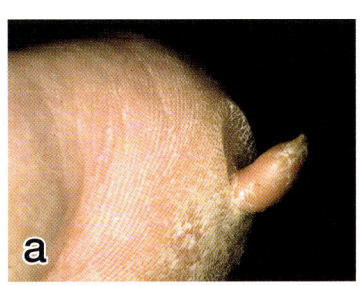
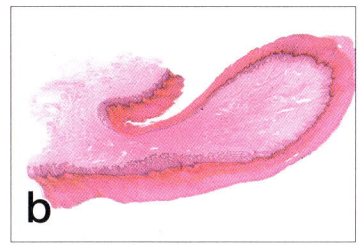

図1 63歳，男性．acquired digital fibrokeratoma 足趾の角状の小突起

図2 57歳，男性．acquired digital fibrokeratoma 踵に生じた新芽状の突起
(a) 荷重による圧迫のために当該皮面が陥凹している．
(b) 病理組織像．真皮の膠原線維の増加による角状の突起．

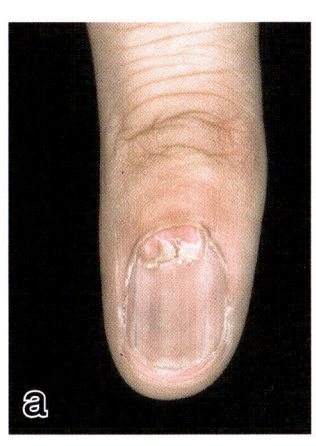
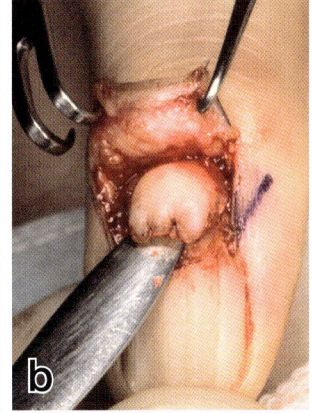

図3 34歳，男性．acquired digital fibro-keratoma
(a) 後爪郭から突出する分葉状淡紅色結節．
(b) 後爪郭の症例の手術．後爪郭を反転して，腫瘍を剥離しているところ．

臨床像の特徴（図1〜3）

acquired digital fibrokeratoma は，手指，足趾（図1）や爪周囲（図3）に好発する指状の突起．手掌や足底（図2a）にも生じる例があるので，digital という形容語句は"指状の"（図2b）という意味に理解しておく．結節性硬化症のKoenen 腫瘍は本疾患の爪甲周囲発症例と考えてもよい．

鑑別疾患

① **尋常性疣贅**……指状疣贅は細長い指状の突起で一見類似しているが，頂点が枝分かれして多峰性であり，角化している．

② **軟性線維腫**……頸部や腋窩，上胸部が好発部であり，足にはほとんどみられない．摘んでみると軟らかい．

治療

希望があれば外科的切除を行う．紡錘形の定型的な手術でもよいし，根元を切断して二次治癒を待つ，あるいは炭酸ガスレーザーで焼灼も一法である．後爪郭と爪甲の間隙に生じている例では，後爪郭を切開・反転して結節を剥離する（図3b）．

21．手掌足底線維腫症

門野岳史

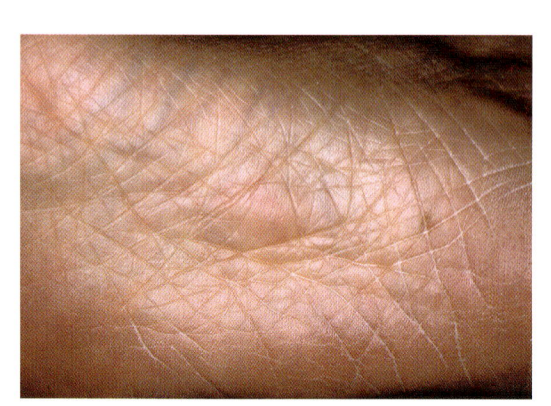

図1　右足底の足底線維腫症
皮下結節は硬く，下床と癒着している．

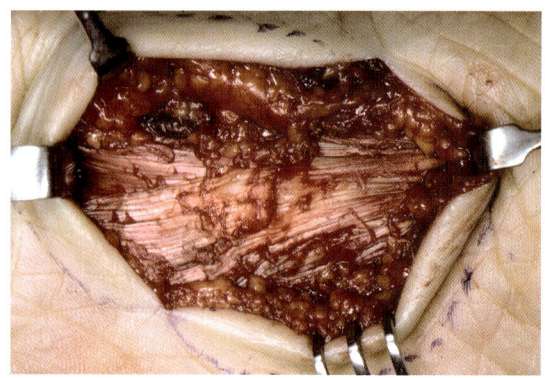

図2　手術時の所見
足底腱膜が肥厚して結節を形成している．

臨床像の特徴（図1〜3）

　手掌足底線維腫症は，土踏まずや手掌に下床と癒着する硬い結節を触れる．手掌では尺側に生じることが多いが，足底ではやや母趾側よりにできることが多い．小さい場合は自覚症状がないが，拡大に伴い違和感や圧痛が出現する．足指の伸展障害が出現することは稀である．糖尿病に合併しやすい．

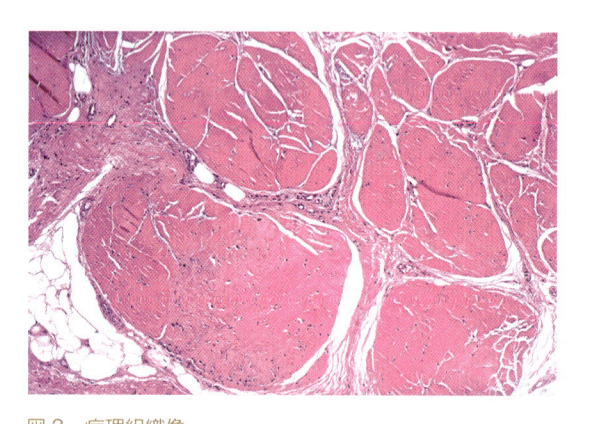

図3　病理組織像
束状に肥厚した足底腱膜がみられる．

鑑別疾患

① 粉瘤……炎症の既往がある粉瘤は周囲との癒着があり，やや鑑別が難しいが，足底線維腫症の方がより硬く，より下床との癒着が強い．
② 血管平滑筋腫や神経鞘腫……足底線維腫症では周囲，とくに下床との可動性が乏しいことが大きな参考になる．
③ ガングリオン……ガングリオンも内容物が詰まっていると案外硬く，可動性もはっきりしないため，鑑別が問題になる．超音波などの画像検査や試験穿刺で鑑別する．

注意点・治療

　足底に生じたものは Ledderhose 病，手掌に生じたものは Dupuytren 拘縮とよぶ．小型で自覚症状のないものは経過観察でよいが，治療としてクッション性のあるインソールの使用，ステロイドの局注などが行われる．
　保存的治療でうまくいかず，症状が強い場合は外科的治療の対象となり，病変部の部分切除もしくは足底腱膜の亜全摘が行われる．

22. 粘液囊腫

門野岳史

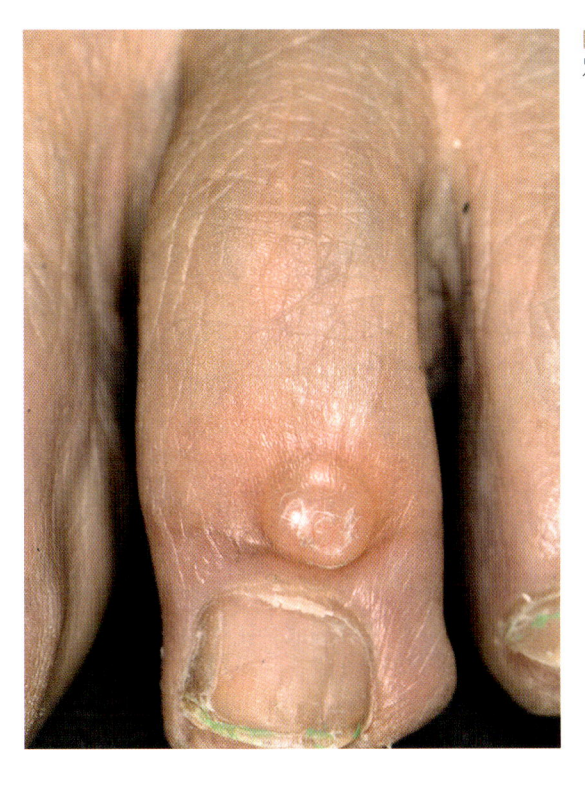

図　粘液囊腫の臨床像
足指の DIP 関節部に生じた粘液囊腫.

臨床像の特徴（図）

　粘液囊腫（mucous cyst）は，指趾の DIP 関節から後爪郭にかけて，ドーム状に隆起した結節がみられる．大きさは5〜10 mm 程度で，通常弾性硬である．内容物が透見されるのが特徴で，光をかざすとわかりやすい．また，穿刺を行い淡黄色のゼリー状の内容物を確認することで，診断を確定できる．

鑑別疾患

① 腱鞘巨細胞腫……部位は類似しているが，粘液囊腫よりは硬く，弾性でない．また，透見性もない．超音波では囊腫様でなく，穿刺を行えばより鑑別は確実になる．

② Heberden 結節……示指から小指にかけての DIP 関節の変形である．Heberden 結節のみなのか，Heberden 結節に粘液囊腫を伴っているのかはときにまぎらわしく，穿刺をしないとわからないことがある．

③ 毛細血管拡張性肉芽腫……自壊した粘液囊腫は血液を混じ，炎症を伴うため，毛細血管拡張性肉芽腫とまぎらわしいことがある．ゼリー状のものが出たという病歴や経過などから判断する．

注意点・治療

　粘液囊腫は口腔粘膜にできるものを含むこともあるが，指趾 DIP 関節にできるガングリオンと線維芽細胞からのヒアルロン酸過剰産生に伴う仮性囊腫を包括する病名である．典型例の診断は容易であるが，内容物が密に詰まっている場合はかなり硬く，穿刺をして，淡黄色のゼリー状の内容物を確認しないとはっきりしない．

　自覚症状がない場合は経過観察でよいが，診断を兼ねて穿刺圧迫をすることも多い．単なる穿刺のみでは高率に再発するため，凍結療法，ステロイドやミノサイクリンの局注などが行われる．また，再発例などに対しては種々の外科的治療法が報告されている．

23．ガングリオン

椛島健治

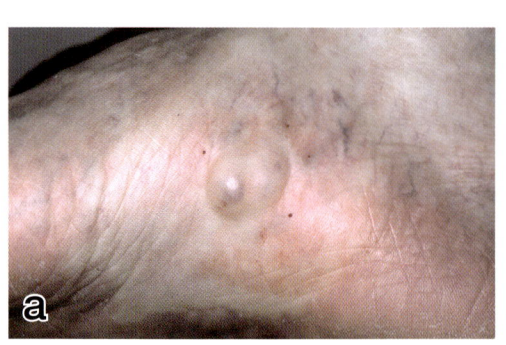
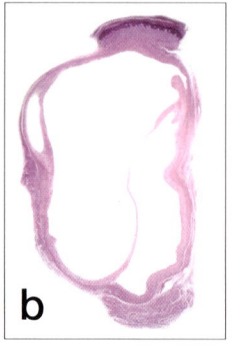
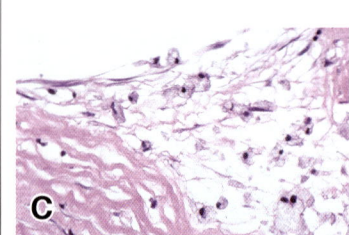

図1　80歳，男性の足に生じたガングリオンの臨床像（a）と病理組織像（b, c）
単一性の嚢腫で，線維性結合組織の壁構造を有している.

臨床像の特徴（図1, 2）

　ガングリオンは，関節部に生じる粘稠度の高いゼリー状の内容液を有する嚢腫であり，関節包と繋がっている. 通常は自覚症状に乏しいが，神経を圧迫している場合は疼痛が出現する[1]. 手関節（とくに背側），足関節・足底・足背に好発する.

鑑別疾患

① 粉瘤……脂肪腫より浅在性で硬い. 頭頸部腰臀部に好発し，有毛部に生じることが多く，中心に黒点状の開口部を有する（中心臍窩）. 切開・圧迫すると白色の粥状物質が排出される[2, 3].
② 脂肪腫……粉瘤よりやや軟らかく深い位置にある. 隆起がなだらかで中心臍窩がない[3, 4].

注意点・治療

　自然消褪することもあるため，自覚症状が無い場合は経過観察でもよいが，痛み，しびれ，運動障害などがあるもの，大きくて日常生活に差し支える場合には治療が必要となる. 治療は内容物の穿刺吸引後の圧迫，またはステロイド局注. 穿刺吸引は簡便な治療法であるが再発に

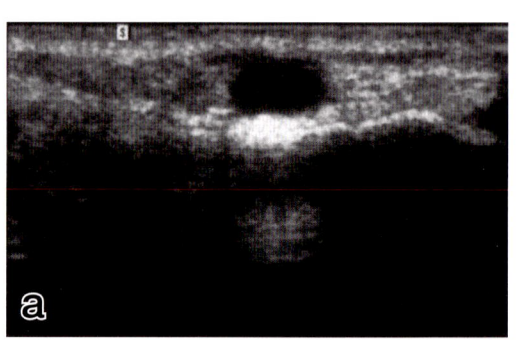
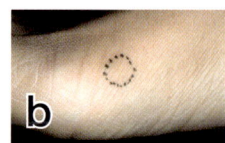

図2　25歳，女性の足に生じたガングリオンの超音波像（a）と臨床像（b）
境界明瞭な低エコー領域がみられる.

も気をつけたい[1].

　臨床的には好発部位に生じたガングリオンの診断は容易であるが，外傷後の嚢腫が疑われる場合や爪下や表面にびらん・潰瘍がある場合は，画像診断を用いた検査が有用である[5].

文献

1） 門野岳史：J Visual Dermatol 17: 1137, 2018
2） 門野岳史：J Visual Dermatol 17: 1129, 2018
3） 清水宏編：あたらしい皮膚科学 第3版：中山書店, 東京, p.417, 438, 2018
4） 門野岳史：J Visual Dermatol 17: 1143, 2018
5） 堀田健人, 利根川守, 江藤隆史：J Visual Dermatol 4: 1090, 2005

24. 神経鞘腫

門野岳史

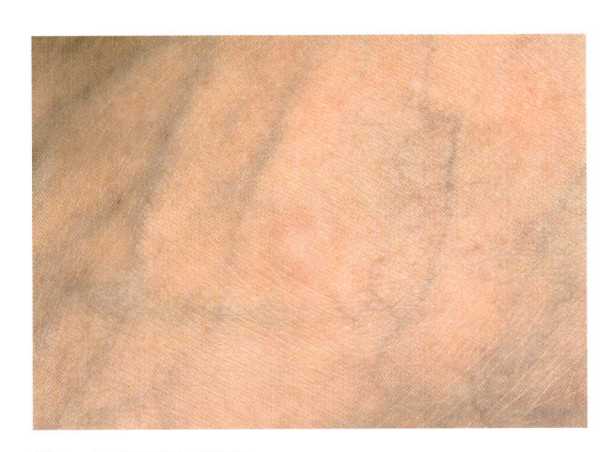

図1　神経鞘腫の臨床像
足背に可動性良好な皮下腫瘍がみられる.

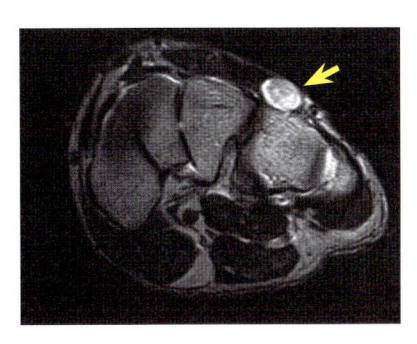

図2　MRI T2 強調像
MRIでは T2 強調画像で, 一様に高信号を示している（⇨）.

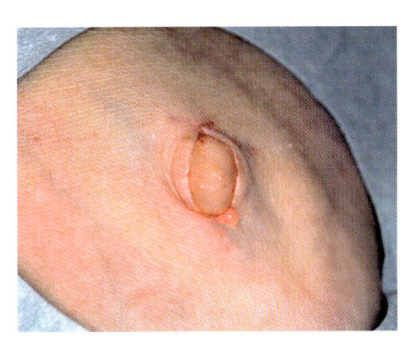

図3　術中所見
境界明瞭でつるんとした黄白色腫瘍が出てきた.

臨床像の特徴（図1〜3）

　神経鞘腫（schwannoma）は皮下に周囲との癒着のない弾性硬の腫瘍で, 触診上ラグビーボールに類似し, やや索状に触れる. また, 叩打痛, 圧痛が特徴的である. また, MRIでは T2 強調像で, 一様に高信号を示す.

鑑別疾患

① 脂肪腫……部位によっては, 神経鞘腫のようにラグビーボール様に触れるが, 神経鞘腫よりは通常軟らかい. 圧痛はない. はっきりしない場合は超音波や, さらには MRI などの画像検査で鑑別する.

② 粉瘤……皮膚に癒着していて, 中心臍窩がみられる. 硬さは中身の詰まり具合によってさまざまであるが, 球形のことが多い. はっきりしない場合は試験穿刺するか, 超音波などの画像検査で鑑別する.

③ ガングリオン……必ずしも関節に近接しているわけではないので, 注意を要する. 形状がやや異なり, 超音波を行えばだいたい検討はつく. 最終的には試験穿刺を行う.

④ 血管平滑筋腫……位置や形状がかなり類似し, 圧痛も伴うため鑑別が難しい. 神経鞘腫はやや索状に触れ, 超音波で付随する神経が確認できれば鑑別できる.

注意点・治療

　神経鞘腫が疑われる場合は, 部位によってはそれなりの太さの神経につながっているため, 超音波などで神経との連続がどうなっているかを確認しておくほうが安全である. 病理組織学的には柵状配列が有名で, 細胞密度が高い Antoni A 型と, 細胞密度が低い Antoni B 型とがある.

　治療は切除で, 両端の神経に注意して切除を行う.

25. 血管平滑筋腫

門野岳史

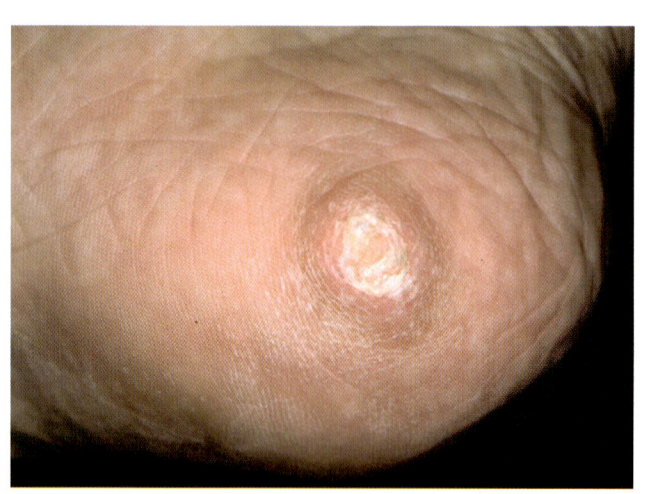

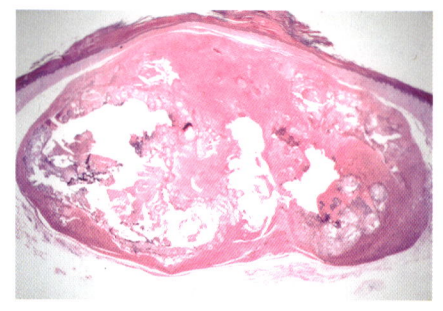

図1 血管平滑筋腫の臨床像
右踵に表面に角化を伴う腫瘤を触知する.

図2 病理組織像（全体像）
腫瘤は境界明瞭で，石灰化が目立つ.

臨床像の特徴（図1～3）

血管平滑筋腫（angioleiomyoma）は女性の下肢に好発し，皮下にやや硬い有痛性の腫瘤がみられる．下床との癒着は通常ない．超音波では低エコーを示し，血流量はさまざまである．MRIではT2強調像で筋組織よりやや高信号で境界明瞭な像を示す．

鑑別疾患

① 平滑筋肉腫……血管平滑筋腫と比べ増大傾向が著しい．最終的には病理組織学的診断による．

② 粉瘤……血管平滑筋腫よりは軟らかく，疼痛は通常伴わない．

③ 神経鞘腫……疼痛を伴う点では血管平滑筋腫に類似するが，やや軟らかく，索状である．超音波で神経との連続が確認できることもある．

④ ガングリオン……臨床像では鑑別が難しいこともあるが，超音波で嚢腫構造を示し，穿刺で内容物が引ける．

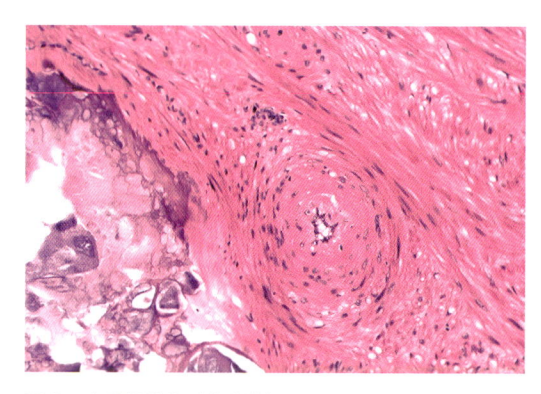

図3 病理組織像（拡大像）
石灰化がみられる．腫瘍細胞は紡錘形で，血管腔を構成している.

注意点・治療

病理組織学的には，血管周囲の紡錘形の平滑筋細胞が増生し，血管腔が多数みられる．組織型は毛細管型あるいは充実型，静脈型，海綿型の3つに大別される．また，発症から切除までの期間が長いものは時に石灰化像を伴うことがある．

治療は有痛性であるため，患者の希望に応じて外科的治療を行う．通常境界は明瞭で，再発のリスクは少ない．

26. tumoral calcinosis

門野岳史

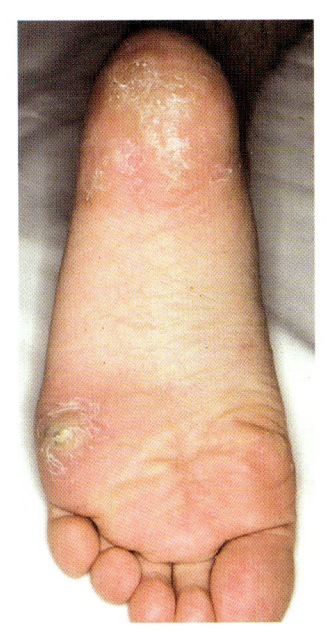

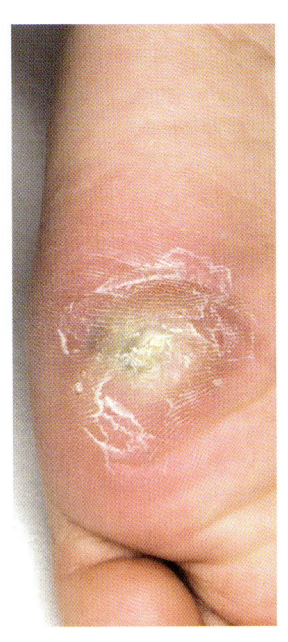

図1 tumoral calcinosis の臨床像
左足小趾球と踵部に骨様の硬結を伴っている.

図2 小趾球の拡大像
一見, 鶏眼にみえるが, それよりもさらに硬く骨様で, 境界も不鮮明である.

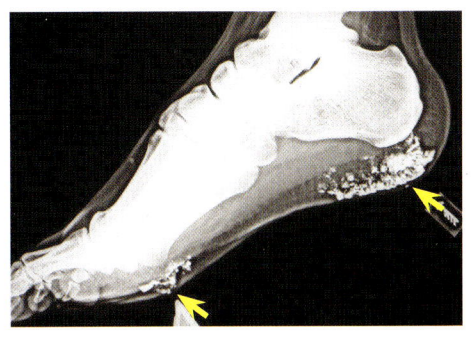

図3 単純 X 線像
小趾球と踵部に石灰化像がみられる (⇒).

臨床像の特徴（図1〜3）

tumoral calcinosis（腫瘍状石灰沈着症）は, 皮下に境界が不明瞭な骨様の硬結を触れ, しばしば多発する. 慢性の経過をたどり, 徐々に拡大する. 好発部位として, 四肢, 陰部や臀部があげられる. 単純 X 線で大小さまざまな石灰化像がみられることから診断する.

鑑別疾患

① 鶏眼・胼胝……硬結は伴うが, 通常皮下に結節は触れず, 石灰化ほどは硬くない.
② 痛風結節……痛風結節も硬く多発するが, 尿酸値や痛風の既往, さらには単純 X 線や病理組織学的所見から鑑別する.

③ 粉瘤や血管平滑筋腫などの皮下腫瘍……硬さが異なり, また多発することは稀である. 単純 X 線が鑑別に有用である.

注意点・治療

tumoral calcinosis は大別して, ①慢性腎不全や副甲状腺機能亢進症などにより血清カルシウムやリンが上昇する metastatic type, ②血清カルシウムやリンに異常はなく, 皮膚筋炎や強皮症などの膠原病にみられる dystrophic type, ③理由が不明の idiopathic type の3型に分かれる.

治療は自覚症状に応じた外科的治療が行われるが, 原因を取り除いているわけではないので再発も多い.

第6章 足

27. fibroma of tendon sheath

門野岳史

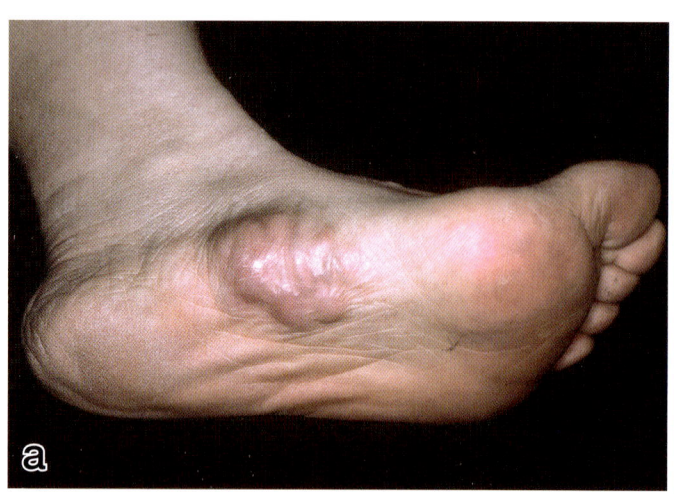

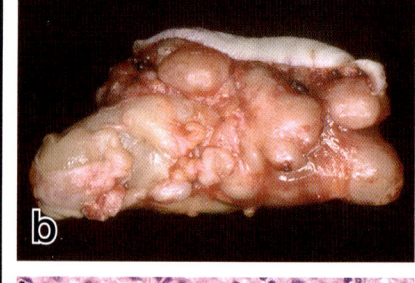

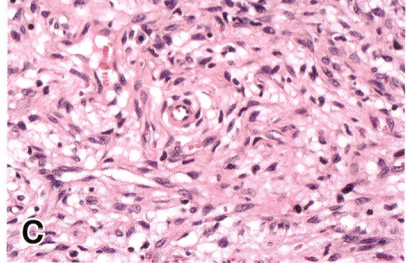

図　50歳代，女性．fibroma of tendon sheath
（a）左足底内側に弾性硬の皮下腫瘍がみられる．表面とは可動性があるが，下床と癒着している．
（b）多房性で白色の硬い結節．
（c）病理組織像．膠原線維束間に異型性に乏しい線維芽細胞が増生している．

臨床像の特徴（図）

　fibroma of tendon sheath は手指を中心とする四肢に好発する腫瘍で，通常無症状である．触診上は弾性硬の腫瘍であることが多く，皮表や側方との可動性はあるが，下床と癒着していることから，腱鞘に由来することが考えられる．

鑑別疾患

① 腱鞘巨細胞腫……臨床上から鑑別することは困難であり，病理組織学的診断による．腱鞘巨細胞腫では多核巨細胞が多数みられ，細胞密度が高い．
② 結節性筋膜炎……急速な増大傾向を示し，炎症を伴うため周囲に広範に癒着するが，fibroma of tendon sheath は経過が緩徐で，通常下床の腱にのみ癒着する．

③ 手掌足底線維腫症……手掌もしくは足底腱膜が肥厚したものであるため，下床との癒着が幅広く立ち上がりがなだらかで，独立した塊として触れにくい．
④ ガングリオン……触診上硬いことがしばしばあるが，やや弾力性を感じる．穿刺によりゼリー状の物質が排出されれば，診断を確定できる．

注意点・治療

　臨床像からは，とくに腱鞘巨細胞腫との鑑別は困難で，最終的診断は病理組織学的検査による．病理組織学的には膠原線維束間に異型性のない線維芽細胞が増生している．
　治療は外科的切除になる．皮表との剥離は容易であるが，下床の腱と癒着していることが多いため，慎重な剥離が必要になる．

28. black heel

水川伊津美, 大西誉光

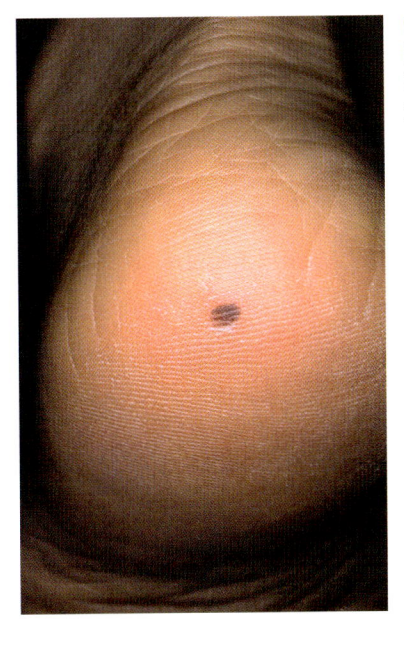

図1 中年, 女性. black heel の臨床像
踵の外側に類円形の赤褐色斑を認める.

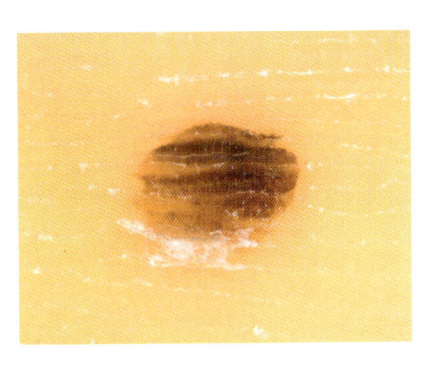

図2 ダーモスコピー像
皮丘優位な red-black homogeneous area を認める.

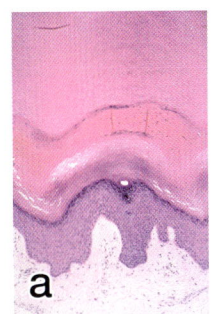 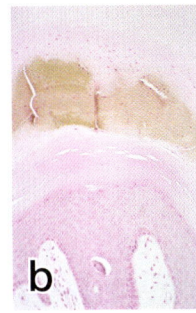

a b

図3 病理組織像
(a) の HE 染色では角層内の色素が出血である確証は得られないが, (b) の berlin blue 染色ではヘモジデリン (鉄) であることがわかる. 臨床像と同じく, 汗孔のある皮丘部に色素が多く分布していることがわかる.

臨床像の特徴 (図1~3)

black heel は踵の外側縁など足底の荷重部位に出現する色素斑であるが, その本態は角層内への出血である.「急に出現した足の裏のホクロ」の訴えで悪性黒色腫を心配して来院する者も多い.

単発で類円形もしくは線状のシルエットの例が多く観察されるが, 不整形や複数みられるものもある.

ダーモスコピーでは皮丘部に一致して red-black homogeneous area すなわちヘモジデリンの色調が観察される. また皮丘部に玉石状の顆粒状色素沈着が配列する例もある.

鑑別疾患

① 悪性黒色腫……black heel でもダーモスコピーで parallel ridge pattern 様の皮丘優位の色素沈着がみられるが, 悪性黒色腫では赤褐色のヘモジデリンの色調はあっても一部のみで, メラニンを反映する色素斑には濃淡や不規則な分布がみられる.

② 色素細胞母斑……来院時期にもよるが色素細胞母斑は月単位, 年単位で存在することが多い. 逆に black heel が数カ月以上も持続することはない. ダーモスコピーでは皮溝優位な線条 parallel furrow pattern を呈する.

注意点・治療

ダーモスコピーで均質なヘモジデリンの色調が観察できれば, 経過観察でよい. バスケットボールなどのスポーツをしている者が多いが, 1~2カ月程度で消褪してくるので, その間は運動強度を抑えてもらうと経過観察がしやすい. どうしても悪性黒色腫や色素細胞母斑と区別がつかない場合には生検を行うが, そのような例はきわめて少ない.

363

29. 色素性母斑

大原國章

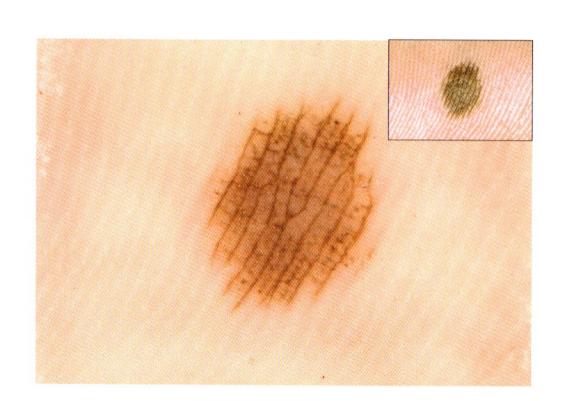

図1　7歳，男児．足底の母斑のダーモスコピー像
びまん性の淡褐色を背景にして，皮溝一致の線条と汗孔一致の小点が分布している．

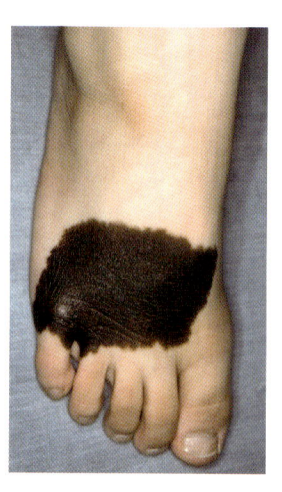

図2　5歳，男児．中型の大きさの先天性母斑

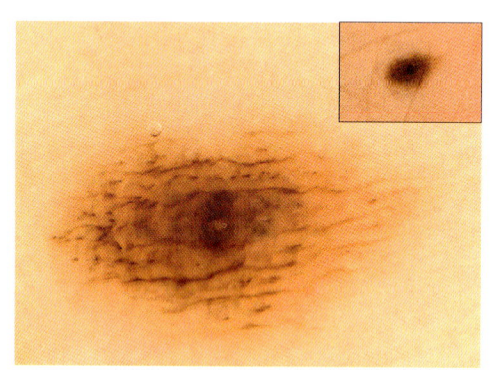

図3　24歳，男性．足底の母斑のダーモスコピー像
後天発症の複合型母斑．

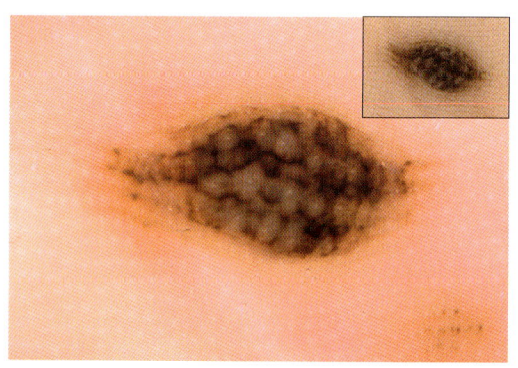

図4　42歳，男性．足底の母斑のダーモスコピー像
図3の症例と比べて真皮内成分が増えたために中心部分が隆起しているが，同時に色も抜けてきている．

臨床像の特徴

　色素性母斑〔pigmented nevus（色素細胞母斑 melanocytic nevus）〕は，小型の後天性母斑（ほくろ）（図1）と中型以上の大きさの先天性母斑（図2）がある．臨床上の問題点は悪性転化（悪性黒色腫の発症）であろうが，現実的には無に等しい．

鑑別疾患

　後天性に成人期に発症する，先天性母斑の病理パターンを示す症例が悩ましいが，ほとんどの場合が小型の複合型母斑（compound nevus）である．中心の隆起性部分や辺縁のびまん性の黒色部分を生検されることが多く，臨床経過や臨床像との相関を含めて判断することになる．ダーモスコピーの多様なパターンを知っておく必要がある（図3，4）．

治療

　本人や家族の希望に応じて切除することになるが，成人の足底では縫合創が角化して歩行時の痛みを伴いかねないので，慎重に判断する．

30. Spitz 母斑

大原國章

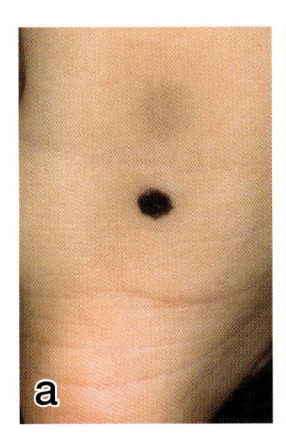
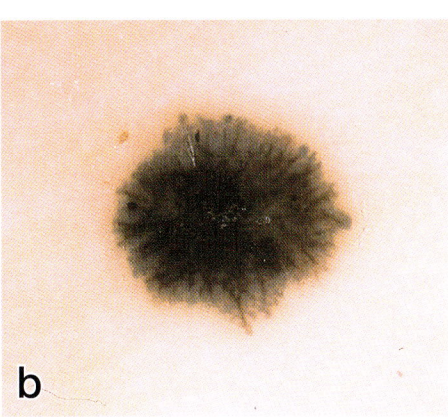

図1　10 カ月, 女児. アキレス腱部の Spitz 母斑
(a) 小型の黒色斑.
(b) 同症例のダーモスコピーで全周性の streaks が確認できる.

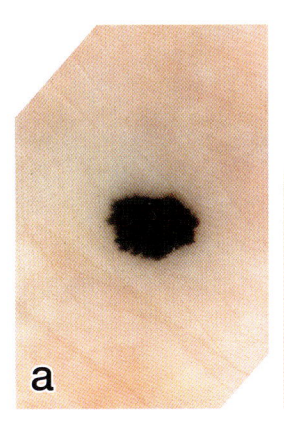
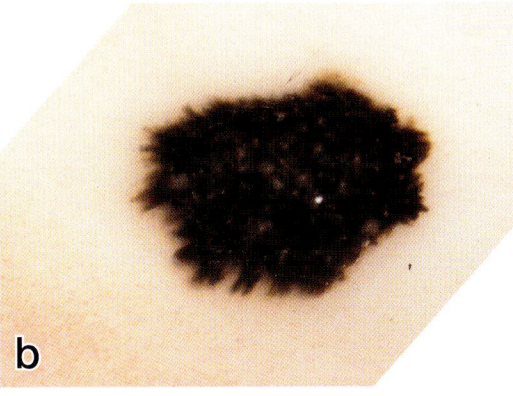

図2　23 歳, 女性. 足底の Spitz 母斑
(a) よくみていると辺縁の小さな突起に気づく. 触るとざらっとした感触がある.
(b) 同症例のダーモスコピー. 周辺部の突起 (streaks) と, 白色の小さな角化がみえている.

臨床像の特徴

　Spitz 母斑 (Spitz nevus) の教科書的記載では「小児の顔面の紅色結節」とされているが, 実際には年齢層は幅広く, 色調も黒いもののほうが多く, 部位も四肢, 軀幹まで広範に及んでいる.

　足に関しては, 小型の漆黒色斑のことが多く, なかでも足底例では過角化に起因する特有のざらっとした感触が特徴的である.

鑑別疾患

　通常の小型の母斑 (ほくろ) とまぎらわしいが, 漆黒色の濃さ, 表皮肥厚, 角質増生による特有の隆起と硬い感触が臨床的な決め手である. ダーモスコピーによる観察も欠かせない. streaks (図1) は足底の症例の場合, 皮溝には必ずしも一致せず, 直交するものもある (図2).

治療

　臨床診断に自信があれば無処置で経過観察でよい. 悪性が心配だったり, 病理を確認したければ切除する.

31．悪性黒色腫（MM）

大原國章

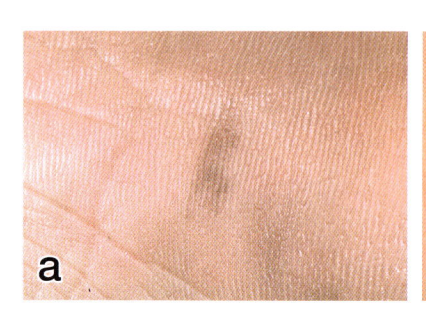
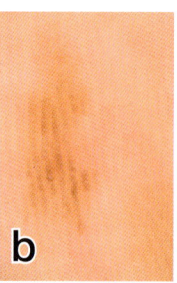
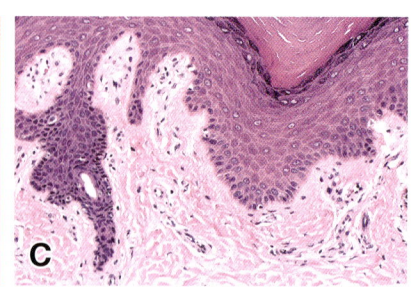

図1　34歳，女性．ごく早期の悪性黒色腫
（a）足底のごく淡い色素斑．形状はややギザギザしているが，色の多彩さは乏しい．
（b）ダーモスコピーでは皮丘一致のパターンなので悪性黒色腫と診断する．
（c）病理組織像．皮丘部にきわめて少数のメラノサイトがみられ，皮溝部と比べれば優位と判断できる．

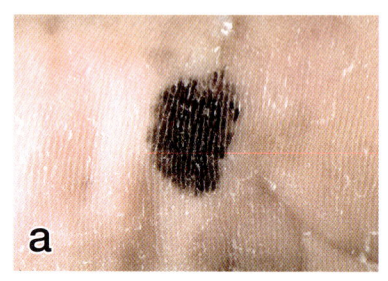
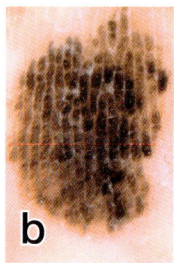
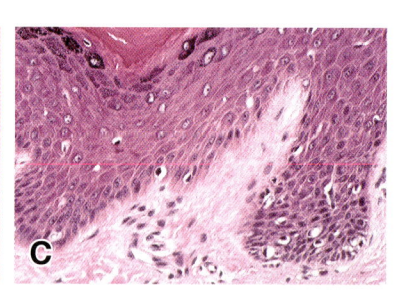

図2　56歳，男性．典型的な早期の悪性黒色腫
（a）色の濃い色素斑であるが，境界鮮明であり，色相は単調．
（b）ダーモスコピーでは皮丘優位がはっきりしている．
（c）病理組織像では皮丘部に一致して個別性メラノサイトが散在している．臨床像から想像するよりも軽度な変化である．

臨床像の特徴（図1，2）

　足という点で興味を惹くのは，足底には好発するが足背例は例外的なことである．

　病型では，足底発症例のほとんどは末端黒子型黒色腫（acral lentiginous melanoma）であり，少数ではあるが結節型（nodular）がそれにつぎ，表在拡大型黒色腫や悪性黒子黒色腫は皆無といってよい．

　不整形の色素斑として始まり，長い経過を経てしだいに拡大する．濃淡不整といわれているが，それは色調が多彩ということであって，同一の色調の範囲内で色が濃い，薄いではない．ダーモスコピーでは皮丘一致性が特徴である．

鑑別疾患

① **外傷性血腫**……急激に発症，気づいた時期が直近，色に赤みが混じる，ダーモスコピーでは皮丘一致ではあるが赤茶色の色調で単調，これらが鑑別点となる．

② **色素性母斑**……これはダーモスコピーによって皮丘一致（悪性黒色腫）か皮溝一致（色素性母斑）かが決め手である．後天発症の複合型の母斑については「29．色素性母斑（p.364）」を参照．

治療

　切除，植皮が原則．具体的な術式は誌面の都合で省略．

32. 有棘細胞癌（SCC）

大原國章

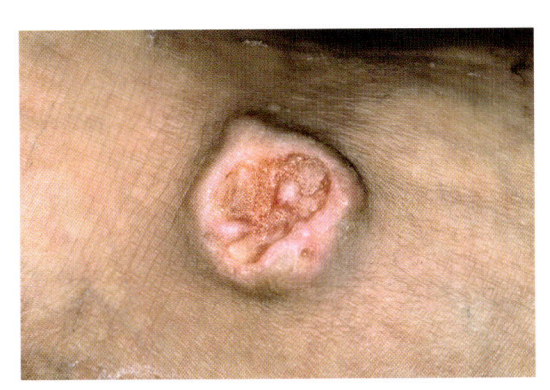

図1　61歳，男性．有棘細胞癌．足背の結節
辺縁は隆起，中央は肉芽様の潰瘍となっていて硬い．

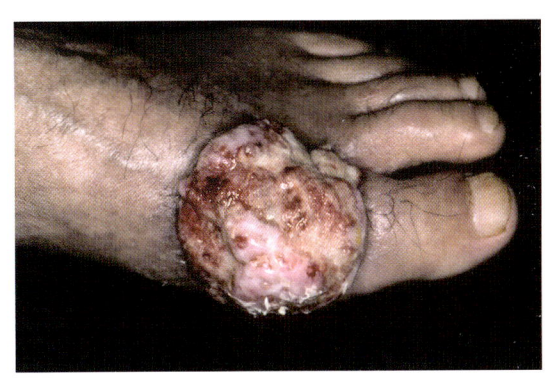

図2　72歳，男性．有棘細胞癌．大型の肉芽様腫瘤
細菌感染による炎症性リンパ節腫脹を伴うことがある．

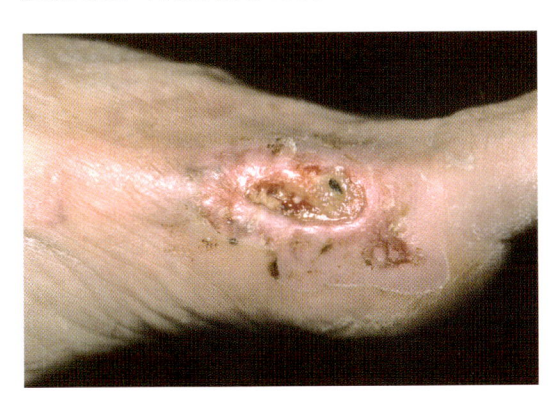

図3　70歳，女性．有棘細胞癌．硬結・潰瘍型の病型
外方増殖型の病変よりも下層への浸潤は深い．

臨床像の特徴

　有棘細胞癌（squamous cell carcinoma：SCC）は顔面・頭部や手などの日光裸露部に好発する腫瘍だが，足に発症することもある．他部位におけるのと同様に，肉芽様結節，潰瘍，角化性結節の形態をとる（図1〜4）．

　稀な病型として verrucous carcinoma（疣状癌）とよばれる低悪性度ではあるが慢性の経過をたどり，浸軟した角化性結節のこともある（図5，6）．

鑑別疾患

① 壊疽性膿皮症……急激に発症して拡大する好中球性皮膚症であり，病理は肉芽組織である．

② 細菌，真菌感染による潰瘍……外傷の既往や炎症所見を参考にする．

③ 梅毒のゴム腫……血清反応で鑑別する．

④ 糖尿病性の足病変（diabetic foot，図7）……基礎疾患としての糖尿病のあること．verrucous carcinoma との鑑別は時に困難である．

治療

　基本は手術だが，症例によっては放射線治療や化学療法も考慮する．

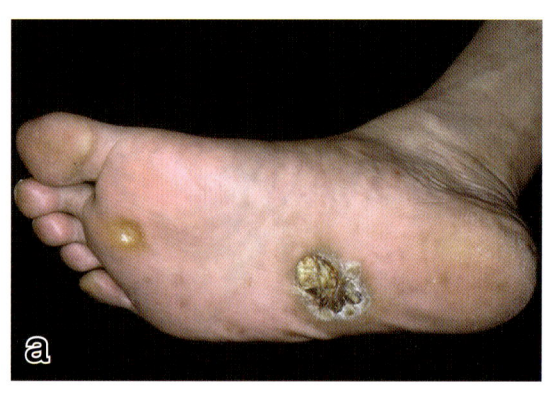
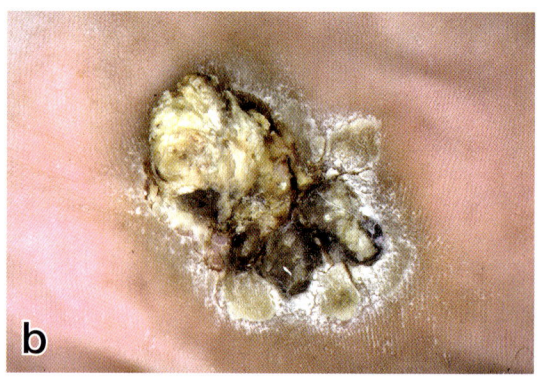

図4　53歳，男性．有棘細胞癌．足底の角化型
（a）先端部の角化は胼胝である．
（b）同症例の拡大図．角化性結節が皮膚を食い破って飛び出している．

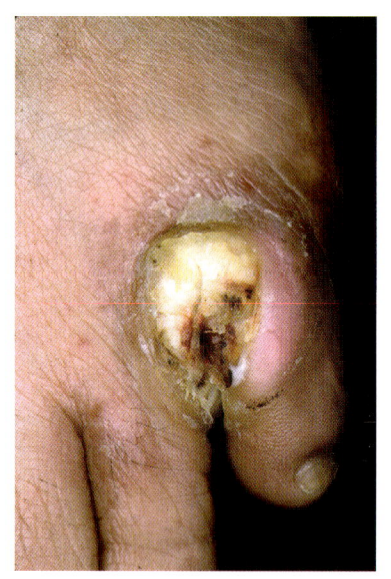

図5　15歳，男性．趾間に生じた verrucous carcinoma
病理は高分化型であり，pseudocarcinomatous hyperplasia との区別が難しい．

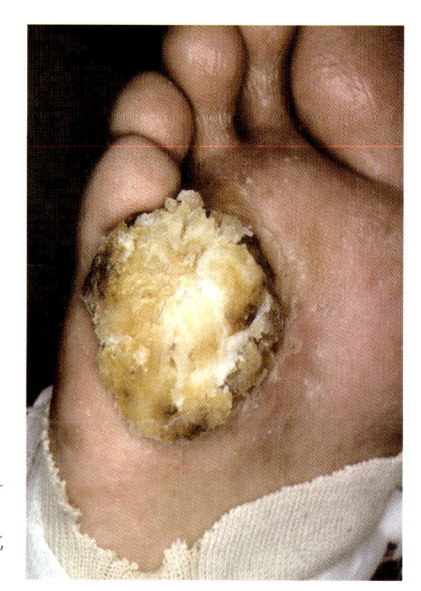

図6　40歳，男性．足底の verrucous carcinoma
verrucous carcinoma は慢性に経過する高分化型の癌だが，深部浸潤性のことがある．

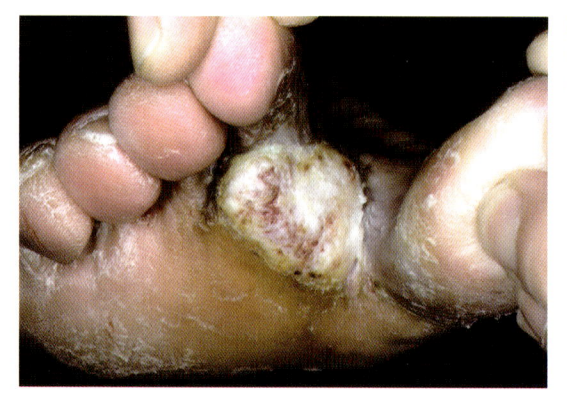

図7　〔鑑別疾患〕diabetic foot
臨床，病理ともに高分化型の有棘細胞癌（→図5，6）と鑑別が難しく，また治療にも抵抗性である．

33. Bowen病

大原國章

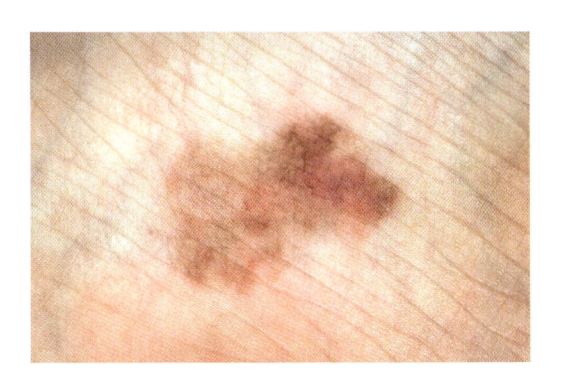

図1 44歳, 男性. Bowen病. 足背で角化の軽度な紅褐色局面
色素沈着が混在し, 不整形である.

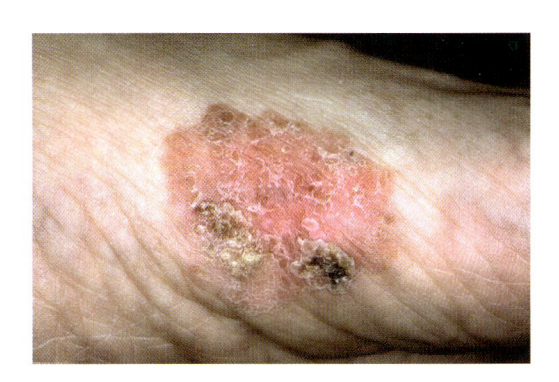

図2 69歳, 女性. Bowen病. 足縁の角化性紅斑で痂皮が付着
痂皮は病理的な異常角化の表れであり, 湿疹の場合は滲出液の乾燥・固着である.

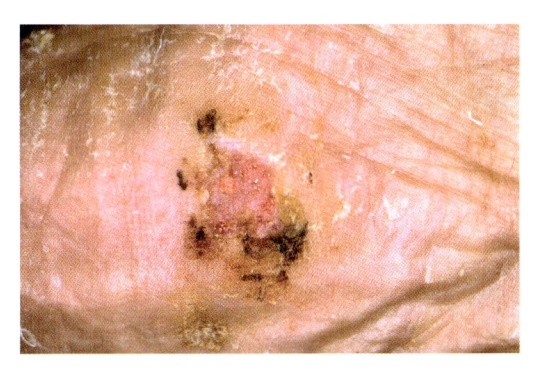

図3 89歳, 男性. Bowen病. 足底の症例でびらんしている

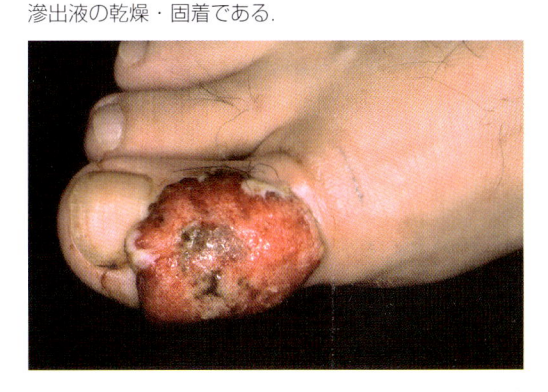

図4 69歳, 男性. Bowen病. 足趾の肉芽様の増殖性結節
他医で切断を勧められていたが, 切除病理は表皮内癌であった.

臨床像の特徴

Bowen病 (Bowen's disease) は皮膚の表皮内癌 (SCC *in situ*) の一型であり, 角化性紅斑が基本的な形態で (図1〜3), 種々の程度に色素沈着を伴う. 病変が増殖・肥厚すると隆起性の紅色肉芽様腫瘤となる (図4).

鑑別疾患

① 尋常性乾癬……多発性であり, 個疹が肥厚することは少ない. 表面に付着する角質は比較的均一.

② 貨幣状湿疹……びらんして滲出液が痂皮となって固着すると臨床的な鑑別が難しい. 形状は左右対称性であり, 周囲に散布性の副病変を伴うことも多い.

治療

根治的には外科的切除であるが, 患者の希望 (忌避) に応じて cryosurgery (保険適用あり), イミキモド外用 (保険適用外), 炭酸ガスレーザーや電気メスでの焼灼 (保険適用外), photodynamic therapy (光線力学的治療, 保険適用外) も考慮してもよい.

369

34．基底細胞癌（上皮腫）（BCC／BCE）

大原國章

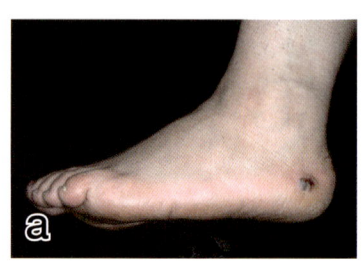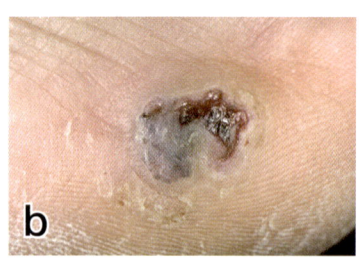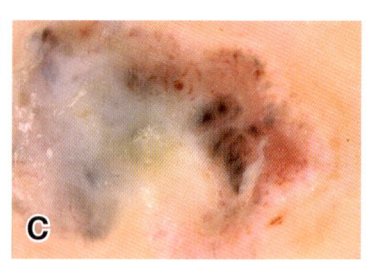

図1　41歳，女性．踵の基底細胞癌（上皮腫）
(a) 踵の潰瘍局面.
(b) 虫食い状の不整形潰瘍で，部分的に色素性.
(c) ダーモスコピー．色素性の葉状構造や arborizing vessels はみえないが，色素性小球（dots/globules），不整形血管，潰瘍が確認できる.

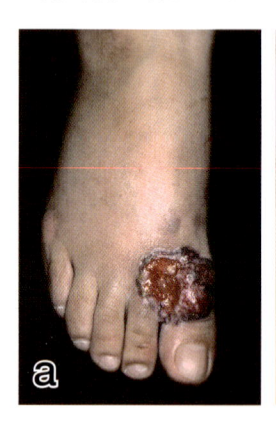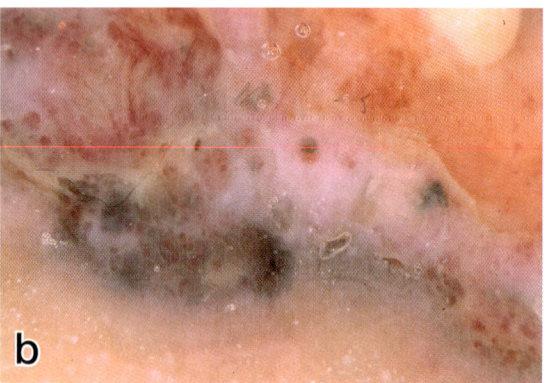

図2　66歳，女性．趾間〜足背の基底細胞癌（上皮腫）
(a) 趾間から足背に広がる潰瘍局面で，縁取るような黒色隆起が診断のポイント.
(b) ダーモスコピーでは，潰瘍，不整形血管，dots/globules からなり，拡大像なゆえにむしろ悪性黒色腫との鑑別が難しい.

臨床像の特徴

　基底細胞癌（上皮腫）〔basal cell carcinoma (epithelioma)〕が足に生じることはきわめて稀だが，稀なればこそ，見逃し・誤診しないように注意しなければならない．顔面の典型例では中心に潰瘍のある光沢性の黒色結節であるが，自験例では足という特性のためか，潰瘍局面であった.

鑑別疾患

① 有棘細胞癌……慢性，難治性の潰瘍という点では有棘細胞癌が鑑別候補になるが，ダーモスコピーで葉状構造や dots/globules を見出せば鑑別可能であろう.

② 細菌・真菌感染症，慢性潰瘍，poroma ……同様にダーモスコピーが鑑別の鍵である.

③ 悪性黒色腫……潰瘍局面となることは稀だが，最終的には病理診断も必要.

治療

　皮膚外科手術が必須である.

35. 隆起性皮膚線維肉腫（DFSP）

大原國章

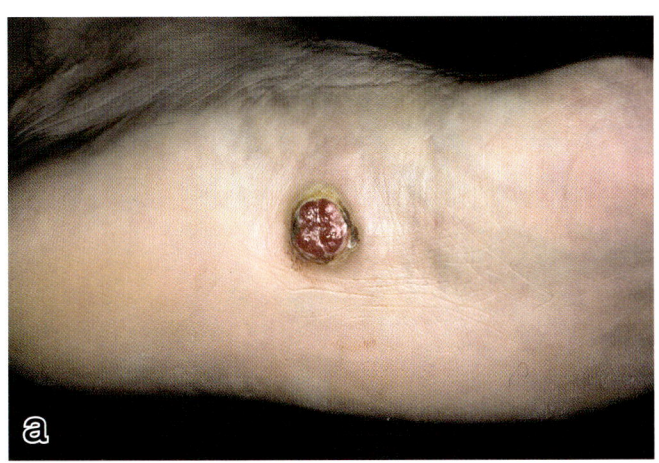

図　33歳，男性．足底の隆起性皮膚線維肉腫
（a）表面がびらんした肉芽様の結節．非特異的な臨床である．
（b）病理全体像．表面の表皮は欠損し腫瘍細胞が露呈している．腫瘍は周囲組織に触手を伸ばして不規則に浸潤している．
（c）拡大像で storiform pattern を示す．

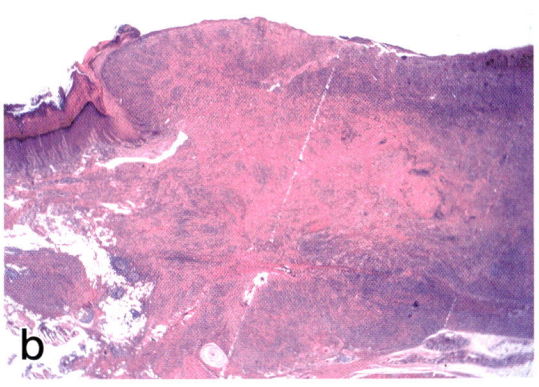
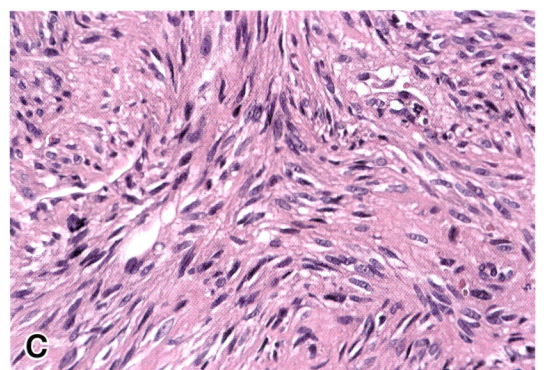

臨床像の特徴

隆起性皮膚線維肉腫（dermatofibrosarcoma protuberans：DFSP）は低悪性度の軟部肉腫で大関節周囲が好発部であり，自験例94例のうちでは足底例は提示例（図）のみであった．

また一般的には境界不鮮明な多結節性の硬結，隆起であるが，提示例では紅色の肉芽様腫瘤であった．

鑑別疾患

① 有棘細胞癌……肉芽様の外観の有棘細胞癌とは臨床的な鑑別は困難であり，生検病理にゆだねることになる．

② 化膿性肉芽腫（血管拡張性肉芽腫）……発症経過が急速であり，出血の既往，軟らかい触感を参考にする．

③ poroma……ダーモスコピーで血管構造（hairpin vessels）や，小葉を区分する白色の隔壁で診断できる．

治療

各種の画像検査で境界を確認してから外科的に切除する．

36. verrucous hemangioma

大原國章

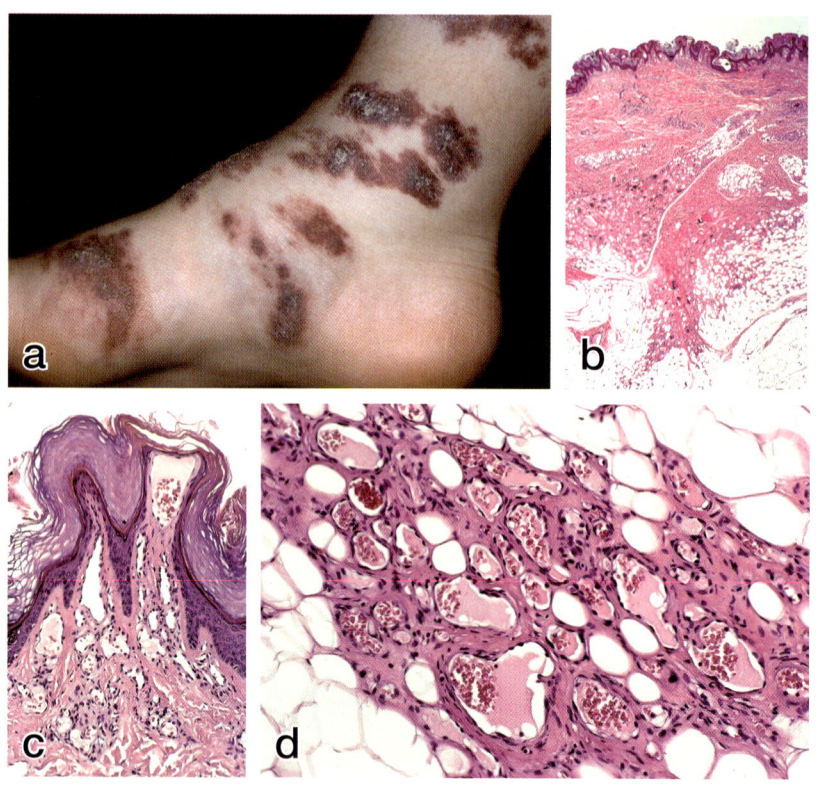

図 4歳, 男児. verrucous hemangioma
(a) 下肢, 足に多発する濃赤色局面で, 部分的には角化を伴う. その下床には軟らかく膨らむ皮下の成分が存在する.
(b) 病理全体像. 表在成分と深在病変で構成されている.
(c) 過角化, 表皮の波打ち, 真皮乳頭層での拡張血管の増生があり, 被角血管腫に一致する.
(d) 脂肪織内にも血管増生がみられるのが被角血管腫との差異である.

臨床像の特徴

verrucous hemangioma（疣状血管腫）は, 以前には angiokeratoma circumscriptum naeviforme（母斑様限局性被角血管腫）という病名で被角血管腫の病型の一つとされていたが, 近年では独立した別症として扱われている. 概念的には被角血管腫は反応性変化であり, 本症は血管腫・血管奇形の範疇に入る.

四肢に好発し, とくに下肢の広い範囲に斑状病変が多発する. 表在病変は臨床的にも病理的にも被角血管腫と同一であるが, 真皮・皮下脂肪にも種々の程度に拡張した血管が増殖し, 臨床的には薄青く透見される軟らかい腫瘤として触知される.

鑑別疾患

① 被角血管腫……病理的には真皮, 皮下の血管成分を欠くこと, 臨床的には単発（孤立）か多発か, 個別病変の大きさ（被角血管腫は小さい）で鑑別できる.

治療

根治的には皮下成分を含めた切除と植皮であるが, 表在病変だけを姑息的にレーザー治療することもある.

37. 被角血管腫

大原國章

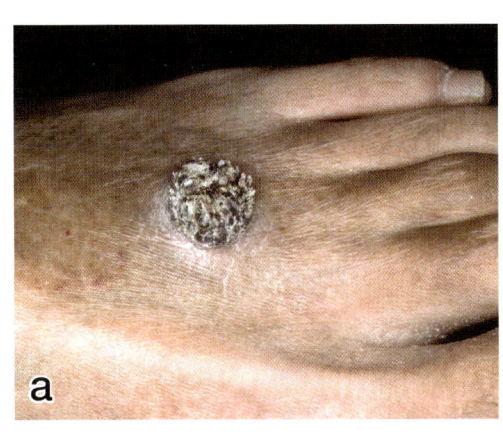
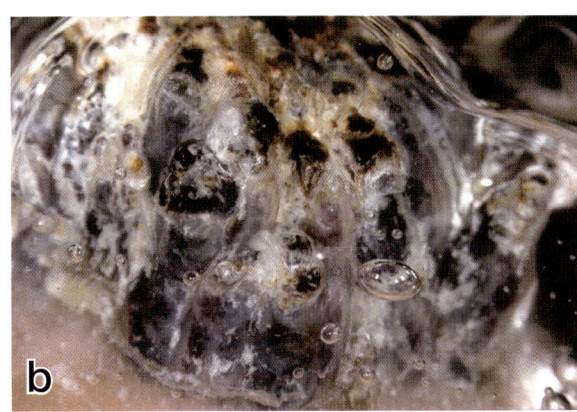

図　46歳，男性．足背の被角血管腫
（a）孤立性の角化性結節．
（b）同症例のダーモスコピー．表面は厚い角化と血痂で覆われ，黒青色の小結節が集簇・融合している．

臨床像の特徴（図）

　被角血管腫（angiokeratoma）にはいくつかの病型があるが，ここでは単発性被角血管腫（solitary angiokeratoma）を示す．

　病態としては血管腫・血管奇形の範疇には入らず，外的・物理的刺激による既存血管の拡張・増加と角質増生が本態である．

　臨床像は角化を伴った黒青色の結節であり，ダーモスコピーでみると多房性で，色調は赤紫から黒青までさまざまで，表面は赤黒い血痂や白色の角質で覆われている．表面がこすれて角質塊が剥がれると，肉芽様の外観となる．

鑑別疾患

① 結節型悪性黒色腫……被角血管腫は黒い結節ではあるが，角化が強いこと，ダーモスコピーでは異常血管がみられないことが最大の鑑別ポイントである．

② 化膿性肉芽腫（血管拡張性肉芽腫）……化膿性肉芽腫は反応性の毛細血管増生であり，頻回の摩擦・刺激によって表面が角化することがあるが，角化の程度が軽い，触感が軟らかい，赤みが強いなどが鑑別点となる．

治療

　外科的切除だが，切除後の欠損の大きさによっては皮弁が必要なこともある．

38. 静脈奇形（静脈性血管腫）

門野岳史

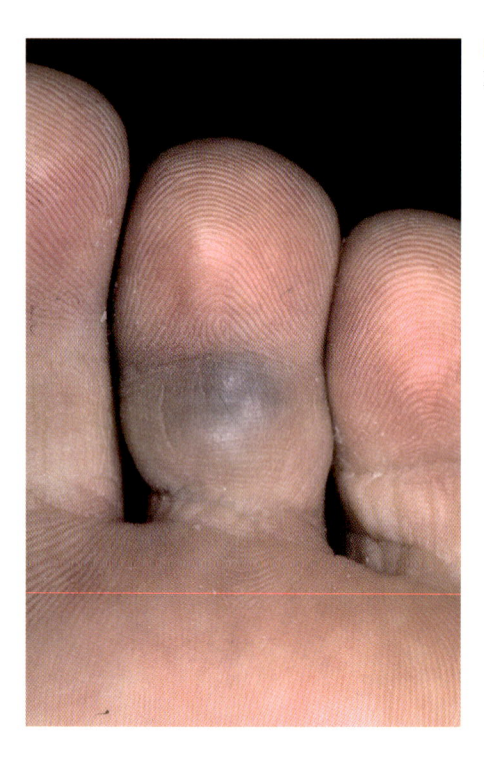

図1　静脈奇形の臨床像
左第3趾腹側に暗紫色に透見される皮下腫瘍がみられる.

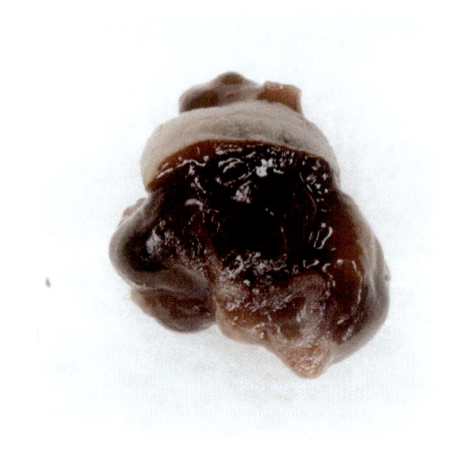

図2　摘出した腫瘍
暗赤色で多房性である.

臨床像の特徴（図1，2）

　静脈奇形（静脈性血管腫）は皮下に赤紫色から暗赤色の腫瘍がみられる．境界は不明瞭なことが多く，比較的軟らかいことが多いが，腫瘍内血栓を伴う場合は，部分的にやや硬く触れる．また，動脈性ではないので拍動は触知しない.

鑑別疾患

① 動静脈奇形……拍動が主体で，軟らかい腫瘍塊をあまり形成しない．色も赤色であまり青黒くない.

② 血栓……発症が急激で，しばしば疼痛を伴う．経過を追うとやや縮小することが多い．なお，静脈奇形自体も経過中しばしば腫瘍内血栓を併発する.

③ 粉瘤……静脈奇形の病変がやや深い場合は，暗赤色が目立たないので，粉瘤などとの鑑別が問題になる．はっきりしない場合は，超音波で病変の形状や血流を確認する.

注意点・治療

　通常はあまり大きさが変わらず，緩徐に増大する程度であるが，腫瘍内血栓を生じると，突然疼痛が出現して，拡大する．International Society for the Study of Vascular Anomalies（ISSVA）の改訂に伴い，静脈性血管腫，海綿状血管腫から静脈奇形と呼ばれることが多くなった.

　治療は拡大の程度や自覚症状に応じた外科的治療が行われるが，病変と健常部との境界が不明瞭な場合は再発しやすく，とくに病変を覆う皮膚をどこまで犠牲にするかが難しい.

39．エクリン血管腫様過誤腫

大原國章

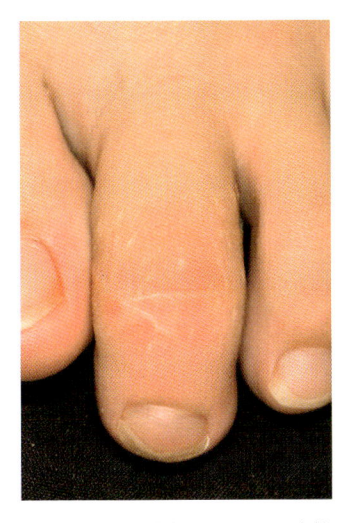

図1　11歳，女児．エクリン血管
腫様過誤腫．不完全切除をくり返
された女児の再発例
足趾全体が硬く腫脹している．圧
痛があり，発汗を伴う．

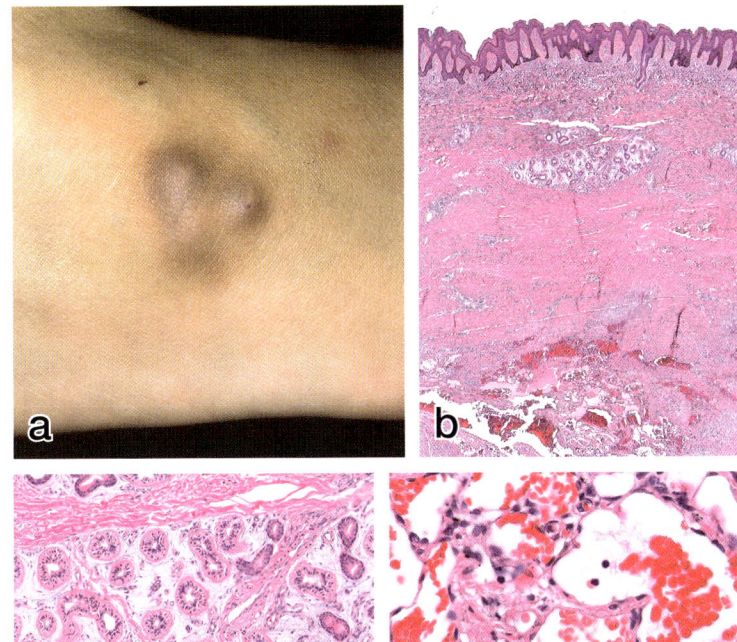

図2　28歳，女性．エクリン血管腫様過誤腫．診断不明なままに経過していた成人例
（a）硬い結節で表面に発汗あり．
（b）病理全体像．真皮は厚くなっており，上層に汗腺と小血管が増生し，下層で
は拡張した血管が増殖している．
（c）増生した汗腺の塊の内部に血管も介在している．
（d）真皮下層の拡張した血管．

臨床像の特徴（図1，2）

　エクリン血管腫様過誤腫〔eccrine angioma-
tous hamartoma（sudoriferous angioma,
sudoriparous angioma）〕は軟部組織が肥大し
た有痛性・発汗性の硬結であり，正確な診断が
されないままに放置，あるいは不十分な手術が
されていることが多い．

　エクリン汗腺と血管成分が複合的に増生する
過誤腫と定義されているが，真皮の線維成分も
増生しており，臨床的な硬さを反映している．

鑑別疾患

　硬さの点でfibrohistiocyticな軟部腫瘍，浅
い生検だとエクリン母斑，組織の膨隆から脂肪
腫，有痛性なことで神経腫瘍などが鑑別にあが
る．しかし，「有痛性，発汗，硬さ」の3つの
徴候を合わせれば診断は可能である．

治療

　超音波やMRIなどの画像検査で病変の広が
りを確認して，十分な範囲で切除する．欠損部
には植皮が必要なことが多い．

40. Kaposi 肉腫

門野岳史

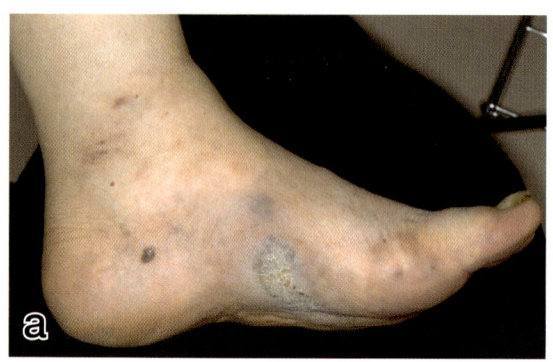

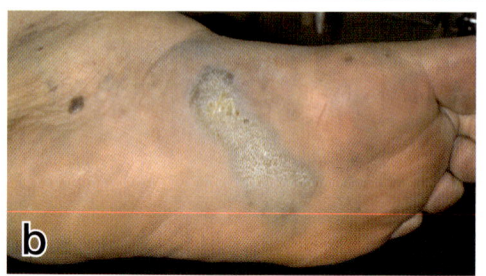

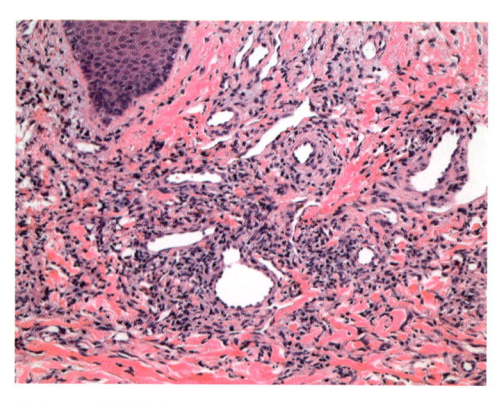

図1 Kaposi肉腫の臨床像（サウジアラビア人）
左足底に角化を伴う暗赤色結節がみられ，周囲にも類似の皮疹が散見される．

図2 病理組織像
丸い核を持つ紡錘形の血管内皮細胞が密にみられ，歪な血管腔を構成している．

臨床像の特徴（図1，2）

　Kaposi 肉腫（Kaposi's sarcoma）は，頭頸部，軀幹，下肢に暗赤色の結節がみられる．当初は斑状であるが，次第に結節化して多発する．口腔内にもしばしばみられる．

鑑別疾患

① 血管肉腫……高齢者の頭部に好発し，AIDSや免疫抑制との関連は乏しい．病理組織学的に酷似するが，HHV-8 との関連はない．

② Kaposi肉腫様血管内皮腫（Kaposiform hemangioendothelioma）……小児に圧倒的に多く，HHV-8 は通常陰性である．病理組織学的には Kaposi 肉腫に似るが，悪性度が低く，capillary hemangioma 様の所見がみられる．

③ pseudo-Kaposi sarcoma……うっ滞に伴って，血管内皮が増殖することによって生じる反応性の病変で，Kaposi 肉腫様の組織を示すが，良性の疾患である．

④ 皮膚リンパ腫……色調が赤紫であることは少なく，HHV-8 との関連はない．最終的には組織学的に血管内皮細胞ではなく，病変が浸潤するリンパ球から構成されていることを確認する．

注意点・治療

　Kaposi 肉腫には古典型，免疫抑制型，アフリカ型，AIDS 型がある．日本では AIDS 型や免疫抑制型が多いが，宮古島ではユダヤ系にみられる古典型も例外的にみられる．病理組織学的には血管肉腫との鑑別が問題になるが，発症に HHV-8 が関与することより免疫染色で latency-associated nuclear antigen（LANA-1）陽性が決め手となる．

　治療に関しては，AIDS 型の場合は抗 HIV治療によって，免疫抑制型の場合は免疫抑制薬の減量や中止によって改善する．抗癌剤はリポソーム化したドキソルビシンが第一選択であり，タキサン系の抗癌剤も有効だが再発が多い．

41. pseudo-Kaposi sarcoma

門野岳史

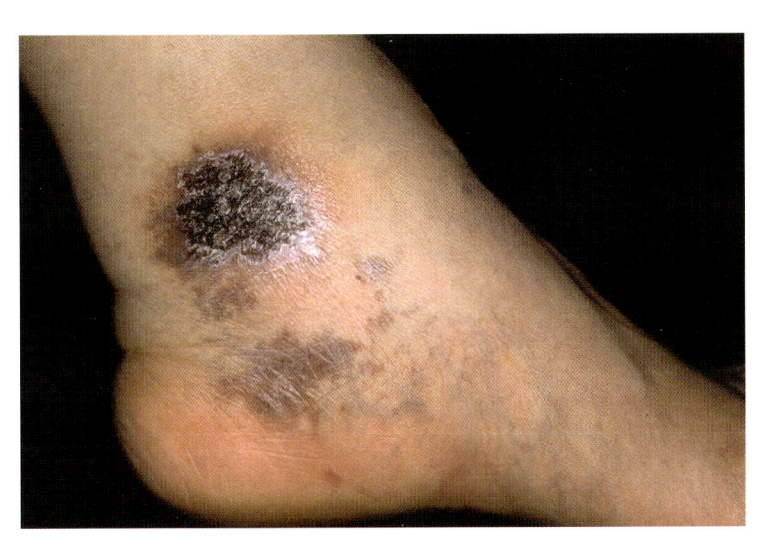

図1　pseudo-Kaposi sarcoma の臨床像
左足内果を中心に不規則な暗赤色斑があり，中央部はやや隆起し，痂皮を伴っている．

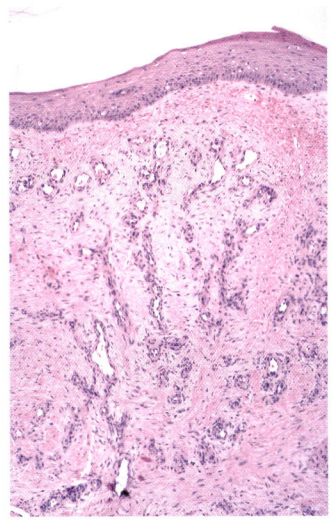

図2　病理組織像
真皮浅層に出血が目立ち，やや不規則な血管腔を伴う内皮細胞が増生している．

臨床像の特徴（図1，2）

pseudo-Kaposi sarcoma は動静脈瘻や，慢性の静脈還流不全によるうっ滞に伴って，血管内皮が増殖することによって生じる反応性の病変である．

下肢を中心に不規則な暗赤色斑や隆起性病変が出現し，進行すると潰瘍を伴う．病理組織学的に Kaposi 肉腫に似るが，良性の疾患である．

鑑別疾患

① Kaposi 肉腫……臨床像は類似するが，動静脈瘻や静脈還流不全はなく，HIV 感染や免疫抑制が背景にある．病理組織学的には内皮細胞の異型がみられ，HHV-8 が陽性である．

② うっ滞性皮膚炎や潰瘍……程度問題ではあるが血管の増殖はそれほど多くないので，赤紫調ではなく色調が異なる．

③ 血管炎や血栓症……皮疹は一般に対称性であり，網状皮斑を伴う．病理組織学的に血管炎や血栓像がみられ，血管内皮細胞自体の増殖には乏しい．

注意点・治療

診断には動静脈瘻や静脈還流不全が重要であり，超音波などの画像検査を行う．病理組織学的には，血管内皮細胞の増殖や赤血球漏出がみられ，Kaposi 肉腫に類似するが，内皮細胞の異型性は乏しい．

治療としては原疾患への対処が重要である．

42. cutis marmorata

塩原哲夫

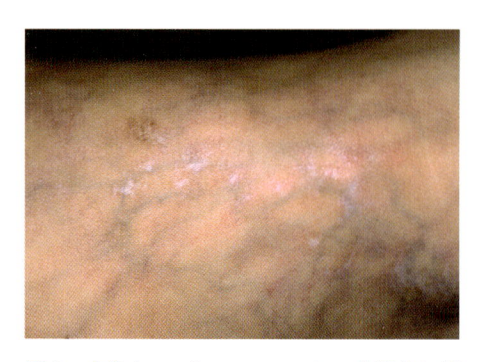

図1 症例1：cutis marmorata. 生理的な網状皮斑
寒冷刺激で生じた生理的な網状皮斑.

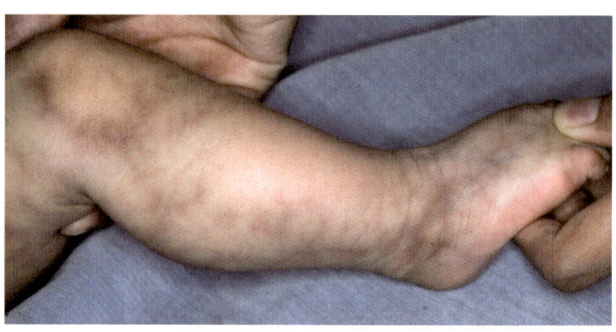

図2 症例2：cutis marmorata. 先天性血管拡張性大理石様皮斑
出生時から生じている先天性血管拡張性大理石様皮斑. 成長に伴い消失する.

臨床像の特徴

cutis marmorata（大理石様皮斑）とは，主として下肢にみられる紫紅色調の網状の斑（図1）を指す. 寒冷曝露で生理的に生ずるものがほとんどであるが，中には先天性に出生時より母斑の一型として生ずる先天性血管拡張性大理石様皮斑（cutis marmorata telangiectatica congenita）もある（図2）.

鑑別疾患

① 膠原病……全身性エリテマトーデス（SLE），皮膚型結節性多発動脈炎，抗リン脂質抗体症候群などで生ずるが，これらの疾患では全身に血栓症を生じるため，網状皮斑だけではなく，Raynaud症状や指趾潰瘍，関節痛，発熱，末梢神経症状など全身の血栓症による多彩な症状を合併する.

② 異蛋白血症……クリオグロブリン血症やマクログロブリン血症に伴って網状斑や紫斑を生ずる. 前者は寒冷曝露に伴い生じ，血清中に0～4℃で沈澱する特異な蛋白質を証明することにより診断できる. 後者は形質細胞腫による

IgMの単クローン性増加により生じ，紫斑に加え鼻や口腔粘膜にも出血を認める.

③ リベド血管症……下肢に網状皮斑を認め，足背，外果などに有痛性潰瘍や紫斑などを伴う他，一部に特徴的な白色の萎縮性瘢痕を伴う.

④ 感染性心内膜炎……発熱を伴い，網状皮斑と手指の無痛性点状出血斑や結節がみられる.

⑤ コレステロール結晶塞栓症（CCE）……粥状硬化病変から剥離した結晶が，足趾の血管を閉塞することにより生じ，好酸球増多を伴う.

注意点・治療

網状の環が閉じているのは生理的変化と考えられるので放置してよいが，閉じずに枝分かれしている場合は器質的な血管障害の可能性を考えさせるので，膠原病や血管の閉塞，血栓の存在を疑うべきである.

出生時から網状皮斑を下肢に認め，それに陥凹や萎縮が伴う場合は，先天性血管拡張性大理石様皮斑（図2）を考えるべきである. 先天性緑内障や眼底奇形を合併することがある. 皮斑自体は成長とともに軽快するので放置してよい.

43. Buerger病

安部正敏

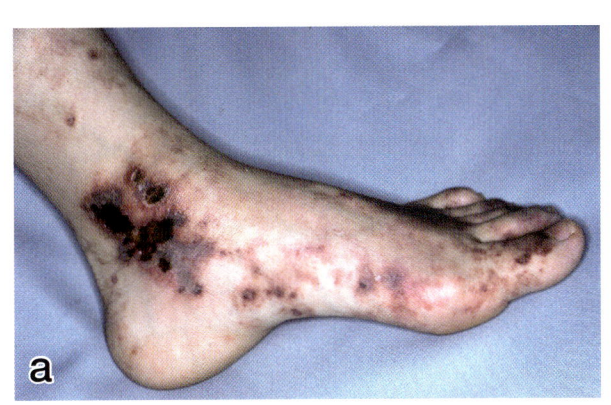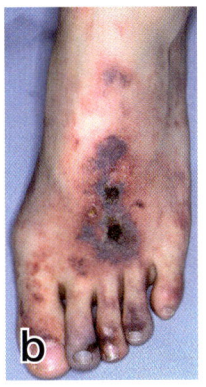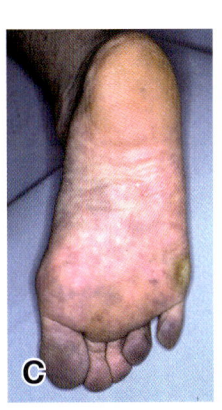

図　Buerger病の臨床像
足趾から足底，足背，内果にかけて，暗紫紅色から暗紫色，一部鮮紅色調を呈する半米粒大から小豆大までの紅斑，紫斑が多発混在している．一部黒色調の壊死もみられる．また足趾にはチアノーゼもみられる．

臨床像の特徴（図）

　Buerger病（バージャー病）は閉塞性血栓血管炎（thromboangiitis obliterans：TAO）とも呼ばれ，中年以降の四肢，とくに下肢動脈に好発し，虚血症状として間欠性跛行や安静時疼痛，虚血性皮膚潰瘍，壊疽を来す[1,2]．とくに皮膚症状としては，有痛性結節が時に反復する．また，末端部にはチアノーゼ，紅斑，紫斑が出現し，最終的に壊死に至る．

鑑別疾患

① 閉塞性動脈硬化症（ASO）……比較的高齢者の下肢に生じ，冷感やチアノーゼで始まる．その後疼痛が出現，最終的に壊死に至る．
② blue toe症候群……突然，下肢趾先にチアノーゼと疼痛を来す．その後潰瘍となることがある．コレステロール等による微細塞栓による．
③ 強皮症……四肢末端部の皮膚硬化とともに，Raynaud症状や小型の指尖潰瘍がみられる．
④ その他……外傷性動脈血栓症，血管Behçet病，膝窩動脈捕捉症候群，膝窩動脈外

膜嚢腫，顔面四肢型後天性真皮メラノサイトーシスなど．

注意点・治療

　厳格な禁煙指導を行う[3]．また患肢の保温，保護，保清も重要である．薬物療法は抗血小板薬や抗凝固薬，プロスタグランジンI_2誘導体などの投与を行う[4]．重症例には血行再建術も行われることがある．
　他方，皮膚潰瘍部には，創面の状態をアセスメントし，感染制御やデブリードマン，もしくは肉芽形成促進剤などの外用療法を行う．近年，自己末梢血単核球細胞移植による血管新生治療などが試みられている[5]．

文献

1) Rivera-Chavarría IJ, Brenes-Gutiérrez JD: Ann Med Surg 29: 79, 2016
2) Klein-Weigel PF, Richter JG: Vasa 43: 337, 2014
3) Lawrence P, Lund O, Jimenez J et al: J Vasc Surg 48: 210, 2008
4) Noël B, Panizzon R: Dermatology 208: 238, 2004
5) 川人伸次ほか：日臨麻会誌 29: 855, 2009
6) 前川武雄，大槻マミ太郎：J Visual Dermatol 20: 27, 2021

44. 皮膚型結節性多発動脈炎（CPN）

渡辺愛友, 石川武子

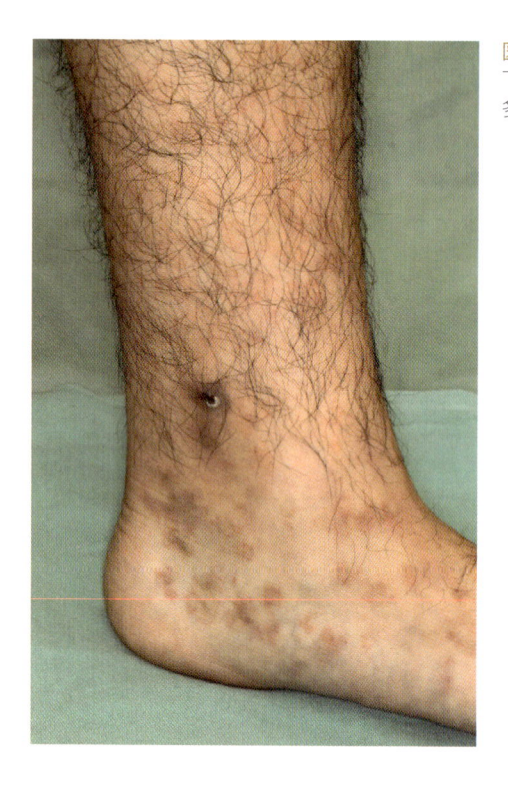

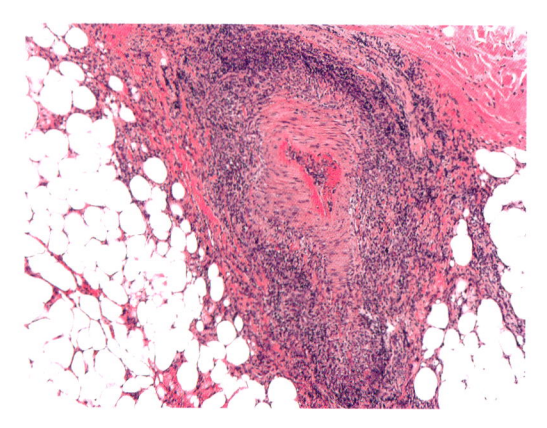

図1　25歳，男性．皮膚型結節性多発動脈炎の臨床像
下腿〜足にかけての浸潤性紅斑，一部に痂皮を伴う．
多発単神経炎を合併．

図2　病理組織像
真皮皮下組織境界部の筋性小動脈の血管炎．

臨床像の特徴（図1）

皮膚型結節性多発動脈炎（cutaneous polyarteritis nodosa：CPN）は下腿中心に網状皮斑，浸潤性紅斑，比較的小さい多発性有痛性結節性紅斑を生じ，下腿浮腫を伴う．発熱，関節痛，筋痛，末梢神経症状をみることもある．初発は20〜30歳代に多い．稀に全身型に移行する症例がある．

鑑別疾患

① 多発性浅在性血栓性静脈炎……筋性小静脈の血栓を伴う血管炎である．

② 全身型結節性多発動脈炎（polyarteritis nodosa：PAN）……持続的高熱，体重減少，関節痛などの全身症状を伴い多彩な臓器症状を生じる．5〜15％に皮膚症状がみられる．

③ Behçet病……真皮内，真皮皮下組織境界部の静脈炎か血栓性静脈炎である．

④ CPNの病理組織像（図2）と同様の病理像を呈する疾患……関節リウマチ，SLE，B, C型肝炎ウイルス感染症，潰瘍性大腸炎，Crohn病などの二次的な血管炎．他の臨床や検査所見で鑑別する．

注意点・治療

軽症例には非ステロイド系抗炎症薬，循環改善薬，治療抵抗性にはDDS，コルヒチンを考慮してよい[1]．PANには早期に強力な免疫抑制療法が必要とされる．

多くは皮膚症状が主体で経過良好であるが，PANへ移行する可能性もあり，十分に経過を追うことが重要である．

文献

1）古川福実 ほか：血管炎・血管障害診療ガイドライン2016年改訂版．日皮会誌 127: 355, 2017

45. リベド血管症

椛島健治

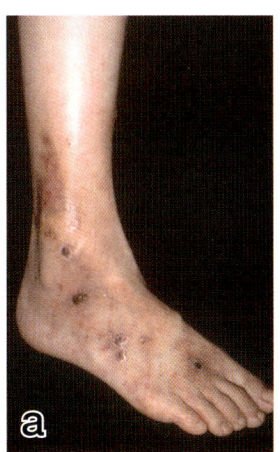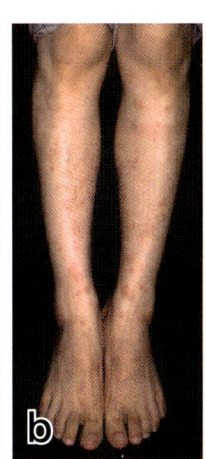

図1　症例1：女性. livedo reticularis with summer ulceration
（a）初診時，9月の臨床像.（b）3年後，同じく9月の臨床像.

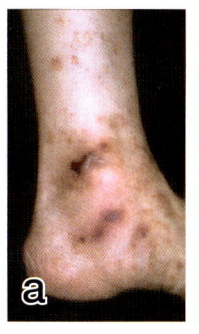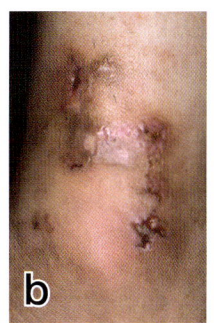

図2　症例2：女性. リベド血管症
（a）左足の紫斑，血疱とリベド.（b）右足踵部の虫食い状潰瘍.

臨床像の特徴（図1, 2）

　リベド血管症は，下肢を中心に疼痛を伴うリベドや紫斑およびその潰瘍化を特徴とする．血行障害によって生じ，再発性かつ難治性であり，潰瘍の治癒後には白色調の萎縮瘢痕を残すことが多い．多くは20〜50歳までの女性の足関節部や足背に生じ，発熱や関節痛などの全身症状は認められない[1, 2].

　病理組織学的には，真皮から皮下脂肪織の血管壁の肥厚，フィブリン血栓とともに血管周囲に赤血球の漏出を伴う．明らかな血管炎はみられないが故に，「血管症」と命名される．炎症細胞浸潤はわずかである[2].

鑑別疾患[2]

① 静脈瘤症候群……静脈うっ滞により皮膚組織壊死に伴う，色素沈着，硬結，潰瘍などがみられる．

② 結節性多発動脈炎……下腿に分枝状皮斑と紅斑，紫斑，水疱，潰瘍を混ずる皮疹がみられる．病理組織学的に真皮・皮下組織境界部にフィブリノイド変性を伴う血管炎がみられる．

③ 抗リン脂質抗体症候群……全身に網状皮斑，紫斑，潰瘍がみられる．抗リン脂質抗体が検出される．

④ クリオグロブリン血症・クリオフィブリノーゲン血症……寒冷によりクリオグロブリンが結晶化することで血栓症をおこす．全身症状もみられやすい．

注意点・治療

　リベド血管症の多くは原因不明であり，通年性に発症することも多い．夏季に増悪・冬季に軽快する場合は，livedo reticularis with summer ulceration とよぶ[2].

　治療は抗凝固薬，抗血小板薬，血栓溶解薬，末梢血管拡張薬を用いる．ステロイド内服や外用療法も用いられる．皮膚潰瘍には，潰瘍治療を目的とした外用療法を行う[2].

文献

1) 石黒直子：J Visual Dermatol 17: 536, 2018
2) 安部正敏：J Visual Dermatol 20: 66, 2021

46．コレステロール結晶塞栓症（CCE）

薮内由季菜, 林 耕太郎

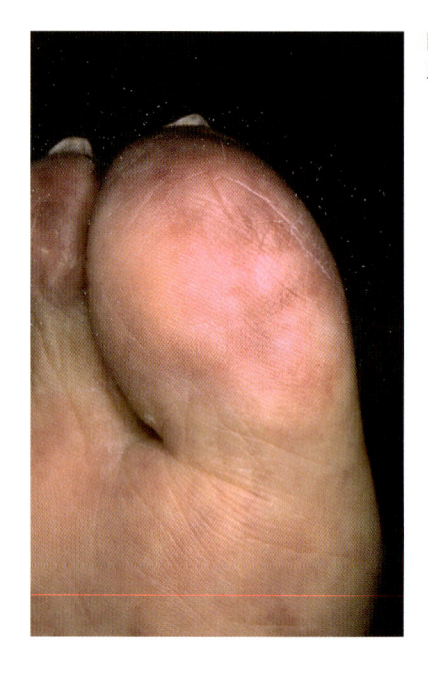

図1　症例1：70歳代，男性．コレステロール結晶塞栓症
足趾，足底に紫斑（網状皮斑，リベド）を認める.

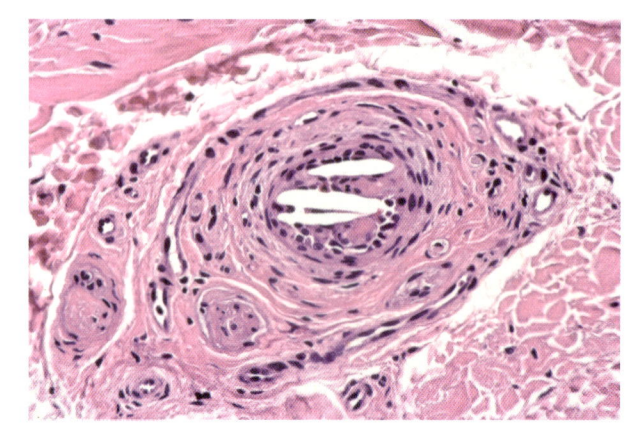

図2　症例2：60歳代，男性．病理組織像
皮膚生検で血管内にコレステリン裂隙を認める.

臨床像の特徴（図1，2）

コレステロール結晶塞栓症（cholesterol crystal embolization：CCE）は blue toe syndrome とも呼ばれ，大動脈や大血管壁に存在する粥状硬化性病巣の崩壊によりコレステロール結晶が末梢動脈を塞栓することで発症する. blue toe（足趾の塞栓症による疼痛とチアノーゼ）と足趾のマイクロリベドが特徴的な所見である. 他にも四肢末梢の潰瘍や壊疽，紫斑や結節など多彩な臨床症状を呈する.

鑑別疾患

① 閉塞性動脈硬化症（ASO）……末梢動脈の拍動の減弱や消失，足趾の冷感，紫斑，疼痛，潰瘍・壊死がみられる.
② 糖尿病性壊疽……主に足趾の外傷や真菌感染により，まず紫斑，潰瘍を生じ，やがて壊疽となる.

③ 抗リン脂質抗体症候群……血栓症を呈する疾患で，初発症状としてリベドや皮膚潰瘍などの皮膚症状がみられる.
④ その他……血管炎や急性細菌性心膜炎などがあげられる.

注意点・治療

特徴的な皮疹と末梢血の好酸球増加に伴う急速な腎機能悪化，誘因とされているカテーテル検査や心血管手術，抗凝固薬投与歴の確認により臨床診断する. 腎臓や筋肉，皮膚生検（皮疹の辺縁からとると良い）でのコレステリン裂隙の確認で確定診断する. 早期診断，早期治療により予後が大きく変わるため，迅速に診断をつけることが重要である.

確立した治療はなく，抗凝固薬中止，ステロイド薬全身投与，プロスタグランジン製剤，LDLアフェレーシスなどを組み合わせて行う.

47. 静脈瘤

加世田千夏, 田中隆光

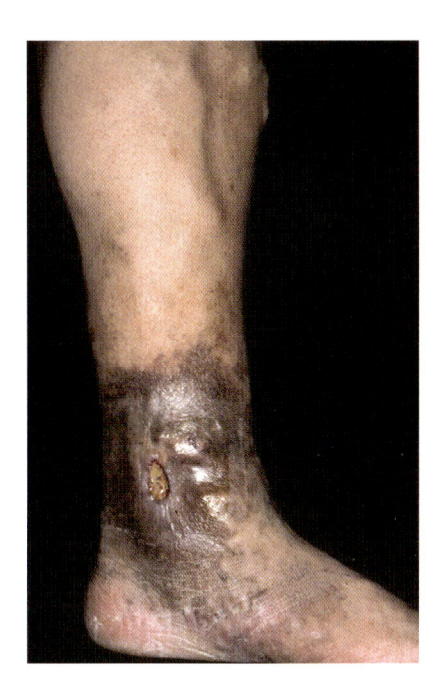

図　一次性静脈瘤（varix）の臨床像
静脈の怒張, 下腿内側の潰瘍を伴う紫斑や色素沈着.

臨床像の特徴（図）

米国静脈学会による慢性静脈不全症（chronic venous insufficiency：CVI）の CEAP 分類[1]では,「C1：くもの巣状, 網目状静脈瘤」「C2：立位で 3 mm 以上の静脈瘤」「C3：浮腫」などと臨床所見を分類している. 他にもこむら返りなどが浮腫によって生じる.

これらは（一次性）静脈瘤（varix）に特徴的ではなく, CVI に共通する症状であり, 夕方に症状は強くなる. CVI には深部静脈血栓症や静脈血栓後遺症による二次性静脈瘤も含まれる.

鑑別疾患

① 二次性静脈瘤……臨床像では鑑別できず, 超音波検査がゴールドスタンダードである. 治療も異なるので, どの静脈に異常があるかを評価する必要がある.

治療と予後

閉塞性動脈硬化症がなければ, 治療の基本は圧迫療法（弾性包帯, 弾性ストッキング）ですべての CVI に適応がある. 表在静脈の弁不全による一次性静脈瘤であれば症状や逆流の状態, 既往歴などによって治療は異なり, 血管内焼灼術やストリッピング術, 硬化療法などの外科的治療を考慮する.

現在では血管内焼灼術が 9 割を占め, 適応は下肢静脈瘤に対する血管内焼灼術のガイドライン[2]に従う. 近年では, より低侵襲の非焼灼非浸潤麻酔治療が保険適用になり, 良好な成績が報告されており[3], 今後の長期成績も期待される.

文献

1）Eklöf Bo et al: J Vasc Surg 40: 1248, 2004
2）広川雅之ほか：下肢静脈瘤に対する血管内焼灼術のガイドライン 2019. 静脈学 30(Suppl): i-81, 2019
3）広川雅之ほか：下肢静脈瘤に対するシアノアクリレート系接着剤による血管内治療のガイドライン. 静脈学 31: 141, 2020

48. 糖尿病（とくに糖尿病性壊疽）

安部正敏

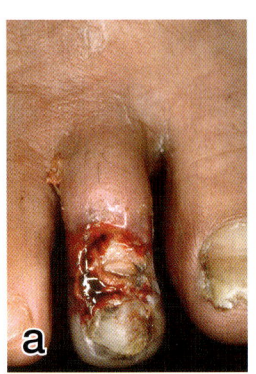
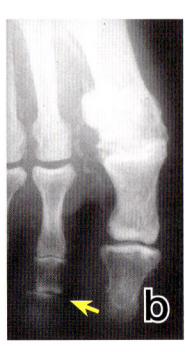

図2 糖尿病性壊疽
右第2趾および第3趾は全体として黒褐色調を呈し，爪甲が脱落している．また，先端には黒色の痂皮がみられる．

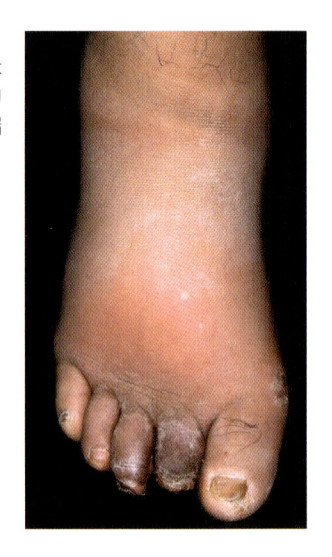

図1 糖尿病性足趾病変（a：臨床像，b：X線像）
右第2趾 PIP 関節より遠位に比較的境界明瞭，黄白色から灰白色を呈する潰瘍がある．一部出血している．DIP 関節は脱臼のため，末節骨の変位がみられる（➡）．また骨髄炎を伴っていた．

臨床像の特徴（図1，2）

糖尿病ではさまざまな皮膚症状がみられる．なかでも，足壊疽は足趾先端部に好発し，当初暗紅色調の紅斑が出現．その後，皮膚は暗褐色から黒色調の壊死に至る．局所感染を伴う場合，湿潤傾向を呈する場合もある．

鑑別疾患

① Buerger 病……足趾などに有痛性結節が生じたのち，チアノーゼ，紅斑，紫斑が出現し，最終的に壊死に至る．

② 閉塞性動脈硬化症……比較的高齢者の下肢に生じ，冷感やチアノーゼで始まる．その後疼痛が出現，最終的に壊死に至る．

③ blue toe 症候群……突然下肢趾先にチアノーゼや疼痛を来す．その後，潰瘍となることがある．コレステロール等による微細塞栓による．

④ 有棘細胞癌……カリフラワー状の結節や潰瘍がみられる．角化が顕著な場合，verrucous carcinoma との鑑別が困難な場合があり注意

を要する．

⑤ その他……外傷性動脈血栓症，血管 Behçet 病，膠原病（とくに強皮症），膝窩動脈捕捉症候群など．

注意点・治療

糖尿病性潰瘍や壊疽の多くは，糖尿病性末梢神経障害や末梢動脈障害による血行不全を基礎として生じる[1,2]．このため，病勢の評価なく外用療法を選択しても治癒は期待できないことが多い．治療は日本皮膚科学会による『創傷・褥瘡・熱傷ガイドライン-3：糖尿病性潰瘍・壊疽ガイドライン』が参考となる[3]．なお，糖尿病患者の足病変はこの他にも多数みられる．

文献

1) Greer N et al: Ann Intern Med 159: 532, 2013
2) Pecoraro RE, Reiber GE, Burgess EM: Diabetes Care 13: 513, 1990
3) 爲政大幾ほか：創傷・褥瘡・熱傷ガイドライン -3: 糖尿病性潰瘍・壊疽ガイドライン. 日皮会誌 127: 1989, 2017

49. 点滴漏れ

安部正敏

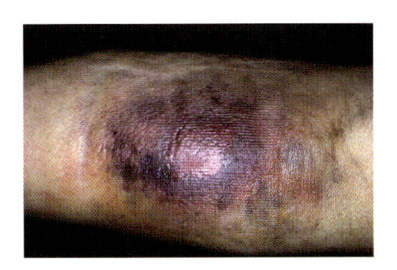

図1 症例1：抗癌剤アドリアシン®の点滴漏れ

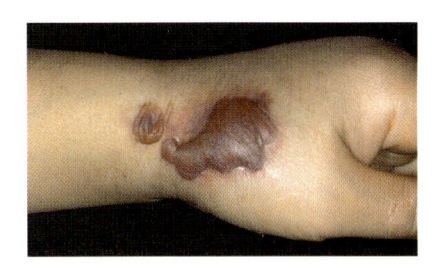

図2 症例2：抗てんかん薬アレビアチン®の点滴漏れ

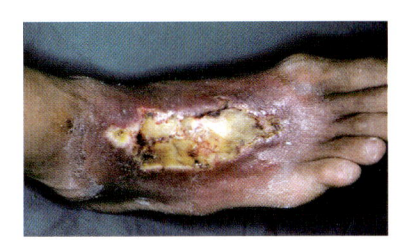

図3 症例3：抗癌剤マイトマイシンCの点滴漏れ

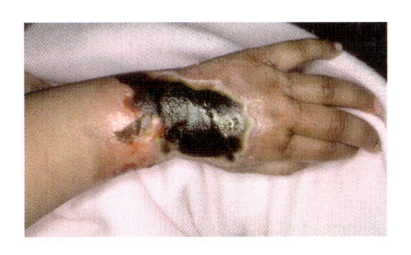

図4 症例4：電解質液の点滴漏れ

臨床像の特徴（図1～4）

薬剤刺入部を中心に，当初は軽度の腫脹，紅斑とともに疼痛が生ずる．その後，進行するにつれ，皮下硬結や水疱，びらんが出現．その後皮膚潰瘍に至る．皮膚潰瘍は不整形で周囲に暗紫紅色調の紫斑を伴うことが多い．

鑑別疾患

① 静脈性下腿潰瘍……境界不明瞭で不整形な皮膚潰瘍．動脈性に比較し浅いことが多い．周囲に色素沈着を伴う．

② 蜂窩織炎……淡紅色から暗紅色調を呈する皮下硬結．熱感や疼痛を伴う．点滴漏れの初期の臨床像に類似する．

③ 壊疽性膿皮症……紅色丘疹や膿疱が生じ，その後拡大し，潰瘍となる．さらに瘢痕化することも多い．

④ その他……接触皮膚炎，悪性腫瘍，Bazin硬結節性紅斑，結節性紅斑，糖尿病による皮膚病変など．

注意点・治療

薬剤の組織傷害性は薬剤により異なり，とくに抗癌剤は以前からその種類による血管外漏出時の組織侵襲に基づく分類がなされている[1]．起炎症性抗癌剤や壊死性抗癌剤が漏出し，皮膚に紅斑や水疱，硬結がみられた場合には，副腎皮質ステロイド局注を行う[2]．潰瘍化した場合には，外用薬による治療を行うとともに，症状に応じて外科的治療を検討する．点滴漏れに関しては，現在ほとんどの施設でマニュアルが整備されている[3]．

文献

1）柳川 茂：癌治療と宿主 2: 27, 1990
2）中内香菜：がん看護 25: 116, 2020
3）葛西英子ほか：日本看護技術学会誌 13: 47, 2014

50. 凍瘡

塩原哲夫

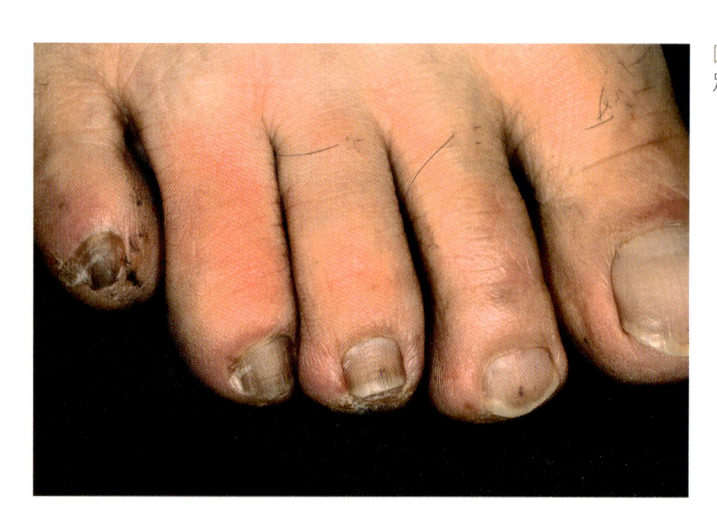

図1　凍瘡の臨床像
足趾先端から爪囲にかけて認められる凍瘡.

臨床像の特徴（図1, 2）

　凍瘡（pernio）は小児, 成人女性の四肢末端,
とくに足趾, 耳介など低温になりやすい部位に
浮腫性の紫紅色ないし鮮紅色斑を生ずる疾患で
ある. 1日の気温差が10℃以上になった際に
生じやすい. そのため冬よりもむしろ春と秋に
生じやすく, 低温と圧迫が誘因となると考えら
れている. その点で, 持続的な低温に曝露され
て生ずる凍傷とはまったく異なる.

鑑別疾患

① 多形紅斑……辺縁が軽度隆起する浮腫性紅
斑が四肢伸側, 手背などに多発し, しばしば口
腔粘膜疹を伴う. 周囲に拡大する傾向があり,
全身症状を伴い重篤化することもある. 本症の
ように低温曝露と関係なく, 圧迫部位に限局す
ることはない.
② 凍瘡状ループス……指趾背や耳介などに凍
瘡状の紫紅色調の角化性紅斑を認め, 寒冷によ
り増悪し, 時に潰瘍化する慢性の疾患である.
③ COVID-19 toe……COVID-19感染に伴い
みられる凍瘡様病変である. COVID-19の慢

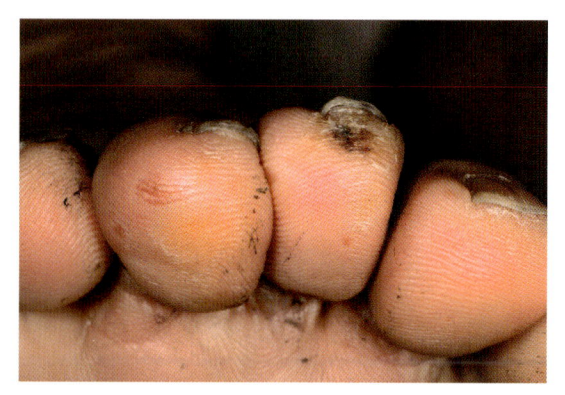

図2　図1の足趾腹側の所見
足趾の腹側にみられる紫紅色の紅斑.

性期にみられやすい紅斑のため, その際に行っ
たPCR検査は陰性であることが多い.

注意点・治療

　成人例では, 膠原病や閉塞性動脈硬化症
（ASO）を合併していないか注意をする必要が
ある. 循環不全に対しては, 循環改善のために
内服療法に加えて血行促進作用のある保湿剤や
ステロイド外用薬を使用する. しばしば局所の
感染を合併するので, よく皮疹を観察すること
が重要である.

51. 網状肢端色素沈着症（北村）（AR）

安部正敏

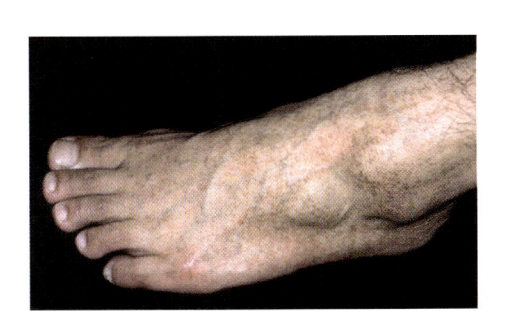

図1 網状肢端色素沈着症（北村）．左足の臨床像
左足背に褐色から黒褐色調を呈する色素斑が多発し，一部網状に配列する．

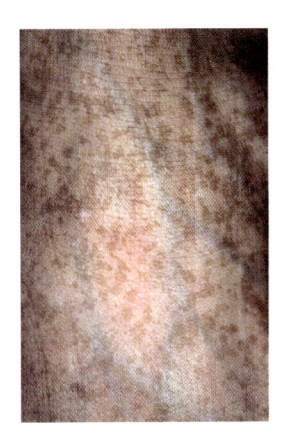

図2 皮疹の拡大像
米粒大程度の褐色から黒褐色調を呈する色素斑が多発．色素斑は皮溝に沿い，周囲よりわずかに陥凹する．

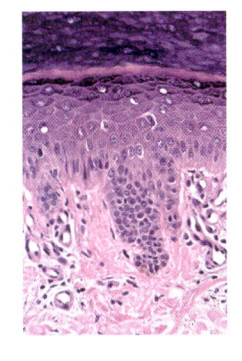

図3 〔別症例〕病理組織像
表皮突起の棍棒状延長，いわゆる芽出像がみられる．その基底層にはメラニン色素顆粒の沈着をみる．真皮の血管付属器周囲に軽度の単核球浸潤がみられる．

臨床像の特徴（図1～3）

網状肢端色素沈着症（北村）（acropigmentatio reticularis：AR）は下腿，とくに足背にみられる褐色から黒褐色調を呈する網状または点状の色素沈着が多発する．皮疹は皮溝に沿い，周囲よりわずかに陥凹する．全体として皮膚は粗糙にみえる．常染色体顕性（優性）遺伝で，若年発症し加齢とともに皮疹は他部位に拡大する．

鑑別疾患

① Dowling-Degos病……本症と同様の網状の褐色色素斑が，肘窩，鼠径部など屈曲部に生じる．ケラチン5の遺伝子異常[1,2]．
② 遺伝性対側性色素異常症（遠山）……四肢末端に小型の色素斑と脱色素斑が多発，融合し網目状となる．色素斑は表面平滑で，陥凹しない．
③ 色素性乾皮症……紫外線照射により，皮膚が乾燥粗糙化し，色素斑，脱色素斑，毛細血管拡張がみられ，最終的に多形皮膚萎縮となる．
④ その他……Kindler症候群，色素異常型単純性表皮水疱症，先天性角化異常症，顔面四肢型後天性真皮メラノサイトーシスなど．

注意点・治療

50％トリクロール酢酸外用[3]，20％アゼライン酸軟膏[4]，コウジ酸外用[5]，パルス色素レーザー[6]の有用性の報告があるが，根治的療法はない．一般的には，遮光により色素斑の色調はある程度減弱し進行を阻止できるので，早期の遮光開始が重要となるといわれている．

文献

1) Kono M et al: Hum Mol Genet 22: 3524, 2013
2) Kono M, Akiyama M: J Dermatol Sci 93: 75, 2019
3) 溝口昌子：皮膚病診療 1: 137, 1979
4) Kameyama K et al: J Am Acad Dermatol 26: 817, 1992
5) 入舩あゆみほか：皮膚病診療 13: 1117, 1991
6) 金 梨花ほか：皮膚 38: 423, 1996
7) 江藤隆史：J Visual Dermatol 17: 1127, 2018

52．遺伝性対側性色素異常症（遠山）（DSH）

安部正敏

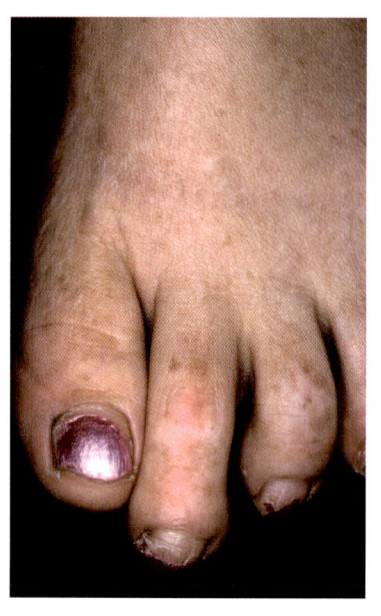

図1　遺伝性対側性色素異常症（遠山），足趾の臨床像
左足背から足趾背にかけて，褐色から黒褐色調を呈する粟粒大から米粒大程度の色素斑と脱色素斑が多発している．表面は平滑である．

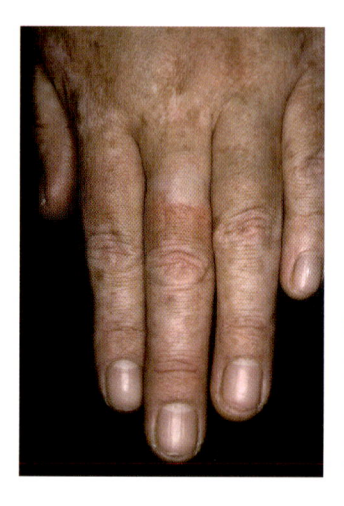

図2　同症例の手指の臨床像
左手背から手指背にかけて，褐色から黒褐色調を呈する粟粒大から米粒大程度の色素斑と脱色素斑が多発，一部融合し網目状を呈している．

臨床像の特徴（図1，2）

　遺伝性対側性色素異常症（遠山）（dyschromatosis symmetrica hereditaria：DSH）は下腿，とくに足背に小型の褐色～黒褐色調を呈する色素斑と脱色素斑が多発する．その後，それらが融合し網目状を呈する．表面は平滑で陥凹しない．末梢部は症状が高度になる．常染色体顕性（優性）遺伝形式で6歳ぐらいまでに発症する．

鑑別疾患

① 網状肢端色素沈着症（北村）……四肢末端に小型の色素斑が多発し網状を呈する．皮疹は皮溝に沿い，周囲よりわずかに陥凹する．全体として皮膚は粗糙にみえる．
② Dowling-Degos病……本症と同様の網状の褐色色素斑が，肘窩，鼠径部など屈曲部に生じる．ケラチン5の遺伝子異常[1, 2]．
③ 色素性乾皮症……紫外線照射により，皮膚が乾燥粗糙化し，色素斑，脱色素斑，毛細血管

拡張がみられ，最終的に多形皮膚萎縮となる．
④ その他……遺伝性汎発性色素異常症，Kindler症候群，色素異常型単純性表皮水疱症，先天性角化異常症，顔面四肢型後天性真皮メラノサイトーシスなど．

注意点・治療

　本症はADAR1（double-stranded RNA specific adenosine deaminase：DSRAD）を責任遺伝子とする顕性（優性）遺伝性疾患である[3, 4]．根治療法はなく，遮光指導が重要である．顔面にも雀卵斑のような色素沈着がみられることがあり，整容的問題となる．成人以降は症状の進行はみられなくなり，生命予後は良好である．

文献

1) Kono M et al: Hum Mol Genet 22: 3524, 2013
2) Kono M, Akiyama M: J Dermatol Sci 93: 75, 2019
3) Suzuki N et al: J Invest Dermatol 127: 309, 2007
4) Zhou Q et al: Mol Med Rep 15: 3715, 2017
5) 江藤隆史: J Visual Dermatol 17: 1127, 2018

53. Werner 症候群

安部正敏

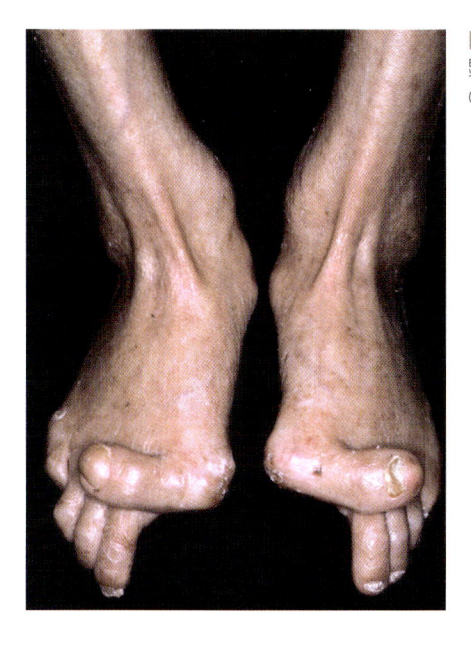

図1 Werner 症候群．足趾の変形
顕著な両側外反母趾とともに，足背，足趾背など
の皮膚の表面は硬化し，光沢がみられる．

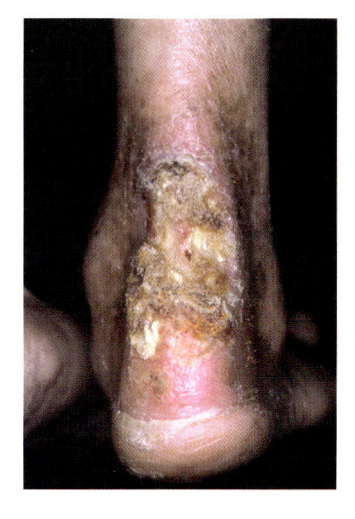

図2 踵部の潰瘍
右踵部には鶏卵大程度の
境界明瞭な皮膚潰瘍がみ
られる．潰瘍底は黄色調，
一部乳白色調を呈し，一
部に出血もみられる．

臨床像の特徴（図1，2）

Werner 症候群は早老症の一つである．思春
期以降成長がみられないため低身長，低体重を
来す．体幹の皮下脂肪は多い半面，四肢では著
明に減少する．このため，下肢の皮膚は萎縮し
て光沢がみられ，指で摘み上げることが困難と
なる．また，色素斑や脱色素斑もみられる．さ
らに足では扁平足や鶏眼，皮膚潰瘍を合併する．

鑑別疾患

① プロジェリア……水頭症様顔貌，禿頭，脱毛，
鳥様顔貌，小顎がみられ，全身の動脈硬化性変
化がみられる．四肢末梢の皮膚萎縮もみられる．
② アクロジェリア……足趾や手足の皮膚が萎
縮し，脂肪組織の減少がみられる．女性に好発
し，爪甲異常を伴うこともある．
③ 強皮症……四肢末端部の皮膚硬化とともに，
Raynaud 症状や小型の指尖潰瘍がみられる．
④ その他……Rothmund-Thomson syn-
drome，コケイン症候群，ブルーム症候群，
色素性乾皮症，ダウン症候群など．

注意点・治療

本症では，特徴的な鳥様顔貌（bird-like face）
を呈すると同時に，声帯の萎縮，運動障害もみ
られるため，声が高く（high pitch sound），嗄
声がみられる場合もある．このほかに重要な所
見として白内障，骨粗鬆症，性腺機能低下，2
型糖尿病，脂質異常症（高脂血症），高尿酸血
症がみられる[1]．

現在までのところ根治的治療は困難であり，
対症療法を行う．とくに皮膚潰瘍は難治である．
予後は比較的不良であり，中年での死亡が多く，
主な原因は動脈硬化性疾患と悪性腫瘍である[2,3]．

文献

1) Huang S et al: Hum Mutat 27: 558, 2006
2) 厚生省特定疾患ホルモン受容機構異常調査研究班：
昭和 59 年度総括研究事業報告書（尾形悦郎班長）
3) Goto M: Mech Ageing Dev 98: 239, 1997

悪性黒色腫

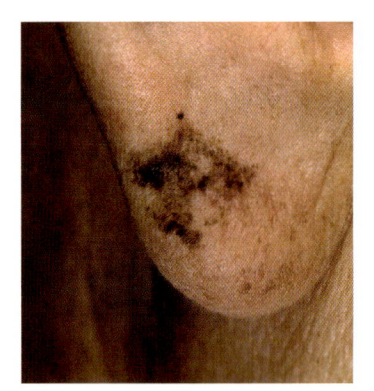

【頭部・顔】
第1章 耳（ p.14）

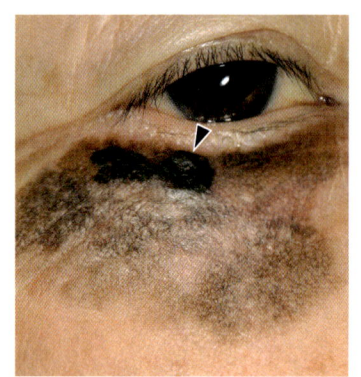

【頭部・顔】
第2章 眼瞼（ p.118）

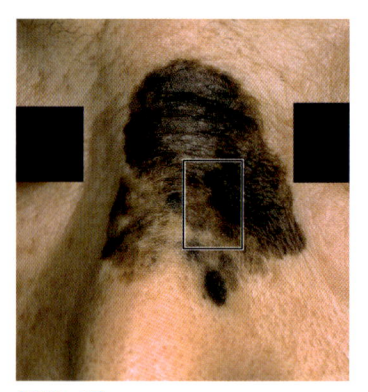

【頭部・顔】
第4章 鼻（ p.181）

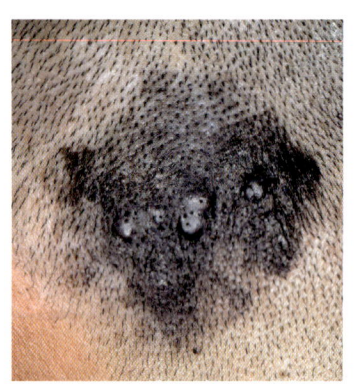

【頭部・顔】
第5章 頭部（ p.251）

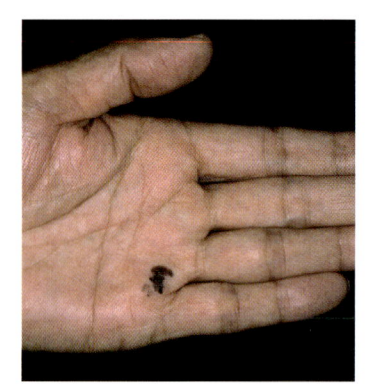

【軀幹・四肢】
第2章 手（ p.165）

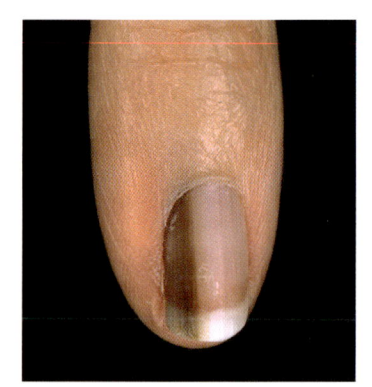

【軀幹・四肢】
第3章 爪（ p.209）

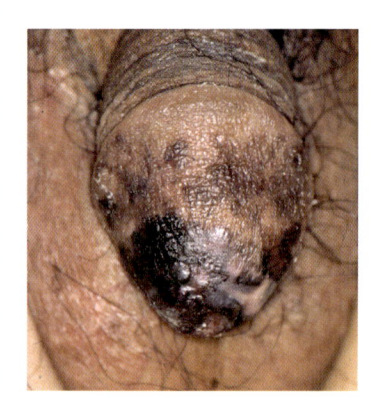

【軀幹・四肢】
第4章 陰部（ p.280）

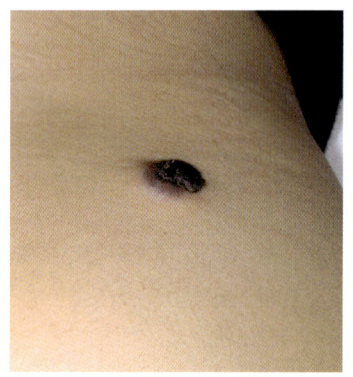

【軀幹・四肢】
第5章 臀部・肛囲（ p.288）

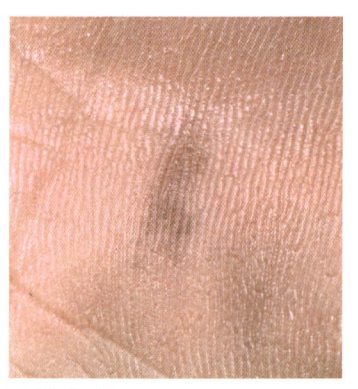

【軀幹・四肢】
第6章 足（ p.366）

※青字は『好発部位でみる皮膚疾患アトラス 頭部・顔』の章・ページ番号

第7章 今山 修平 コレクション

1. 爪の解剖学と組織学

今山　修平

はじめに

　本項では以下の要領で爪と支持組織を解剖学的に解説する.

1. 爪の解剖学（図1）
2. 爪の組織学（図2）
3. 爪の発生学

爪の解剖学（図1）

　毛は，樹木のように，皮表を離れて上に伸びるが，その木が根元から倒れて（根返り）そのまま地表を這うように伸びる様子を思い浮かべると，爪とよく似ている. 根元を覆う地面が盛り上がり（後爪郭），土をかぶったまま根元（爪

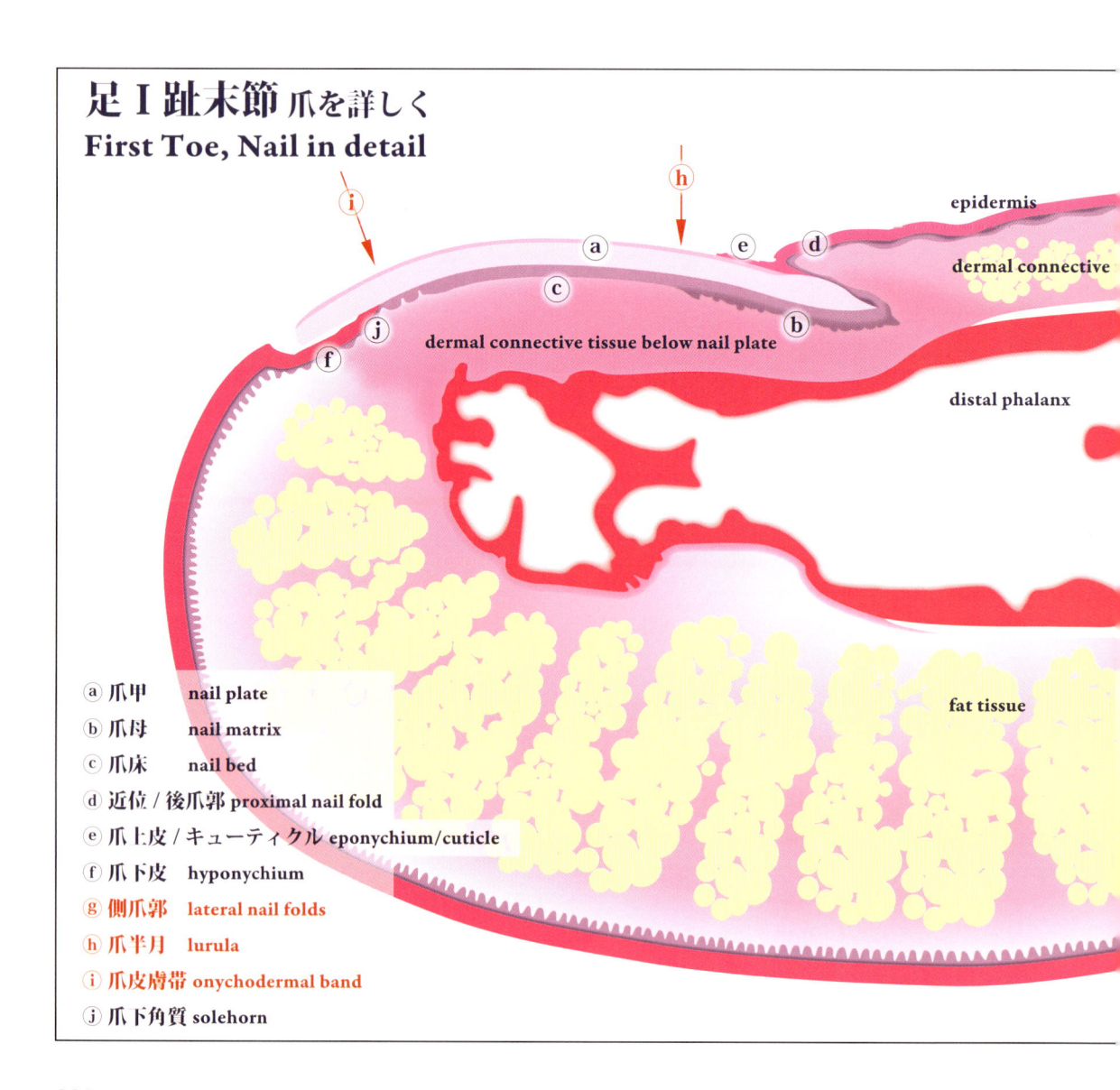

足 I 趾末節 爪を詳しく
First Toe, Nail in detail

- epidermis
- dermal connective
- dermal connective tissue below nail plate
- distal phalanx
- fat tissue

ⓐ 爪甲　　nail plate
ⓑ 爪母　　nail matrix
ⓒ 爪床　　nail bed
ⓓ 近位 / 後爪郭 proximal nail fold
ⓔ 爪上皮 / キューティクル eponychium/cuticle
ⓕ 爪下皮　hyponychium
ⓖ 側爪郭　lateral nail folds
ⓗ 爪半月　lurula
ⓘ 爪皮膚帯 onychodermal band
ⓙ 爪下角質 solehorn

母）から幹（爪甲）は伸びる．倒れた幹が土に接する側（爪床）に小さな根を出すこともあるが，そこ（爪床）から幹（爪甲）が伸びることはない．毛も爪も，基底（毛母／爪母）細胞分裂にて供給され続ける，皮表外の構造物である．

1）爪単位 nail unit の構成要素

ふつうに爪 nail と言うと爪甲 nail plate を指すが，その爪甲を産生維持する領域を爪単位 nail unit と呼ぶ．これも毛の産生／支持組織を毛単位 hair unit と言うのと似る．実際には以下の名称で呼ぶ（図1）．

ⓐ **爪甲 nail plate**：爪そのもの，指／趾先の外側を覆う透明で硬い面状の角質

ⓑ **爪母 nail matrix**：爪甲の中枢側／基部を包む上皮，爪半月に相当

ⓒ **爪床 nail bed**：爪甲下の上皮で，爪母の外側縁≒爪半月より末梢側

ⓓ **近位/後爪郭 proximal nail fold**：爪甲の中枢／基部を包み込む皮膚（表皮＋真皮結合組織）の折れ込み

ⓔ **爪上皮/キューティクル eponychium/ cuticle**：爪甲基部の表面に伸びる近位/後爪郭の角層

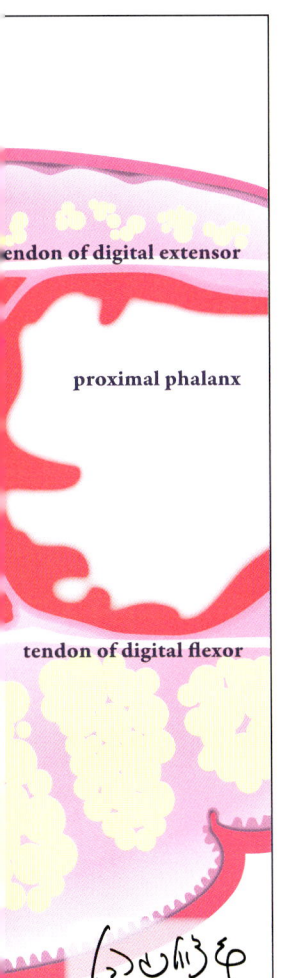

図1　足Ⅰ趾末節部の矢状断面
ⓐ爪甲 nail plate
ⓑ爪母 nail matrix
ⓒ爪床 nail bed
ⓓ近位 / 後爪郭 proximal nail fold
ⓔ爪上皮 / キューティクル eponychium/cuticle
ⓕ爪下皮 hyponychium
ⓖ側爪郭 lateral nail folds（図示されていない）
ⓗ爪半月 lurula
ⓘ爪皮膚帯 onychodermal band
ⓙ爪下角質 solehorn
本図は，図2の組織標本（84歳女性）に基づいた描画であるため爪甲の凸彎曲がやや強い．
足趾では，恒常的に被る体重負荷が，骨と爪甲単位に分散／吸収されることがわかる．
それぞれの説明は本文にあります．

tendon of digital extensor

proximal phalanx

tendon of digital flexor

ⓕ **爪下皮 hyponychium**：爪甲から離れた爪床が急に角化して隙間を埋める層

ⓖ **側爪郭 lateral nail folds**：爪甲の両側の溝/陥凹

多くの場合は上記ⓐⓑⓒⓓⓔⓕⓖにてよばれるが，皮膚科領域ではⓗⓘⓙを識別して詳述することがある．

ⓗ **爪半月 lurula**：爪甲の中枢側/基部にみえる弧状の淡く白くみえる領域

ⓘ **爪皮膚帯 onychodermal band**：爪甲の遠位端で爪床から離れる弧状の縁の内側の，約1 mm 幅の淡白にみえる帯状領域

ⓙ **爪下角質 solehorn**：爪甲が遠位端で爪床から離れる部分の角層，ふつう識別不可．胎生期の爪発生が，この部の角化で始まる．また同部の角化亢進が起きる病態が知られる[1]．

2）各要素の簡単な説明

ⓐ **爪甲**：爪甲は，指/趾ごと，個体ごとに異なるが，大きさ $1 \times 1 \sim 2 \times 3$ cm，厚さ $0.5 \sim 1.6$ mm（女＜男）の，軽く凸 convex の四角形の角質である．末節の外表面の $25 \sim 50\%$ を覆うが，足Ⅰ趾では 75% も覆う[2]．表層の硬組織による鋭敏な知覚情報獲得，組織損傷の阻止および被圧による組織変形を担う．

　爪甲そのものは透明に近いが，ふつう下床の結合組織の血管内赤血球を反映して淡紅色に見える．爪甲の色調変化の多くは全身/局所の病態の部分症状であり，しばしば診断の手がかりになる（例：黒色爪 melanonychia ←爪下黒色腫，赤い爪 erythronychia ←良/悪性腫瘍，扁平苔癬など）．これに対して，たとえば白色爪 leukonychia は爪甲の細胞間にできた空隙のために乱反射して白く濁るが，その症状から爪甲のケラチン keratin をコードする遺伝子の異常がみつかることもある．

ⓑ **爪母**（くさび）：楔のように皮膚に潜り込む爪甲と爪母の直下（メスを入れると直ぐ届く）には，指/趾伸筋 digital extensor の末端腱 terminal tendon が，末節骨 distal phalanx の上面に収束して終わっている．

ⓓ **近位/後爪郭＋ⓖ側爪郭**：爪甲の周囲を輪郭するコの字の陥凹/溝のことで，爪甲を剥離すると溝であることが明瞭にわかる．近位/後爪郭は爪甲の基部の略 1/4 を覆い，爪甲の大部分を産生する爪母を覆うが，その両端の，側爪郭に移行する部分まで爪甲を産生している．

ⓘ **爪皮膚帯**：爪甲の遠位端で爪甲が爪床から離れる部分は，黄白色で，弧状の輪郭線であるが，もっと詳細に観察すると，その線の内側が帯状に $0.5 \sim 1.5$ mm ほど白い．爪甲を圧迫するとさらに白くなることから直下の爪床の血管構築が異なると考えられている．

ⓙ **爪下角質**：爪甲が，遠位端にて爪床から離れる，丁度その部の角層は，（動物の蹄の底 solehorn の名残りに相当する）やや硬い角層であるが，ふつうは問題にならない．しかし，たとえば先天性爪甲肥厚症 pachyonychia congenita（近年は，遺伝子変異に基づいて PC-K6a，-K6b，-K6c，-K16，-K17 に分ける），毛孔性紅色粃糠疹 pityriasis rubra pilaris などのように，四肢末端に強い角化異常が発現される病態では，この部の角化異常が起きると考えられるようになった[3]．

爪の組織学（図2）

　以下に爪単位の組織所見と爪単位を支持する結合組織を解説する．

1）爪単位

ⓐ **爪甲 nail plate**

爪甲は3層に分けると良い：爪甲を3層（背 dorsal，中間 intermediate，腹 ventral）に分けるとわかりやすい．表層の数層だけは濃く淡紅色で時々ささくれてみえる．その下の中間層は，爪甲のほとんどを占める均一な厚さの，水平に伸びる，透明な層である．爪甲のほぼ全ての機能と性状は，この中間層が担っている．腹層はさらに透明で，直下の上皮（爪母と爪床）に突然に移行する．ケラトヒアリン顆粒 keratohyalin granule はない．爪母の直上の

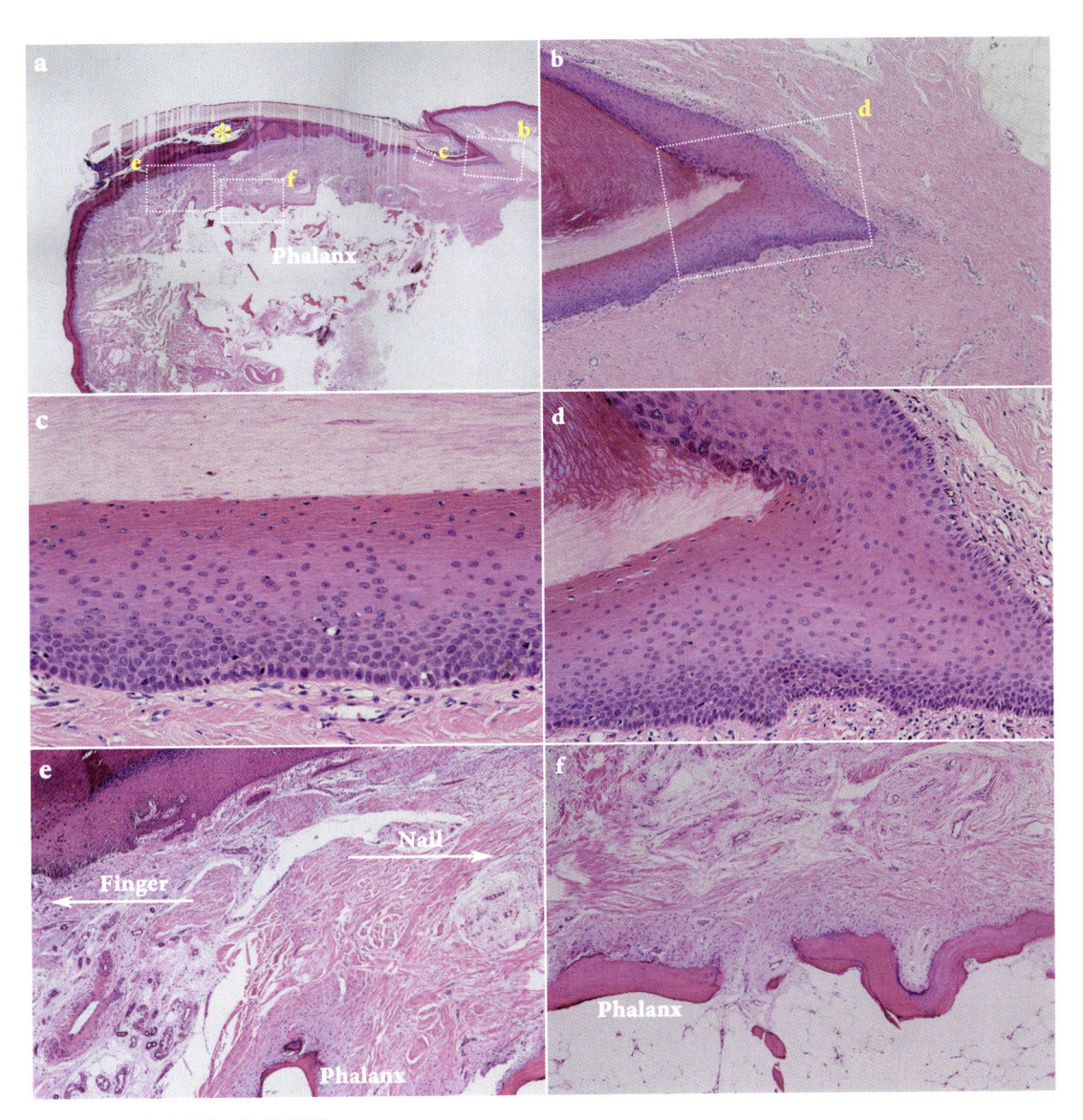

図2　足Ⅰ趾の組織像（矢状断面）

84歳女性，爪下悪性黒色腫の外科的治療のため，右Ⅰ趾末節背側を，骨付着部から剥離／切除した標本．顕微鏡下に剥離したが末節骨先端の骨皮質の一部分が含まれている．脱灰処理なし．

a：標本中央に末節骨がみえている．図1にも示すように，爪甲下の結合組織は密で均一な好酸性で脂肪組織がなく末節骨に密着しているが，爪甲を離れた途端に，疎になり付属器と脂肪組織が現れて普通の真皮結合組織にもどる．各部を拡大する．

b：近位／後爪郭（ⓓ）の拡大．爪甲（ⓐ）の基部／中枢端は，楔状に皮膚にめり込んでいるが，近位／後爪郭とは，その，めり込んだ爪甲基部を覆う皮膚組織のことである．折れ込んで爪甲の上面にかぶさる表皮は顆粒層を持ち，皮膚と同じ角化を示す．しかし，爪甲端から折れ曲がって爪甲の下面に回り込む上皮は，顆粒層なしに角化して爪甲を作り，この部分を爪母（ⓑ）と言う．角化の違いを拡大（→d）して示す．

c：爪母の拡大．上1/3の，水平に透明な細胞が重なる層が爪甲で，ときどき錯角化細胞が混在する．下2/3が爪母の上皮組織であり，両者は突然に移行する．爪母の基底細胞は立方型で端正にならぶ．

d：折れ込んだ表皮が爪母に移行する部の拡大．爪甲上はふつうの角化であるが，折れ曲がりからは顆粒層なしに爪甲へと角化する＝爪母の上皮組織となる．基底細胞は立方型で1列に並び，ところどころに小さな芽のような突起を出す．

e：爪甲下の結合組織（写真の右半分）は均一な太さの膠原線維束が密に錯走しており，ところどころに細動脈／細静脈／動静脈吻合そして神経線維束が走る．しかし爪先端で爪甲が離れると，表皮も結合組織（写真の左半分）も，ふつうの皮膚の真皮結合組織に戻って，疎になり汗腺が復活する．同時に表皮（左上角）にも顆粒層が戻る（爪下皮ⓕ）．

f：爪甲の下の結合組織は，末節骨を取り巻く結合組織皮膜と直結しており，しばしば結合組織の膠原線維束が血管を伴って骨皮質の孔から骨髄に入る．このために爪甲はほとんど動かない．

爪甲には錯角化がまれに残るが爪床の上の爪甲にはない.

　背層（の表面）は平滑であるが, 腹層（の底面）には長軸に沿ってきれいに並ぶ畝/凹凸がある. これは（爪甲を除去するとみえるが）爪床に平行に並んで配列された真皮乳頭の凸凹の鋳型である.

　3層ではケラチン配列も異なる：ケラチン分子の組成と配列も（サンドイッチのように）背層・中間層・腹層では異なっている. 中間層（爪甲の厚さの＞2/3）には毛に特徴的なαケラチン線維が長軸方向と直角に（横向きに）配列されているのに対して, 背層と腹層では, 表皮角層に特徴的なケラチン線維が（長軸に平行と垂直の）2方向に交互に配列されている. こうした組成と配列の結果, 爪甲の弧状の形状と強度が得られると考えられている.

　電子顕微鏡像：言うまでもなく爪甲の全細胞は, 核も細胞内小器官も消失し, ケラチン線維が充満して透明になった細胞が, 互いに密に嚙み合っている. その細胞間には全ての（tight junction, intermediate junction, desmosome）接合装置が残っている[4].

　角化の過程で爪甲の角層細胞間に層版顆粒 lamellar granule（Odland body）が放出されるが, その傍にしばしばギャップ結合 gap junction がみられる. 爪甲の極性分子の透過性が（表皮の角層に比較して）高いのはこのことに由来すると考えられる.

　経爪水分喪失 TOWL transonychial water loss：爪甲からの水分喪失 TOWL は加齢と共に低下するが, 疾患においてもとくに, アトピー性皮膚炎, 乾癬, 爪真菌症にては TOWL が著しく低下することが知られている. これらの疾患では, 正常では爪母と爪床の上皮組織には存在しない顆粒層が形成されることによると考えられる.

　爪甲のケラチンの組成：爪甲のケラチンタンパクは, 1）α線維状の低硫黄タンパク, 2）球状の高硫黄の基質タンパク, 3）高グリシン・チロシンの基質タンパク, から成るが, これら

は毛の組成とよく似ている. 爪甲と毛の硬度は2）によると考えられているが, これらは表皮角層にはわずかにしか含まれていない.

　爪甲のその他の組成：爪甲には, カルシウムがリン酸化されてヒドロキシアパタイト hydroxyapatite 結晶として, とくに背層と腹層の細胞内リン脂質と結合して貯留されている. カルシウムは爪重量の 0.1%（1/1000）で毛髪の 10 倍ほどあるが, このカルシウムは硬度には寄与していないと考えられている. カルシウム以外の金属（銅, 亜鉛, 鉄, マンガンなど）が含まれるがその意義は不明である. 脂質も重要な成分であるが, 妊娠可能な固体の爪甲の脂質は小児や老人とは著しく異なることから, 性ホルモンの関与が示唆されている.

　スルフヒドリル基やジスルフィド基（水酸化硫黄を末端に持つ）も爪甲に含まれる. 胎生の早期には, これらは高濃度に含まれるが誕生が近づくにつれて減少して3歳までに安定化される. 硫黄の含有量は, 背層も中間層もほぼ同じである. 毛と比較すると, ほぼ同量のグルタミン酸とセリンの量を持つが, チロシンは少ない.

　疾患による組成の変化：周知のとおり. 痛風では爪甲の窒素・尿素窒素・アンモニア窒素・尿酸が, 慢性腎不全ではクレアチニンが, 嚢胞性線維症ではナトリウムが, 老人ではカルシウムが, Wilson 病では銅が, ヒ素中毒ではヒ素が, 薬物中毒ではモルヒネ・コカインなどが含まれる.

ⓑ 爪母 nail matrix

　爪母の範囲についてはいくつかの考え方がある. 本項では（倒木の根元を包むように）爪甲の基部を包み込み, 爪甲の大部分（であり, 爪甲の機能と性状を受け持つ中間層）を産生する上皮の部分を爪母と呼ぶ（図2）.

　すなわち爪甲の楔状の先端を包む上皮部から, 爪甲下を厚く水平に伸び, 結合組織側に芽のような小突起を出す, 中枢側から数 mm の上皮層である. この発芽はすぐになくなって平たくなり爪床へと移行する. 芽のような突起の基底細胞は活発に分裂し, 稠密な細胞質になって角層細胞へ, そして突然に爪甲に移行する.

顆粒層はない．上皮細胞に混じってメラノサイト melanocyte，ランゲルハンス細胞 Langerhans cell，メルケル細胞 Merkel cell が混在する．

　電子顕微鏡像：足趾Ⅰ爪では[4]爪母の基部には，基底細胞 basal cell が縦長に密に並び，その上層に多角形の有棘細胞 squamous cell がこれも密に詰まっている．基底細胞は結合組織側に細長い突起を出して密に嵌合している．直下の結合組織は，稠密な基質が埋めており膠原線維も血管も少ない．

　爪母では，細胞分裂は基底層とその上の細胞に起きている．分裂を終えた細胞では，隣接する細胞同士の接着は（細胞間突起はなくなり）デスモゾームだけになる．こうして細胞層の中間になるとデスモゾームが密になり，同時に，中間型フィラメント＝ケラチン線維が密になる．これより上の有棘細胞は，表皮の角層直下とよく似て，細胞内小器官も核もなくなり細胞質は線維で埋め尽くされる．最後の3〜4層で角化は完了して爪甲の大部分は完全に角化した層になる．

　メラノサイト：数は皮膚の表皮より少ないが，爪母の上皮内にも（毛母と同様に）メラノサイトが存在する．爪末端に向かって数が増える．分布は成人皮膚での分布と爪母では異なる．皮膚ではメラノサイトは基底細胞の間に個々に点在するが，爪母では基底層の上層に数個ずつ塊状に存在する．胎生期の皮膚では，これと似たメラノサイト分布がみられ，メラノサイトは小さな塊状に基底層と基底層の上層に存在することも知られる．

　紫外線と外傷は爪母の末梢側のメラノサイト数の増加を起こす．日本人の爪母では，メラノサイトが密であることに加えて個々のメラノサイトがよく発達した樹状突起を持つと報告されている[3]．この結果，毛や表皮と同様に爪甲もメラニンを持つ．爪甲の色素はアフリカ系に濃いが，上記メラノサイト分布（しばしば小さな塊状）でわかるように，しばしば不均一で線状になり，それは**色素性母斑**や**黒色腫**との鑑別が必要になる．悪性腫瘍治療に伴う爪の黒化は

（完全にはわかっていないが）爪母のメラノサイトの活性化によると考えられている．

　ランゲルハンス細胞とメルケル細胞：これらの細胞が爪母にある意義は不明のままである．メルケル細胞を CK18，20 にて観察した研究では，胎生期の皮膚の9週で認められるが，胎生が進むとしだいに減少して，12〜15週には近位/後爪郭にだけみられ，成人では爪母と爪床にはみられなくなる．

ⓒ 爪床 nail bed

　爪母が終わると，平坦な，3〜4層の表皮細胞層でメラノサイトのない爪床に移行する．爪床では，生きた表皮細胞から爪甲（腹側）の死んだ細胞への移行は突然で，水平の有棘層の1層上に突然に角化した細胞がある．これは毛の内毛根鞘にて Henle 層で起きる突然の角化とよく似ている．爪床上皮にも顆粒層はない．

　胎生17〜20週ころには明瞭な顆粒層を持つが，誕生後には顆粒層はなくなって爪母と同じになるなど，胎生期には爪床からも爪甲が供給されていることがわかっているが，成人の爪床には毛ケラチン（hHa1，hHb5，hHb1，hHb6，hHa4））が発現されていないことから，成人では爪母だけが爪甲の供給者と考えられる[3]．

　爪床では真皮が畝のような凹凸の並びでならぶ．毛細血管が爪床のこの畝に沿って配列している．爪床直下の結合組織に脂肪組織はないが，顕微鏡的には，脂肪細胞が点在することはある．

　細胞分裂と移動：爪床基部の（爪半月≒爪母の外縁に位置する）基底細胞は（爪母と同様に）分裂して，（上方ではなく）水平方向に（爪甲と一緒に）爪床の上皮細胞を移動させる．こうして爪床の上皮は（爪甲と一緒に）末梢/遠位に向かって水平に移動する．すなわち爪床の上皮細胞層は（爪半月の外縁から水平に供給されるのが主体であり）あまり分裂してはいない．しかし，**爪甲鉤彎症 onychogryphosis**，**先天性爪甲肥厚症 pachyonychia congenita**，**乾癬**などでは爪床の上皮細胞が活発に分裂すると共に顆粒層が現れ，爪甲を押し上げ，厚く彎曲した爪甲になることが知られる．

基底膜：免疫組織化学的に，近位/後爪郭，爪母，爪床，爪下皮の基底膜はすべて正常の表皮基底膜と同じ抗原を発現している．具体的には，230-kDa/180-kDa bullous pemphigoid Ag，$a6\beta4$ integrin，laminin，285-kDa linear IgA Ag，type Ⅶ collagen などである．そのほか抗菌ペプチド cathelicidin LL-37 なども発現されており[3]，細胞性免疫がとどかない爪単位が感染に抵抗的であることが説明される．

ⓓ 近位/後爪郭 proximal nail fold

爪甲を包んで折れ込んだ皮膚のうち，できたばかりの爪甲の上に乗る腹 ventral 側と，そもそもの指/趾の表面にあたる背 dorsal 側に分ける．この部は表皮・真皮の折れ込みであるから他部の表皮と同じく顆粒層がある．

背側は指/趾末節の外表の皮膚を成す．汗腺はあるが毛包は存在しない．背側の先端（折れ込みの開口部）の厚い角層はそのままキューティクル（ⓔ）になって爪甲に固着する．腹側は爪甲に密着していて付属器はない．キューティクルの固着が悪くてこの部に炎症や感染がおよぶと爪甲表面に変化が現れる．たとえば錯角化が起きると小窩 pit が，発育遅延が起きてもボー線/横溝 Beau's line が現れる．

ⓕ 爪下皮 hyponychium

爪床の最先端で，爪甲から離れた上皮が（爪甲の下で）指/趾先の表皮へ変化する数ミリ幅の表皮部を言う．角化していなかった爪床が急に角層を貯留しはじめるため，爪甲に押し下げられて爪甲外縁に沿って陥凹する．爪甲下面に貯留・付着した厚い角層が爪甲と指/趾先の隙間を埋めて感染防御に貢献する．

爪の発生時期に，最初に角化するのはこの部位であり，発生学的には爪床を外敵から守るために最初に角化すると考えられている．確かに，同部の角化が不充分だと真菌感染症が容易に起きる．

ⓖ 側爪郭 lateral nail folds

爪甲の側面を境して指/趾皮膚に移行する側爪郭は，毛包脂腺がない．角化は強くて，爪下皮とよく似て，顆粒層と厚い角層が特徴的である．後爪郭とは異なり，爪甲を産生しない．

ⓗ 爪半月 lurula

爪甲の近位/後爪郭の下に白く弧状にみえる爪半月は（個体差も大きいが）足のⅠ趾が最も顕著で，手ではⅠ指が明瞭である．爪半月の弧が爪甲先端の弧の形状に反映されることからも，爪母の弧状の末梢縁が半月状の弧に反映されていると考えられている．

乳白色の色合いは，1) 爪母直下の乳頭層に相当する結合組織が疎で毛細血管が疎であることと，2) 爪母からのできたての爪甲の角化が不完全でしばしば核が残存すること，3) 同部の爪甲がまだ薄いこと，の反映と考えられる．

ⓘ 爪皮膚帯 onychodermal band

注意深くみると，爪甲の遠位端で爪床が爪下皮へと移行する間に，帯状に，中間層と言うべき 0.5〜1.5 mm 幅の帯状の領域がわかる．この部は血管分布が他と異なるため，爪甲の大部分がピンクにみえるのに色が淡い．臨床的な意義は不明．

2) 爪の支持組織

爪単位を支える結合組織の中でも，爪単位と末節骨を直接に密に結合させる結合組織は，特別に密な結合組織で，付属器も脂肪組織も持たない．

結合組織のほぼ全層が非常に密な膠原線維束で占められ，中に（外膜/周膜に包まれた）は血管（細動脈，細静脈，動静脈吻合）と神経束が錯走する．ただし爪上皮（爪母と爪床）の直下だけは真皮乳頭に相当して，膠原線維束も疎で，毛細血管と後毛細血管細静脈が多数みえる．動静脈吻合はグロームス腫瘍 glomus tumor の母地であるが慣れると直ぐわかる．

結合組織の下層は，爪床の末梢側（指/趾の先端側）では，末節骨の表面の孔から毛細血管を伴って膠原線維束が骨髄内に入り込む．爪母側（中枢側）では，膠原線維束が指/趾伸筋の腱と混じりあいながら末節骨の骨膜 phalangeal periosteum に収斂する．

結合組織は末梢側（先端側）に近づくと急に

普通の皮膚の構築に近づいて，表皮⇄乳頭⇄乳頭下層⇄網状層⇄皮下脂肪層の構造になる．網状層の膠原線維束は疎になり，ところどころに汗腺の導管と分泌部，明るく抜けたような脂肪組織が介在する．

爪の発生学

　光学顕微鏡による観察では，手指は胎生6週（42〜45日）（頭臀長 crown-rump length 16 mm）に達した頃，足趾は胎生7〜8週（52〜54日）（18.5 mm）に初めて識別できる．胎生10週になると各指先に爪原器 primary nail base/field（縁を溝で囲まれた四角形，平たく光沢のある表面，爪の最初のかたち）が現れる．

　走査型電子顕微鏡を用いると立体的に詳細な観察ができるが，それによると[3]，胎生7週には，指の末梢1/3側に，活発な細胞分裂と，それに引き続くアポトーシスによる溝で四角に取り囲まれる爪原器が現れる（局面期 plaque phase）．これは胎生2.5〜3月で起きる毛の発生（毛包形成に於いても，活発な細胞分裂とその後に引き続くアポトーシスによる陥凹が起きて毛原器 hair germ ができる）とよく似る．溝が中枢側横方向に陥凹して近位/後爪郭になる．

　胎生2.5〜3カ月には未熟爪甲 primitive nail plate が現れて各指の末梢1/3を占めるのでバチ状指 clubbed finger そっくりにみえる．この爪甲は周囲から伸びる細い線維で固定されている（線維期 fibrillar phase）．胎生11週には爪甲を取り囲む近位/後爪郭も側爪郭もできて爪単位がそろう．

　胎生3.5カ月には，末梢の横方向の陥凹溝，爪下皮もほぼ完全に形成されて爪単位が明瞭にわかる（顆粒期 granular phase）．

　胎生5カ月になると近位/後爪郭に位置する爪母にて細胞分裂が活発になって爪甲形成が本格化する．

　この時期には，近位/後爪郭と側爪郭でコの字に囲まれた4角形の領域の表皮は，基底層の未分化胚細胞 primitive germinative cells

と3〜4層の未分化角化細胞 primitive keratinocytes から成る（角化期 squamous phase）．

　この，将来の爪単位領域の細胞層の中枢側/基部側と末梢側が細胞塊を成して増殖する．中枢側の細胞塊は，内部の間葉組織へ鋭角的に深層へと増殖して伸びるが，その表面側が近位後爪郭になり，深層/内部側が爪母になる．表面側と深層側の接合面では角層が積み重なって隆起して爪甲表面のキューティクルになる．もう一方の末梢側の細胞塊は爪下皮になる．

　この時期の（将来の）爪の下床の間葉組織は細胞間基質が濃密で，非常に細胞成分に富む．この部は末節骨になるが，この時期に初期の軟骨組織 primitive cartilaginous tissue とごく初期の石灰沈着 focal calcification がみられる．

　胎生5カ月以降は，明瞭に爪甲とわかる角層が形成されて，誕生までには爪下皮に達することになる（明瞭爪期 definitive nail phase）．

さいごに

　本項では，記述の多くを，著書[1, 3]と原著[2, 4]の記載に基づきました．

文献

1) Zaias N: The Nail in Health and disease. MTP Press Limited, Falcon House, Lancaster, England, p.1, 1980
2) Bean WB: Arch Intern Med 134: 497, 1974
3) Julian Conejo-Mir, Luis Requena: Nail, Histology for Pathologists 3rd ed, Stacey E. Mills ed, Lippincott Williams & Wilkins, Philadelphia, USA, p.29, 2007
4) Hashimoto K: J Invest Dermatol 56: 235, 1971

著者注記
解剖学用語の表記にはラテン語・ドイツ語・英語が混在するので本項では Gray's Anatomy（Churchill Livingstone）に準拠して英語 or 英語化したラテン語の順に記載した．共通の場合は英語のみ記した．
イラスト作成には自験を基に，Gray's Anatomy，臨床応用局所解剖図譜（医学書院），分担解剖学（金原出版）を参考にした．

7

今山修平コレクション

2. 陰部皮膚の解剖学

今山　修平

はじめに

　外陰 external genitalia (Cunnus) とは外からみえる生殖器の，会陰 perineum とは骨盤出口領域 (分娩時に児が出てくる産道を想起すると良い．外からわかる境界はない．産婦人科では狭義に膣と肛門の間に用いる) の，解剖学用語であるが，陰部 genital area/pubis/pubic region は医学以外にも演繹して用いられる．

　そこで本項では，❶男性の外陰，❷女性の外陰，❸会陰に分け，診療現場での手順に沿い，
① 外からみてわかる構造
② 外からはみえないが，触診や凹凸にてわかる構造
③ それら (①②) を支持する血管・リンパ管・神経など
を，順に解説する．男性を先に書くのは，男女の器官・組織に同じ名称が与えられていて，男性で覚える方が早いからである．

❶男性の外陰 male external genitalia (図1)

　男性の外陰は陰茎 penis と陰嚢 scrotum (＋陰毛領域) である．

◆ A. 陰茎 penis

1) 外からみてわかる構造

　皮膚をかぶったまま発芽した「茎」のような，交尾のための器官で，その先端には「芽」が露出している．みえない「根」の部分を基/根部 radix/root (会陰に固定されている)，「茎」または「軸」の部分を体部 corpus/body，「芽」の部分を亀頭 glans penis と分ける．

　体部「茎」を包む陰茎皮膚 penile skin (ⓐ) は薄く，やや黒く，恥毛/陰毛 pubic hair (Pubes) (ⓑ) はない．(ふつうの皮膚にはある) 皮下脂肪層なしに，疎性結合組織 (→浅陰茎筋膜 superficial penile fascia) に面するから「茎」の輪郭と静脈がよくわかる．

　皮膚は陰茎先端，亀頭 (ⓒ) の基部で折り返すので，亀頭を不完全に包むようにみえて包皮 foreskin/prepuce (ⓓ) の名がある．亀頭の縁を冠 corona glandis (ⓔ)，その手前のくびれを陰茎頸 penile neck と言い，そのあたりには独立脂腺 (包皮腺 preputial gland/Tyson's gland) が密に分布する．その分泌は，亀頭と包皮との摩擦軽減，尿の撥水/感染防御，性交時の潤滑機能を果たすと考えられる．よく似た脂腺は肛門縁にも密にあって，同様の機能を担う．

　小児では包皮が長く，亀頭の大部分を包む (包茎 phimosis) ために袋のような隙間ができ，そこに皮脂を含んだ脱落上皮が白黄色の包皮垢 smegma となって貯留することがある．

　包皮は先端で折り返し，陰茎頸でもっとも薄くなって定着する．裏/下面では外尿道口の粘膜と融合して細いスジ (陰茎小帯 frenulum of prepuce of penis) になる．そもそも亀頭皮膚は感覚が敏感であるが，陰茎小帯はさらに鋭敏である．

　亀頭には外尿道口 external urethral orifice が縦の裂隙として開口するが，その寸前 (亀頭の中) では広い槽 (尿道舟状窩 navicular fossa) を成している．

2) 外からはみえないが，触診や凹凸にてわかる構造

体部「茎」は左右2本の**陰茎海綿体** corpora cavernosa penis と，正中下の**陰茎（尿道）海綿体** corpus spongiosum penis（この先端が膨大して亀頭になる）の，計3本の海綿体から成る．

❶ 基/根部＝みえない部分

左右2本の**陰茎海綿体**の「根」は**恥骨弓** pubic arch に固着するが，左右2本が脚を広げるようにみえて**陰茎脚** crura と呼ばれ，正中1本の尿道海綿体の「根」は膨らんで**陰茎球** bulb と呼ばれて，**会陰膜** perineal membrane（**下尿生殖隔膜筋膜** inferior fascia of urogenital diaphragm）に固着する．

この固着は，筋膜につながる2つの**靱帯** ligament によるが，ひとつは陰茎基部を覆うような**陰茎ワナ靱帯** fundiform ligament で，この靱帯は恥骨結合の前で，両側から**陰茎筋膜**（ⓖ）（3本の海綿体を1本に固く包む→後述）を支える．もうひとつは陰茎を上からつり下げるような三角形の**提靱帯** suspensory ligament である．

❷ 体部＝「茎」の部分

「茎」の部分の陰茎皮膚を剥離して順に観察する．

・**浅陰茎筋膜** superficial penile fascia：陰茎皮膚を持ち上げると直下にある，疎で，弾性線維の多い疎性結合組織（→体幹四肢の浅筋膜と同じ，皮下脂肪層がないだけ）で，気づかないほど薄い．**陰茎背面静脈** subcutaneous dorsal penile vein（ⓕ）の表在枝（→皮静脈と同じ）はここにある．基部近くでは**陰嚢の肉様膜**の筋細胞が伸びて来ている．

・**陰茎筋膜** penile fascia（ⓖ）：3本の海綿体（→後述）を一本にまとめて「棒のように」する稠密結合組織（→深筋膜と同じ）である．この**筋膜**は陰茎頸（亀頭の寸前）で3本の海綿体の被膜（→白膜）と融合するが，基部では**陰嚢の肉様膜**と，さらに後方の**会陰部の筋膜**とつながる．このため海綿体が充満した（＝勃起）時

には骨盤と一体化して動く．陰茎背面静脈（ⓕ）の深部枝はこの層にある．

> **参考1**
> これでわかるように，本邦では筋膜と訳される fascia は必ずしも筋とは関係ない．Superficial fascia 浅筋膜は2つの異なった組織（皮膚と骨・筋・陰茎海綿体など）とをゆるく接合する疎性結合組織のことであり，fascia 筋膜は（筋肉を包むこともある）稠密結合組織である．

・**白膜**：左右2本の**陰茎海綿体**はそれぞれ，稠密な2層の線維性結合組織（**陰茎海綿体白膜** tunica albuginea）に包まれる．大量の弾性線維を含む線維組織で，白い．

白膜は，内側（深層）では，海綿体をそれぞれ円周性に取り巻き，正中で左右の被膜が結合（**隔膜** septum）する．隔膜は基部では完全な分離膜であるが先端に近づくと櫛のように隙間が開く（**櫛状中膜** pectiniform septum）．白膜の外側（表層）は，長軸方向に線維が走る筒になって海綿体2本を包んでいる．すぐ上（外側）の陰茎皮膚の，性交時の膣との摩擦は，この長軸方向にならぶ線維配列のおかげで吸収される．

2本の海綿体の下の**陰茎（尿道）海綿体**も独自の**白膜**に包まれるが，この白膜は薄く，より白く，弾性線維がより多く，尿道上皮を取り囲むのと同じ平滑筋細胞を持ち，勃起時にも固くならない．この海綿体は，基部では球根状だが体部/軸を通過中に細くなり，末端で急に膨大して**亀頭**になる．

・**陰茎海綿体**：海綿体の内部は，直接に取りまく密な結合組織（**白膜・隔膜**）から内側に無数に伸びる**小柱** trabeculae のために海綿/スポンジ様である．**小柱**は膠原線維＋弾性線維＋平滑筋細胞から成り，中に多数の血管と神経を含む．血管内腔は無数の内皮細胞に覆われ，勃起時に血液を充満するが，それ以外の時は狭い裂隙である．

3) 血管・リンパ管・神経

・**動脈**：海綿体に血液を供給する動脈は**陰茎深動脈** deep artery of the penis と**陰茎背動脈**

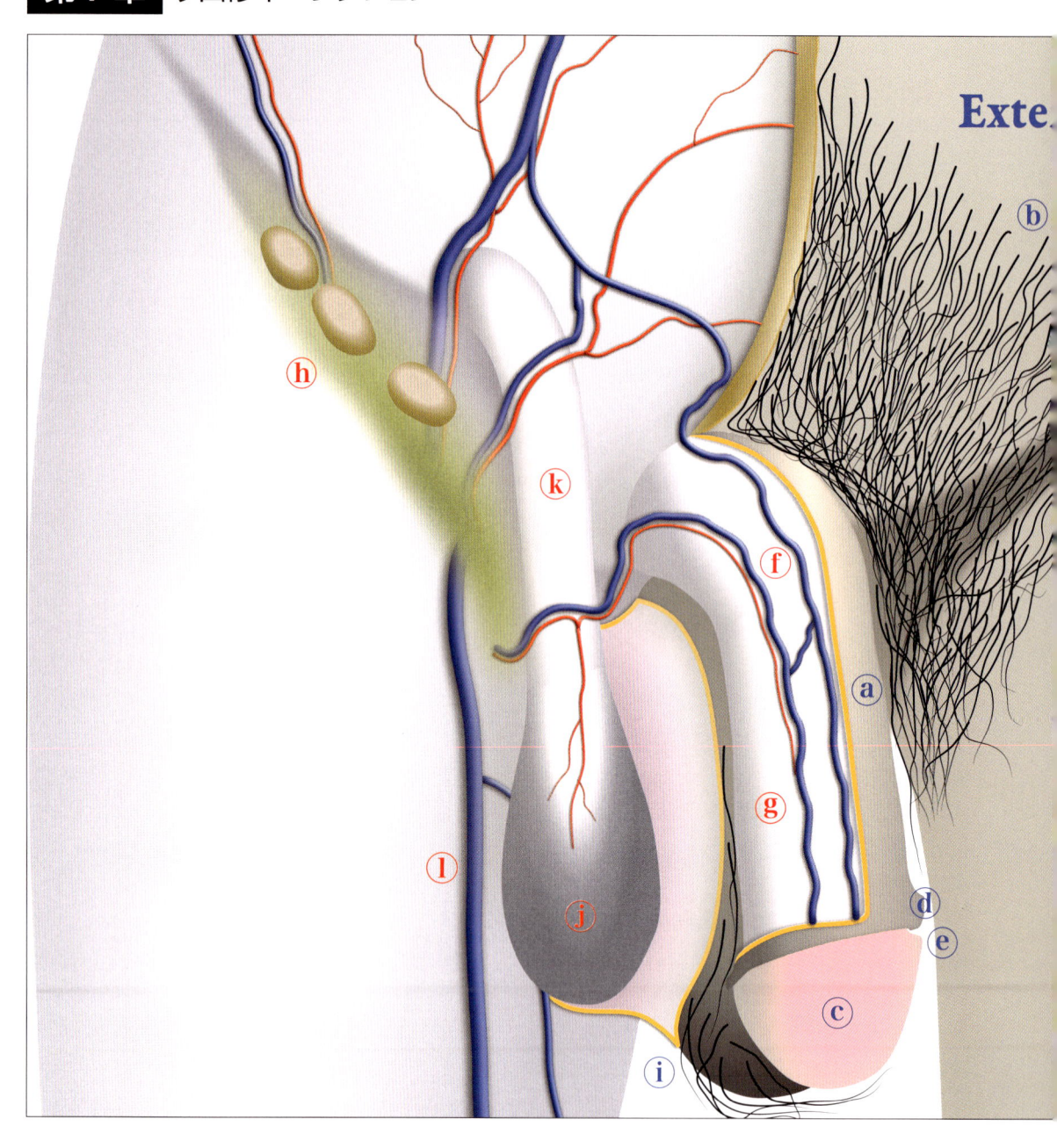

dorsal penile arteries から白膜を突き抜けて中に入る．海綿体内に入るとすぐに太くねじれた動脈（らせん動脈 helicine artery，勃起すると伸びる）になり，つぎつぎと枝分かれして毛細血管に流入する．2本の陰茎海綿体の後側に多い．

・**静脈**：亀頭基部からと，左右2本の海綿体からの静脈血は，陰茎背側の**深陰茎背静脈 deep dorsal vein** に流入する．裏側では，2本の海綿体の裏側から出た静脈は，尿道海綿体か

らの枝と合流して**深陰茎背静脈**に流入する．これらはすべて基部で陰茎から離れて**前立腺静脈叢 prostatic venous plexus** に流入していく．

・**リンパ管**：亀頭からのリンパ液は**深鼠径リンパ節 deep inguinal node** から外腸骨リンパ節に流入するが，陰茎海綿体と尿道海綿体からのリンパ液は**内腸骨リンパ節**に流れる．すなわち亀頭と海綿体ではリンパ液の経路が異なる．

これに対して陰茎と陰嚢（後述）の皮膚のリ

図1　男性の外陰：外からみえる構造を青にて，皮膚を剥離したらみえる構造を赤にて示す

陰茎・陰嚢・鼠蹊・腹部・大腿の皮膚を用手剥離して示す（左半分）．浅筋膜の中と直下にはしる動静脈と⒣浅鼠径リンパ節がみえる．陰茎皮膚には皮下脂肪がないので⒡皮静脈が透見される．
下肢悪性腫瘍時の郭清では⒧大伏在静脈 great saphenous vein とそれに沿うリンパ節を郭清することが多い．

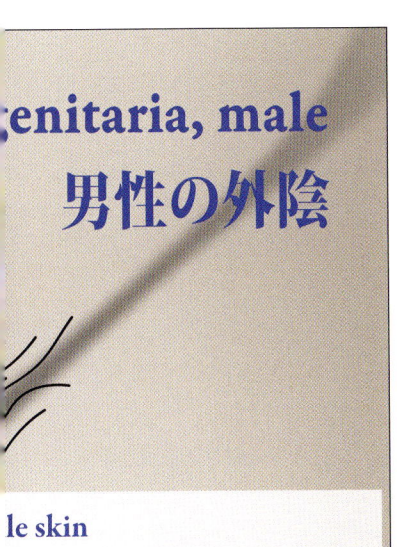

enitaria, male
男性の外陰

le skin
ic hair
as
skin
na glandis
cutaneous dorsal penile vein
le fascia
erficial inguinal lymph nodes
tum
s
matic cord
t saphenous vein

ンパ液は，会陰部皮膚からのリンパ液とともに，浅鼠径リンパ節 superficial inguinal lymph node（⒣）に流入する．陰茎モンドール病 penile Mondor's disease（非性病性陰茎硬化性リンパ管炎）では，陰茎皮膚のリンパ管が硬い可動性の索状物として触れる．

・神経：陰茎への神経は，2,3,4 仙椎骨から出て，陰部神経 pudendal nerve と骨盤神経叢 pelvic plexus を経由して陰茎を支配する．亀頭と陰茎球の部分には，圧に対して敏感な感覚受容終末（パチニ小体 Pacinian corpuscle に似る）がよく発達している．

◆ **B. 陰嚢 scrotum**（図1）

1）外からみてわかる構造

　陰嚢（ⓘ）は線維と筋が主体の臓器で，中に精巣 / 睾丸 testis（ⓙ）と精索 spermatic cord（ⓚ）の末梢側を包む．

　その筋（**肉様膜 dartos muscle**）の収縮弛緩により変幻自在で，老人 / 衰弱 / 暖かい時は

だらりと垂れて表面平滑であるが，若者／壮健／寒いと筋収縮により持ち上がって小さく，固く，波打って体幹に密着する．

陰茎下面→陰囊表面→会陰→肛門を結ぶ皮膚の正中線（縫線 raphe）により左右に分かれるが，左側が（左の精索が長いために）下方にあることが多い．

皮膚は，色が濃く，シワシワで，疎な縮毛を持つ．皮下脂肪層がなく，真皮結合組織が薄いので，個々の毛包の輪郭がよくわかる．毛のない独立脂腺とアポクリン腺が良く発達しており，独特の臭いを発散する．色素細胞も多い．豊富な神経終末は，毛と皮膚からの機械的刺激と温度に応じて筋を収縮弛緩させるためと考えられる．

2）外からはみえないが，触診や凹凸にてわかる構造

陰囊に皮切を入れると，1）皮膚，2）肉様膜，3）3層の筋膜（a. 外精筋膜 external spermatic fascia，b. 挙睾／精巣挙筋膜 cremasteric spermatic fascia，c. 内精筋膜 internal spermatic fascia）から成ることがわかる．

皮膚の結合組織内にある**肉様膜**は薄く広がる平滑筋細胞から成り，精巣／睾丸を包み込んで，**浅鼠径筋膜 superficial inguinal fascia** から**会陰筋膜 perineal fascia** へつながり，さらに**陰囊隔膜 scrotal septum** へと伸びて，最後は陰茎下面の縫線に終わるから，この**肉様膜**が陰囊を左右に分けている．

肉様膜を含む皮膚の下層は，疎性→稠密な結合組織（**3層の筋膜**）を介して精巣（睾丸）を包む．もっとも内側の**内精筋膜**は，精巣（睾丸）と精巣上体を包む**精巣鞘膜 tunica vaginalis** とゆるく結合している．

3）血管・リンパ管・神経

・**動脈**：1）大腿動脈 femoral artery の枝（**外陰部動脈 external pudendal artery**），2）**内陰部動脈 internal pudendal artery** の枝（**陰囊動脈 scrotal artery**），3）下腹壁動脈からの枝（**挙睾／精巣挙筋動脈 cremasteric artery**），から豊富な血流を受ける．この非常に密な血管叢をとおる間に動脈血の温度が下げられて精巣に送られる．管腔の大きな動静脈吻合 arteriovenous anastomosis も多数ある．

・**静脈**：動脈に密に並走して動脈温を冷却している．

・**リンパ管**：前述のとおり陰囊と陰茎の皮膚のリンパ液は，会陰部皮膚からのリンパ液とともに，**浅鼠径リンパ節**（ⓗ）に流入する．

・**神経**：陰囊の前 1/3 は第1腰椎から（**腸骨鼠径神経 ilio-inguinal nerve**，**陰部大腿神経 genito-femoral nerve** を経て）の神経支配を受けるが，陰囊の後方 2/3 は第3仙椎から（**後鼠径皮膚神経 posterior femoral cutaneous nerve** を経て）の神経支配を受けている．したがって腰椎麻酔にて陰囊前面を麻酔するためには，腰椎の高い位置で麻酔する必要がある．

❷ 女性の外陰 female external genitalia （Pudendum/vulva）（図2）

1）外からみてわかる構造

前は**恥丘 mons pubis**（ⓐ）から後ろは**肛門 anus**（ⓑ）まで，左右は**鼠径臀溝 inguinal-gluteal fold**（ⓒ）までの内側に女性の外陰がある．

安静／閉脚時には**恥丘**と，そこから後方に厚く隆起したまま伸びる**大陰唇 labia majora**（ⓓ）だけが見える．正中の割れ目（**外陰裂隙 pudendal cleft/Rima pudenda**）が開閉すると大きな唇にみえる．

大陰唇を広げると**小陰唇 labia minora**（ⓔ），**陰核／クリトリス clitoris**（ⓕ），**前庭 vestibule**（ⓖ）（その中の前側に**外尿道口 external urethral orifice**（ⓗ），後方に**膣開口 vaginal orifice**（ⓘ）がみえる（図2）．外からみえないが大陰唇の皮下に**前庭球 vestibular bulb**（ⓙ）と**大前庭腺 greater vestibular glands**（ⓚ）がある．

・**恥丘**（ⓐ）：伏せたお椀のように厚く密な脂

肪層が**恥骨結合 pubic symphysis** を覆う．この脂肪組織は第二次性徴のエストロゲン estrogen 下に増生するため，陰毛／恥毛の発達とともに隆起が明瞭になり，閉経頃には萎縮しはじめる．弾性線維が多いため触診では**一塊りのような弾性**がある．

・**大陰唇（ⓓ）**：恥丘の後方から**外陰裂隙**を縁どる左右の厚い隆起で，前方で融合（**前交連 anterior commissure**）するが，後方では結合せず，平行なまま周囲皮膚に移行し，やや陥凹して終わる（**後交連 posterior commissure**）．

　大陰唇の外側は縮毛／陰毛に覆われて大きな皮脂腺を持つが，内側（われめ）に近づくと毛がなくなり，紅みと光沢を帯び，やや湿潤して粘膜に近づく．やはり隆起の大部分は脂肪組織である．深層／下層には陰嚢の**肉様膜**そっくりの平滑筋と血管と神経と腺があり，陰嚢と起源を同じくすることがわかる．大陰唇の前方の結合組織・脂肪組織内に靫帯（**子宮円索 uterine round ligament**）が終わっている．

> **参考②**
> 後交連と肛門との間の 2-3 cm の領域を婦人科的会陰 gynecological perineum というのは，分娩時の会陰切開がこの部を指すからである．稀ながら，鞘状突起遺残 persistent processus vaginalis と先天性鼠径ヘルニア congenital inguinal hernia が大陰唇に達して腫大する．

・**小陰唇（ⓔ）**：大陰唇の内側で，陰核から外側下方に伸び，膣口の外側を下降する小さな皮膚のシワ（凸）で，皮下脂肪はない．小陰唇には独立脂腺が多数あり，男性と同様に，対向する小陰唇の同士の摩擦軽減，排尿時の撥水，性交時の潤滑機能を担うと考えられる．

　小陰唇の前端は上下 2 枚に分かれ，上のヒダは**陰核突起 glans clitoridis** を包む**包皮 prepuce** になり，下方のヒダは**陰核小帯 frenulum clitoridis** そのものを成す．

・**陰核／クリトリス（ⓕ）**：男性の**陰茎／ペニス**と同様に勃起する．前交連の後下にあり，両方からの小陰唇で上と側面が不完全に包まれる様子も，（小さな）陰茎の包皮とよく似ている．

陰核そのものは（稠密な結合組織に包まれ，**櫛状中隔 pectiniform septum** で左右に不完全に分れた）2 つの**陰核海綿体 corpora cavernosa** から成る．（これでわかるように）**陰茎**そっくりである．上皮は非常に鋭敏で性的刺激に反応する．

　陰核を固定するのは，上から吊上げるような三角形の提靫帯と 2 本の小さな筋肉（**坐骨海綿体筋 ischiocavernosus muscle**）であり，やはり陰核は小さな**ペニス**といえる．尿道と離れているところだけが違う．

・**前庭（ⓖ）**：両側の**小陰唇**に囲まれた領域で尿道と膣が開口する．外からは見えないが，膣口の両外側に**大前庭腺／バルトリン腺 greater vestibular glands/glands of Bartholin（ⓚ）**があり，膣を取りまくように多数の粘液小前庭腺 lesser vestibular glands がある．

・**外尿道口（ⓗ）**：陰核の下 2-3 cm のあたりに少し隆起して**尿道**が開口している．かたちは裂隙／三日月／花びら／星芒状などと多彩．

・**膣開口（ⓘ）**：ふだんは縦方向の裂隙であるが，分娩時には児が通過できるほどに拡張できる．経産婦では以前ほどは収縮しないため臥位時にはジャバラのような**膣前壁**がみえる．

・**処女膜 hymen vaginae**：膣開口部の両方の縁から伸びる薄い粘膜ヒダで，両方の内側で密着して（膣は閉じて）いるため膣は裂隙のようにみえる．破れたあとは小さな突起（**処女膜痕 carunculae hymenales**）として残る．個体差が大きい．

> **参考③**
> **膣内診 vaginal examination……**
> 皮膚科領域で膣内診を実施することはめったにないが，知識としてはあるほうがよい．指を入れると膣上端に**子宮頸部 cervix uteri** の膣部が指先にて確認でき，膣壁の状態もわかる．反対の手で腹壁と対照させながら触診すると，**側円蓋 lateral fornix** から卵巣 ovaries と卵管 uterine tubes と（子宮）広間膜 broad ligament の輪郭と走行を触知できる．近年は超音波を用いた画像診断が増えており，婦人科領域でも膣内診は減少している．

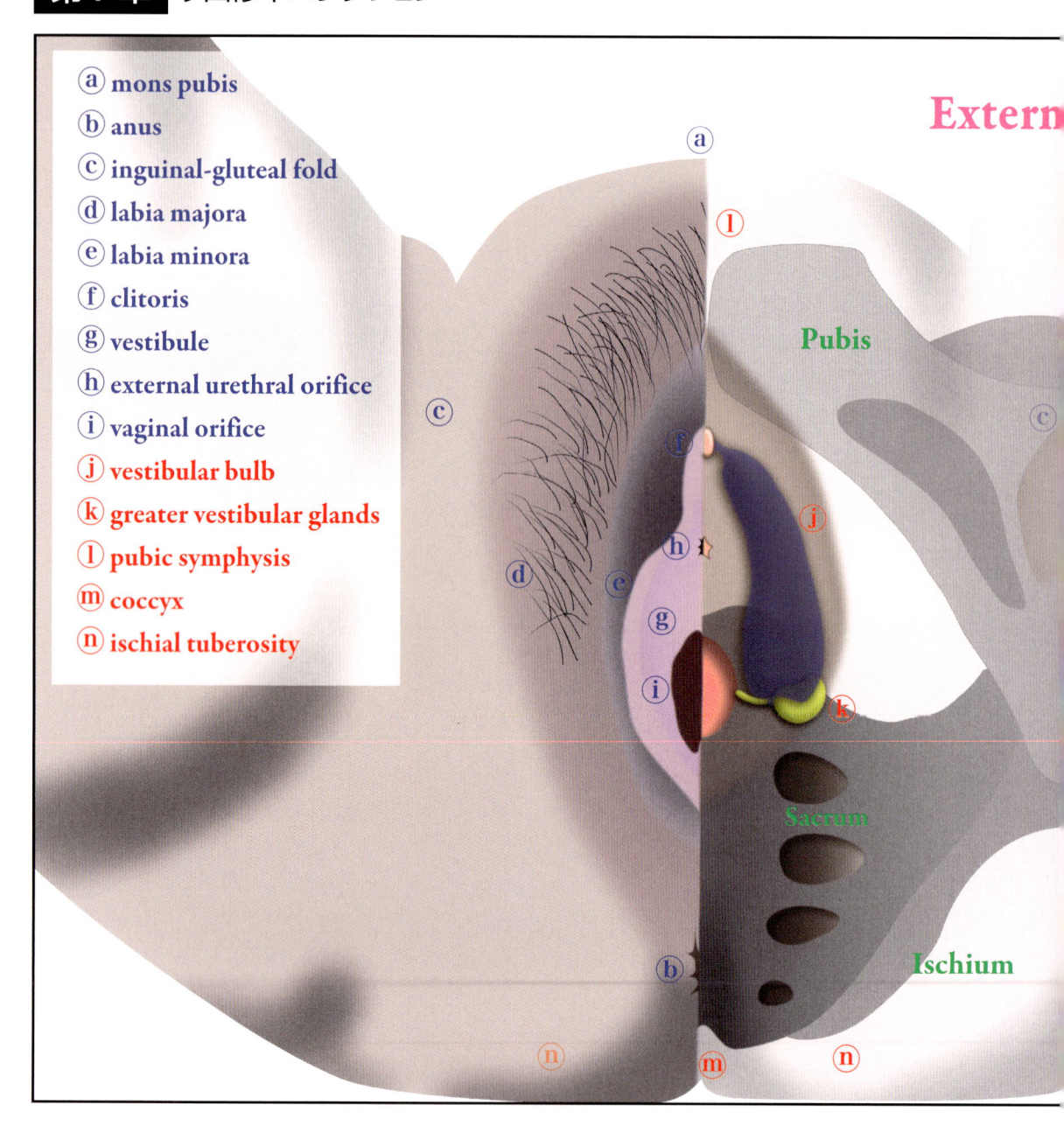

a mons pubis
b anus
c inguinal-gluteal fold
d labia majora
e labia minora
f clitoris
g vestibule
h external urethral orifice
i vaginal orifice
j vestibular bulb
k greater vestibular glands
l pubic symphysis
m coccyx
n ischial tuberosity

Extern

Pubis

Sacrum

Ischium

2)外からはみえないが，触診や凹凸にてわかる構造

大陰唇と小陰唇の直下には海綿状の血管と分泌腺があって特徴的.

・**前庭球**（ⓘ）：前庭の両外側に海綿体（前庭球→男性の尿道海綿体と陰茎球に相当）があるが，膣開口のすぐ外側を上行し，膣の前方で細く癒合する．前後3 cm ほどで，その後端は膨大して**大前庭腺**に接し，前端は細くなって対側の前庭球と連結（**交連 commissure**）し，陰核

突起の勃起部へと移行する.

前庭球の裏（深側）面は尿生殖隔膜 urogenital diaphragm の下面に接し，上（表側）面は球海綿体筋 bulbospongiosus muscle に覆われている.

・**大前庭腺／バルトリン腺**（ⓚ）：膣の両側面に接する，大きなエンドウ豆ほどの，淡紅黄色の卵円形の腺．前庭球の海綿体の後端が覆いかぶさる．左右とも2 cm ほどの導管を通って，前庭の**小陰唇**の内側と**処女膜（遺残）**の間のくぼ

図2　女性の外陰と会陰：外からみえる構造を青にて，皮膚を剥離したらみえる構造を赤にて，骨盤を緑にて示す

皮下脂肪までを一塊にして大陰唇を剥離すると（右半分），海綿状の密な静脈叢ⓙ前庭球（男性の陰茎海綿体に相当）がみえ，その下端にⓚ大前庭腺／バルトリン腺が隠れている．

会陰とは，皮膚を指で強く押すとわかる4点，前端のⓛ恥骨結合 pubic symphysis，後端のⓜ尾骨 coccyx，左右のⓝ坐骨結節 ischial tuberosity，で境界される菱形の領域．筋と筋膜だけで腹部臓器を封入しているので骨盤出口とも言われ，胎児はここを通過する．

み／溝に開口する．男性の**球尿道腺**（省略）に相当する管状小胞腺 tubulo-acinar gland で，性的興奮により，その円柱上皮から透明～淡白色のヌルヌルした粘液が分泌される．

　大前庭腺（＋小前庭腺）にもセロトニン serotonin，カルシトニン calcitonin，ボンベシン bombesin，ヒト絨毛性ゴナドトロピン hCG などを産生する内分泌細胞が存在する．稀ならず腫瘍を生じる．

3）血管・リンパ管・神経

　動静脈・リンパ管・神経の支配も男性とよく似ている．

・**動脈**：2本の外陰部動脈と1本の内陰部動脈から供給されていて非常に血流が多い．このため同部外傷では大量出血することがある．

・**静脈**：陰核体（≒亀頭）の血液は**筋膜下陰核背静脈** deep dorsal vein of clitoris/vena dorsalis profunda clitoridis へ，両方の前庭球からの静脈は**子宮膀胱静脈叢** uterovesical plexus に流入するが一部は**閉鎖静脈 obturator vein** に，一部は外陰部の他の静脈につながる．

・**リンパ管**：浅層と深層があり非常に豊富である．陰核と小陰唇のリンパ液は**深鼠径リンパ節**へと流入するが，膣開口〜（婦人科的）会陰までの皮膚からのリンパ液は**浅鼠径リンパ節**に流れることも男性とよく似ている．豊富なリンパ流のため細菌叢の割に感染症が成立しにくい．

・**神経**：**交感神経 sympathetic nerve** と**陰部神経 pudendal nerve** および**陰部大腿神経 genitofemoral nerve** の３カ所からの枝を受ける．大陰唇の外側と内側の神経支配が異なることも，陰嚢の神経支配と似ている．

❸ 会陰 perineum（図2）

1）外からみてわかる構造

会陰とは，前＝恥骨結合（ⓛ），後＝尾骨 coccyx（ⓜ），左右＝**坐骨結節 ischial tube-rosity**（ⓝ）で境界される菱形の領域で，筋と筋膜だけで内部臓器（腸管・膀胱・子宮）を封入している**骨盤出口 pelvic outlet/exit** の解剖学用語である．

実際には，皮膚を指で押すように触ることで前端の**恥骨結合**から左右の**坐骨結節**までをたどることができ，**臀裂 natal cleft** を指で押すと，深いところに尾骨の先端を触れる．

この菱形をさらに，左右の**坐骨結節**を底辺とする前の三角形（**泌尿生殖三角 urogenital triangle**）と，後ろの三角形（**肛門三角 anal triangle**）に分けるのは，前方は泌尿器科／産婦人科に，後方は直腸／肛門科に重要だからである．

後ろの三角は，左右の**大臀筋 gluteus maximus muscle** 下縁の内側の軟かい部分に指を深く入れると，**仙結節靱帯 sacrotuberous ligament** の端を触れることでわかる．

2）外からはみえないが，解剖学的に重要な構造

❶**泌尿生殖三角**の筋は５群に分けられる．男女で**球海綿体筋 bulbocavernosus** だけは大きく異なるが，それ以外の**坐骨海綿体筋 ischiocavernosus**，**浅会陰横筋 transversus perinei superficialis**，**深会陰横筋 transversus perinei profundus**，**隔膜尿道括約筋 sphincter urethrae diaphragmaticae** は男女ほぼ同様の横紋筋である．

球海綿体筋は，男性では尿道海綿体の球部をとり囲み，さらに体部の一部分までとり巻く．この筋が収縮すると尿道が短縮して内容を断続的に排出する（**射精筋 ejaculator seminis**）．女性では，尿生殖隔膜の内側から出て外肛門括約筋へと続くが，前方では数本に分かれて陰核下面，前庭球の後面，膣前庭の上壁の粘膜に終わる．

❷**肛門三角**の筋群は消化管の末端の筋群であり，**肛門挙筋 levator ani**，**尾骨筋 coccygeus**，**外肛門括約筋 sphincter ani externus** に分けるが，すべて横紋筋である．腸管そのものの**内肛門括約筋 sphincter ani internus** は平滑筋である．

肛門挙筋は（尾骨筋とともに）ロートのようにして肛門を支える広い筋板で，骨盤出口を塞いでいる（別名：**骨盤隔膜 diaphragma pelvis**）．**外肛門括約筋**は，肛門挙筋より皮膚側≒表層側の肛門を閉じる横紋筋である．触診で確認でき，尾骨から伸びて来て内側では直腸下端をとり囲むが，表面側では尾骨から肛門の横を通って肛門前で交差し，会陰の皮膚や尿生殖隔膜に終わる．肛門挙筋は仙骨神経叢からの枝を受け，その他の筋は陰部神経の枝を受けるので，結局，**第2,3,4仙骨神経支配**といえる．

【著者注記】

解剖学用語の表記にはラテン語・ドイツ語・英語が混在するので本項では Gray's Anatomy（Churchill Livingstone）に準拠して英語 or 英語化したラテン語の順に記載した．共通の場合は英語のみ記した．
イラスト作成には自験を基に，Gray's Anatomy，臨床応用局所解剖図譜（医学書院），分担解剖学（金原出版）を参考にした．

乳児血管腫

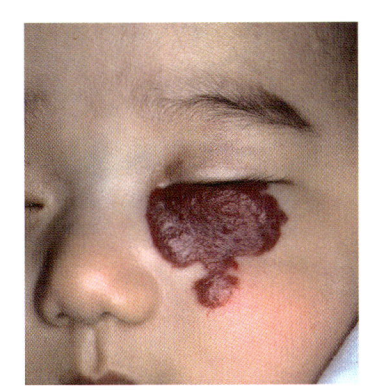
【頭部・顔】
第2章 眼瞼（p.114）

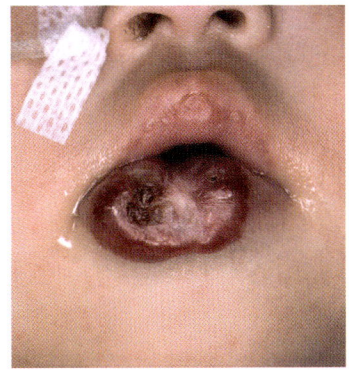
【頭部・顔】
第3章 口唇（p.154）

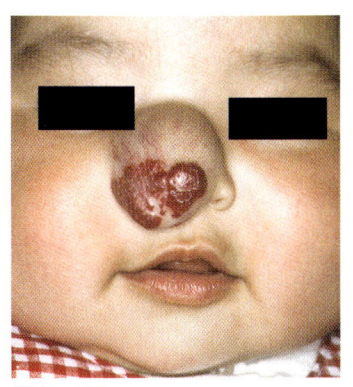
【頭部・顔】
第4章 鼻（p.174）

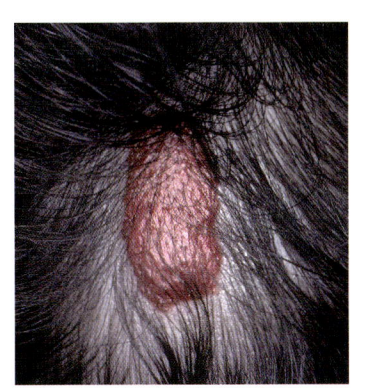
【頭部・顔】
第5章 頭部（p.269）

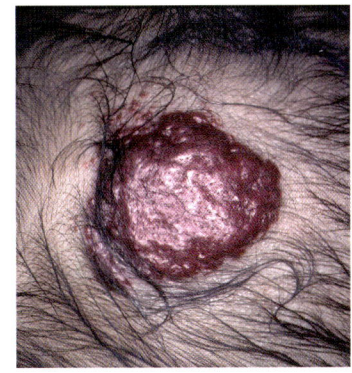
【頭部・顔】
第5章 頭部（p.269）

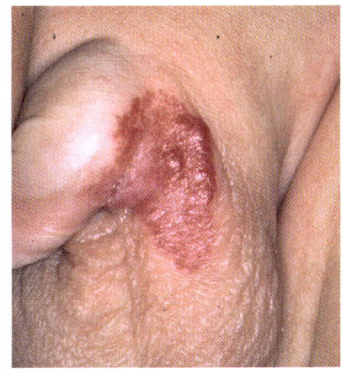
【軀幹・四肢】
第4章 陰部（p.272）

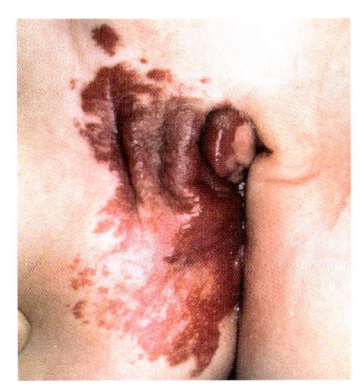
【軀幹・四肢】
第4章 陰部（p.272）

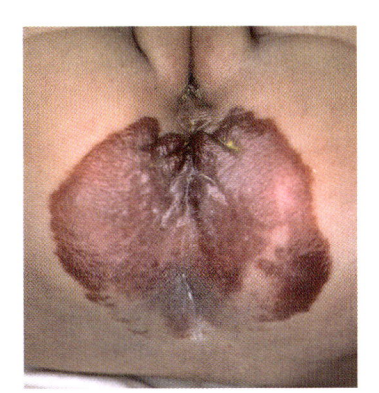
【軀幹・四肢】
第5章 臀部・肛囲（p.305）

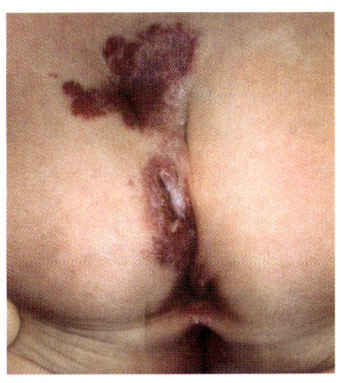
【軀幹・四肢】
第5章 臀部・肛囲（p.305）

※青字は『好発部位でみる皮膚疾患アトラス 頭部・顔』の章・ページ番号

3．肛囲と臀部皮膚の解剖学

今山 修平

はじめに

本項では，

1. 臀部の表面とマクロ解剖学（図1）
2. 肛門のマクロ解剖学（図2）と組織学（図3）

を解説する．

臀 部

◆ A. 表面解剖学（図1）

足を揃えて気をつけ！をすると，大臀筋 Gluteal maximus が収縮して骨盤 Pelvis が起き，脊椎 Vertebral column/Spine/Backbone が立ち，大腿 Thigh が伸びて，背筋が伸びる．

ヒトでは大臀筋が，霊長類（サル・類人猿・ヒト）中最もよく発達しているが，そのことにより，立って歩くという劇的変化≒進化が可能になった．立位には座位が必須（立ち尽くめは無理）であるため，荷重を受けても分散しにくい（座布団のような）被膜を持つ脂肪筋膜 Adipose fascia も同時に発達した，と考えられる．

すなわち臀部 / おしり Hip/Buttocks の丸い膨らみは，大きな大臀筋群 Gluteal group と厚い脂肪筋膜が，骨盤の左右の寛骨 Innominate 後面の陥凹に収まりきらず突出したことによる．

上記のとおり大臀筋と脂肪筋膜は立って歩く，ヒト共通の物理基盤であるため，筋がよく発達した運動選手でさえ臀部の丸みに大差はないが，立てない状態が続くとヒトの尻はみる間にそげる．

これでわかるように臀部の丸い膨らみは，ヒ

トの，立って歩く動物としての基本能力を直に反映する．このため意識への遡上の有無にかかわらず，個体の生命力（性的能力を含む）評価の指標として機能している．

表面解剖学的に臀部/おしりは，上は左右の腸骨/寛骨の稜線から，下はほぼ水平になだらかな弧を描く皮膚の折れ目：臀溝 Gluteal sulcus/fold までを言う（図1）．

> **参考1**
> 骨盤 Pelvis は，正中背側の (a) 仙骨 Sacrum と (b) 尾骨 Coccyx と，左右対称に丸く取り囲む (c) 腸骨 Ilium と (d) 坐骨 Ischium と (e) 恥骨 Pubis から成る．後者の (c) (d) (e) は，互いに硬く結合して一連の壁のようにみえるため，扁平な / 平たい / 広い骨 = 寛骨 Hip bones/Innominate と呼ばれる（→図2）．

> **参考2**
> Fascia は筋膜と訳されるが，異なる組織・器官・臓器を隔てる膜様の結合組織のことであり，筋を意味してはいない．すなわち Superficial fascia 浅筋膜とは，異なった組織（皮膚と骨・筋・陰茎海綿体など）をゆるく接合する疎性結合組織のことであり，Fascia 筋膜とは（筋肉を包む真の筋膜を含めて）稠密結合組織のことである．

◆ B. 解剖学（図1）

臀部の丸みの責任者：脂肪筋膜と大臀筋を，剥離してみえてくる順に説明する（図1）．

1）皮下脂肪＝脂肪筋膜

臀部に皮切を入れて皮下脂肪層を進んでいくと急に個々の脂肪の塊（←組織学の脂肪小葉がさらに集合した肉眼的な塊）が大きく（拇指頭大ほどに）なり，塊の隔壁 and/or 塊を束ねる線維束も太く白くなる．脂肪層をさらに進むと線維束が明瞭な束になって，大臀筋の，平行に走る筋束の間の結合組織に入りこんで終わる．このため脂肪層の結合組織が筋膜と融合してみ

える．**大臀筋の側からみると，大臀筋の筋膜が線維束の間に脂肪組織を大量に取り込んだとも言える．大臀筋の筋膜に連なる線維束で束ねられた臀部の厚い脂肪層は脂肪筋膜と呼ばれ，大臀筋と連動して「ずれない座布団」のように大臀筋を包む．**

2）筋／靱帯／筋膜

①大臀筋群➡図1 ⓐⓑⓒ（ⓓⓔⓕ）

大臀筋群とは，ⓐ**大臀筋 Gluteus maximus**，ⓑ**中臀筋 Gluteus medius**，ⓒ**小臀筋 Gluteus minimus**，ⓓ**大腿筋膜張筋 Tensor fasciae latae** を指す．

これらの大・中・小臀筋ⓐⓑⓒは，腸骨の後面と外側を厚く膨らむように覆いながら**大腿骨 Femur の大転子 Greater trochanter/Trochanter major** に終わるが，一部はそれを越えて下行してⓔ**腸脛靱帯 Iliotibial tract/band** に連なる．大腿筋膜張筋ⓓは（大臀筋と同じ部位から起きて）腸骨の外側縁を覆いながら下行して（大臀筋の一部もそれに終わる）腸脛靱帯ⓔに入る．各筋の起始と神経支配を概述する（図1）．

ⓐ**大臀筋**：臀部／おしりの形を生み出す大きな筋で，**寛骨～腰背筋膜～仙骨・尾骨～仙結節靱帯**から起きて，その幅のまま，平行に並んだ，太く明瞭な筋束が外側下方へ走る．このため平行四辺形にみえる．筋の先端は大腿骨の大転子を越え，上の過半がⓕ**大腿筋膜 Fascia lata** に，下部は大腿骨の**臀筋粗面 Gluteal tuberosity** の**第3転子 Third trochanter** に終わる．**下臀神経 Inferior gluteal nerve**（L5, S1-2）支配を受ける．

大臀筋が大転子を乗り越えるあたりには大小の粘液嚢（**大臀筋大腿骨嚢 Glutaeofemoral bursa**）が介在していて，筋・腱⇄大転子との摩擦を緩衝している．これと同様の粘液嚢は，以下の**中臀筋**ⓑ，**小臀筋**ⓒと大転子の間にもあり，やはり筋・腱⇄骨突起との摩擦を緩衝すると考えられる．

ⓑ**中臀筋**：上端はみえている（図1）が大部分

は大臀筋の下にある．**腸骨内上側～腸骨稜**にかけて**大腿筋膜**ⓕから広く起きて，大腿骨の大転子を包むようにして終わる．やはり，ひとつひとつの筋束が明瞭な大きな筋で，大転子をかなめに半開きにした扇のようにみえる．**上臀神経 Superior gluteal nerve**（L4-5，S1）の支配を受ける．

ⓒ**小臀筋**：ほぼ完全に中臀筋に覆われている．腸骨の後面中央の陥凹領域から広く出て大転子の前縁の狭い部分に収斂する平たい筋で，大転子を頂点にした三角形にみえる．同じく上臀神経の支配を受ける．

ⓓ**大腿筋膜張筋**：腸骨の**前腸骨棘 Anterior iliac spine** の外側から起きて下行し，大転子の前を通過して**腸脛靱帯**ⓔに終わる細長い筋である．その腸脛靱帯は膝を越えて**脛骨 Tibia** 外側の**腸脛靱帯粗面 Lateral tubercle/Gerdy's tubercle** に終わる．同じく上臀神経の支配を受ける．

以下のⓔⓕは大臀筋群に含まれない．

ⓔ**腸脛靱帯**：起始は筋であるが，下方の大部分は靱帯であるため，この名がある．**腸骨稜 Iliac crest** の前側結節あたりから縦長の筋として始まって大腿外側を下行し，次第に膠原線維束から成る太く強力な線維索／腱になって脛骨外側の腸脛靱帯粗面に終わる．**大腿筋膜**ⓕを縦方向に補強する筋／靱帯とも言える．

ⓕ**大腿筋膜**：臀部～大腿を全周性に包んで封入する，強い張力を発揮する筋膜＝稠密結合組織である．部分的に厚さが異なり，大腿の上部と外側のあたりでは，**大臀筋**ⓐからの線維が伸びているためと，**大腿筋膜張筋**ⓓが層間に挿入されているために，厚くなっていて白くみえる．

②大臀筋群の下の筋➡図1 ⓖⓗⓘⓙⓚ

ⓖ**梨状筋 Piriformis**：第2-4仙骨前面から始まり，水平に走って**大坐骨孔 Greater sciatic foramen** を抜け，骨盤の後面に出て臀部の筋となり，大腿骨の大転子の尖端部に終わる．**仙骨神経叢 Sacral nerve plexus** からの支配を受ける．以下のⓗⓘⓙⓚもすべて仙骨神経叢からの枝を受けている．

臀部/おしり Hip/Buttocks

**脂肪筋膜の下に現れる
大/中臀筋**

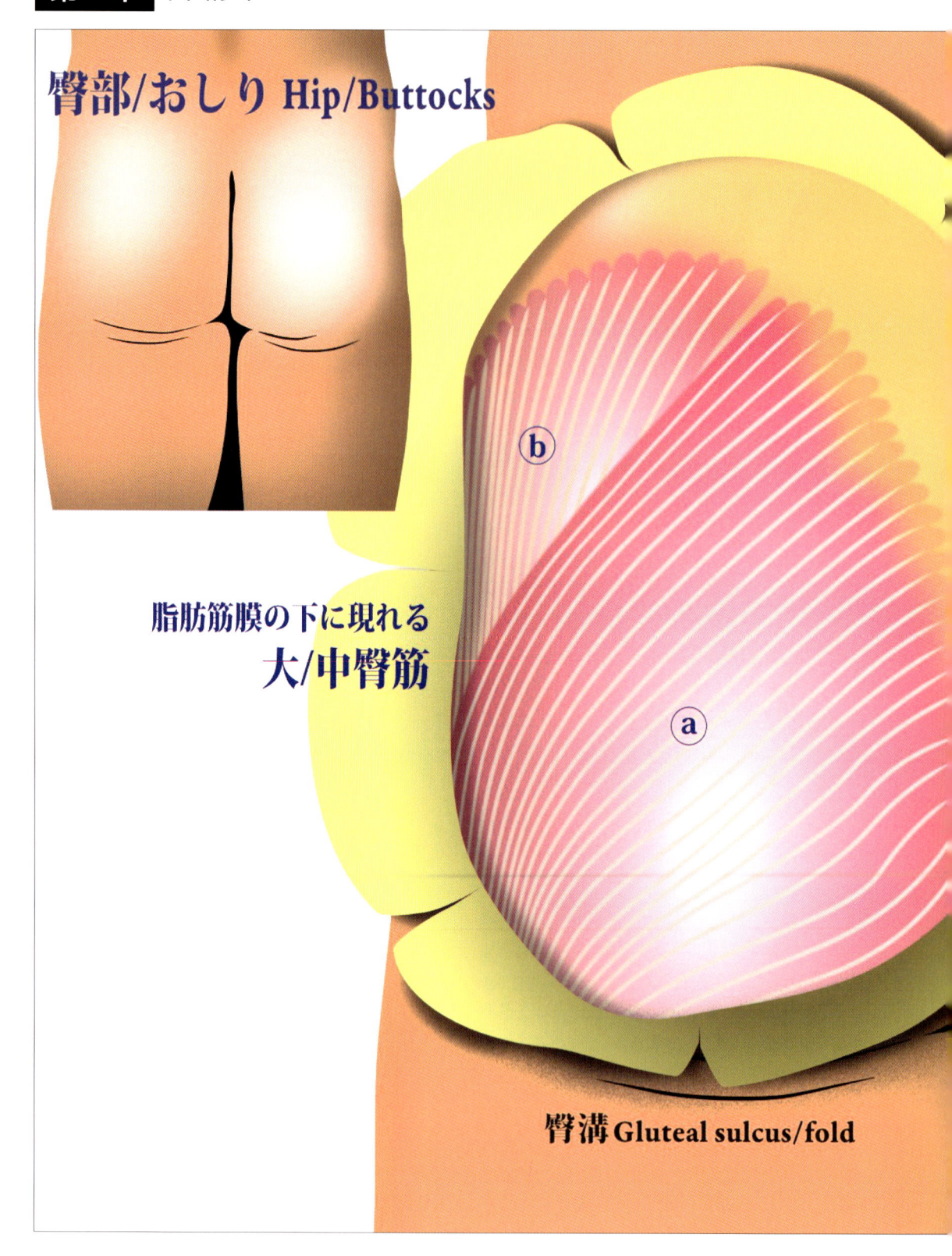

臀溝 Gluteal sulcus/fold

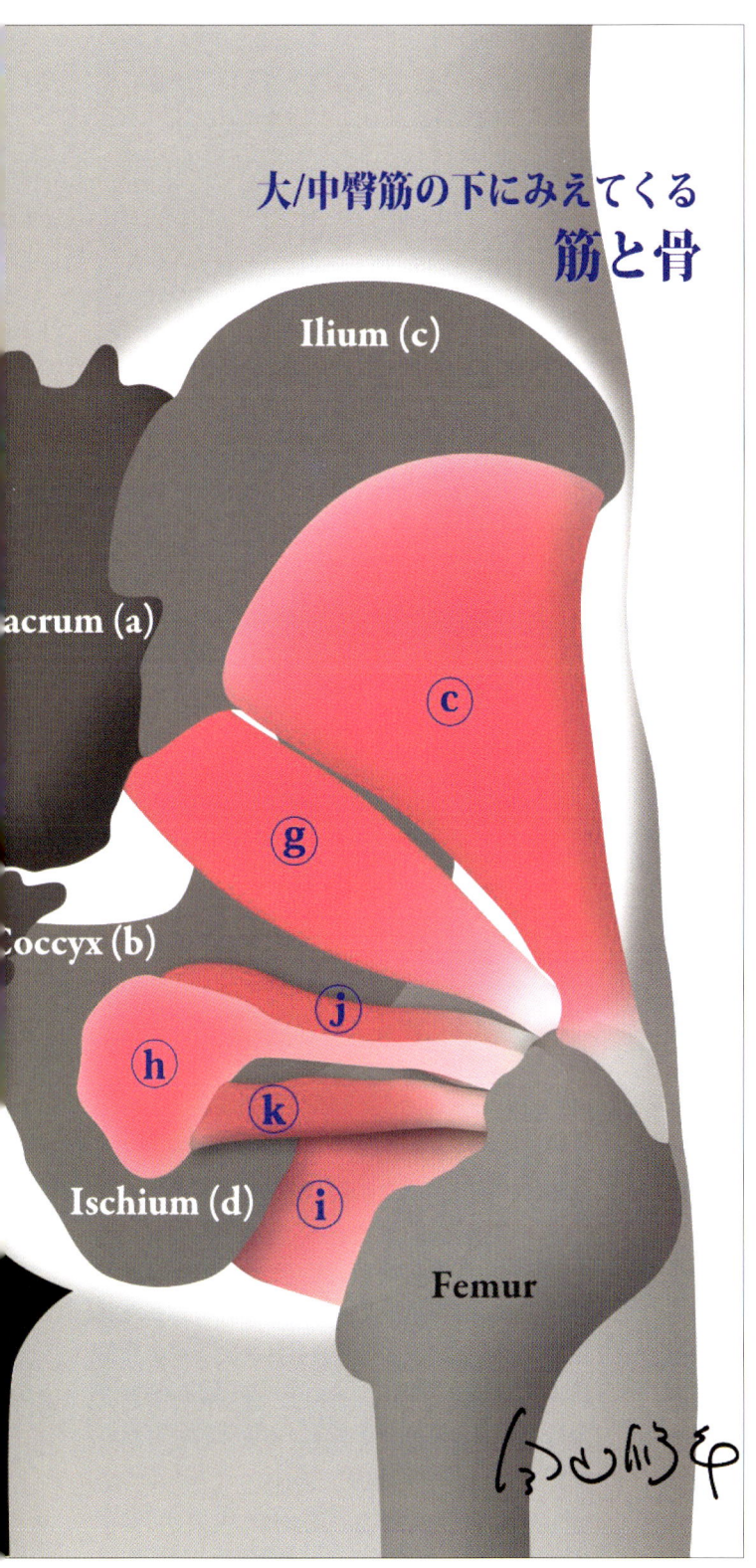

大/中臀筋の下にみえてくる
筋と骨

Ilium (c)

Sacrum (a)

Coccyx (b)

Ischium (d)

Femur

ⓒ

ⓖ

ⓙ

ⓗ

ⓚ

ⓘ

図1 臀部／おしりの解剖

左上：臀部／おしり
上は左右の腸骨／寛骨 Ilium/Innominate の稜線から，下は水平な弧状の臀溝 Gluteal sulcus/fold まで．

左：脂肪筋膜と大臀筋
臀部に皮切を入れて脂肪層の剥離を進めると，脂肪塊を束ねる線維束が太い束になって，大臀筋ⓐ（上端は中臀筋ⓑ）の（平行に走る太い）筋束の間の結合組織＝筋膜に終わる．
大・中臀筋の筋膜に連なる線維束で束ねられた脂肪層＝脂肪筋膜は「ずれない座布団」として主に大臀筋を守る．
大・中臀筋の平行な白線は筋束間の線維＝筋膜を示す．

右：下方の筋群と骨盤
大・中臀筋を剥離すると，皿のような腸骨陥凹を埋める小臀筋ⓒがみえる．
梨状筋ⓖは，大坐骨孔から骨盤後面に出てきて大腿骨の大転子尖端に終わる．この筋の下を坐骨神経が通過するので圧迫で症状が出る（梨状筋症候群）．
下方の内閉鎖筋ⓗと，上双子筋ⓙと下双子筋ⓚは合流して大転子内側の転子窩に終わる．その前方には坐骨結節から水平に外側に走る大腿方形筋ⓘが大腿骨の大転子と小転子の間の転子間稜に付着して終わる．

ⓐ大臀筋 Gluteus maximus
ⓑ中臀筋 Gluteus medius
ⓒ小臀筋 Gluteus minimus
ⓓ大腿筋膜張筋 Tensor fasciae latae（みえない）
ⓔ腸脛靭帯 Iliotibial tract/ban（みえない）
ⓕ大腿筋膜 Fascia lata（みえない）
ⓖ梨状筋 Piriformis
ⓗ内閉鎖筋 Obturator internus
ⓘ大腿方形筋 Quadratus femoris
ⓙ上双子筋 Superior gemellus
ⓚ下双子筋 Inferior gemellus

(a) 仙骨 Sacrum
(b) 尾骨 Coccyx
(c) 腸骨 Ilium
(d) 坐骨 Ischium
(e) 恥骨 Pubis（みえない）
(c)＋(d)＋(e)＝寛骨（扁平な／平たい／広い骨）Hip bones/Innominate

ⓗ内閉鎖筋 Obturator internus：寛骨内面から起きる筋であるが，小坐骨孔 Lesser sciatic foramen から骨盤の後面に出て臀部に入り，腱になって寛骨臼部を回って大腿骨の**大転子**のすぐ内側の**転子窩 Trochanteric fossa** に終わる．

ⓘ大腿方形筋 Quadratus femoris：**坐骨結節**から起きて水平に外側に走り，大腿骨の大転子と小転子の間の，ザラザラに隆起した**転子間稜 Intertrochanteric crest** に細長く付着して終わる．このため四角形にみえてこの名がある．

ⓙ上双子筋 Superior gemellus：**坐骨棘**から起き，**下双子筋**ⓚと合流して（内閉鎖筋ⓗと同じ）大転子のすぐ内側の**転子窩**に終わる．

ⓚ下双子筋 Inferior gemellus：こちらは**坐骨結節**から起きるが上双子筋ⓙと合流して，（結局，ⓗⓙⓚは）大転子のすぐ内側の**転子窩**に終わる．

3) 筋／靱帯／筋膜の機能

　言うまでもなく骨格筋は，複数の筋と協調して収縮・弛緩して動作を遂行するが，上記の**臀部の筋群**が股関節 Femoroacetabular joint/ Hip joint をいかに動かして体勢を維持するかを概述する．

　一般の関節動作の表現と同じく，股関節も，

❶**屈曲 flexion**：大腿・膝をおなかに近づけるように持ち上げる動作

❷**外側／側方回旋 lateral rotation**：座禅で座るように脚を開く動作

❸**内側回旋 medial rotation**：❷の逆に内側に戻す動作

❹**外転 abduction**：大腿を横方向に広げる ≒外側に移動させる動作

❺**内転 adduction**：❹の逆に大腿を正中に戻す動作

と表現される．

①**大臀筋群**ⓐⓑⓒⓓ：大臀筋ⓐの収縮は股関節を伸展させるから，両側同時に収縮すると**骨盤**が起きて**脊椎**が立ち**大腿**が伸びる．同時に**大腿筋膜張筋**ⓓと**腸脛靱帯**ⓔの収縮は脛骨におよん

で**大腿筋膜**ⓕが緊張する．**気をつけ！**すると ⓐⓓⓔⓕの収縮と緊張を実感できる（→ⓑⓒは下記）．これでわかるように大臀筋は**2本足／脚で立つ姿勢維持の主役**である．拮抗筋は寛骨内側の**腸腰筋 Iliopsoas**（＝大腰筋 Psoas major ＋小腰筋 Psoas minor ＋腸骨筋 Iliacus）であるが，骨盤内にあって臀部に含まれないので省く．

　中臀筋ⓑと**小臀筋**ⓒは股関節の**外転・屈曲・伸展**に関わる．最も重要な機能は，立位と歩行／走行中に骨盤が揺れないようにバランスを保つことで，これが損なわれると円滑な体重移動ができなくなる（→付：臨床との関係）．

　大腿筋膜張筋ⓓも（大腿筋膜ⓕ内を縦に走る）**腸脛靱帯**ⓔも，大臀筋ⓐの一部の線維（上述）と共に，股関節の**屈曲・伸展，外側回旋・内側回旋，外転**に関与し，（脛骨外側の付着部を介して）**膝関節 Knee joint** を安定させ，立位と歩行・走行に寄与している．

②**大臀筋群の下層の筋**ⓖⓗⓘⓙⓚ：臀部代表の**大臀筋群**（上記）以外の**筋群**ⓖⓗⓘⓙⓚも，大腿の**外転，外側回旋，伸展**の動作に関わる．たとえば**梨状筋**ⓖは大腿を**外側回旋**させ，大腿を後ろに引き**外転**させる．**大腿方形筋**ⓘも大臀筋と共に**外側回旋**に寄与する．臀部に含まれない（骨盤内や大腿に位置する）筋は省略した．

付) 臨床との関係

　臀部の解剖に直接関わる臨床事象を3つ概説する．

①**筋注と運動障害**：臀部の上外側 superolateral 領域は，皮下脂肪層の下に厚い筋層の**大・中臀筋**ⓐⓑがあり，神経と血管の走行が少ないので**筋肉内注射**によく使われる．しかし，注射針が深く達したり（小児で）筋の発達が悪かったりすると，**上臀神経**を損傷したり，**上臀動脈 Superior gluteal artery** からの出血を起こして運動障害を起こすことがある．

②**トレンデレンブルグ歩行／徴候 Trendelenburg gait/sign**：**中臀筋**ⓑ（＋小臀筋ⓒ）の筋力が落ちると，患側肢で片脚立ちした時に，骨盤の水平位置を維持できないために反対側＝遊

脚側の骨盤が落ちる．このため安定した水平な歩行ができない．

③**梨状筋症候群 Piriformis syndrome**：骨盤内から臀部に出てくる**坐骨神経 Sciatic nerve**の太い束は**梨状筋**ⓖの下を通過する．このため**梨状筋**の圧迫を受けて，**坐骨神経**の分布領域（臀部〜股関節〜大腿後面）に放散する放射状の痛みやしびれを生じることがある．**大腿を内旋させると梨状筋**ⓖが伸びて神経圧迫が強くなるので痛みが増す．

肛門とその周囲

◆ A. 肛門と周囲皮膚の表面解剖学（図2）

肛門 Anus は立位ではみえないが，両手をついて四つ足になると**臀部**中央の小高い**尾骨 Coccyx** の下，**臀裂 Natal cleft** の中にみえてくる（図2）．

この姿勢で尾骨下端を指で押しながらまっすぐ下に向かうと，尾骨から肛門に走る**肛門括約筋の浅層**（図2 ④）を触知できる．今度は尾骨下端から外側水平に，強く押しながら進むと，斜めに下行する**大臀筋の下縁**（図2 ⓐ）を指でたどれる．

指で押すと，この**肛門周囲皮膚 Perianal skin** が容易に凹むのは，この部の皮膚が，内部臓器を封入する張力を受け持っていないことによる．ふつう皮膚では，真皮網状層が，内部臓器封入のための強い張力を発揮しており，このため指がめり込むことはない．

肛門周囲皮膚は円筒形の**骨盤腔 Pelvic cavity** の底にあるが，骨盤腔の円筒（を胎児が通過する）の側面は360°骨が取り囲み，天井は**腹膜 Peritoneum** が蓋になって内部臓器を封鎖している．このため，円筒の底の皮膚には内腔／腹腔圧がかからない．その円筒の中には腹膜を出てきた直腸〜肛門と脂肪組織しかないから（胎児も通過できるほど）である．

ところで**肛門周囲皮膚**の範囲に関しては共有される定義がない．一応，American Joint Committee on Cancer（2002）が腫瘍の部位分類のために，（肛門を指で広げるとみえてくる）皮膚と粘膜の境界：肛門皮膚腺（ヒルトン線）（→次項）から 5-6 cm の範囲と定義しているが，これでは外陰部（陰嚢／陰唇）が含まれる．

肛門はふだん，ヒダを成して閉じている．肛門を縁取る輪状の堤防状隆起には**肛門輪／痔輪 Haemorrhoidal zone/Anulus haemorrhoidalis** の名称がある（図2）．菊の花のような模様は肛門括約筋（図2 ⑦④）の収縮によるヒダである．

> **参考3**
> 多くの場合，皮膚科にて臀部と肛門周囲を診る時は，両手をベッドにつく姿勢で後方から（←泌尿器科／婦人科では仰臥位にて陰部／会陰／臀部を）診ると思われるので，本項と図2は，この姿位にて記述する．

> **参考4**
> 周知のとおり，尾骨を頂点に，左右の（丸く硬く触れる）**坐骨結節 Ischial tuberosity** と，下端の（押すとたどれる）**恥骨結合 Pubic symphysis** の，4頂点で描く菱形を広義の会陰 Perineum と呼ぶ．骨盤出口 Pelvic outlet/exit のことでもある．狭義あるいは臨床的に，肛門と外陰部の間（分娩時の会陰切開はこの部位）を指すこともある．

◆ B. 解剖学（図2，3）

1. 肛門の筋／肛門に終わる筋

皮膚側からみえてくる順に肛門を支える筋を説明する（図2）．まず肛門の皮下脂肪層の中に**外肛門括約筋 Sphincter ani externus**（⑦皮下層 Subcutaneous，④浅層 Superficial，⑦深層 Deep）がある．⑦④⑦はほとんどが遅筋（type Ⅰ）で，肛門の持続的閉鎖によく適応しているが，興味深いことに小児では**速筋**（type Ⅱ）が多い．

脂肪の充満した**坐骨直腸窩 Ischiorectal fossa** に入って脂肪を取り除くと，広い膜のような，**⑦肛門挙筋 Levator ani** がみえてくる．ここまでの⑦④⑦⑦はすべて**横紋筋**である．

肛門・直腸に戻って，肛門・直腸を包む**直腸傍結合組織 Paraproctium** の脂肪組織を除くと，肛門・直腸を同心円状に包む**⑦内肛門括約**

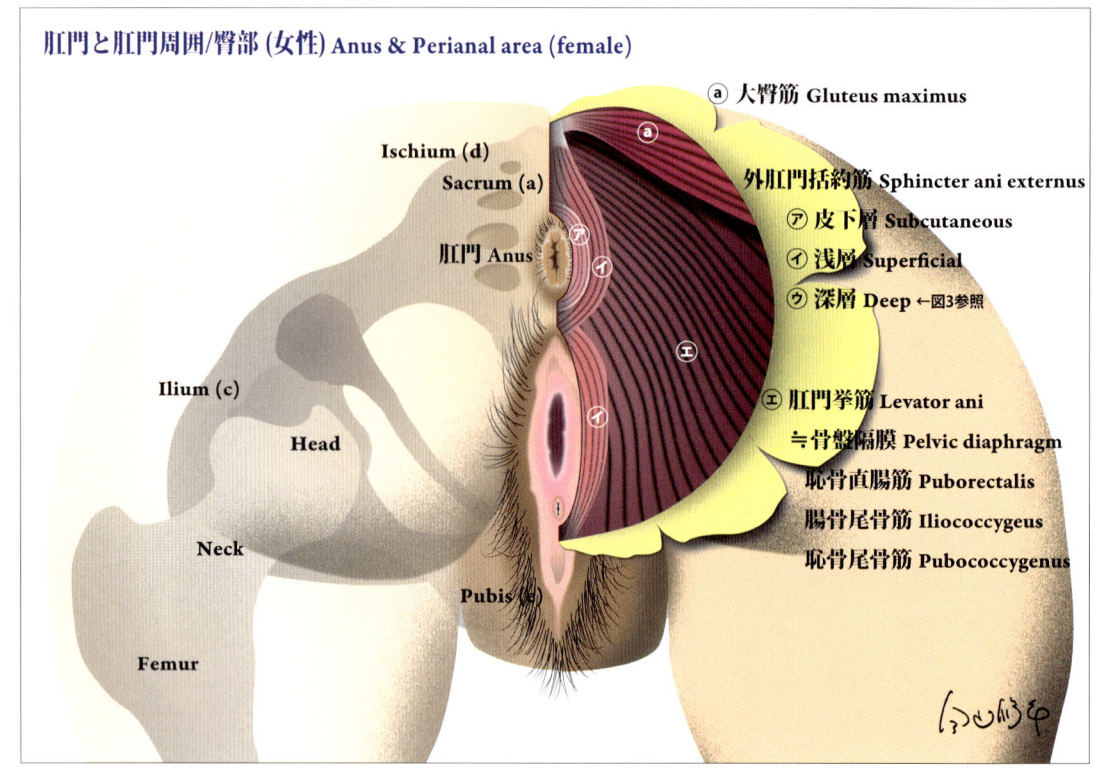

肛門と肛門周囲/臀部 (女性) Anus & Perianal area (female)

Ischium (d)
Sacrum (a)
肛門 Anus
Ilium (c)
Head
Neck
Pubis (e)
Femur

ⓐ 大臀筋 Gluteus maximus
外肛門括約筋 Sphincter ani externus
㋐ 皮下層 Subcutaneous
㋑ 浅層 Superficial
㋒ 深層 Deep ←図3参照
㋓ 肛門挙筋 Levator ani
≒骨盤隔膜 Pelvic diaphragm
恥骨直腸筋 Puborectalis
腸骨尾骨筋 Iliococcygeus
恥骨尾骨筋 Pubococcygenus

図2 肛門と周囲皮膚の解剖学
両手をつくと，肛門が中央の小高い尾骨の真下にみえる．この姿勢でみえる肛門輪／痔輪の入口が肛門口で，その周囲は，下方の外陰部から続く恥毛／陰毛に囲まれる．尾骨下端から水平に外に指を進めると大臀筋ⓐの下縁がわかる．
尾骨下端を指で押しながら下に向かうと，細い肛門括約筋の浅層㋑が硬く触知される．この筋㋑は，尾骨から伸びる線維性の肛門尾骨中隔として下行し，肛門を挟んで通過した後，交差して外陰（陰茎／大陰唇）を挟んで8の字を成し，皮膚内と尿生殖隔膜に終わる．
脂肪組織を除去すると，皮膚からみるとテントのような／腹腔側からみると漏斗のような広い板状の肛門挙筋㋓がみえてくる．筋は中央の肛門・直腸・前立腺／膣に収斂して骨盤出口を塞ぐことから骨盤隔膜の名もある．

筋 Internal anal sphincter がみえてくる．これは平滑筋で，消化管の平滑筋が肛門直前で厚くなったものである．

以下，個々の筋を説明する．

㋐皮下層（横紋筋）：最表層部は肛門の縁の皮下脂肪層の中にあって，肛門を同心円状に平たく取り囲み肛門を閉じる．

㋑浅層（横紋筋）：指でたどれる細長く強い筋で，肛門を後方（尾骨側）に牽引している．尾骨から伸びる線維性の肛門尾骨中隔 Anococcygeal ligament/body/raphe（肛門挙筋も終わる）として下行し，肛門を挟むように通過した後，左右交差して外陰（陰茎／大陰唇）を挟んで8の字を成し，皮膚内と尿生殖隔膜 Urogenital

diaphragm に終わる．

㋒深層（横紋筋）：直腸を直に取り囲む平滑筋層の内肛門括約筋を補強するように同心円状に取り囲む．これらはすべて第4仙骨神経と陰部神経 Pudendal nerve の枝の支配を受けている．

㋓肛門挙筋（横紋筋）：3つの筋すなわち恥骨直腸筋 Puborectalis，腸骨尾骨筋 Iliococcygeus，恥骨尾骨筋 Pubococcygeus に分ける場合と，肛門挙筋と尾骨筋 coccygicus に分けることもある．いずれにせよ骨盤内面の，坐骨棘の左右両側から恥骨結合の裏面までを結ぶ円周線から起きて，中央の肛門・直腸・前立腺／膣に収斂する（皮膚からみるとテントのよ

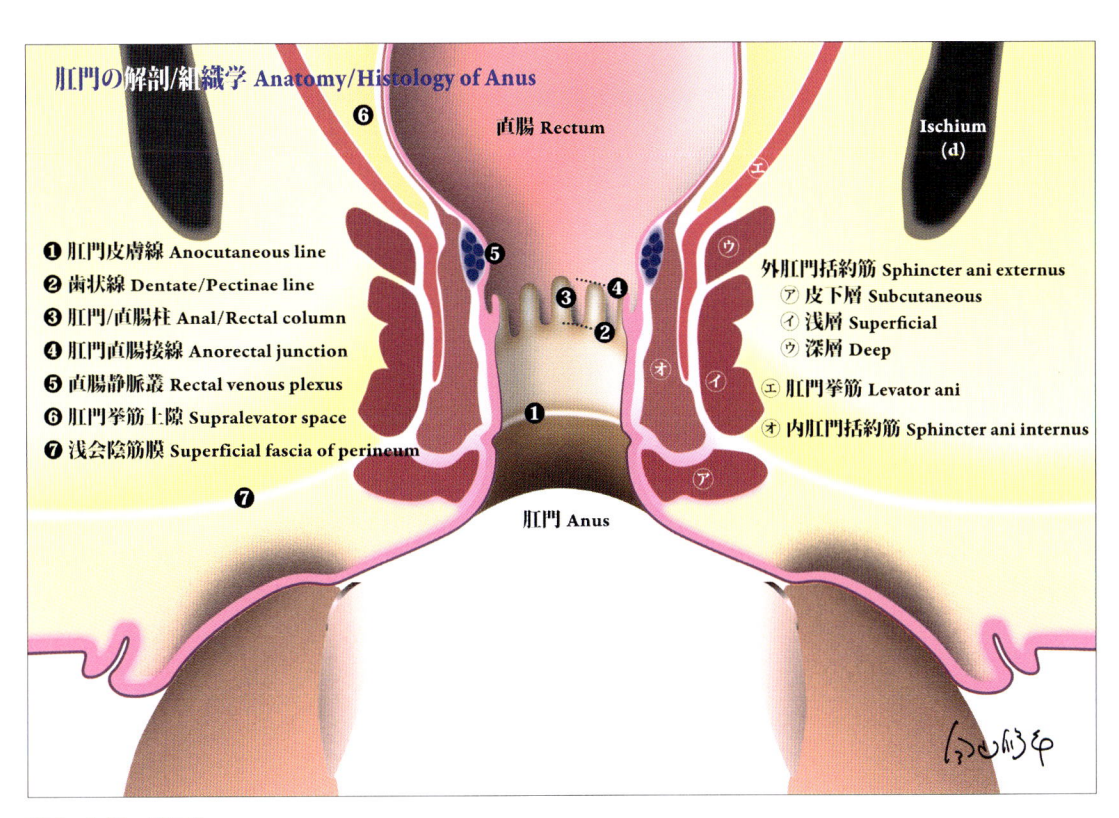

肛門の解剖/組織学 Anatomy/Histology of Anus

直腸 Rectum

Ischium (d)

❶ 肛門皮膚線 Anocutaneous line
❷ 歯状線 Dentate/Pectinae line
❸ 肛門/直腸柱 Anal/Rectal column
❹ 肛門直腸接線 Anorectal junction
❺ 直腸静脈叢 Rectal venous plexus
❻ 肛門挙筋上隙 Supralevator space
❼ 浅会陰筋膜 Superficial fascia of perineum

外肛門括約筋 Sphincter ani externus
　㋐ 皮下層 Subcutaneous
　㋑ 浅層 Superficial
　㋒ 深層 Deep
　㋓ 肛門挙筋 Levator ani
　㋔ 内肛門括約筋 Sphincter ani internus

肛門 Anus

図3　肛門の組織学
手指で肛門周囲皮膚を押し広げても肛門管が開くことはないが，内腔面を示すために開いた状態を示す．
肛門は孔とは言え（閉じている時の）表面から1 cm程は皮膚のまま縦に内方に落ち込んだ皮膚（肛門周囲/皮膚域）である．肛門に近づくにつれて恥毛/陰毛が細く短く色のないうぶ毛に変化して無毛になる．
さらに強く広げると，真の肛門（肛門管）を取り囲むように帯状に白い線（肛門皮膚線/ヒルトン白線）がみえ，それより奥の約15 mm幅は紫色を帯びた淡紅色の平たい重層扁平上皮の領域である．内肛門括約筋の下端の高さである．ここまでは皮膚と同じ外胚葉領域である．
この平坦な扁平上皮域は15 mm程続いて，歯状線と呼ばれる凸凹の境界が現れる．これは，同じ長さで長軸方向に並ぶ畝のような肛門/直腸柱と，それに挟まれた溝/谷間の肛門/直腸洞の下端が織りなす凸凹の線である．この肛門柱/洞が途切れると，突然に直腸に移行する．

うな/腹腔側からみると漏斗のような）筋板である．テント/漏斗のように骨盤出口を塞ぐことから骨盤隔膜 Pelvic diaphragm の別名もある．テントの頂点/中心は，肛門と直腸壁そして外陰（前立腺/膣）に密着している．仙骨神経叢 Sacral plexus の主に第2，3仙骨神経の枝の支配を受ける．

㋔内肛門括約筋（平滑筋）：直腸を取り巻く輪状の平滑筋が肛門の近傍では厚く取り囲むようになったもの．内腔からみると，肛門内腔の皮膚と粘膜移行部の肛門皮膚線（ヒルトン白線）の高さに相当する．直腸内圧が上がるとこの筋が弛緩して（直腸肛門反射 Rectoanal reflex）排便が可能になる．

◆ **C. 組織学**（図3）

1. 肛門周囲→肛門管→直腸の上皮

　（かつての直腸診のように）手袋をして指を入れるとよくわかるが，強く締めつけられる肛門狭窄部を肛門管 Anal canal と言う．以下，表面からみえる順に肛門管を説明するが，肛門管の各分節①②③については（歴史のある医学分野でしばしば起きるように）異なる用語が存在するので，それらを併記しながら説明する（図3）．

①肛門周囲/皮膚域 Perianal zone/Skin zone
　両手をついた姿勢でみえる肛門輪/痔輪の入口は肛門口 Anal Orifice，入口の境界線（実

7

今山修平コレクション

際にはない）は**肛門縁 Anal verge** と呼ばれる．自然にみえる肛門周囲は，下方の外陰部から続く**恥毛／陰毛 Pubic hair/Pubes** に囲まれている（図2）．手指でヒダを押し広げてみると，肛門に入っても表面から約8(5-10)mm の周囲／皮膚域は皮膚のまま，すなわち表面のヒダのままに縦に内方に落ち込んでいる．

　よくみると周囲皮膚は肛門に近づくと急に，恥毛／陰毛が細く短く色のないうぶ毛に変化し，遂に無毛になる（←拡大すると透明で細かいうぶ毛がある）ようすを確認できる．同時に，表皮が光沢を持ち薄くなるため個々の毛包の輪郭がよくわかる．毛包には**脂腺 Sebaceous gland** と**アポクリン腺 Apocrine gland** が発達している．この部にはアポクリン腺によく似た**肛門陰部汗腺 Anogenital sweat gland** と呼ばれる汗腺（アポクリン腺と考えられる）があり，**乳頭状汗腺腫 Papillary hidradenoma** の母地とされている．

　さらに肛門に近づくと**メラノサイト Melanocyte** が増えて（白人でも）褐色調が強くなる．圧覚終末の**パチニ小体 Pacinian corpuscle** が多いことも特徴的である．

②**扁平上皮域／移行域／肛門上皮 Squamous zone/Transitional zone/Anoderm**

　その先は約15mm 幅に，（赤唇に似た）重層扁平上皮の領域があり，紫色を帯びた淡紅色で，付属器がない．特別に**肛門上皮 Anoderm** と呼ばれるが，この扁平上皮は角化せず，基底面に乳頭の凹凸がほとんどない平たい粘膜の重層扁平上皮細胞層で，下／皮膚側の肛門周囲皮膚の表皮と，上／直腸側の直腸粘膜との，中間の厚さである．

　前の皮膚域（約8mm）と，この扁平上皮域（約15mm）との境界は白い線のようにみえて，**肛門皮膚線 Anocutaneous line**（ヒルトン白線 **White line of Hilton**）と呼ばれる．丁度，**内肛門括約筋 Internal anal sphincter** ㋒の下端に相当する．（手袋をして）差し込んだ指を最も強く締めつける領域でもある．

　この扁平上皮層内にはランゲルハンス

Langerhans 細胞，メルケル Merkel 細胞，T 細胞などが存在する．粘膜下層は密な結合組織で，上／内側の直腸の粘膜下層が疎であるのと対照的である．

　ここまで，すなわち肛門の皮膚域①～扁平上皮域②までは外胚葉 **Ectoderm** 由来であるため，解剖学的 **Anatomical** 肛門管と言うことがある．

③**柱状域／肛門櫛／肛門移行域 Columnar zone/Anal pecten/Anal transitional zone（ATZ）**

　上記の扁平上皮域②の上端には，肉眼的に明らかな凹凸が境界を成していて**歯状線 Dentate/Pectinate line** と呼ばれる．この線より上／直腸側に，同じ長さで長軸方向に並ぶ，突出した稜／畝／柱のような**肛門／直腸柱 Anal/Rectal column** と，それに挟まれた溝／洞のような**肛門／直腸洞 Anal/Rectal sinus** の下端が織りなす凸凹の線である（←この柱と洞の領域を **ATZ** と記載している教書もある）．

　歯状線の上の柱と洞は，直腸と同じ**内胚葉 Endoderm** 由来であるから，この線は，下の（皮膚域①～扁平上皮域②の）外胚葉由来領域との接線でもある．しかし外科的には，ここまでを含めた，すなわち皮膚域①～扁平上皮域②（外胚葉）～柱状域③（内胚葉）までを外科的 **Surgical** 肛門管と呼ぶ．上端の境界は，肛門挙筋㋓の付着部に相当しており，直視下にもよくわかるためか，本邦では**外科的肛門管**の方が広く用いられるようである．

　さらに名称が混乱しやすいが，上記の，同列に並んだ肛門／直腸柱の下端は（下の扁平上皮域②の）平坦な粘膜面に小さく突出してみえるので**肛門乳頭 Anal papilla**，それに挟まれた肛門／直腸洞の下端は陥凹した小窩にみえるので**肛門陰窩 Anal crypt** と呼び，乳頭と陰窩の凸凹が成す折り目を**肛門弁 Anal valve** と呼ぶことがある．

　その肛門陰窩には**肛門腺 Anal gland** の導管が開口している．肛門腺は2～3層の粘液分泌細胞を持つ管状腺で，分泌部は粘膜下に位置

表1　肛門と直腸の動脈・静脈・リンパ管・神経

	肛門管の，皮膚〜粘膜移行域（歯状線）まで ⇒外胚葉	肛門管の，歯状線より上（柱状域＝直腸側） ⇒内胚葉
動脈	下（＋中）直腸動脈 Inferior（＋ middle）rectal A.	上（＋中）直腸動脈 Superior（＋ middle）rectal A.
静脈	下直腸静脈 Inferior rectal V. 　　→内陰部静脈→下腎静脈→大静脈 Vena cava	上直腸静脈 Superior rectal V. 　　　　→下腸間膜静脈→門脈 Portal V.
リンパ管	浅鼠径リンパ節 Superficial inguinal lymph nodes	内腸骨リンパ節 Internal iliac lymph nodes
神経	下直腸神経 Inferior rectal nerve ＝知覚運動神経⇒痛・温・触・圧覚	下胃下神経叢 Inferior hypogastric plexus ＝内臓神経⇒知覚（−），緊張

左側に外からみえる肛門の皮膚領域＝外胚葉由来を，右側には消化管領域の直腸＝内胚葉由来を示す．

するが，時に内括約筋の中まで伸びる．周囲にリンパ濾胞を持つ密なリンパ球浸潤を伴うことがある．これは便や細菌などにより閉塞して肛門周囲膿瘍 Perianal abscess や瘻孔 Fistula の母地になると推測されている．

この歯状線のあたりで粘膜上皮から直腸上皮への移行が起きる．重層扁平上皮の中に単層円柱上皮が急に出現する．興味深いことに，しばしば重層扁平上皮の最上層の細胞が円柱状⇌立方状⇌扁平に化生するなど，一般の扁平上皮ではみられない妙な上皮組織がみられることがある．

前述の，肛門/直腸柱と洞が長軸方向に並んで内腔を閉じたり開いたりした後，その上方は急に，抵抗なく拡大した直腸 Rectum に移行する．柱と洞が消える上端の，直腸移行部を結ぶ線を肛門直腸接線 Anorectal junction と言い，これにもヘルマン線 Herrmann line の名称がある．この線から上は肉眼的にも完全な直腸である．

2）外胚葉と内胚葉

肛門は，皮膚域①〜扁平上皮域②は皮膚と同じく外胚葉由来であり，歯状線より上の柱状域③は直腸と同じく内胚葉由来である．このため歯状線を境に血管も神経も異なる（表1）．たとえば肛門を支配する神経は痛みや温度を知覚できるが，歯状線を越えた直腸側の神経は腸管の緊張を知覚するだけで体性感覚はない．周知の

とおり，痔 Hemorrhoid の発生母地になる豊富な静脈叢が内・外の肛門括約筋を囲んでいる．

付）直腸 Rectum

肛門のすぐ上の直腸は，腹腔をシールする腹膜から出て骨盤腔に入り，脂肪組織が主体の直腸傍結合組織の中を下行して肛門に至る．

直腸は，内腔の便の量と性状により（例：便秘にて便が蓄積して硬く巨大化しても排便と同時にペチャンコになるように）大きさも形も劇的に変わるから，直腸が，どんな形の時も，全周囲性に，均質かつ柔軟に支持されるためには，骨盤腔の中が弾性・柔軟性・可逆性に富む脂肪組織であることは理にかなう（図2）．

上記のとおり肛門と直腸において，骨盤腔の中の脂肪組織は（薄い被膜≒筋膜で境界されるが）臀部の脂肪筋膜とほぼ連なっている（図2）ため，肛門と周囲の炎症は臀部へ波及しやすく，このため，しばしば座るとおしりが痛い．

> **著者注記**
>
> 解剖学用語の表記にはラテン語・ドイツ語・英語が混在するので本項では Gray's Anatomy（Churchill Livingstone）に準拠して英語 or 英語化したラテン語の順に記載した．共通の場合は英語のみ記した．
> イラスト作成には自験を基に，Gray's Anatomy，臨床応用局所解剖図譜（医学書院），分担解剖学（金原出版）を参考にした．

4．足の解剖学と組織学

今山　修平

はじめに

くるぶし/足首ankleから下を足footと言う．表面解剖では，内果 medial malleolus（脛骨末端の突起）と外果 lateral malleolus（腓骨末端の突起）より末梢，骨学では足関節 ankle joint より末梢の，下肢長軸と直角に位置する先端の器官である（図1）．

足は，ヒトが「拠って立つ」大地と接する最末端の器官であることを反映して足そのものに重要臓器は含まれない．足の，人体を支えて動かす筋は，足首から先（の足の中）では腱になって骨に終わり，足の組織構築を維持する血管と神経は腱と腱膜の下を通過する．そこで本項では，

1）足の骨格と血管と神経の解剖，

2）足底皮膚の組織

を，イラスト（図1-4），表，組織写真（図5，6）を用いて解説する．1）解剖学では，人体のすべてを支える足の骨と血管と神経を，2）組織学では，大地との至適接触を維持するために（毛をやめて）汗腺を規則的に反復配列して指紋/足紋を発達させた足底の組織を，確認する．

足の骨の解剖（図1-3）

足の骨格は手とよく似るが，重力と運動エネルギーを大地へ伝達するために特化した円蓋/アーチ arch/vault を成す．図1に側面から，図2に底面から，図3に足背からみた個々の骨と配列を示す．

足への重力は，脛骨（m）から近位足根骨（a，b，c）→遠位足根骨（d，e，f，g）→5本の中足骨（h）→趾節骨（i，j，k）に伝えられる．系統発生学的には足根骨は近位（a，b）→中位

(c)→遠位（d，e，f，g）であるが，中位の舟状骨を近位に含めることが多い．

足の骨格をよくあつかう整形外科では，後足部 hind foot（a，b），中足部 midfoot（c，d，e，f，g），前足部 forefoot（h，i，j，k），に分けた解説が多い．

1）近位足根骨：距骨（a），踵骨（b），舟状骨（中位足根骨）（c）

距骨 talus（a）は，脛骨 tibia（m）からの重力を一手に引き受ける．脛骨との関節面はドーム状の，ヘルメットのような平滑な曲面であり，荷重を伝達すると共に足関節の広い可動域（距骨滑車とも言う）を可能にしている．その外側は，深いヘルメットの耳当てのように伸びて腓骨 fibula（l）との関節面を成し，過屈曲・過伸展を防ぐ．脛骨から引き受けた重力負荷は，後下方の踵骨（b）と前方の舟状骨（c）へ，密な関節面を介して伝搬される．

踵骨 calcaneus（b）は距骨（a）からの負荷を3つの関節面を介して受け取って，下後方の大きな突起 tuberculum で（内外2カ所の突起で立位を保ち）大地に受け渡すかたわら，前方/遠位へは立方骨（第Ⅳ足根骨）（d）との関節面を介して負荷を伝達する．踵骨の後下面は粗になっておりアキレス腱/踵腱 Achilles tendon/calcaneal tendon が付着する．

舟状骨 navicular（c）は距骨（a）からの負荷を受け取って，それぞれに関節で面する遠位側≒先端側の3つの楔状骨（e，f，g）（別名：第Ⅲ，第Ⅱ，第Ⅰ遠位足根骨）に分散伝達する．これでわかるように遠位足根骨との中継であるため中位足根骨とも呼ばれていた．

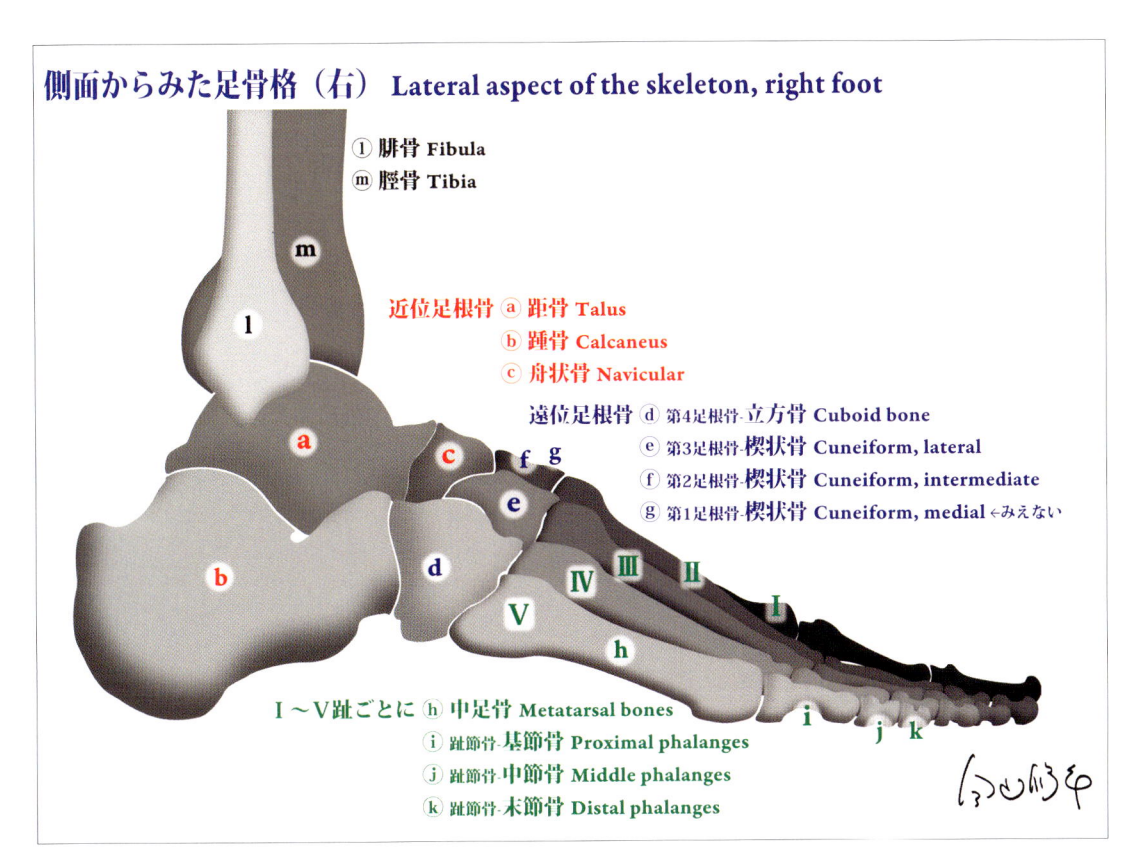

側面からみた足骨格（右） Lateral aspect of the skeleton, right foot

ⓘ 腓骨 Fibula
ⓜ 脛骨 Tibia

近位足根骨 ⓐ 距骨 Talus
ⓑ 踵骨 Calcaneus
ⓒ 舟状骨 Navicular

遠位足根骨 ⓓ 第4足根骨=立方骨 Cuboid bone
ⓔ 第3足根骨=楔状骨 Cuneiform, lateral
ⓕ 第2足根骨=楔状骨 Cuneiform, intermediate
ⓖ 第1足根骨=楔状骨 Cuneiform, medial ←みえない

Ⅰ～Ⅴ趾ごとに ⓗ 中足骨 Metatarsal bones
ⓘ 趾節骨=基節骨 Proximal phalanges
ⓙ 趾節骨=中節骨 Middle phalanges
ⓚ 趾節骨=末節骨 Distal phalanges

7 今山修平コレクション

図1 外側からみた足の骨
解説は本文参照.

2）遠位足根骨：立方骨／第Ⅳ足根骨（d），楔状骨（第Ⅲ，第Ⅱ，第Ⅰ足根骨）（e，f，g）

立方骨 cuboid bone（d）は，**図1-3**に示すように足の最外側≒腓骨側にあって，近位側は踵骨に，遠位側は第Ⅴと第Ⅳ中足骨（h）に面する遠位足根骨のひとつ（第Ⅳ足根骨）である．遠位足根骨の他の3つが楔状（e，f，g）であるのに対して（足の最外側にあるために）立方形であることからこの名称がある．

3つの楔状骨 cuneiform は楔状であるが，近位面では舟状骨と関節結合し，遠位面では中足骨に面しており，解剖／機能的に〔立方骨（d）と同じ〕遠位足根骨である．

楔状骨 lateral cuneiform（e）（別名：第Ⅲ足根骨）は，遠位面で第Ⅲ中足骨と関節を成し，楔状骨 intermediate cuneiform（f）（別名：第Ⅱ足根骨）は，両側の楔状骨に挟まれた最短の楔状骨で，遠位面は第Ⅱ中足骨の底面側と関

節を成す．楔状骨 medial cuneiform（g）（別名：第Ⅰ足根骨）は，足の最内側≒脛骨側の，楔状骨中最大で，足背側に狭く足底側に広い（前2者と上下が逆の）楔形（**図2，3**）で，遠位面は第Ⅰ中足骨の底面に関節結合する．

3）中足骨（h）

中足骨 metatarsal bone（h）は，基本的に3角柱の，足背側に凸に，なだらかに湾曲した管状骨である．5本のうち最内側の第Ⅰ中足骨が最も太く短く，第Ⅱが最長で，第ⅢⅣⅤになるにつれて細くなる．

第Ⅰ中足骨の遠位端（趾節骨との関節部）の足底側には2つの種子骨 sesamoid bone（短拇趾屈筋の腱の中の小さな可動骨）（**図2**）がある．種子骨は，おそらく，腱と骨頭との摩擦軽減のために発達した可動骨で，ヒト最大の種子骨は膝蓋 patella である．

中足骨は，近位側では遠位足根骨（d，e，f，g）と，遠位側では趾節骨（後述）と関節を成すが，隣り合う中足骨同士の基部側面にも関節が形成されて密着している．

4) 趾節骨（i，j，k）

趾節骨 proximal/middle/distal phalanges（i，j，k）は，Ⅰ〜Ⅴまで5本あり，基節・中節・末節の3節骨から成るが，第Ⅰ趾節骨は非常に太く，基節と末節の2節骨だけである．しばしば第Ⅴ趾節骨も中節と末節が融合して2節である．このため足の骨数は，26〜28個と書かれることが多いが，その他の小さな骨が介在することもよくある←解剖学実習にて経験のとおり．

> **参考1**
>
> #### 足の骨と関節が主役の病態……
>
> 周知のとおり外反母趾 hallux valgus とは，第Ⅰ中足骨が内反して第Ⅰ趾/拇趾が外反することにより第Ⅰ中足骨骨頭が内側に突出して痛みを生じる変形で女性に多い．明らかな変形変位がなくても，第Ⅰ趾の中足骨と基節骨との関節の腫脹と痛みは多く，metatarsophalangeal arthropathy MTP/中足趾節関節症と呼ばれるようである．バニオン bunion とは，同じく第Ⅰ中足骨骨頭の内側への隆起を言う．
>
> 上記を含めて，中足骨と趾節骨との関節面のズレによる痛みはよくみられ，MTP/中足趾節関節痛と総称されるが，関節リウマチや変形性関節症などに続発することも多い．
>
> モートン Morton 病とは，第Ⅲ趾間（第Ⅱ，第Ⅳ趾間のこともある）のしびれ，疼痛などの神経症状であるが，つま先立ちのように，中足骨・基節骨関節に体重負荷がかかる体勢をとると起きやすいようである．
>
> アキレス腱付着部炎 Achilles tendon enthesitis は，踵骨に付着する下腿三頭筋 triceps surae ＝腓腹筋 gastrocnemius ＋ヒラメ筋 soleus の腱であるアキレス腱に，慢性反復性の伸展負荷により起きる踵部の痛みで，これも多いようである．シーバー Sever 病/踵骨骨端症 apophysitis of calcaneus とは，上記が発育期の活発なこどもに起きるもので，適切な安静で寛解することが多い．足底の種子骨はダンサーなどで炎症を起こすことがある．足根管症候群は p.424 に．

足の血管の解剖（図2，3）

1) 足を栄養する血管：3本の動脈血管

下腿から足へ向かうのは3本の動脈である．足の大部分≒足底と足背を栄養するのは，脛骨 tibia のすぐ前と後を下行する前脛骨動脈⑧（→足背動脈⑨）と後脛骨動脈①（→足底動脈②内側③外側）の2本である．踵は，腓骨動脈 peroneal/fibular artery（脛骨と腓骨 fibula の間を走る）が踵側枝 calcaneal branches of peroneal artery を出して踵骨 calcaneus の外側を栄養し，内側は内側足底動脈②からの枝が分布して栄養する．

2) 足底の血管（図2）

右足底を下方からみた図2では，筋と腱を剥離して深部動脈までを描いた．血管走行/分枝が時に図説と異なることは解剖学実習で経験したとおりで，本項でも典型的な走行と分枝を描いて，変異 variation と破格 anomaly は省いている．

①後脛骨動脈 posterior tibial artery から，内果とアキレス腱の間の隙間（足根管 tarsal tunnel）（ここで拍動を触知）を通過して足底に入る．

足底に入るとすぐに2分して内側≒Ⅰ趾側の②内側足底動脈（細い枝，主にⅠ趾を栄養）medial plantar artery と，外側の③外側足底動脈 lateral plantar artery（太い枝）になる．

この③外側足底動脈は足先に向かうと内側に弓のようにカーブしながら⑨足背動脈（図3）から突き抜けてくる④穿通中足動脈 perforating metatarsal arteries と合流して⑤足底動脈弓 plantar arch を成す．この動脈弓は，先では②内側足底動脈につながるから，これも係締 loop と言える．

その弓/ループからは，中足骨の隙間を縫うように4本の⑥足底中足動脈 plantar metatarsal arteries が趾に向かい，趾間の基部で（第Ⅱ趾間ではⅡ趾とⅢ趾というふうに）二股に分かれ，それぞれの趾の⑦足底趾動脈

足底からみた動脈系（右）Basal aspect of the arteries, right foot

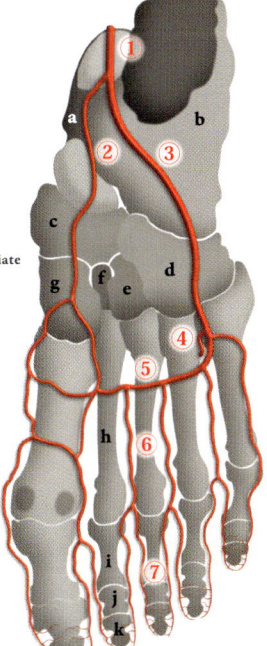

ⓐ 距骨 Talus
ⓑ 踵骨 Calcaneus
ⓒ 舟状骨 Navicular
ⓓ 第4足根骨・立方骨 Cuboid bone
ⓔ 第3足根骨・楔状骨 Cuneiform, lateral
ⓕ 第2足根骨・楔状骨 Cuneiform, intermediate
ⓖ 第1足根骨・楔状骨 Cuneiform, medial
ⓗ 中足骨 Metatarsal bones
ⓘ 趾節骨・基節骨 Proximal phalanges
ⓙ 趾節骨・中節骨 Middle phalanges
ⓚ 趾節骨・末節骨 Distal phalanges

① 後脛骨動脈 posterior tibial artery
② 内側足底動脈 medial plantar artery
③ 外側足底動脈 lateral plantar artery
④ 穿通中足動脈 perforating metatarsal artery
⑤ 足底動脈弓 plantar arch
⑥ 足底中足動脈 plantar metatarsal arteries
⑦ 足底趾動脈 plantar digital arteries

図2　足底側の動脈
解説は本文参照.

足背からみた動脈系（右）Dorsal aspect of the arteries, right foot

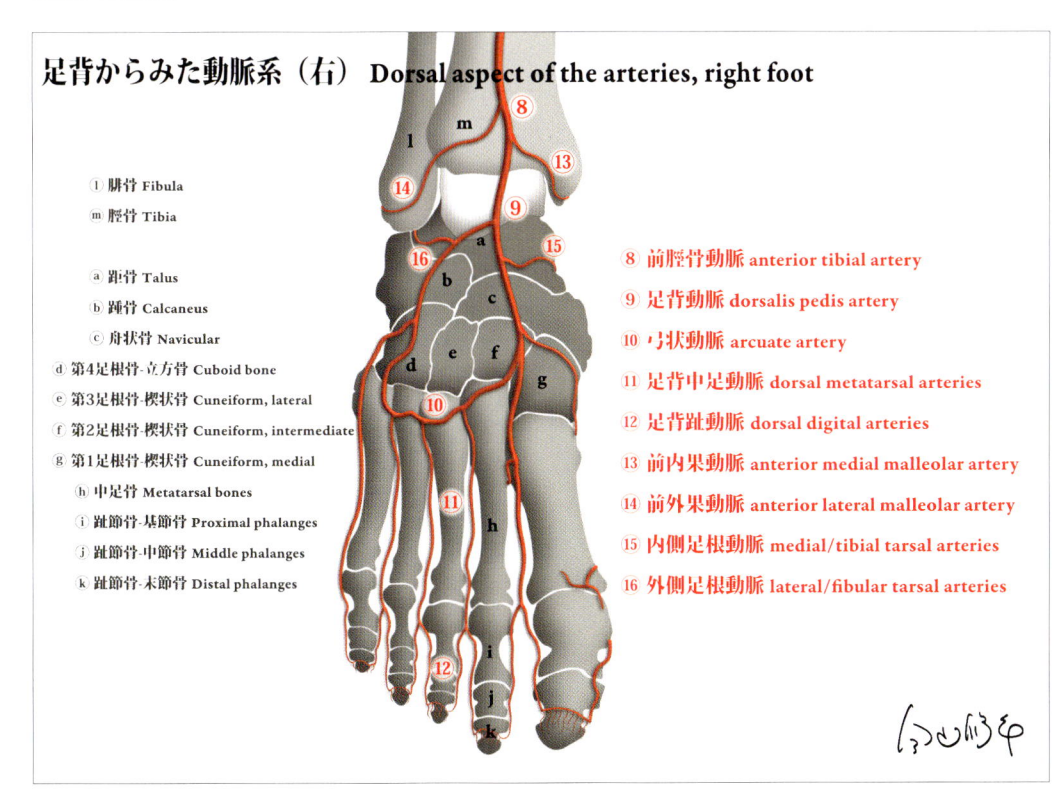

ⓛ 腓骨 Fibula
ⓜ 脛骨 Tibia

ⓐ 距骨 Talus
ⓑ 踵骨 Calcaneus
ⓒ 舟状骨 Navicular
ⓓ 第4足根骨・立方骨 Cuboid bone
ⓔ 第3足根骨・楔状骨 Cuneiform, lateral
ⓕ 第2足根骨・楔状骨 Cuneiform, intermediate
ⓖ 第1足根骨・楔状骨 Cuneiform, medial
ⓗ 中足骨 Metatarsal bones
ⓘ 趾節骨・基節骨 Proximal phalanges
ⓙ 趾節骨・中節骨 Middle phalanges
ⓚ 趾節骨・末節骨 Distal phalanges

⑧ 前脛骨動脈 anterior tibial artery
⑨ 足背動脈 dorsalis pedis artery
⑩ 弓状動脈 arcuate artery
⑪ 足背中足動脈 dorsal metatarsal arteries
⑫ 足背趾動脈 dorsal digital arteries
⑬ 前内果動脈 anterior medial malleolar artery
⑭ 前外果動脈 anterior lateral malleolar artery
⑮ 内側足根動脈 medial/tibial tarsal arteries
⑯ 外側足根動脈 lateral/fibular tarsal arteries

図3　足背側の動脈
解説は本文参照.

plantar digital arteries になる.

各趾の⑦足底趾動脈は，足底側はもちろん趾背側へも枝を出して趾を全周囲性に栄養し，趾先端では，内側と外側からの動脈がつながって，やはり終末動脈弓 terminal arcade という係締／ループ／アーケードを成す．最内側のⅠ趾内側へは②から，最外側のⅤ趾外側へは③から直接枝が出ている.

⑤足底動脈弓は⑨足背動脈と穿通しており，4本の⑥足底中足動脈も中足骨の（近位と遠位の）隙間を上下（足底⇄足背）に通過する穿通枝（図示していない）により⑪足背中足動脈 dorsal metatarsal arteries と交通している.

これでわかるように足の動脈系は，1）足底⇄足背とは穿通枝で交通し，2）内（橈骨）側⇄外（腓骨）側ともに係締／ループ／アーケードを成して相互に交通しているから，たとえばある姿勢を続けて血管が狭窄してもバイパスを経由して動脈血が供給されるなど，血流維持に関する担保が非常に厚い構築を持っている.

各Ⅰ〜Ⅴ趾も手指と同様に足底側の2本と，足背側の2本の，計4本の動脈で栄養されるうえ，先端では両側からの趾動脈が弓を成すことで先端までの血流が担保されている.

> **参考2**
> **足根管症候群……**
>   足根管を通って足趾の屈筋群の腱と動脈，静脈，脛骨神経が足底に入るので，ここで狭窄が起きると脛骨神経に関する症状が出る．その結果（手根管症候群とよく似て）足底の違和感（砂を歩くような，餅を踏むような……）・しびれ・痛みが起きる．足底〜足趾の神経症状を訴える症例にて，糖尿病，腰椎，動脈硬化などが否定されて原因不明のときは，足根管症候群 tarsal tunnel syndrome も考慮して専門医に相談するとよい.

3）足背の血管（図3）

足背の血管系は，靱帯のすぐ上に展開されていて皮下脂肪層も薄いので，触診にて⑨足背動脈の拍動を確認できる.

下腿前面から足背に入る⑧前脛骨動脈 anterior tibial artery は，足背先端に向けて伸びる⑨足背動脈 dorsalis pedis artery（拍動触知可）となり，内（Ⅰ趾）側から外（Ⅴ趾）側に弓状に湾曲して⑩弓状動脈 arcuate artery を成し，そこから中足骨の間の陥凹を通る4本の⑪足背中足動脈 dorsal metatarsal arteries となり，さらに進んで各趾間基部で⑫足背趾動脈 dorsal digital arteries へと2分して趾を栄養する．趾先には爪があるため，爪基部≒後爪廓のあたりで両側からの趾動脈が弓をつくる．以上の分枝と走行でもわかるとおり，足背の動脈系も足底とよく似ている.

⑧前脛骨動脈は，足／足首に入る直前に側方の外果へと内果への枝（⑬前内果動脈 anterior medial malleolar artery，⑭前外果動脈 anterior lateral malleolar artery）を出して内果／脛骨頭と外果／腓骨頭，さらに踵骨（b）を栄養する．足に入った⑨足背動脈は距骨（a）へ，⑮内側足根動脈 medial/tibial tarsal arteries，⑯外側足根動脈 lateral/fibular tarsal arteries と内外への枝を出して栄養する.

4）踵の血管

下腿を断面でみると3本の動脈が足へ向かうが，上述のとおり，脛骨 tibia 前後の⑧前脛骨動脈（→⑨足背動脈）と①後脛骨動脈（→②③足底動脈）の2本の主流は足の前方に向かい足の大部分を栄養し，一部が踵側へ枝分かれする.

3本目の，腓骨動脈 peroneal/fibular artery（脛骨と腓骨 fibula の間を走る細い動脈，図示せず）はそのまま後方に向かう踵側枝 calcaneal branches of peroneal artery になって踵骨 calcaneus の外側を栄養する．踵骨の内側は②内側足底動脈と⑬前内果動脈からの枝で栄養される.

足の神経（表，図4）

表に足を動かす筋と神経を，図4に知覚神経を示す.

足を上に動かす＝足関節で背屈させてみると下腿の前外側の筋が収縮するのがわかる．これ

表　足の動きに関する筋と神経を示す．それぞれ関節部位，足／趾の動作，動作を生み出す筋，筋の支配神経，神経の脊髄レベルを示す．神経にも変異と破格があり代表的分布に基づく

部位	動作	筋	神経	脊髄レベル
足首	背屈 dorsiflexion	前脛骨筋 tibialis anterior	深腓骨神経 deep peroneal n.	L4
		長趾伸筋 extensor digitorum longus ＋2筋	深腓骨神経 deep peroneal n.	L5
	底屈 plantar flexion	腓腹筋 gastrocnemius	脛骨神経 tibial n.	S1–S2
		ヒラメ筋 soleus ＋4筋	脛骨神経 tibial n.	S1–S2
	内反 inversion	前脛骨筋 tibialis anterior	深腓骨神経 deep peroneal n.	L4
		後脛骨筋 tibialis posterior	脛骨神経 tibial n.	L4–L5
	外反 eversion	長腓骨筋 peroneus/fibularis longus	浅腓骨神経 superficial peroneal n,	L5–S1
		短腓骨筋 peroneus/fibularis brevis	浅腓骨神経 superficial peroneal n,	L5–S1
		第3腓骨筋 peroneus tertius	深腓骨神経 deep peroneal n.	L5–S1
足趾	底屈 flexion	長趾屈筋 flexor digitorum longus	脛骨神経 tibial n.	S1–S2
		長拇趾屈筋 flexor hallucis longus ＋7筋	脛骨神経 tibial n.	S1–S2
	背屈 extension	長趾伸筋 extensor digitorum longus	深腓骨神経 deep peroneal n.	L5
		長拇趾伸筋 extensor hallucis longus	深腓骨神経 deep peroneal n.	L5
		短趾伸筋 extensor digitorum brevis	深腓骨神経 deep peroneal n.	L5
	外転 abduction	拇趾外転筋 abductor hallucis	内側足底神経 medial plantar n.	S1–S2
		小趾外転筋 abductor digiti minimi	外側足底神経 lateral plantar n.	S2–S3
		背側骨間筋群 dorsal interossei	外側足底神経 lateral plantar n.	S2–S3
	内転 adduction	底側骨間筋群 plantar interossei	外側足底神経 lateral plantar n.	S2–S3
		拇趾内転筋 adductor hallucis	外側足底神経 lateral plantar n.	S2–S3

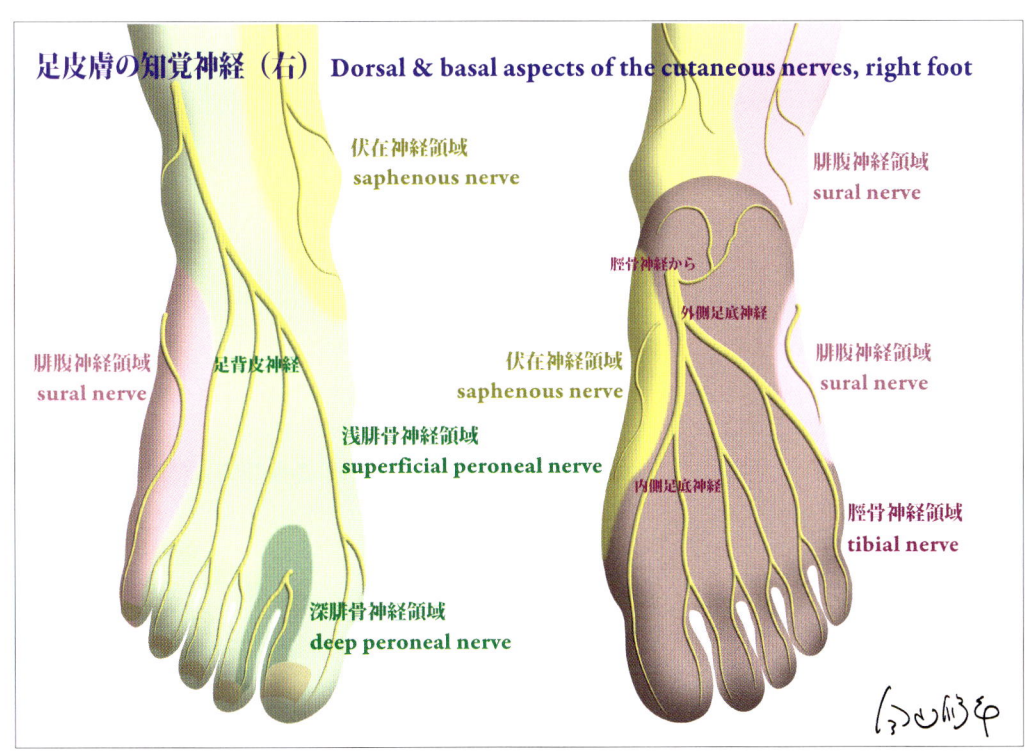

図4　足皮膚の知覚神経
解説は本文参照.

今山修平コレクション

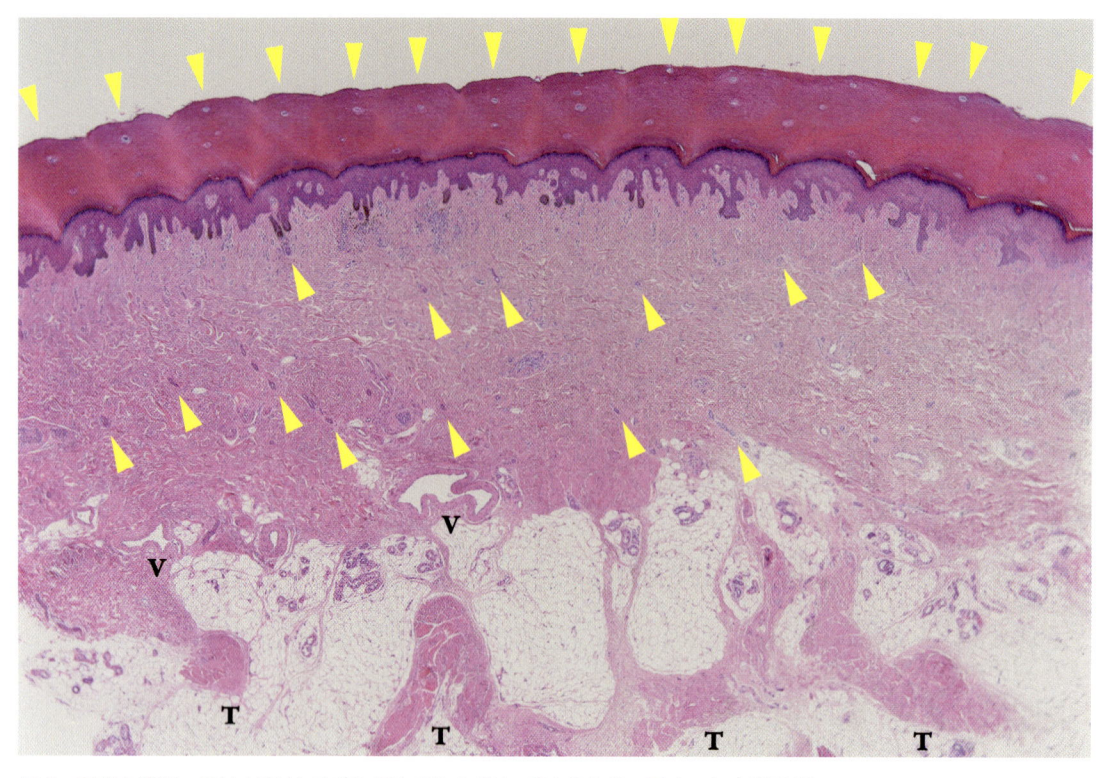

図 5　足底の組織．足紋 / 指紋に直角に切り出した標本（81 歳女性，足底の色素性母斑）
規則的な足紋の中央≒頂点に開口する汗腺と導管（黄矢頭）を指す．81 歳であるが約 80 年間の機械的負荷にも表皮 /
真皮 / 皮下脂肪の構築は良く維持されている．真皮網状層の下端に細静脈（V）がみえる．脂肪小葉を分ける隔壁の中の，
稠密な膠原線維束は腱（T）の一部である．

が前 脛 骨 筋 tibialis anterior と長 趾 伸 筋
extensor digitorum longus であり，繰り返
すとすぐに疲れる．逆に足をふんばる＝底屈さ
せると下腿後面の大きな筋，腓腹筋 gastro-
cnemius，とヒラメ筋 soleus が収縮するが，
この動作は繰り返してもあまり疲れない．言う
までもなく体を支え・歩き・走るために足をふ
んばる＝底屈筋群が主体である．さらに 5 本
の趾を上下あるいは開閉させる運動は（訓練し
ていないためにできないヒトも多く）個体差が
大きいが本来は可能である．これらの運動神経
は第 4 腰〜第 3 仙骨神経として出て大腿と下
腿と足の筋を支配する．

　知覚系は，足背では，足背皮膚の大部分（足
首〜 I II III IV 趾にかけて）には，浅腓骨神経
superficial peroneal nerve が下腿前外側→
外果と足首→足背へと伸びて足背皮神経
dorsal cutaneous branches となって分布

する．ただし I 趾間の（下駄の鼻緒のあたる）
皮膚には深腓骨神経 deep peroneal nerve
の枝が足底から抜け出てきて分布する．上記以
外の，足外側から V 趾の皮膚には腓腹神経
sural nerve（←運動神経のない知覚神経と交
感神経であるため神経生検によく用いられる）
の枝が分布する．

　足底では，足底の大部分と趾の皮膚へは脛骨
神経の枝が分布（内側・外側足底神経）する．
踵の皮膚の大部分は脛骨神経からの皮膚枝が，
外側の皮膚へは腓腹神経の皮膚枝が，内側の皮
膚へは伏在神経 saphenous nerve の皮膚枝
が分布している．

足底皮膚の組織（図 5，6）

　ヒト足底の皮膚は，汗腺の規則的配列に裏打
ち / アンカーされた，手足だけの表面構築（足

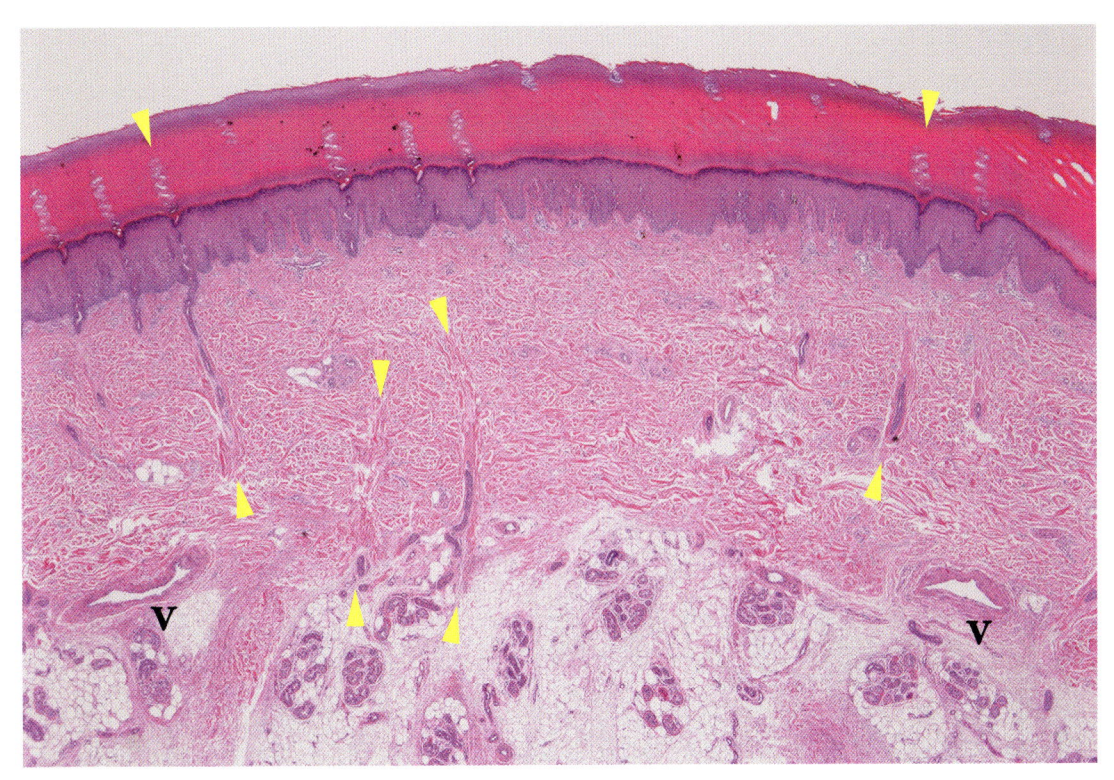

図6　足底の組織，足紋／指紋に平行に切り出した標本（24 歳女性，足底の色素性母斑）
足紋の頂点に汗腺導管がほぼ同じ周期／間隔にて開口しており，その下の真皮網状層を垂直に走る汗管がみえる．網状層の膠原線維束が多方向に走行するにもかかわらず汗管は直線的に直上していることから，網状層よりも先に汗腺の配列が完成していたと考えられる．やはり網状層の下方に大きな細静脈（V）がみえ，小葉内にはエクリン汗腺の分泌部がみえている．

紋／指紋）を持つことに加えて，恒常的な重力負荷をものともしない結合組織（真皮／皮下）構築を持つ．マクロと組織レベルにて特徴を要約すると（図５，６），

1）表皮

　毛／毛包は欠如[1]．表面には規則的周期の波状紋様（指紋／足紋）があり，紋理の稜（頂点）に汗管が開口．角層が非常に厚く稠密で，真皮との接合面の凹凸が著明（表皮稜↓真皮乳頭↑：フラクタル次元 fractal dimension が高い[2]．

2）真皮

　真皮網状層が稠密で厚く，個々の膠原線維束は（体幹四肢では内部臓器封入のために皮表と平行に走るのに対して，足底では，垂直／斜角／ズレの負荷対応のために）太い線維束が全方向に配列．その太い線維束は太いまま脂肪層に下降して小葉を抱え込む．

3）脂肪層

　網状層からの太い膠原線維束＝隔壁にて包囲された脂肪小葉には汗腺分泌部が多数存在し，脂肪細胞を栄養する毛細血管が密に分布する．

4）脂肪層と腱の間

　脂肪層の下面は（体幹四肢では疎性結合組織の代表とも言える浅筋膜 superficial fascia があって皮膚は自由にずれ動くが，足底では）網状層から下降して脂肪小葉を包んだ膠原線維束が，足底の腱を包む結合組織 tendon sheath まで伸びており，このため足底の皮膚はユルユルとズレることはない．

7

今山修平コレクション

5）皮膚の微小血管

真皮網状層の下層（脂肪層の直上）を，体幹四肢ならば浅筋膜を走るサイズの細静脈が走る．ほぼ同じ深さに，手指同様，動静脈吻合 arteriovenus anastomosis がみられる．いずれも（末梢臓器としての）熱放散と体循環調節への貢献と考えられる．

6）エクリン汗腺

各脂肪小葉内に活発な分泌部が存在する．周知のとおり，胎生の早い時期に皮表に足紋／指紋が現れるが，同時期に，その稜／頂点の直下の基底細胞が（一定の間隔で）発芽して直線的に下降し，汗腺が形成される．この時期には真皮は疎な結合組織である．これでわかるように足紋／指紋には汗腺の裏打ちがあって変化しない．

文献

1) Kamberov YG et al: A genetic basis of variation in eccrine sweat gland and hair follicle density. Proc Natl Acad Sci USA 112: 9932-9937, 2015
2) Honda H, Imayama S, Tanemura M: A fractal-like structure in the skin. Fractals 4: 139-147, 1996

> **著者注記**
> 解剖学用語の表記にはラテン語・ドイツ語・英語が混在するので本項では Gray's Anatomy（Churchill Livingstone）に準拠して英語 or 英語化したラテン語の順に記載した．共通の場合は英語のみ記した．
> イラスト作成には自験を基に，Gray's Anatomy，臨床応用局所解剖図譜（医学書院），分担解剖学（金原出版）を参考にした．

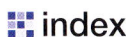

コウハツブイデミルヒフシッカンアトラス　クカン・シシ

好発部位でみる皮膚疾患アトラス　軀幹・四肢

2025年2月11日　初版　第1刷発行

編　集	ヴィジュアルダーマトロジーヘンシュウイインカイ Visual Dermatology編集委員会
発行人	川畑　勝
編集人	小林　香織
発行所	株式会社Gakken 〒141-8416 東京都品川区西五反田2-11-8
印刷所・製本所	株式会社真興社・古宮製本株式会社

●この本に関する各種お問い合わせ先
　本の内容については，下記サイトのお問い合わせフォームよりお願いします．
　　https://www.corp-gakken.co.jp/contact/
　在庫については，Tel 03-6431-1234（営業）
　不良品（落丁，乱丁）については，Tel 0570-000577
　　学研業務センター　〒354-0045埼玉県入間郡三芳町上富279-1
　上記以外のお問い合わせは Tel 0570-056-710（学研グループ総合案内）

Ⓒ Gakken

※「秀潤社」は，株式会社Gakkenの医学書・雑誌のブランド名です．
学研グループの書籍・雑誌についての新刊情報・詳細情報は，下記をご覧ください．
　学研出版サイト　https://hon.gakken.jp/

装丁・本文デザイン	株式会社 麒麟三隻館（花本 浩一）
DTP／図版作成	株式会社真興社
編集協力	藤本 優子